骨科常见疾病
临床诊治精要

GUKE CHANGJIAN JIBING
LINCHUANG ZHENZHI JINGYAO

杨光 等 主编

上海科学普及出版社

图书在版编目（CIP）数据

骨科常见疾病临床诊治精要／杨光等主编. —上海：上海科学普及出版社，2023.8
ISBN 978-7-5427-8516-9

Ⅰ.①骨… Ⅱ.①杨… Ⅲ.①常见病–诊疗 Ⅳ.①R4

中国国家版本馆CIP数据核字（2023）第139467号

统　　筹　张善涛
责任编辑　陈星星
整体设计　宗　宁

骨科常见疾病临床诊治精要
主编　杨　光　等
上海科学普及出版社出版发行
（上海中山北路832号　邮政编码200070）
http://www.pspsh.com

各地新华书店经销　　山东麦德森文化传媒有限公司印刷
开本 787×1092 1/16　印张 27.75　插页 2　字数 710 000
2023年8月第1版　　2023年8月第1次印刷

ISBN 978-7-5427-8516-9　定价：198.00元
本书如有缺页、错装或坏损等严重质量问题
请向工厂联系调换
联系电话：0531-82601513

Foreword 前言

随着时代的发展和科学的进步,智能化、微创化、个体化、精准化将成为未来骨科的重要发展方向。借骨科诊断和治疗技术发展的东风,加之坚持不懈地开展专科教育,我国骨科医师的理论水平和技术水平已大大提高,使患者能在就诊后第一时间得到正确治疗。下一步,我们应该在原有基础上加强骨科疾病基础和临床应用的研究,大力弘扬创新意识,因为创新才是发展的源泉。这就需要骨科医师虚心向同道学习国际通用的理论,接受新理念,应用新技术,择其善者而从之,在实践中兼容并包,融会贯通,把别人的经验变成自己解决临床问题的手段,在实际应用的过程中加以拓展和改进,从而促进中国骨科学的发展。展望未来,踌躇满志,只要不忘初心,心怀患者,努力实践,面向临床,加强研究,求真务实,注重创新,就一定能让我国骨科疾病诊疗水平上升到一个新的高度。由此,我们特组织一批骨科学专家,他们在参阅大量文献资料的基础上,编写了《骨科常见疾病临床诊治精要》一书。

本书根据骨科疾病的发病规律,重点阐述了骨科疾病的诊断与治疗要点,同时结合国内外最新研究成果和发展趋势,突出强调了骨科疾病的最新诊断原则和治疗手段,尽可能向广大读者展示骨科诊疗方面的发展动向。本书内容丰富,重点突出,涉及面广,详细介绍了骨科疾病的流行病学、病因、发病机制、病理生理、诊断要点、治疗原则和治疗手段等相关内容,适合各级医院骨科临床医师参考使用,也适合医学院校在校学生阅读使用。

由于编者编写时间仓促,学识水平及经验有限,且骨科疾病的诊疗技术也在不断更新,书中难免出现疏漏之处,敬请使用本书的读者积极指正,以便日后及时修订。

《骨科常见疾病临床诊治精要》编委会

2023 年 4 月

Contents **目录**

第一章 骨的发生和正常结构

第一节 骨的形态和结构

一、骨的形态

由于所在部位和功能的不同,骨有不同的形态。通常按骨的不同形态特点分为以下 4 种。

(一)长骨

长骨分布于四肢,呈长管状,中间为骨干,内为髓腔。骨干的一定部位常有供血管和神经出入的滋养孔。骨的两端为骨骺,与邻骨相连关节处的表面覆有光滑的关节软骨。骨骺与骨干的连接部分称为干骺端。幼年时期,干骺端和骨干之间是一层具有分裂增殖能力的软骨细胞构成的骺板,又名生长板。到成年期,骺板骨化,长骨即不能再增长,此时的骨骺与骨干相互愈合,原骺板处仅遗留一条称骨骺线的线状痕迹。骨外表面覆盖骨膜。

(二)短骨

短骨能承受较大的压力,多成群地分布在承受重量而运动较复杂的部位,如腕部和踝部,一般呈立方形,有多个关节面,与相邻骨构成多个骨连接。

(三)扁骨

扁骨分布于头部、胸部和盆部等处,常围成体腔,支持,保护腔内重要器官。

(四)不规则骨

多分布于身体中轴部,外形不规则。有些不规则骨内具有天然含气的腔,称为含气骨,如上颌骨、筛骨、额骨等。骨内的含气腔主要与发音共鸣有关,同时也起到减轻重量的作用。

此外,尚有发生于某些肌腱内的籽骨,其体积一般甚小,多呈卵圆形,在运动中起减少摩擦和改变施力方向的作用。髌骨是人体最大的籽骨。

二、骨的结构

成人新鲜骨比重 1.87～1.97,坚硬而有弹性。每一块骨都是一个活的器官,其形态结构随年龄、营养、健康状态和社会环境的变化而不断发生着改变。一块完整的活骨是由骨质、骨膜和骨髓及其血管和神经所组成。

（一）骨质

骨质是骨的主要成分，有骨密质（又称密质骨）和骨松质（又称松质骨）两种形式，它们的主要差别在于骨板的排列方式和空间结构不同。

1.骨密质

骨密质是骨表面的坚硬骨质，通常由多层厚 5～7 μm 的骨板紧密排列而成，质地致密，抗压、抗扭曲力强。除分布于各骨的表面，骨密质还主要存在于长骨骨干。典型的长骨骨干骨密质以 3 种不同的排列方式形成 3 层结构。①外环骨板：为骨最外面的一层，由数层骨板环绕骨干排列而成，其外面与骨外膜紧密相连。在外环骨板中可见与骨干垂直的伏克曼管，又称穿通管，穿行其间，骨外膜的小血管即经此管进入骨内。②内环骨板：为最里面的一层，由靠近骨髓腔的数层骨板环绕骨干排列而成。由于骨髓腔面凹凸不平，形态不规则，故内环骨板的排列也不太规则。内环骨板的最内面覆有骨内膜，与骨干垂直的伏克曼管也穿行该层。③哈佛系统：又称骨单位，位于内、外环骨板之间，是构成骨密质的主要成分，也是骨干的主要结构单位。每个骨单位都由位于中心的纵行小管-哈佛管，又称中央管及其周围呈同心圆排列的 5～20 层骨板组成。骨单位的长轴与骨干的长轴平行，骨单位之间还有横向的分支互相连接。

骨单位和骨单位之间是一些缺少哈佛管且形状不规则的间骨板，它们是骨不断改建而遗留下的陈旧骨单位，在任何年龄的长骨切片中都可观察到。骨间板无血管分布，其骨细胞常坏死而遗留下中空的骨陷窝被沉积的钙盐或细胞碎屑填充。

2.骨松质

骨松质存在于长骨干骺端和其他类型骨的内部，由许多针状或片状的骨小梁交织排列而成，结构疏松，呈海绵状，其网状孔隙中充满红骨髓。构成骨松质的骨小梁看似杂乱无章，实际上它们都是按其承受力的方向有规律地排列的。和骨密质一样，骨松质也由平行排列的骨板构成，只是其骨板层次少，没有或仅有少数不完整的骨单位。本身无血管分布，骨组织的营养主要依靠骨髓腔的滋养动脉供应。

（二）骨膜

除关节面外，骨的内、外表面均被覆着骨膜。依其所覆盖部位的不同，通常把骨膜分为骨外膜和骨内膜。

1.骨外膜

骨外膜即被覆在骨外表面的骨膜，分为内、外 2 层。外层为纤维层，较厚，主要由致密结缔组织构成。纤维粗大而密集，部分胶原纤维可穿入外环骨板，称穿通纤维，起固定骨膜和韧带的作用。在纤维束内有血管和神经穿行，它们沿途分支并经内层深入伏克曼管。外层的细胞成分少且多数为位于外表面的成纤维细胞。内层为成骨层，与骨质紧密相贴，胶原纤维少，排列疏松，富含小血管及神经。与外层最大的不同是，内层细胞成分多，且主要为具有高活性的间充质细胞。可分化为骨原细胞及成骨细胞参与骨的生长。

从胚胎到幼年期，骨的生长迅速，骨膜内层细胞多而活跃；成年后，内层细胞多变为梭形，处于静止状态。当骨受损伤或骨膜被人为剥离时，这些处于静止状态的间充质细胞可重新活跃并向成骨细胞转化。可见，在骨生长及骨的创伤修复过程中，内层的间充质细胞起着重要的作用。通常认为，骨外膜内层的间充质细胞在幼年时期转化为成骨细胞的能力较强，老年时期较弱。但有学者通过实验提出相反的观点，认为老年时期骨外膜内层的间充质细胞向成骨细胞的转化能力与其他各年龄段相比并无明显差异。

早在 100 多年前,就有学者开始进行骨膜移植,利用其内层间充质细胞的成骨转化特性促进骨形成,加速骨折愈合和骨缺损的修复。但在显微外科技术尚未发展以前,移植的骨膜缺乏血供,往往起不到成骨作用,而是逐步被吸收。1978 年,Finley 用狗进行了吻合血管的骨膜移植实验,将狗的肋骨骨膜移植到其长 5 cm 的胫骨-骨膜缺损区并重建血供,结果该处长出了功能性新骨,并获得骨性连接。此后,不论是骨(膜)瓣还是单纯的骨膜瓣,其吻合血管的游离移植或转位修复骨缺损开始逐步过渡到临床并得到迅速发展。有学者对长骨骨膜供区进行研究后指出,切取骨膜后对骨的血供无不良影响,供区的骨面还可再生新的骨膜,而且新生的骨膜同样具有成骨作用。

近年来,许多学者开始致力于从骨外膜分离培养具有成骨功能的细胞又将其应用于骨损伤治疗的研究,取得了一定的进展。Moskaleuski(1983 年)培养从大鼠颅骨骨外膜分离而来的细胞发现,这些细胞可长成两种集落,一种为成纤维细胞样集落,另一种为上皮细胞样集落,认为前者来源于骨膜外层,后者则来源于内层,但两者均有成骨作用。将培养的细胞植入大鼠胫骨后肌内,数天后出现小的骨岛并最终形成硬骨块。此后,一些学者将培养的骨膜细胞与载体结合应用于骨折和骨缺损的修复也获得了成功。

2.骨内膜

骨内膜是被覆在骨髓腔面、骨小梁表面、哈佛管和伏克曼管内表面的结缔组织膜,纤维细而少,细胞常排列成一层,形如单层扁平上皮。这些细胞和骨外膜内层细胞一样,也是具有成骨潜能的间充质细胞。终生保持成骨潜能,当骨受到损伤时,骨内膜细胞可以恢复成骨能力,与骨外膜内层的细胞一起参与骨的修复。

(三)骨髓

骨髓存在于骨松质腔隙和长骨骨髓腔内,由多种类型的细胞和网状结缔组织构成,根据其组织形态和功能不同可分为红骨髓和黄骨髓。

1.红骨髓

(1)红骨髓是人体的造血器官,主要由丰富的血窦和血窦之间的造血组织构成,含有各系不同发育阶段的血细胞。初生时期,骨内充满的全部都是红骨髓,具有活跃的造血功能。成年后,红骨髓则主要存在于一些扁骨、不规则骨和长骨的骨骺,其中以椎骨、胸骨和髂骨处最为丰富,造血功能也最为活跃。成年人所有的红细胞、粒细胞、血小板和部分淋巴细胞都来自红骨髓。

(2)红骨髓的防御功能来自其中具有活跃吞噬能力的巨噬细胞。当病原微生物或异物进入体内时,红骨髓中的巨噬细胞可将其吞噬并清除。

(3)红骨髓的免疫功能体现在细胞免疫和体液免疫两方面。细胞免疫由 T 淋巴细胞完成,体液免疫由 B 淋巴细胞完成。虽然正常骨髓组织中原淋巴细胞和幼淋巴细胞极少,但具有免疫功能的 T 淋巴细胞是骨髓的造血干细胞迁入胸腺内分化发育而成;B 淋巴细胞在骨髓中发育约20 天,成为成熟的 B 淋巴细胞,然后穿过血窦进入血液,随血流分布到脾、淋巴结等周围淋巴器官,受激活时可转化为浆细胞,进而产生大量具有抗原特异性的免疫球蛋白发挥其体液免疫功能。

(4)红骨髓的创伤修复功能主要缘于其中的幼稚间充质细胞,它们保留着向成纤维细胞、成骨细胞等分化的潜能。骨髓中的这些非造血细胞通常又称为骨髓基质细胞。如血窦周围未分化的网状细胞,它在适当刺激下可分化为骨原细胞,参与骨创伤的修复过程。近年来,已有学者从骨髓基质细胞中成功分离培养出成骨细胞并传代扩增,利用地塞米松诱导骨髓基质细胞向成骨

3

细胞分化,并激活其碱性磷酸酶活性,当在培养基中加入β-甘油磷酸钠作为碱性磷酸酶的底物促进钙盐沉积时,可使培养的成骨细胞在体外形成钙结节。一些学者利用红骨髓或经体外培养的骨髓基质细胞植入骨折及骨缺损处,证实它们可促进骨组织形成,有利于骨折的愈合和骨缺损的修复。

2.黄骨髓

黄骨髓含大量的脂肪组织,没有造血功能。大约从5岁开始,长骨的骨髓腔内开始出现黄骨髓,到18岁以后,全身长骨的骨髓腔内的红骨髓几乎被黄骨髓取代。黄骨髓虽然没有造血功能,但其中仍含有少量幼稚的造血细胞团,保持着造血潜能。在某些病理状态下,如患严重贫血症时,黄骨髓可以重新转化为具有造血功能的红骨髓。

三、骨的组织结构

从发生学和组织构成上来看,骨属于结缔组织的范畴,是一种坚硬的结缔组织,由大量钙化的细胞间质及多种细胞构成。钙化的细胞间质称为骨质或骨基质,细胞则有骨原细胞、成骨细胞、骨细胞和破骨细胞4种。

(一)板层骨和非板层骨

无论是骨密质还是骨松质,所有成熟的骨组织都由板层骨构成,而尚未成熟的骨组织则由非板层骨构成。

1.非板层骨

非板层骨又称交织骨。主要特征是骨细胞较幼稚,构成骨胶原的纤维束排列如编织状。交织骨有大而不规则的囊状间隙,被不同厚度的骨小梁分隔。骨小梁内胶原纤维束较粗,排列无一致的方向而呈相互编织状。基质中骨细胞分布杂乱。血管无方向性,从陷窝伸出的骨小管较板层骨少,但互相交织,导入血管。一般可根据所含血管的大小和多少将交织骨分为骨松质和骨密质,前者常见于修复组织如骨痂,后者常见于发育中的长骨骨干。

2.板层骨

板层骨由很多骨板构成,与交织骨最大的不同是构成板层骨的骨细胞已成熟且分布规律,与血管走行方向明显相关;骨基质所含的胶原纤维较细,但排列有序,多互相平行成层状排列。板层骨中,骨板以同心圆排列的方式层层围绕血管形成哈佛系统,其间的间骨板为旧的哈佛系统被改建后的遗迹;骨细胞陷窝呈同心层排列,骨小管互相交通呈放射状。根据所含血管间隙的大小及软组织多少,板层骨也分为骨松质和骨密质。

骨的形成最初是以交织骨的形式出现的,如胚胎骨形成,骨折愈合、异位骨化等都以此为先导,但交织骨不如板层骨组织机化程度高,因而寿命相对短促,其出现也是暂时的,迟早要被吸收而为板层骨所取代。

(二)骨基质

骨基质又称骨质,实际上就是骨的细胞间质,由有机质和无机质2种成分构成。骨基质中水分极少,仅占骨湿重的8%～9%。有机质由骨细胞分泌而来,主要为大量的胶原纤维(约占有机质的95%)和少量无定形的基质。无机质主要为钙盐,主要成分是羟基磷灰石结晶 $Ca_{10}(PO_4)_6-(OH)_2$。胶原纤维的抗压性和弹性均较差,羟基磷灰石结晶则脆而易碎,但两者结合在一起后其性质便发生了根本的变化。使骨组织既具有坚实的强度又具备了足够的弹性,机械性能和生理功能都得到极大的提高,成为人体理想的结构材料。

骨基质中的有机质和无机质的比例随年龄而发生改变。幼儿骨组织中两者大约各占骨干重的一半；成年时，有机质约占骨干重的 1/3，无机质则占 2/3；老年时，在有机质和无机质都逐渐减少的情况下，无机质所占比例进一步增加。与此相对应，幼儿的骨柔韧易变形，遭遇暴力时可能折而不断，发生青枝状骨折；老年人的骨多变硬变脆，弹性模量下降，抗冲击力下降，再加上老年性骨质疏松，较易发生骨折。

1.骨的有机质

骨的有机质中，主要成分为成骨细胞合成分泌的胶原纤维，即通常所称的骨胶原，其中含大量的Ⅰ型胶原蛋白和极少量的Ⅴ型胶原蛋白。从形态上观察，骨胶原纤维可分为 2 类：一类是粗纤维，主要存在于交织骨；另一类是细纤维，主要存在于板层骨。随着骨代谢不断进行，骨胶原也不断进行裂解、降解和合成的新陈代谢过程。

构成骨胶原的胶原纤维由多种氨基酸组成，其蛋白分子之间存在较多的分子间交联。它与其他胶原的最大不同在于，它在稀酸溶液中不膨胀，可溶解其他胶原的溶剂（如中性盐和稀酸溶液等）不能使它溶解，这些特性为使用稀盐酸等稀酸溶液制备脱钙骨奠定了材料学基础。

骨的有机质中还有一贯无固定形态的，呈胶体状的复杂物质，主要包括蛋白多糖类、骨钙素、骨结合素、细胞连接蛋白等非胶原蛋白。近年来的研究发现，骨内还存在许多可能具有调节骨细胞活性的生长因子，如转化生长因子-β_1（TGF-β_1）、转化生长因子-β_2（TGF-β_2）、血小板衍生生长因子（PDGF）、内皮细胞生长因子、胰岛素样生长因子-Ⅰ和Ⅱ（IGF-Ⅰ，IGF-Ⅱ）以及骨形态发生蛋白（BMP）。BMP 在骨组织中含量极微，每克骨组织仅含 1～2 ng。从氨基酸序列看，BMP 是转化生长因子-β 家庭的成员，约有 30% 的氨基酸与转化生长因子-β 同源。1965 年，Urist 就通过骨基质肌内种植引发异位成骨的实验发现了 BMP 的存在，但对 BMP 的蛋白质纯化和基因的克隆直到 20 世纪 80 年代才完成。经过多年的基础研究和临床试验，现已证实，BMP 具有诱导多种未分化或未成熟细胞如骨原细胞、骨髓基质细胞、多能成纤维细胞和成肌细胞等分化为成骨细胞的能力，能极大地促进骨折和骨缺损部的骨形成，近年来在骨科、口腔科和整形外科中得到日益广泛的应用。

2.骨的无机质

骨的无机质又称无机盐，约占骨密质干重的 75%，其成分主要是由钙、磷酸根和羟基结合而成的羟基磷灰石结晶 $Ca_{10}(PO_4)_6(OH)_2$，其内部构造可用晶胞单位表示。在整个结晶中，晶胞单位重复同样的排列和比例，故其分子式被书写为 $Ca_{10}(PO_4)_6(OH)_2$，而非 $Ca_5(PO_4)_3(OH)$。电镜下，羟基磷灰石结晶呈针状、柱状或板状，厚度 2.5～7.5 nm，宽度 3.0～7.5 nm，长度 10～20 nm，但后者变化较大，可达 200 nm。晶体运动或压力改变可在骨内产生压电。实验发现，造成骨变形可引出电流，电负荷可改变骨的结构，而直流电则对骨形成有促进作用，这也正是临床上在骨折局部施以直流电刺激，促进骨折愈合的理论基础。

（三）骨的细胞

生长活跃的骨组织中，大致可分辨出 4 种骨细胞，即骨原细胞、成骨细胞、骨细胞和破骨细胞。长期以来，上述 4 种细胞被认为是同一类细胞的不同功能状态，相互间可以转变，但近年来，越来越多的证据表明破骨细胞是来源于血液中的单核细胞，而非原以为的成骨细胞。

（杨振雷）

第二节 骨的血液供应与神经分布

一、骨的血液供应

充足的血液供应是骨组织得以进行正常的生长发育和创伤修复的基础。骨的血供因其种类不同，其血供的来源和分布亦有所不同。

(一)长骨的血供

长骨的血供规律性较强，其来源主要可归为4个既相对独立又相互联系的动脉系统，即滋养动脉、骨端动脉(骺动脉和干骺动脉)、骨膜动脉和肌、肌腱及筋膜动脉系统。

1.滋养动脉

滋养动脉由邻近的动脉干发出，多为1~2条，通常斜穿骨干的滋养孔(管)进入骨内。滋养动脉在滋养管内分五支，进入骨髓腔后分为升支和降支，沿骨内膜分别走向两端骺部。沿途滋养动脉还发出第2或第3级分支至骨髓腔，形成骨内膜血管网，再由该血管网向骨皮质发出皮质动脉营养骨皮质的内层。少数皮质动脉可穿行整个皮质并与骨外膜血管网吻合，使骨内、外血管沟通。骨内血管的分布有年龄特点，骨化前期和骨化期内，升支和降支的末端多为终动脉；骨化后期，升支和降支的终末支则分别与骺动脉、下骺动脉的分支互相吻合。滋养动脉是长骨的主要营养血管，其供血量占5%~70%。

2.骨端动脉

骨端动脉包括骺动脉和干骺动脉，通常发自邻近的动脉干或关节动脉网。在胚胎发生学上，它们有着共同的起源，几乎都是与长骨原始骨化中心同时出现。

胚胎发育中后期深入软骨内的血管已很多，随着骨化中心的不断扩大，软骨逐渐骨化成骨，软骨内的血管随之发生转化，一部分继续保留在软骨端内成为骺血管；另一部分则经骺板伸向干骺端形成干骺血管。进入骨内的骺动脉和干骺动脉穿行于骨小梁间并直达关节软骨下，然后发出分支互相吻合形成弓动脉，弓动脉发出襻状终动脉。分别从骺板的远端和近端进入骨内的这2支动脉，在胎儿时期并不发生或极少发生吻合，而是终止于骺软骨的上、下两面形成毛细血管网。出生后随着肢体的活动，吻合开始出现。随着年龄增长，血管吻合不断增加，至骺板完全骨化以后，骺板处的血管达到充分吻合。骺动脉和干骺动脉对长骨的供血量占20%~40%。

3.骨膜动脉

骨膜动脉主要来自邻近动脉的骨膜支、干骺动脉骨膜支和肌肉、肌腱、筋膜以及韧带附着部的细小动脉分支。骨膜动脉在骨膜内发出许多分支互相吻合形成骨膜动脉网营养骨膜。骨膜动脉网由短支、环行支和纵行支组成。短支走行无主要方向，环行支环绕管状骨表面，纵行支与骨的长轴平行。骨膜动脉网还向骨质发出许多细小的分支，分布于骨密质的浅层，部分交通支则经伏克曼管进入骨质的深层与骨内的动脉沟通。骨膜动脉系统对长骨的供血量占10%~20%。

4.肌、肌腱、筋膜动脉

其为附着于骨面的肌肉、肌腱和筋膜而来的动脉，可分别称之为肌骨膜动脉、腱骨膜动脉和筋膜骨膜动脉。这些来源的动脉均较细小，与骨膜动脉网之间存在广泛的交通吻合，故有学者将其并入骨膜动脉系统。但这一系统来源的动脉,乃是设计形成肌蒂骨瓣、筋膜蒂骨瓣(或骨膜骨瓣)的形态学基础,故不少学者还是主张将其单独划分出来,以利于临床应用。

(二)扁骨的血供

扁骨的血供呈多源性,由扁骨周围数支较大的血管干发支营养,主要有以下 3 种来源。

1.滋养动脉

滋养动脉由扁骨周围的动脉干发出后直接进入骨内,滋养动脉的分支在骨内互相吻合,营养骨质,主要存在骨质较厚的部位。

2.骨膜动脉

来源广泛,由扁骨周围的数支动脉发出后即从四周不同的部位向骨的中央分布,在骨表面广泛吻合形成动脉网,再由动脉网均匀地发出细小的骨膜动脉营养骨组织,主要营养骨膜和骨质的浅层。

3.肌骨膜动脉

肌骨膜动脉为肌动脉的小支,在肌的肌外膜与骨膜结合处与骨膜动脉互相吻合,营养肌附着部的骨质和邻近骨膜。对于肌肉附着丰富的扁骨,如肩胛骨、肋骨等,这 3 种血供具有同样重要的营养作用。对于颅盖的扁骨,血供则主要来自骨膜动脉。

(三)不规则骨的血供

较大的不规则骨(如髋骨等),其血供来源与扁骨相似。小的不规则骨其血供来源也至少有骨膜动脉和滋养动脉 2 种来源。骨膜动脉来自邻近动脉的骨膜支和经肌腱、韧带附着处到达的骨膜支,它们互相吻合形成骨膜血管网,分布于骨膜和骨质的浅层。滋养动脉进入骨内后反复分支,互相交通,并与骨膜动脉间形成广泛的吻合。

(四)骨的血供分布

在生理状态下,骨的血供是一个统一的整体,不同来源的血管互相吻合,互相补充,具有很强的代偿能力。当某一来源的血管受损时,通过有效的代偿一般不会对骨的血供造成影响。

通常,外环骨板的骨小管由骨外膜的毛细血管供应,内环骨板的骨小管由骨髓中的毛细血管供应,骨单位则由穿行哈佛管中的血管供应。哈佛管内通常有一条毛细血管,有时可见 2 条,其中 1 条是小动脉,称毛细血管前小动脉,另 1 条是伴行的小静脉,它们和与其垂直的伏克曼管中的血管相互交通,保证了骨组织的血液供应。而间骨板则无血管分布,其骨小管又不与骨单位的骨小管相通,故骨细胞常坏死,遗留下中空的骨陷窝则被沉积的钙盐或细胞碎屑填充。

来自干骺动脉骨膜支、滋养动脉骨膜支、肌骨膜支、筋膜骨膜支和邻近动脉骨膜支的骨外膜血管在骨外膜表面吻合广泛,形成骨膜血管网,因此,骨外膜的血管十分丰富,它不仅能保证骨外膜得到充足的血供,还通过伏克曼管向骨内导入小分支,对骨的营养和骨内外血供的交通、代偿起重要作用。由于骨膜血供具有很强的代偿作用,而骨的新陈代谢又相对不旺盛,故只要能保存骨膜的血供来源,骨组织通常都能成活,这为带血供的骨膜瓣或带部分骨质的骨膜-骨瓣移植修复骨缺损提供了解剖学基础。以往认为骨瓣移植必须保留骨的滋养动脉才能保证骨瓣存活,但大量的实践证明,骨的营养血管之间吻合丰富,侧支循环良好,代偿能力强,只要保留其中任何一类供血来源,骨瓣就能成活。各类骨瓣的供血来源都通过其蒂部这一总渠道来实现,故拟定骨瓣有关的设计方案时,都应有供血的蒂部。

(五)骨的静脉和淋巴

长骨的静脉起自骨内静脉窦和骨髓静脉。骨内静脉窦较宽,血流缓慢,汇聚为骺静脉和干骺静脉。骨髓静脉窦则汇集形成沿骨干纵行的髓内中央静脉。上述静脉均沿其动脉入骨的路径穿行出骨,注入邻近的静脉干。骨浅层及骨膜的小静脉汇合为骨膜静脉,注入邻近的静脉。扁骨的静脉亦起自静脉窦,在骨内汇集成1至数条大的静脉,伴随小动脉出骨后汇入静脉干。其骨浅层的小静脉则汇成数条骨膜静脉,与同名动脉伴行而汇入上一级静脉。

骨膜分布着丰富的淋巴管,但骨质和骨髓内是否存在淋巴管,目前仍未有定论。

二、骨的神经分布

骨和骨膜均有丰富神经分布,其来源主要有以下3种方式:①来自邻近神经干的分支。②来自附着于骨的肌肉、肌腱的神经支。③来自邻近血管神经丛的分支。骨的神经纤维有有髓神经纤维和无髓神经纤维2种。神经纤维伴随血管进入骨和骨膜后,分布到骨膜或哈佛管的血管周围间隙内。通常,有髓神经纤维分布到骨小梁之间、关节软骨下面和骨内膜,无髓神经纤维分布于骨外膜、骨髓和骨的血管壁。骨膜的神经分布最为丰富,受伤害性刺激时引起的疼痛觉常剧烈难忍,骨膜对张力和撕扯的刺激尤为敏感。

(杨振雷)

第三节　骨的发育和生长

骨组织来源于胚胎时期中胚层的间充质细胞。大约在胚胎发育到第16天时,中胚层间充质细胞即开始具备向成纤维细胞、成软骨细胞和成骨细胞分化的潜能。大多数骨的发生都由充质细胞无形成透明软骨雏形,继而软骨不断生长并逐渐骨化成骨,但也有部分骨是由间充质直接骨化而成,这就是骨发生的2种方式:软骨内成骨和膜内成骨。

一、软骨内成骨

大多数骨,如颅底骨、躯干骨和四肢骨等,主要是由软骨内成骨形成。软骨内成骨的过程就是在将要形成骨的部位先形成透明软骨雏形,继而这种软骨雏形在从胎儿时期直到成年的约20年间逐步被骨化成骨的过程。其中以四肢长骨的演化过程最为典型,大致包括以下几个阶段:①软骨雏形形成。②骨领形成和初级骨化中心出现。③血管长入和骨髓腔形成。④次级骨化中心出现和骨骺板形成。

(一)软骨雏形形成

大约在胚胎第6周,肢芽中的间充质细胞在将形成骨处聚集成团,分化出骨原细胞,部分骨原细胞分化为软骨细胞并分泌软骨基质,逐步形成了初具未来长骨外形的透明软骨雏形,其外表面则覆以软骨膜。

(二)骨领形成和初级骨化中心出现

软骨雏形的中段(即未来的骨干部)是最早出现成骨的部位。此处的血管侵入早,营养和氧气供应充分,使软骨膜内层的骨原细胞分裂并分化为成骨细胞,在软骨的表面产生类骨质,继而逐渐钙化成一圈包绕软骨中段的薄层初级骨松质。这种在软骨膜深部形成的骨质包绕软骨的结构,称为骨领。骨领出现后,此处的软骨膜即成为骨膜,其内层的骨原细胞不断向骨领表面形成新的成骨细胞和添加类骨质,使骨小梁逐渐增厚。同时骨领增厚,并向两端延伸,最终成为骨干的骨密质。

在骨领形成的同时,被骨领包围的软骨也发生一系列的变化。首先,该处的软骨细胞增生、肥大,挤占软骨基质并开始分泌碱性磷酸酶,使软骨基质中出现钙盐沉积,嗜碱性增强;接着肥大的成熟软骨细胞因缺乏营养而发生退变、死亡,软骨基质继而溶解和崩溃,形成许多大小不等的囊腔。此时,骨外膜的血管以及骨原细胞和破骨细胞等共同构成骨膜芽,或称成骨芽,穿过骨领和钙化的软骨基质进入这些囊腔。在血供充足的条件下,骨原细胞不断分化为成骨细胞,并贴附于残留的钙化软骨基质表面分泌骨基质,形成原始的骨小梁。于是软骨内出现了初级骨化中心。初级骨化中心由骨的中段继续向两端扩展,同时骨领也不断增长与增粗,形成骨干。

(三)血管长入和骨髓腔形成

骨外膜的血管随骨外膜芽进入软骨细胞退变死亡留下的囊腔后,立即分为上、下2支,分别向软骨雏形的两端延伸,而且沿途发出许多小分支形成毛细血管襻分布于这些囊腔。此时,随血管带入的破骨细胞即可分解吸收钙化的软骨。形成许多不规则的隧道,此即为原始骨髓腔。腔内含有的骨原细胞、成骨细胞、破骨细胞及各种幼稚血细胞即构成了初骨髓。随着骨化由中心向两端推进,破骨细胞也不断吸收骨干中央的骨小梁,使许多小的原始骨髓腔融合为一个大的骨髓腔。

(四)次级骨化中心出现和骨骺板形成

出生时,骨干大部已骨化,只在骨的两端仍然保留着软骨。出生后不久,骨的两端即开始出现骨化中心,称为骺骨化中心。因其发生比骨干的初级骨化中心晚,通常又称为次级骨化中心。次级骨化中心一般在1个骨骺部只发生1个,少数可有2个。而各骨的次级骨化中心出现的时间也有所不同,从出生前至生后数年不等。次级骨化中心的发生过程与初级骨化中心相似,它形成后骨化就由骨骺部以辐射状向各个方向推进,最后只在关节面和干、骺间的骺板保留下软骨结构。保留于关节面的软骨终身不骨化,是一薄层透明软骨,即关节软骨;而位于干、骺之间的骺板则只是暂时保留的软骨,其中的幼稚软骨细胞不断增殖、生长,分泌软骨基质并钙化,使骨的长度随骺板软骨的生长不断增加。当骺部完全骨化后,骨质的增加就只发生在骺板的骨干侧。通常,骺板软骨的增生速度与软骨破坏及成骨速度保持相对平衡,故骺板始终维持着一个较恒定的厚度。至成年,骺板将钙化为骨松质,在原处遗留下一条被称为骨骺线的线状痕迹,此时长骨即停止增长。

综上所述,无论是形成初级骨化中心还是次级骨化中心,软骨内成骨的基本过程都大致经历以下4个步骤:①软骨细胞增生并分泌软骨基质。②软骨细胞成熟肥大,分泌碱性磷酸酶促使钙盐沉积,软骨基质开始钙化。③钙化的软骨基质阻碍了软骨中营养物质的弥散,造成软骨细胞发生退变和坏死,其基质崩解并形成许多小的囊腔。④间充质细胞随血管进入这些囊腔并在该处分化为骨原细胞,进而分化为成骨细胞,贴附于钙化的软骨基质残基上逐渐形成骨组织。

二、膜内成骨

只有额骨、顶骨和锁骨等少数骨以这种方式发生,其过程较软骨内成骨简单,是由间充质细胞不经软骨形成阶段而直接转化成骨。膜内成骨开始于胚胎期的第8周,以颅顶骨的成骨过程最为典型。在将要形成骨的部位,间充质细胞分裂、增殖,并与增生的血管网密集成原始的结缔组织膜,膜中的间充质细胞可分化为骨原细胞,部分骨原细胞进而分化增大为成骨细胞并形成成骨细胞群,成为骨化中心。骨化中心的成骨细胞分泌类骨质并逐渐被类骨质包围,随着钙盐的沉积,类骨质钙化,形成了初级骨小梁,构成初级骨松质,成为原始骨组织。这种骨组织没有骨板,钙盐也少,是由细针状和薄片状的骨小梁相互连接成的原始骨松质所构成,其众多的网眼中遍布间充质细胞和毛细血管。前者不断分化为骨原细胞和成骨细胞,而新分化来的细胞总是附于骨小梁的表面,分泌类骨质使骨不断增厚加宽,并由骨化中心向周围扩展,使新形成的骨小梁越来越多,部分骨小梁遂开始相互合并。随着骨化过程的继续,骨膜内层的成骨细胞在骨松质的表面形成原始骨密质。

（杨振雷）

第一节　脊　柱　检　查

脊柱由 7 个颈椎、12 个胸椎、5 个腰椎、5 个骶椎、4 个尾椎构成。常见的脊柱疾病多发生于颈椎和腰椎。

一、视诊

脊柱居体轴的中央,并有颈、胸、腰段的生理弯曲。先观察脊柱的生理弧度是否正常,检查棘突连线是否在一条直线上。正常人 C_7 棘突最突出。如有异常的前凸、后凸和侧凸则应记明其方向和部位。脊柱侧凸如继发于神经纤维瘤病,则皮肤上常可见到咖啡斑,为该病的诊断依据之一。腰骶部如有丛毛或膨出是脊椎裂的表现。常见的脊柱畸形有角状后凸(结核、肿瘤、骨折等)、圆弧状后凸(强直性脊柱炎、青年圆背等)、侧凸(特发性脊柱侧凸、先天性脊柱侧凸、椎间盘突出症等)。还应观察患者的姿势和步态。腰扭伤或腰椎结核的患者常以双手扶腰行走;腰椎间盘突出症的患者,行走时身体常向前侧方倾斜。

二、触诊

颈椎从枕骨结节向下,第 1 个触及的是第 2 颈椎棘突。颈前屈时第 7 颈椎棘突最明显,故又称隆椎。两肩胛下角连线,通过 T_7 棘突,约平 T_8 椎体。两髂嵴最高点连线通过 L_4 棘突或 L_4、L_5 椎体间隙,常依此确定胸腰椎位置。棘突上压痛常见于棘上韧带损伤、棘突骨折;棘间韧带压痛常见于棘间韧带损伤;腰背肌压痛常见于腰肌劳损;腰部肌肉痉挛常是腰椎结核、急性腰扭伤及腰椎滑脱等的保护性现象。

三、叩诊

脊柱疾病如结核、肿瘤、炎症,以手指(或握拳)、叩诊锤叩打局部时可出现深部疼痛,而压痛不明显或较轻。这可与浅部韧带损伤进行区别。

四、动诊和量诊

脊柱中立位是身体直立,目视前方。颈段活动范围:前屈后伸均 45°,侧屈 45°。腰段活动:

前屈 45°,后伸 20°,侧屈 30°。腰椎间盘突出症患者,脊柱侧屈及前屈受限;脊椎结核或强直性脊柱炎的患者脊柱的各个方向活动均受限制,失去正常的运动曲线。腰椎管狭窄症的患者主观症状多而客观体征较少,脊柱后伸多受限。

五、特殊检查

(一)Eaton 试验

患者坐位,检查者一手将患者头部推向健侧,另一手握住患侧腕部向外下牵引。如出现患肢疼痛、麻木感为阳性。见于颈椎病(图 2-1)。

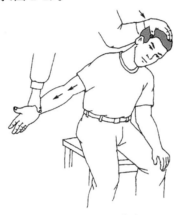

图 2-1　Eaton 试验

(二)Spurling 试验

患者端坐,头后仰并偏向患侧,检查者用手掌在其头顶加压,出现颈痛并向患侧手放射为阳性。颈椎病时,可出现此征(图 2-2)。

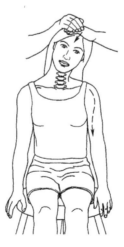

图 2-2　Spurling 试验

(三)幼儿脊柱活动检查法

患儿俯卧,检查者双手抓住患儿双踝上提。如有椎旁肌痉挛,则脊柱生理前凸消失,呈板样强直为阳性,常见于脊柱结核患儿(图 2-3)。

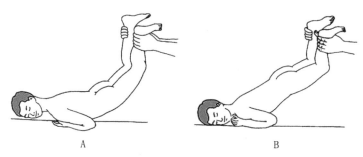

图 2-3 幼儿脊柱活动检查法

A.正常;B.阳性

(四)拾物试验

在地上放一物品,嘱患儿去拾,如骶棘肌有痉挛,患儿拾物时只能屈曲两侧膝、髋关节而不能弯腰,多见于下胸椎及腰椎病变。

(五)髋关节过伸试验(Yeoman 试验)

患者俯卧,一手将患侧膝关节屈至 90°,握住踝部,向上提起,使髋过伸,此时必扭动骶髂关节,如有疼痛即为阳性。此试验可同时检查髋关节及骶髂关节的病变(图 2-4)。

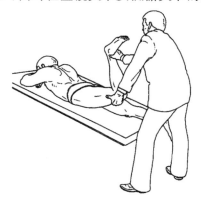

图 2-4 髋关节过伸试验(Yeoman 试验)

(六)骶髂关节扭转试验

患者仰卧,屈健侧髋、膝,让患者抱住;病侧大腿垂于床沿外。检查者一手压病侧膝,出现骶髂关节疼痛者为阳性,说明腰骶关节有病变(图 2-5)。

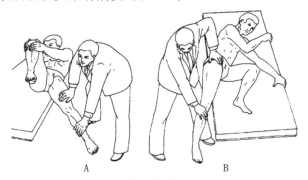

图 2-5 骶髂关节扭转试验(Gaenslen 征)

（七）腰骶关节过伸试验

患者俯卧，检查者的前臂插在患者两大腿的前侧，另一手压住腰部，将患者大腿向上抬。若骶髂关节有病变，即出现疼痛（图 2-6）。

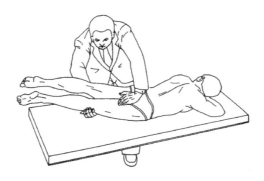

图 2-6　腰骶关节过伸试验（Naoholos 征）

（八）Addison 征

患者坐位，昂首转向患侧，深吸气后屏气，检查者手摸患侧桡动脉。动脉搏动减弱或消失，则为阳性，表示血管受挤压，常见于前斜角肌综合征等（图 2-7）。

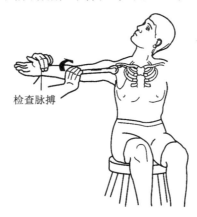

检查脉搏

图 2-7　Addison 征

（九）直腿抬高试验（Bragard 征）

患者仰卧，检查者一手托患者足跟，另一手保持膝关节伸直，缓慢抬高患肢，如在 60°范围之内即出现坐骨神经的放射痛，称为直腿抬高试验阳性。在直腿抬高试验阳性时，缓慢放低患肢高度，待放射痛消失后，再将踝关节被动背伸，如再度出现放射痛，则称为直腿抬高加强试验（Bragard 征）阳性（图 2-8）。因个体差异，直腿抬高时，疼痛出现的角度可能不同，应与健侧对比，更有意义。

（十）股神经牵拉试验

患者俯卧、屈膝，检查者将其小腿上提或尽力屈膝（图 2-9），出现大腿前侧放射性疼痛者为阳性。见于股神经受压，多为 $L_{3\sim4}$ 椎间盘突出症。

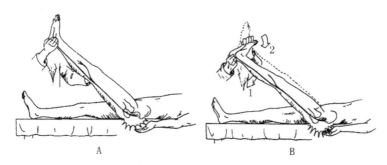

图 2-8　直腿抬高加强试验（Bragard 征）

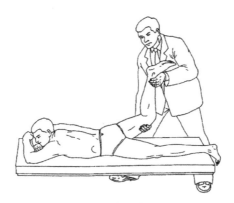

图 2-9　股神经牵拉试验

（杨振雷）

第二节　上肢检查

一、肩部检查

肩关节也称盂肱关节，是全身最灵活的关节。它由肩胛骨的关节盂和肱骨头构成。由于肱骨头大而关节盂浅，因而其既灵活又缺乏稳定性，是肩关节易脱位的原因之一。肩部的运动很少是由肩关节单独进行的，常常是肩关节、肩锁关节、胸锁关节及肩胛骨-胸壁连接均参与的复合运动，因此检查肩部活动时须兼顾各方面。

（一）视诊

肩的正常外形呈圆弧形，两侧对称。三角肌萎缩或肩关节脱位后弧度变平，称为"方肩"。先天性高肩胛患者患侧明显高于健侧。斜方肌瘫痪表现为垂肩，肩胛骨内上角稍升高。前锯肌瘫痪向前平举上肢时表现为翼状肩胛。

（二）触诊

锁骨位置表浅，全长均可触到。喙突尖在锁骨下方肱骨头内侧，与肩峰和肱骨大结节形成肩等边三角称为肩三角。骨折、脱位时此三角有异常改变。

(三)动诊和量诊

检查肩关节活动范围时,须先将肩胛骨下角固定,以鉴别是盂肱关节的单独活动还是包括其他两个关节的广义的肩关节活动。肩关节的运动包括内收、外展、前屈、后伸、内旋和外旋。肩关节中立位为上臂下垂屈肘 90°,前臂指向前。正常活动范围:外展 80°～90°,内收 20°～40°,前屈 70°～90°,后伸 40°,内旋 45°～70°,外旋 45°～60°。

肩外展超过 90°时称为上举(160°～180°),须有肱骨和肩胛骨共同参与才能完成。如为肩周炎,仅外展、外旋明显受限;关节炎则各个方向运动均受限。

(四)特殊检查

1.Dugas 征

正常人将手搭在对侧肩上,肘部能贴近胸壁。肩关节前脱位时肘部内收受限,伤侧的手搭在对侧肩上,肘部则不能贴近胸壁,或肘部贴近胸部时,则手搭不到对侧肩,此为 Dugas 征阳性(图 2-10)。

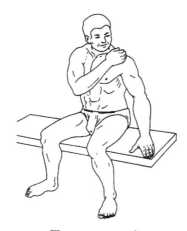

图 2-10　Dugas 征

2.疼痛弧

冈上肌腱有病损时,在肩外展 60°～120°范围内有疼痛,因为在此范围内肌腱与肩峰下面摩擦、撞击,此范围以外则无疼痛。常用于肩周炎的检查判定。

二、肘部检查

肘关节包括肱尺关节、肱桡关节、上尺桡关节 3 个关节。除具有屈伸活动功能外,还有前臂的旋转功能。

(一)视诊

正常肘关节完全伸直时,肱骨内、外上髁和尺骨鹰嘴在一直线上;肘关节完全屈曲时,这 3 个骨突构成一等腰三角形(称肘后三角)。肘关节脱位时,3 点关系发生改变;肱骨髁上骨折时,此 3 点关系不变。前臂充分旋后时,上臂与前臂之间有 10°～15°外翻角,又称提携角。该角度减小时称为肘内翻,增大时称为肘外翻。肘关节伸直时,鹰嘴的桡侧有一小凹陷,为肱桡关节的部位。桡骨头骨折或肘关节肿胀时此凹陷消失,并有压痛。桡骨头脱位在此部位可见到异常骨突,旋转前臂时可触到突出的桡骨头转动。肘关节积液或积血时,患者屈肘从后面观察,可见鹰嘴之上肱三头肌腱的两侧胀满。肿胀严重者,如化脓性或结核性关节炎时,肘关节成梭形。

（二）触诊

肱骨干可在肱二头肌与肱三头肌之间触知。肱骨内、外上髁和尺骨鹰嘴位置表浅容易触知。肘部慢性劳损常见的部位在肱骨内、外上髁处。外上髁处为伸肌总腱的起点，肱骨外上髁炎时，局部明显压痛。

（三）动诊和量诊

肘关节屈伸运动通常以完全伸直为中立位 0°。活动范围：屈曲 135°～150°，伸 0°，可有 5°～10°过伸。肘关节的屈伸活动幅度取决于关节面的角度和周围软组织的制约。在肘关节完全伸直位时，因侧副韧带被拉紧，不可能有侧方运动，如果出现异常的侧方运动，则提示侧副韧带断裂或内、外上髁骨折。

（四）特殊检查

Mills 征：患者肘部伸直，腕部屈曲，将前臂旋前时，肱骨外上髁处疼痛为阳性。常见于肱骨外上髁炎，或称网球肘（图 2-11）。

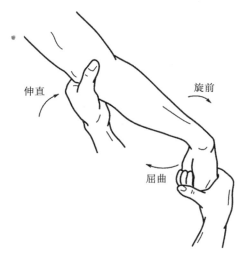

图 2-11　网球肘 Mills 征

三、腕部检查

腕关节是前臂与手之间的移行区，包括桡尺骨远端、腕骨掌骨基底、桡腕关节、腕中关节、腕掌关节及有关的软组织。前臂的肌腱及腱鞘均经过腕部。这些结构被坚实的深筋膜包被，与腕骨保持密切的联系，使腕部保持有力并容许广泛的运动以适应手的多种复杂功能。

（一）视诊

微屈腕时，腕前区有 2～3 条腕前皮肤横纹。用力屈腕时，由于肌腱收缩，掌侧有 3 条明显的纵行皮肤隆起，中央为掌长肌腱，桡侧为桡侧腕屈肌腱，尺侧为尺侧腕屈肌腱。桡侧腕屈肌腱的外侧是扪桡动脉的常用位置，皮下脂肪少的人可见桡动脉搏动。解剖学"鼻烟窝"是腕背侧的明显标志，它由拇长展肌和拇短伸肌腱、拇长伸肌腱围成，其底由舟骨、大多角骨、桡骨茎突和桡侧腕长、短伸肌组成。其深部是舟骨，舟骨骨折时该窝肿胀。腕关节结核和类风湿关节炎表现为全关节肿胀。腕背皮下半球形肿物多为腱鞘囊肿。月骨脱位后腕背或掌侧肿胀，握拳时可见第 3 掌骨头向近侧回缩（正常时较突出）。

（二）触诊

舟骨骨折时"鼻烟窝"有压痛。正常时桡骨茎突比尺骨茎突低1 cm。当桡骨远端骨折时,这种关系有改变。腱鞘囊肿常发生于手腕背部,为圆形、质韧、囊性感明显的肿物。疑有舟骨或月骨病变时,让患者半握拳尺偏,叩击第3掌骨头时腕部近中线处疼痛。

（三）动诊和量诊

通常以第3掌骨与前臂纵轴成一直线为腕关节中立位0°。正常活动范围:背屈35°～60°,掌屈50°～60°,桡偏25°～30°,尺偏30°～40°。腕关节的正常运动对手的活动有重要意义,因而其功能障碍有可能影响到手的功能,利用合掌法容易查出其轻微异常。

（四）特殊检查

1.Finkelstein试验

患者拇指握于掌心,使腕关节被动尺偏,桡骨茎突处疼痛为阳性,为桡骨茎突狭窄性腱鞘炎的典型体征(图2-12)。

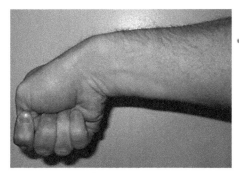

图2-12 桡骨茎突狭窄性腱鞘炎(Finkelstein试验)

2.腕关节尺侧挤压试验

腕关节中立位,使之被动向尺侧偏并挤压,下尺桡关节疼痛为阳性。多见于腕三角软骨损伤或尺骨茎突骨折。

四、手部检查

手是人类劳动的器官,它具有复杂而重要的功能,由5个掌骨和14个指骨组成。拇指具有对掌功能是人类区别于其他哺乳动物的重要特征。

（一）视诊

常见的畸形有并指、多指、巨指(多由脂肪瘤、淋巴瘤、血管瘤引起)等。钮孔畸形见于手指近侧指间关节背面中央腱束断裂;鹅颈畸形系因手内在肌挛缩或作用过强所致;爪形手是前臂肌群缺血性挛缩的结果;梭形指多为结核、内生软骨瘤或指间关节损伤。类风湿关节炎呈双侧多发性掌指、指间和腕关节肿大,晚期掌指关节尺偏。

（二）触诊

指骨、掌骨均可触到。手部瘢痕检查需配合动诊,观察是否与肌腱、神经粘连。

（三）动诊和量诊

手指各关节完全伸直为中立位0°。活动范围掌指关节屈60°～90°,伸0°,过伸20°;近侧指间关节屈90°,伸0°,远侧指间关节屈60°～90°,伸0°。手的休息位:是手休息时所处的自然静止的姿势,即腕关节背伸 10°～15°,示指至小指呈半握拳状,拇指部分外展,拇指尖接近示指远侧指间关节。手的功能位:腕背屈 20°～35°,拇指外展、对掌,其他手指略分开,掌指关节及近侧指间关节半屈曲,而远侧指间关节微屈曲,相当于握小球的体位。该体位使手能根据不同需要迅速做出不同的动作,发挥其功能,外伤后的功能位固定即以此为标准。

手指常发生屈肌腱鞘炎,屈伸患指可听到弹响,称为弹响指或扳机指(图 2-13)。

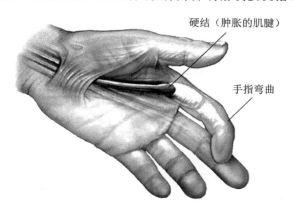

硬结(肿胀的肌腱)

手指弯曲

图 2-13　示指狭窄腱鞘炎

(郭西常)

第三节　下 肢 检 查

一、骨盆和髋部检查

髋关节是人体最大、最稳定的关节之一,属典型的球窝关节。它由股骨头、髋臼和股骨颈形成关节,下方与股骨相连。其结构与人体直立所需的负重与行走功能相适应。髋关节远较肩关节稳定,没有强大暴力一般很少脱位。负重和行走是髋关节的主要功能,其中负重功能更重要,保持一个稳定的髋关节是各种矫形手术的原则。由于人类直立行走,髋关节是下肢最易受累的关节。

(一)视诊

应首先注意髋部疾病所致的病理步态,常须行走、站立和卧位结合检查。特殊的步态,骨科医师应明确其机制,这对诊断疾病十分重要。髋关节患慢性感染时,常呈屈曲内收畸形;髋关节后脱位时,常呈屈曲内收内旋畸形;股骨颈及转子间骨折时,伤肢呈外旋畸形。

(二)触诊

先天性髋关节脱位和股骨头缺血性坏死的患者,多有内收肌挛缩,可触及紧张的内收肌。骨折的患者有局部肿胀压痛;髋关节感染性疾病局部多有红肿、发热且有压痛。外伤性脱位的患者可有明显的局部不对称性突出。挤压分离试验对骨盆骨折的诊断具有重要意义。

(三)叩诊

髋部有骨折或炎症,握拳轻叩大转子或在下肢伸直位叩击足跟部时,可引起髋关节疼痛。

(四)动诊

髋关节中立位 0°为髋膝伸直,髌骨向上。正常活动范围:屈 130°~140°,伸 0°,过伸可达 15°;内收 20°~30°,外展 30°~45°;内旋 40°~50°,外旋 30°~40°。除检查活动范围外,还应注意在双腿并拢时能否下蹲,有无弹响。臀肌挛缩症的患者,双膝并拢不能下蹲,活动髋关节时,挛缩的纤维带从大转子部滑过,会出现弹响,常称为弹响髋。

(五)量诊

发生股骨颈骨折、髋脱位、髋关节结核或化脓性关节炎股骨头破坏时,大转子向上移位。测定方法(图 2-14):①Shoemaker 线。正常时,大转子尖与髂前上棘的连线延伸,在脐上与腹中线相交;大转子上移后,该延长线与腹中线相交在脐下。②Nelaton 线。患者侧卧并半屈髋,在髂前上棘和坐骨结节之间画线。正常时此线通过大转子尖。③Bryant 三角。患者仰卧,从髂前上棘垂直向下和向大转子尖各画一线,再从大转子尖向近侧画一水平线,该 3 线构成一三角形。大转子上移时底边比健侧缩短。

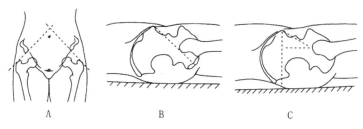

图 2-14　股骨大转子上移测量方法

A.Shoemaker 线;B.Nelaton 线;C.Bryant 三角

(六)特殊检查

1.滚动试验

患者仰卧位,检查者将一手掌放患者大腿上轻轻使其反复滚动。急性关节炎时可引起疼痛或滚动受限。

2."4"字试验(Patrick 征)

患者仰卧位,健肢伸直,患侧髋与膝屈曲,大腿外展、外旋将小腿置于健侧大腿上,形成一个"4"字,一手固定骨盆,另一手下压患肢,出现疼痛为阳性。见于骶髂关节及髋关节内有病变或内收肌有痉挛的患者。

3.Thomas 征

患者仰卧位,充分屈曲健侧髋膝,并使腰部贴于床面,若患肢自动抬高离开床面或迫使患肢与床面接触则腰部前凸时,称 Thomas 征阳性。见于髋部病变和腰肌挛缩。

4.骨盆挤压分离试验

患者仰卧位,从双侧髂前上棘处对向挤压或向后外分离骨盆,引起骨盆疼痛为阳性。见于骨盆骨折。须注意检查时手法要轻柔以免加重骨折端出血。

5.Trendelenburg 试验

患者背向检查者,健肢屈髋、屈膝上提,用患肢站立,如健侧骨盆及臀褶下降为阳性。多见于臀中、小肌麻痹,髋关节脱位及陈旧性股骨颈骨折等(图 2-15)。

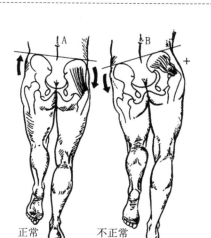

正常   不正常

图 2-15   Trendelenburg 征

6.Allis 征

患者仰卧位,屈髋、屈膝,两足平行放于床面,足跟对齐,观察双膝的高度,如一侧膝比另一侧高时,即为阳性。见于髋关节脱位、股骨或胫骨短缩。

7.望远镜试验

患者仰卧位,下肢伸直;检查者一手握住患侧小腿,沿身体纵轴上下推拉,另一手触摸同侧大转子。如出现活塞样滑动感为阳性,多见于儿童先天性髋关节脱位。

二、膝部检查

膝关节是人体最复杂的关节,解剖学上被列为屈戌关节。主要功能为屈伸活动,膝部内外侧韧带、关节囊、半月板和周围的软组织保持其稳定。

(一)视诊

检查时患者首先呈立正姿势站立。正常时,两膝和两踝应能同时并拢互相接触,若两踝能并拢而两膝不能互相接触则为膝内翻,又称"O 形腿"。若两膝并拢而两踝不能接触则为膝外翻,又称"X 形腿"。膝内、外翻是指远侧肢体的指向。在伸膝位,髌韧带两侧稍凹陷。有关节积液或滑膜增厚时,凹陷消失。比较两侧股四头肌有无萎缩,早期萎缩可见内侧头稍平坦,用软尺测量更为准确。

(二)触诊

触诊的顺序为先检查前侧,如股四头肌、髌骨、髌腱和胫骨结节之间的关系等,然后再俯卧位检查膝后侧,在屈曲位检查腘窝、外侧的股二头肌、内侧的半腱肌半膜肌有无压痛或挛缩。

髌骨前方出现囊性肿物,多为髌前滑囊炎。膝前外侧有囊性肿物,多为半月板囊肿(图 2-16);膝后部的肿物,多为腘窝囊肿。考虑膝关节积血或积液,可行浮髌试验。膝关节表面软组织较少,压痛点的位置往往就是病灶的位置,所以,检查压痛点对定位诊断有很大的帮助。髌骨下缘的平面正是关节间隙,关节间隙的压痛点可以考虑是半月板的损伤处或有骨赘之处。

内侧副韧带的压痛点往往不在关节间隙,而在股骨内髁结节处;外侧副韧带的压痛点在腓骨小头上方。髌骨上方的压痛点代表髌上囊的病灶。另外,膝关节的疼痛,要注意检查髋关节,因为髋关节疾病可刺激闭孔神经,引起膝关节牵涉痛。如果膝关节持续性疼痛、进行性加重,可考

21

虑股骨下端和胫骨上端肿瘤的可能性。

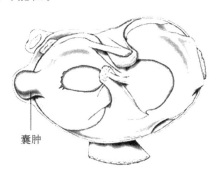

囊肿

图 2-16　半月板囊肿示意图

（三）动诊和量诊

膝伸直为中立位 0°。正常活动范围：屈 120°～150°，伸 0°，过伸 5°～10°。膝关节伸直时产生疼痛的原因是由于肌肉和韧带紧张，导致关节面的压力加大所致。可考虑为关节面负重部位的病变。如果最大屈曲时有胀痛，可推测是由于股四头肌的紧张，髌上滑囊内的压力增高和肿胀的滑膜被挤压而引起，这是关节内有积液的表现。总之，一般情况下伸直痛是关节面的病变，屈曲痛是膝关节水肿或滑膜炎的表现。

当膝关节处于向外翻的压力下，并做膝关节屈曲动作时，若产生外侧疼痛，则说明股骨外髁和外侧半月板有病变。反之，内翻同时有屈曲疼痛者，病变在股骨内髁或内侧半月板。

（四）特殊检查

1.侧方应力试验

患者仰卧位，将膝关节置于完全伸直位，分别做膝关节的被动外翻和内翻检查，与健侧对比。若超出正常外翻或内翻范围，则为阳性。说明有内侧或外侧副韧带损伤（图 2-17）。

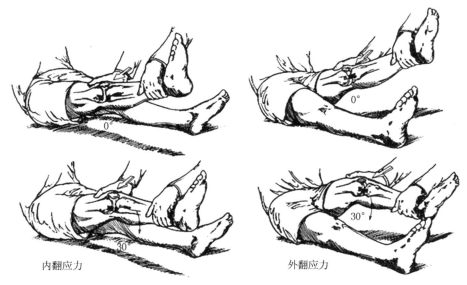

0°　　　　0°

内翻应力　30°　　　　外翻应力　30°

图 2-17　侧方应力试验

2.抽屉试验

患者仰卧屈膝90°,检查者轻坐在患侧足背上(固定),双手握住小腿上段,向后推,再向前拉。前交叉韧带断裂时,可向前拉0.5 cm以上;后交叉韧带断裂者可向后推0.5 cm以上。将膝置于屈曲20°～30°进行Lachman试验(图2-18),则可增加本试验的阳性率,有利于判断前交叉韧带的前内束或后外束损伤(图2-19)。

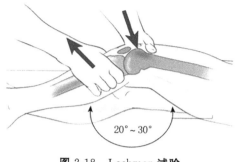

图2-18　Lachman试验

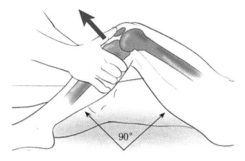

图2-19　抽屉试验

3.McMurray试验

患者仰卧位,检查者一手按住患膝,另一手握住踝部,将膝完全屈曲,足跟抵住臀部,然后将小腿极度外展外旋,或内收内旋,在保持这种应力的情况下,逐渐伸直。在伸直过程中,若能听到或感到响声,或出现疼痛为阳性,说明半月板有病变(图2-20)。

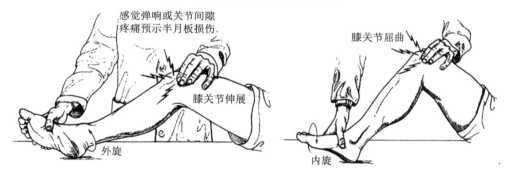

图2-20　McMurray试验

4.浮髌试验

患者仰卧位,伸膝,放松股四头肌;检查者的一手放在髌骨近侧,将髌上囊的液体挤向关节腔,同时另一手示指、中指急速下压。若感到髌骨碰击股骨髁部时,为浮髌试验阳性。一般中等量积液时(50 mL),浮髌试验才呈阳性(图2-21)。

三、踝和足部检查

踝关节属于屈戌关节,其主要功能是负重,运动功能主要限于屈伸,可有部分内外翻运动。与其他负重关节相比,踝关节活动范围小,但更为稳定。其周围多为韧带附着,有数条较强壮肌腱。由于其承担较大负重功能,故扭伤发病率较高。足由骨和关节形成内纵弓、外纵弓及前部的横弓,是维持身体平衡的重要结构。足弓还具有吸收震荡,负重,完成行走、跑跳动作等功能。

23

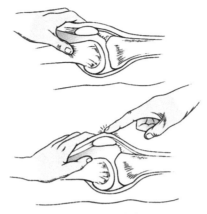

图 2-21　浮髌试验

（一）视诊

观察双足大小和外形是否正常一致。足先天性、后天性畸形很多，常见的有马蹄内翻足、高弓足、平足、踇外翻等。检查足弓、足的负重点及足的宽度时，脚印具有重要意义。外伤时踝及足均有明显肿胀。

（二）触诊

主要注意疼痛的部位、性质，肿物的大小、质地。注意检查足背动脉，以了解足和下肢的血循环状态。一般可在足背第 1、2 跖骨之间触及其搏动。足背的软组织较薄，根据压痛点的位置，可估计疼痛位于某一骨骼、关节、肌腱和韧带。然后再根据主动和被动运动所引起的疼痛，就可以推测病变的部位。例如，跟痛症多在足跟跟骨前下方偏内侧，相当于踇腱膜附着于跟骨结节部。踝内翻时踝疼痛，而外翻时没有疼痛，压痛点在外踝，则推断病变在外踝的韧带上。

（三）动诊和量诊

踝关节中立位为小腿与足外缘垂直，正常活动范围：背伸 20°～30°，跖屈 40°～50°。足内、外翻活动主要在胫距关节；内收、外展在距跗和跗间关节，范围很小。跖趾关节的中立位为足与地面平行。正常活动范围：背伸 30°～40°，跖屈 30°～40°。

（四）特殊检查

Thompson 试验或腓肠肌挤压试验：正常情况下，挤压腓肠肌肌腹将使跟腱张力增加，使足发生跖屈运动。急性跟腱断裂时，此跖屈运动消失，称为 Thompson 试验或腓肠肌挤压试验阳性。

（孙　涛）

第四节　四肢神经检查

一、上肢神经检查

上肢的神经支配主要来自臂丛神经，它由 C_5～T_1 神经根组成。主要有桡神经、正中神经、尺神经和腋神经（图 2-22）。通过对神经支配区感觉运动的检查可明确病变部位。

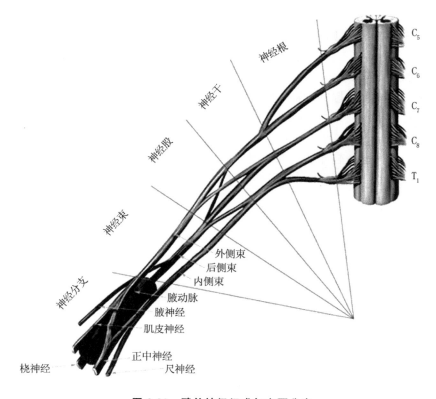

图 2-22 臂丛神经组成与主要分支

（一）桡神经

桡神经发自臂丛后束，为臂丛神经最大的一支，在肘关节水平分为深、浅 2 支。根据损伤水平及深、浅支受累不同，其表现亦不同，是上肢手术中最易损伤的神经之一。在肘关节以上损伤，出现垂腕畸形，手背"虎口"区皮肤麻木，掌指关节不能伸直。在肘关节以下，桡神经深支损伤时，因桡侧腕长伸肌功能存在，所以无垂腕畸形。单纯浅支损伤可发生于前臂下 1/3，仅有拇指背侧及手桡侧感觉障碍。

（二）正中神经

正中神经由臂丛内侧束和外侧束组成。损伤多发生于肘部和腕部，在腕关节水平损伤时，大鱼际瘫痪，桡侧三个半手指掌侧皮肤感觉消失，不能用拇指和示指捡起一根细针；损伤水平高于肘关节时，还表现为前臂旋前和拇指、示指的指间关节不能屈曲。陈旧损伤还有大鱼际萎缩，拇指伸直与其他手指在同一水平面上，且不能对掌，称为"平手"或"猿手"畸形。

（三）尺神经

尺神经发自臂丛内侧束，在肘关节以下发出分支支配尺侧腕屈肌和指深屈肌尺侧半；在腕以下分支支配骨间肌、小鱼际、拇收肌、第 3、4 蚓状肌。尺神经在腕部损伤后，上述肌麻痹。查 Froment 征可知有无拇收肌瘫痪。肘部尺神经损伤，尺侧腕屈肌瘫痪（患者抗阻力屈腕时，在腕部掌尺侧摸不到肌肉收缩）。陈旧损伤出现典型的"爪形手"——小鱼际和骨间肌萎缩（其中第 1 骨间背侧肌萎缩出现最早且最明显），小指和环指指间关节屈曲，掌指关节过伸。

（四）腋神经

腋神经发自臂丛后束，肌支支配三角肌和小圆肌，皮支分布于肩部和上臂后部的皮肤。肱骨外科颈骨折、肩关节脱位或使用腋杖不当时，都可损伤腋神经，导致三角肌瘫痪，臂不能外展、肩部感觉丧失。如三角肌萎缩，则可出现方肩畸形。

（五）腱反射

1.肱二头肌腱反射（$C_{5\sim6}$）

患者屈肘 90°，检查者手握其肘部，拇指置于肱二头肌腱上，用叩诊锤轻叩该指，可感到该肌收缩和肘关节屈曲。

2.肱三头肌反射（$C_{6\sim7}$）

患者屈肘 60°，用叩诊锤轻叩肱三头肌腱，可见到肱三头肌收缩及伸肘。

二、下肢神经检查

（一）坐骨神经

损伤后，下肢后侧、小腿前外侧、足底和足背外侧皮肤感觉障碍，不能屈伸足踝各关节。损伤平面高者尚不能主动屈膝（图 2-23）。

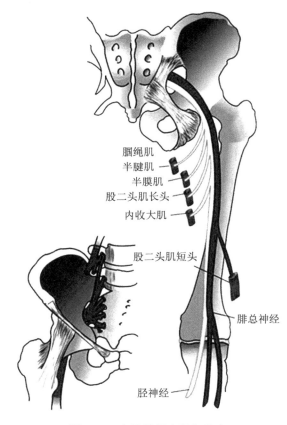

图 2-23　坐骨神经走行与分支

（二）胫神经

损伤后，出现仰趾畸形，不能主动跖屈踝关节，足底皮肤感觉障碍。

（三）腓总神经

损伤后，足下垂内翻，不能主动背伸和外翻，小腿外侧及足背皮肤感觉障碍。

（四）腱反射

1.膝（腱）反射（$L_{2\sim4}$）

患者仰卧位，下肢肌肉放松。检查者一手托腘窝部使膝半屈，另一手以叩诊锤轻叩髌腱，可见股四头肌收缩并有小腿上弹。

2.踝反射或跟腱反射（$S_{1\sim2}$）

患者仰卧位，肌肉放松，两髋膝屈曲，两大腿外展。检查者一手掌抵足底使足轻度背屈，另一手以叩诊锤轻叩跟腱，可见小腿屈肌收缩及足跖屈。

三、脊髓损伤检查

脊柱骨折、脱位及脊髓损伤的发病率在逐年升高，神经系统检查对脊髓损伤的部位、程度的初步判断及进一步检查和治疗具有重要意义。其检查包括感觉、运动、反射、交感神经和括约肌功能等。

（一）视诊

检查时应尽量不搬动患者，去除衣服，注意观察以下内容。

（1）呼吸：若胸腹式主动呼吸均消失，仅有腹部反常活动者为颈髓损伤。仅有胸部呼吸而无主动腹式呼吸者，为胸髓中段以下的损伤。

（2）伤肢姿势：上肢完全瘫痪显示上颈髓损伤；屈肘位瘫为 C_7 损伤。

（3）阴茎可勃起者，反映脊髓休克已解除，尚保持骶神经功能。

（二）触诊和动诊

一般检查躯干、肢体的痛觉、触觉，根据脊髓节段分布判断感觉障碍平面所反映的损伤部位，做好记录；可反复检查几次，前后对比，以增强准确性并为观察疗效作依据。麻痹平面的上升或下降表示病情的加重或好转。不能忽视会阴部及肛周感觉检查。检查膀胱有无尿潴留。肛门指诊以检查肛门括约肌功能。触诊脊柱棘突及棘突旁有无压痛及后凸畸形，判断是否与脊髓损伤平面相符。

详细检查肌力、腱反射和其他反射。

1.腹壁反射

用钝针在上、中、下腹皮肤上轻划。正常者可见同侧腹肌收缩，上、中、下各段分别相当于 $T_{7\sim8}$、$T_{9\sim10}$、$T_{11\sim12}$。

2.提睾反射

用钝针划大腿内侧上 1/3 皮肤，正常时同侧睾丸上提。

3.肛门反射

针刺肛门周围皮肤，肛门皮肤出现皱缩或肛诊时感到肛门括约肌收缩。

4.球海绵体反射

用拇、示指两指挤压龟头或阴蒂，或牵拉插在膀胱内的蕈状导尿管，球海绵体和肛门外括约肌收缩。肛门反射、肛周感觉、球海绵体反射和屈趾肌自主运动的消失，合称为脊髓损伤四征。

（郭西常）

第三章　骨科影像学检查

第一节　X 线 检 查

一、X 线检查在骨科诊断中的应用

骨科 X 线检查是最基本传统的检查方法。骨组织是人体的硬组织,含钙量多,密度高,X 线不易透过,骨与周围软组织、松质骨与皮质骨的明显对比,构成了 X 线检查诊断骨科疾病的基础。X 线检查能对大部分骨关节损伤和疾病作出诊断,不仅可以了解骨与关节疾病的部位、范围、性质、程度及与周围软组织的关系,为治疗提供参考,还可以在治疗过程中指导骨折脱位的整复及疗效的观察等。X 线检查还可以观察骨骼的生长发育和受营养代谢的影响。但细致的变化或密度接近的结构、肌腱和韧带等软组织 X 线片显影不佳,需要辅助特殊检查。平片显示骨皮质、骨小梁的细节方面和显示病灶空间定位整体轮廓方面优于 CT 和 MRI,所以对骨折的显示最好。但 X 线片必须有骨结构遭到破坏消失或中断时才能发现病变,所以有时早期诊断有困难。如急性化脓性骨髓炎、早期股骨头坏死、类风湿关节炎早期病变等。由于 X 线检查对骨与关节疾病的诊治作用很大,所以骨科医师必须熟练掌握 X 线检查的理论知识和 X 线片的阅读方法。

二、常用检查方法

(一)透视

透视用于观察四肢骨折、复位或软组织异物的定位。但荧光影像不够清晰,细微病变和较厚部位难以清楚显示,通常不能对比和保留记录,对患者和医师都有一定的辐射损害。

(二)常规 X 线摄片

X 线摄片几乎用于所有的骨与关节疾病。应根据患者的症状和体征决定检查部位、范围和投射要求。X 线片可以保存,用以诊断、对比、观察疗效和随访。

(三)体层摄影

体层摄影利用特殊装置专门照某一体层的影像,使其显示清晰,可避免一般平片多层影像重叠混淆。主要用于观察早期炎症、肿瘤的骨质破坏、深部骨折、病灶死骨等。

(四)放大摄影

放大摄影利用高性能 X 线机增大胶片和投射部位的距离做几何学放大,用于观察细微的骨

小梁、皮质等结构改变。当今的数字摄影技术已能很好对 X 线图像进行缩放。

（五）造影检查

造影检查包括血管造影、关节造影、脊髓造影以及窦道和瘘管造影。血管造影用于血管疾病的诊断、骨肿瘤的显示、骨肿瘤良恶性的鉴别、肿瘤介入治疗等。关节造影用于了解四肢关节的关节软骨、软骨板或韧带及关节结构的情况。对于诊断膝关节半月板损伤多采用双重对比造影，但 MRI 可以清楚、全面和无创地显示关节结构，常可取代关节造影。

三、X 线片的阅读

阅读和分析 X 线片需要一定的技能，应遵循如下原则。

（一）X 线片质量的评价

首先根据临床所见判断拍摄部位、位置、影像清晰度和对比度是否达到要求。黑白对比应清晰，骨小梁、软组织的纹理要清晰。

（二）根据密度对比

一般根据气体、脂肪、肌肉、骨骼和异物五种不同密度进行比较和分析。如膝关节积液，则髌下脂肪垫阴影消失；肢体组织显示有气体则可能为开放性损伤、手术后、皮下气肿或气性坏疽等。

（三）骨骼的形态及大小比例

读片要有系统性并按一定程序进行，如由外向内、由上向下、由软组织到骨关节等。依次观察每一骨和关节的改变。应掌握骨骼的正常形态的轮廓、排列和大小以利于区分异常变化。有时应考虑年龄等因素，必要时与健侧对比。

（四）骨结构

对于骨关节结构的改变应注意密度的改变、溶骨与成骨的改变。注意骨膜、骨皮质和骨松质。如有病变还需注意病变的部位、范围、数量等。

（五）关节及关节周围软组织

关节面透明软骨不显影、骨关节周围软组织显影不明显，但可以通过关节间隙判断软骨及关节腔的情况，通过软组织影判断关节囊是否肿胀等。

（六）特殊部位及患者

对于儿童 X 线片的阅读应注意骨骺出现的年龄及次序等，对于脊柱 X 线片的阅读正位片要注意椎体的形态、椎弓根的厚度、椎弓根的距离以及有无侧弯等，侧位片应注意排列弧度、椎体有无变形、密度等。

（杨　光）

第二节　CT　检　查

计算机体层成像（CT）是 20 世纪 70 年代发展起来的诊断工具。基本原理是 X 线穿射人体经部分吸收后被检测器所接收，检测器接收射线的强弱取决于人体横断面的组织密度，骨组织吸收较多的 X 线，检测器将测得一个比较微弱的信号，CT 值高，呈白色，相反，脂肪组织、空气则吸收较少的 X 线，将检测到一个比较强的信号，CT 值低，呈黑色。所测得的不同强度信号经过计算机处理后显示出图像。CT 由原始的一代发展到第四代以及螺旋 CT 机。1989 年,螺旋 CT 机的问世标志着 CT 领域的再次革新。扫描速度快、冠状或矢状面重建的空间分辨率高,可行血管造影,不需要重复扫描而患者受辐射剂量减少,可行三维重建,薄层图像重建等。可立体角度呈现骨骼与邻近结构的解剖关系,对于了解病变和制订手术计划很有帮助,如先天性脊柱侧弯等的三维重建。高分辨力 CT 功能够从躯干的横断面图像观察脊柱、骨盆及四肢关节较复杂的解剖部位和病变,有分辨软组织的能力,不受骨骼、内脏遮盖的影响,应用价值较 X 线高。但 CT 也有一定的局限性,可出现假阳性和假阴性。如在 CT 上不易区分椎间盘膨出或突出。CT 可以应用于以下情况。

一、骨折

脊柱、骨盆、髋部等深部损伤。CT 能使脊柱爆裂骨折等显示骨块突入椎管压迫脊髓的情况。对手术有一定的指导意义。可显示髋关节骨折移位的程度,是否需要复位与内固定等。CT 是诊断跟骨骨折的重要工具,它能清晰显示距下关节面粉碎和不连续的程度,可为术前计划提供有价值信息。CT 还常用于桡骨远端骨折,以详细了解关节面,骨折片数量以及桡腕关节或远端尺桡关节是否受到波及。在某些依据 X 线诊断骨折非常困难的病例,CT 可提供精确的信息。如用于评估不明显或复杂舟状骨骨折,了解骨折的愈合评价术后的情况。与 X 线不同,不论有无石膏,CT 均能提供满意的影像。

二、关节病变

CT 能显示关节内、软骨、韧带、肌肉及关节囊等软组织的病变。对于髋关节主要用于诊断先天性髋关节脱位、股骨头缺血坏死、髋关节内游离体、骨关节炎等。对于膝关节可于屈曲 30°、60°时行髌骨横扫描用于诊断髌骨半脱位、髌骨软化症。半月板损伤 CT 下可见半月板有裂缝,呈低密度的横形、纵形或斜形条状影,边界一般清楚。关节腔内造影时,可见撕裂的半月板间隙内有造影剂渗入,呈高密度条状影,还可以诊断盘状半月板、半月板囊肿、十字韧带撕裂等,但不如 MRI 显示清楚。对于肩关节用于脱位后关节不稳,主要观察关节盂唇的病变。尤其是应用空气和碘水造影剂双对比造影时(CTA),更能清楚看到肩关节盂唇的损伤、撕裂骨折等病变。

三、软组织与骨骼的肿瘤

CT 可以测量出软组织病变范围;诊断帮助骨与软组织良恶性肿瘤,了解骨破坏程度、肿瘤周围组织情况、与血管和神经的关系等;可以引导活检,随访有无复发等。

四、脊柱病变

CT 可以显示椎间盘突出、椎管狭窄、后纵韧带骨化、脊髓畸形等。CT 能测出骨化灶的横径、矢状径和脊髓受压的程度。对于椎管狭窄的患者可以区分中央型狭窄或侧隐窝狭窄,可以看到硬膜囊及神经根受压的程度。对于腰椎间盘突出症的扫描,应尽量薄层扫描(1~5 mm),每个椎间盘可扫描 5 个层面,上下终板处各 1 个层面,中间 3 个层面。扫描平面尽量与椎间盘平行。CT 检查时,注入造影剂称为造影增强法。用于普通 CT 检查难以显示的组织病变、损伤及血管疾病等,可以增加病变与正常组织之间的对比度,血运丰富区增强作用最为显著。脊髓造影后1~4 小时做 CT 检查称为 CTM。椎间盘造影后 1~4 小时做 CT 检查称为 CTD。可以提高诊断准确率,也可以显示各种脊髓病变如脊髓空洞症、肿瘤及脊膜脊髓膨出等先天性发育畸形。

五、脊柱畸形

通过相关软件对 CT 采集到信息进行三维重建,可清晰显示全脊柱形态。

六、感染

CT 可用于发现感染、结核等的骨质破坏、增生硬化、死骨形成和软组织影等。脊柱等感染与肿瘤难以区别时可以行 CT 检查帮助鉴别。

(杨　光)

第三节　MRI　检　查

磁共振成像(MRI)是目前检查软组织的最佳手段,在骨科领域用途广泛。MRI 信号的强弱一方面与组织类型有关,另一方面与所采用的成像序列有密切关系。磁共振现象是指具有磁性的原子核处在外界静磁场中,使用一个适当频率的射频电磁波来激励这些原子核,在关闭电磁场时,原子核产生共振释放能量向外界发出电信号的过程。通过测定组织中运动质子的密度差进行空间定位以得到运动中的原子核分布图像。因为 MRI 能反映疾病的病理生理基础,较 CT 更具有开拓性。T_1 加权像是指短 TE(回波时间,一般<30 毫秒)、短 TR(重复时间,一般<700 毫秒),主要表现组织解剖结构。T_2 加权像是指长 TE(一般>60 毫秒)、长 TR(一般>1 500 毫秒),主要表现组织本身的特点。质子密度是指短 TE(<30 毫秒)、长 TR(>1 500 毫秒)。CT 反映的是组织密度,而 MRI 反映的是组织信号。信号一般分高信号、中信号、低信号和无信号。皮质骨属于无信号(黑色),脂肪组织在 T_1 加权像呈高信号(白色),水及含水液体在 T_2 加权像呈高信号(白色)。

一、磁共振的特点

(一)MRI 的优点

(1)无辐射、无放射性、无明确的损伤性。但较大磁场所产生的生物效应却不能忽视。如静磁场引起眩晕、头痛等。

(2)突破了仅以解剖学为基础的局限性,从分子水平提供诊断信息。

(3)一个位置可以多平面(超三维)成像,有利于立体观察病变。

(4)空间分辨率或反差分辨率高,尤其是对软组织较 CT 有更强的分辨率。能反映炎症灶、肿瘤周围被侵犯的情况。对于中枢神经系统疾病和关节内病变优于 CT。

(5)成像敏感性强,能检出 X 线片看不到的疲劳性骨折、股骨头缺血性坏死等。

(6)通过不同序列,可获得脂肪抑制技术,无需造影即可获得类似的脊髓造影,即磁共振液体(水化)成像技术。

(7)无骨性尾影,流动的液体不产生信号(流动空白效应)。

(二)MRI的不足与禁忌

(1)皮质骨病变、钙化(骨化)的观察不如CT清楚。

(2)空间分辨力不如CT或超声检查。

(3)设备昂贵,检查费用高。

(4)凡体内带有不可取的金属异物,如起搏器、人工关节、血管夹、钢板螺钉等为MRI相对禁忌。

(5)危重患者和不自主活动患者不宜行此检查。

二、磁共振检查在骨科领域的应用

(一)脊柱疾病

MRI用于检查人体脊柱,特别是对脊髓神经组织、椎间盘等所提供的影像资料优于其他检查方法。适用于脊柱骨与软组织肿瘤、椎管内肿瘤、椎间盘病变、脊柱脊髓损伤、脊柱感染、脊髓空洞等。T_1加权像适用于评价髓内病变、脊髓囊肿、骨破坏病变,T_2像则适用于评价骨唇增生、椎间盘退行性病变与急性脊髓损伤。

1.退行性病变

退行性脊椎病变包括椎管狭窄、小关节病、韧带增生及脊柱失稳。可以从冠状位、矢状位、横截面的T_2像观察出退行性脊椎变化的各种病变。椎间盘的白色信号表示含水分充足之髓核,而周边的低信号则为纤维环。传统的T_2影像仍是评价椎间盘内部结构最好的选择。当正常椎间盘开始呈退行性变时,椎间盘所含的水分即会逐渐减少,T_2影像上椎间盘的高信号部分开始减少,表示椎间盘开始脱水。当椎间盘变形时,即可表现出膨出型、突出型、脱出型或游离型改变。椎管狭窄则表现为椎管竹节状狭窄,同时腰椎脑脊液内所含的马尾神经也呈发束状,但磁共振的影像可能会强化其狭窄的程度,所以应用横断面评估椎管狭窄。小关节的退变则表现为T_2像上有滑液存在于小关节中。

2.脊髓病变

脊髓空洞症、软组织纤维瘤、脊膜膨出、脂肪瘤、囊型星形细胞瘤、室管膜瘤与脊髓转移瘤等均可在T_1像上检出。MRI还有助于鉴别髓内或髓外病变。

3.脊柱外伤

MRI是脊柱脊髓外伤的重要检查手段,尤其是能显示脊髓本身的创伤、椎管与椎旁软组织的改变,MRI血管造影也可诊断椎动脉损伤。但对骨折的敏感性和特异性较CT检查差。

4.脊柱感染性疾病

如化脓性脊髓炎、脊柱结核与椎间盘炎。脊柱化脓性感染在T_1像为低信号、T_2像为高信号。MRI冠状位常可看到椎旁软组织有无脓肿影。对于化脓性脊柱炎和椎间盘炎MRI可以早期诊断。

5.脊柱肿瘤

原发性骨肿瘤、肿瘤样疾病、转移瘤与感染等骨结构改变在MRI可有特殊表现。MRI能显示椎体血管瘤,T_1、T_2像均呈现亮信号。MRI显示转移瘤也非常敏感,溶骨性椎体转移灶在T_1加权像上信号比正常骨髓要低。质子密度像上呈中等信号,在T_2加权像呈高或中信号。成骨性骨转移瘤T_1及T_2像瘤灶比正常椎体信号低。

(二)关节病变

1.髋关节疾病

MRI 能早期发现股骨头缺血性坏死、关节唇的撕裂、骨关节病与肿瘤。目前只有 MRI 能对股骨头坏死做出早期诊断,首先是脂肪组织的变形和坏死,而 MRI 在脂肪发生坏死时即有阳性所见。

2.膝关节疾病

大多数膝关节半月板损伤(包括盘状半月板)、交叉韧带的损伤 MRI 诊断率均较高,半月板损伤可见半月板表面高信号线性影像(撕裂)或纵形影像(断裂)。

3.肩关节疾病

肩关节疾病常以软组织病变为主。MRI 能准确显示肩袖撕裂的部位,还能显示其他相关组织的病理改变。此外,对于相对小的关节盂、关节囊、二头肌腱病变等均能显示异常改变。

4.骨与关节感染

借助 MRI 可早期发现感染,T_2 像显示高信号。

(三)骨与软组织肿瘤

对于不能应用 X 线等诊断的骨或软组织肿瘤,MRI 可以帮助诊断,特别是对于骨髓的病变特别敏感。

(四)磁共振造影技术

磁共振造影技术又称磁共振增强技术。脊柱化脓性感染、脊柱结核等 MRI 增强后均显示有改变,有助于鉴别诊断。

(五)磁共振液体成像技术

磁共振液体成像技术包括磁共振胆管成像(MRCP)、磁共振椎管成像(MRM)。但分辨率差、无法动态观察。MRM 以腰段最佳,显示良好的对比和空间分辨率。

(杨　光)

第四节　超声检查

超声检查方法有超声示波诊断、二维超声显像诊断、超声光点扫描和超声频移诊断法,骨科常用超声诊断方法是超声显像诊断法,以光点的多少区分为暗区、液性暗区、衰减暗区、稀疏光点、致密光点及密集光点。骨科常用二维超声成像和多普勒血流成像方法。二维超声成像通过获得检查对象的不同二维切面图,直接显示病变的声学特征变化。彩色多普勒血流图需叠加在二维图像上才具有结构和方位信息。

根据声阻相差大小与组织结构内部的均匀程度等,可将人体组织器官声学类型分为无反射、少反射、多反射和全反射四种。

B 超是一种无创的检查方法,可测定血流、检查血管,可在 B 超引导下行肿瘤活检或介入治疗。但因不能用超声显影、不能经空气传递,清晰度和分辨率不高。

一、骨折

正常骨骼显示一条致密骨回声带,表面光滑,可达数毫米厚,骨折时,纵切面骨回声带分离或重叠,多在骨折后方有声影。但对骨折的确切形态不如 X 线片。正常骨回声带前方紧贴一狭窄的线状低回声骨膜反射带区,骨折后骨膜连续性中断或局部低回声区范围显著增大变宽,以后随骨痂的形成可以见到回声增强。

二、骨肿瘤

超声显示边界较清楚,形态呈半圆、椭圆或弧形光带隆起于骨表面,也可不规则或分叶状。骨肿瘤的类型、大小等不同瘤体实质内可见回声均匀程度不一、强度不等。恶性骨肿瘤基底和骨质破坏,骨回声带不平整或缺损。周围软组织受压、浸润或粘连而使结构不清。

三、脊椎退行性变

超声不能透过椎体,但却可透过椎间盘,超声可以探查到椎管内的病变、硬膜囊的宽度、椎管的内径等。椎间盘突出则表现为椎管内增强的光点、光团或光带,后方多无声影。

四、关节疾病

超声可以诊断关节积液。表现为在髌上间隙、股骨远端前方和股四头肌后方见到液性暗区。关节积液结合临床可以诊断相应的关节炎性疾病,B 超定位穿刺出脓液即可确诊。滑膜增厚时,则有不规则实体回声突入暗区内。B 超可以诊断 X 线显示不清的小于 6 个月的婴幼儿先天性髋关节脱位,B 超可显示此时期髋关节的解剖结构。超声可以诊断膝关节半月板损伤,根据声像图上半月板区内出现异常回声,如等信号状回声结构、线状强回声结构、液性暗区或水平位低回声等即可诊断。合并半月板囊肿时还可见到囊肿图像。此外,对于腘窝囊肿、侧副韧带损伤、肩袖撕裂等超声均能给予诊断。

五、血管疾病

利用多普勒等超声可以诊断颈动脉、椎动脉以及四肢血管的病变。可诊断动脉损伤、动脉硬化性闭塞症、动脉瘤、深静脉血栓、动静脉瘘等疾病。

六、感染

急性血源性骨髓炎可见骨膜下脓肿液性暗区,骨膜被掀起、抬高并增厚,周围软组织水肿,回声降低等。慢性骨髓炎显示骨皮质表面粗糙不平、骨膜增生、骨皮质连续性中断并出现缺损、软组织脓肿、有窦道或死骨等。

（杨　光）

第四章 骨科人工关节置换术

第一节 人工肩关节置换术

人工肩关节置换术最早由法国外科医师 Juls Pean 于 1892 年用铂和橡胶假体植入替代因感染而损坏的肱盂关节,改善了患者肩关节疼痛和功能,但因结核感染复发而不得不将假体取出。近代人工肩关节发展始于 20 世纪 50 年代。1951 年,Neer 首先采用钴铬钼合金成功研制出 Neer I 型肩关节假体,为第 1 代假体,由于单一固定的假体柄,肱骨头不能调整,现很少应用。70 年代初期,Neer 在其人工肱骨头原有的基础上,用高分子聚乙烯制成肩盂假体,设计了 Neer 型全肩关节假体(Neer II 型),此后以 Neer II 型假体为代表的一些非限制性和半限制性全肩关节假体问世并应用于临床,属于第 2 代假体,其假体柄和肱骨头是组配式,满足不同的需要。90 年代初,在 Neer I、II 型的基础上,综合考虑了肱骨颈干角、肱骨头的偏心距等因素,设计了解剖型的第 3 代肩关节假体,如 Aequalis 假体。近年来,文献报道了"三维型"肩关节假体,能更好地满足不同的解剖需求。因此,随着假体的设计和制造工艺不断提高,使用最为普遍的非制约型全肩关节假体已由早期的肱骨头假体和肩盂假体。发展成肱骨柄、肱骨头、肩盂假体多元组合的可调节式系统,可通过分别调节不同部件的尺寸,保证肱骨头中心位于肩袖和肩关节囊组成的软组织窝的中央,有利于术后肩关节周围软组织张力的平衡而减少肩关节的不稳定,使肩盂假体的偏心性负荷可降至最低以延长假体使用寿命。固定方式也由单一的骨水泥固定发展成骨水泥紧密压配、骨组织长入等多种方式。

假体的类型:分为非制约型、半制约型和制约型,非制约型包括人工肱骨头和人工全肩关节 2 种置换技术。制约型人工全肩关节假体头位于肱骨为顺置式,位于肩盂侧称为逆置式,制约型假体只有在肩袖失去功能无法重建时才应用,如破坏范围广的肱骨肿瘤。

肩关节是全身活动范围最大的一个关节,因为肱骨头并不包容于关节盂内,它不是一个真正的球窝关节,肩关节的稳定性主要取决于其周围的肌肉,其中肩袖是最重要的结构,由三角肌内层的冈上肌、冈下肌、肩胛下肌和小圆肌 4 个短肌的肌腱组成联合肌腱。联合肌腱与关节囊紧密相连,附着于肱骨上端如袖套状,故称为肩袖。肩袖不仅能稳定盂肱关节和允许关节有极大的活动范围,还能固定上肢的活动支点。当假体不能依靠肩袖的作用而获得稳定,即使三角肌功能正常,患侧上肢仍不能完成肩外展和上举动作。因此,设计了制约型或半制约型假体,以提供机械方式来弥补肩袖功能丧失,防止半脱位或脱位,使患肢获得稳定的外旋、外展、前屈等功能。但存在假体与骨界面应力过高,易导致松动、脱落或断裂。

一、人工肱骨头置换术

(一)适应证

(1)老年人新鲜的肱骨近端 3 部分以上骨折。

(2)肱骨头坏死,包括特发性缺血性坏死、镰状细胞梗死、放射性坏死等。

(3)肱骨近端骨不连,伴有严重的骨关节疼痛的功能障碍。

(4)肱骨近端肿瘤。

(二)禁忌证

(1)感染。

(2)肩袖和三角肌功能缺失或严重障碍。

(3)肩盂存在严重病变。

(4)神经性关节病。

(三)手术操作

国内进行人工肱骨头置换手术的大多数原因是肱骨近端粉碎骨折和肱骨近端肿瘤,下面以骨折为例介绍手术方法。

1.体位

平卧或 30°～40°半卧位。为保证良好地暴露肩关节上方区域,可在肩下垫一小枕。

2.麻醉

全身麻醉。

3.手术入路

采用肩关节前入路,切口起自肩锁关节上方,越过喙突,向下沿着三角肌胸大肌间沟的方向,延伸到三角肌的止点,长约 14 cm,注意保护胸大肌和二头肌之间的头静脉。必要时可部分游离二头肌在肱骨干的止点或分离三角肌在锁骨的起点。外展外旋上肢,将二头肌拉向外侧,联合肌腱拉向内侧。肱骨头脱向联合肌腱的前方或后方时,可以作联合肌腱松解。

4.肩关节前方的显露

在肩胛下肌的下后方可以找到旋肱前动脉,予切断结扎。在联合肌腱内侧可找到肌皮神经,于喙突下4～5 cm 进入肌肉,该神经有时会穿入联合肌-肌腱复合体,注意不要损伤。然后沿肩胛下肌找到并保护腋神经。在松解和切除关节囊前下部时同样也要注意神经的保护。在肩胛下肌背面分离关节囊,前方关节囊从肩盂处切开。处理病变肱骨头将肱骨头脱出肩盂,充分暴露肱骨头。如果脱位困难,说明下方的关节囊松解不够。截骨平面最好位于股骨解剖颈。应根据所用假体的头部基底进行相应角度的截骨。打开肱骨髓腔,逐步扩髓,最后的尺寸即为假体的大小。肱骨假体植入必须注意以下 3 个方面:①恢复肱骨的长度,对解剖标志缺失的骨折患者更要注意,以二头肌腱为解剖标志,识别、分离大小结节骨折块,大小结节必须修复,可以采用可吸收缝线缝合,如果假体放置太低,可能导致永久性的半脱位;位置太高可能导致修补的大结节和肩袖因张力过高而失败。②确保肱骨头正确的后倾角度,如果大小结节骨折,可参照前臂,后倾25°～30°。③合适的肱骨头大小和偏距。

5.骨水泥固定

安装假体时注意将患肩外展外旋后伸在手术床一侧。彻底清理髓腔,然后用骨水泥枪将骨水泥缓缓注入髓腔,将选择好的假体插入髓腔,注意按标记调整假体的旋转位置以及假体露出肱骨近端的距离。

6.复位并固定大小结节

骨水泥固化后,将关节复位,将先前取出的松质骨填入到骨干和假体的颈领之间,以促进大小结节之间和结节与肱骨干之间的愈合。将原已穿过大小结节和肱骨近端钻孔的缝线打结,将大小结节骨折块牢固地连接到肱骨干近端。打结前将部分缝线穿过假体上的小孔,使骨折块可更好地包绕在假体上(图4-1)。然后用不可吸收缝线修补撕裂的肩袖,固定肱二头肌长头腱。

7.关闭伤口

冲洗伤口,逐层缝合,留置负压引流。

(四)术后处理

(1)术后第2天,无异常可拔除引流。在医师指导下用健肢帮助患肩进行康复锻炼,也可以采用床架上的滑轮吊绳装置进行训练。患者能够站立后即应弯腰进行术肢钟摆式锻炼,进行关节屈曲、外展、后伸、旋转,每个动作持续5天,每天锻炼4～6次,锻炼间隙应用肩关节吊带保护。手术4天后开始主动活动锻炼,鼓励患者在术后尽早恢复生活自理,如自己进食、刷牙、喝水等。

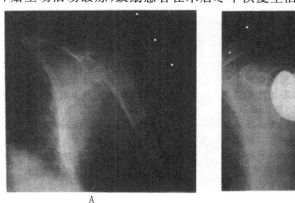
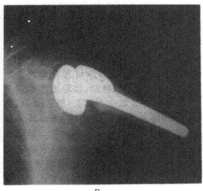

A　　　　　　　　　　　　　B

图4-1　肱骨外科颈4部分骨折伴有肱骨头脱位
人工肱骨头置换手术,注意大小结节缝合固定在假体的侧翼上,重建肩袖功能

(2)术后3周渐进性加强三角肌和肩袖力量的训练。同时加强稳定关节肌群的训练。如耸肩运动锻炼斜方肌,推墙运动锻炼前锯肌和菱形肌等。

(3)在术后的初始6周内,患者应注意避免主动屈曲和外展肩关节。

二、人工全肩关节置换术

全肩关节置换术可以分为非制约型、半制约型和制约型。能够精确地维持软组织张力并易于翻修的组合式假体一度被认为很有希望,但较快的磨损限制了它的应用。最近出现的关节面非一致性假体能产生平移运动同时减少关节盂边缘的载荷和聚乙烯的磨损,可能是未来发展的方向。

(一)非制约型全肩人工关节置换术

目前来讲,在临床上已经取得成功的是非制约型假体。下面以Neer非制约型假体为例,介绍非制约型全肩人工关节置换术。

1.适应证

病变同时累及肱骨头和肩胛盂,手术以解除肩胛盂和肱骨头不匹配引起的疼痛为主要目的。疼痛消除后,肩部功能有望部分恢复。

2.禁忌证

同肱骨头置换术。

3.体位和手术操作

与人工肱骨头置换基本一致,全肩关节置换增加肩盂部分的操作。

(1)关节盂准备:手臂外展位以充分暴露关节盂,将肱骨牵向后方,保护腋神经,切除盂唇和前下方增厚的关节囊,于关节盂中心钻孔,插入骨锉,磨去关节盂软骨,选择合适的假体试模,插入导钻模块,中央孔用长钻头,边缘孔用短钻头钻孔。插入合适的假体试件。选择与盂窝匹配的假体,假体应与盂窝大小相同或略小,假体过大会影响肩袖功能。正常肩关节的肱骨头可有前、后方向各 6 mm 的移动度,盂假体比相应肱骨头的曲率直径大 6 mm,从而允许肱骨头在盂假体上移动。

(2)假体安装:肱骨头假体应该可以向后移位达到盂窝的 50%。肩胛下肌肌腱应该在保持足够的张力下进行修复,并保证使肩关节至少有 30°外旋。如果肱骨头太紧,内外旋不满意,那么必须松解后方关节囊或使用短头。如果有明显的前、后方不稳定,可以使用长颈的肱骨头。合适长度的肱骨侧假体有利于保持肩关节周围软组织的张力;合适大小的肱骨头可以避免关节前方或后方不稳定。

取出假体试件,将肱骨向后牵,暴露盂窝,先安装盂假体。大多数盂假体均需使用骨水泥加固,骨水泥不要太多,夹在假体和肩盂之间,假体用手指加压并保持位置直到骨水泥硬化。如果此时发现肩胛盂假体有松动,应重新用骨水泥固定。

在安装肱骨假体前,必须先将肩胛下肌肌腱缝回肱骨近端。肌腱的松解部位位于小结节止点处,将其上点内移可以获得更多的外旋。用一个小钻在肱骨颈前方钻 3～4 个小孔,使用穿孔器将缝线穿过这些小孔,这些带襻缝线可以将手术开始时缝入肩胛下肌肌腱的编织线引过小孔,并将肌腱固定在肱骨近端。将肱骨假体插入骨髓腔,注意假体的位置要和试件的位置一致。肱骨头内取下的松质骨可以用来填塞肱骨近端的骨缺损区。骨水泥固定或压配固定均可,对于老年患者,常规应用骨水泥。如果患者年轻,骨质状况较好时,可采用压配型肱骨假体。

(3)关闭切口:再次检查腋神经,确保其未受损伤。冲洗伤口,安放负压引流后缝合伤口。术后上肢以绷带悬吊贴胸固定。如果肩袖修复较紧张时,可使用上肢外展架固定。

4.术后处理

同人工肱骨头置换。

5.手术并发症

常见并发症有血管神经损伤、假体安放位置不当、肩关节不稳定伴发半脱位或脱位、肩关节功能不佳等,手术中三角肌、旋转袖、肩胛下肌进行认真修复或重建。其中肩关节功能不佳是最常见的并发症,除了没有掌握合适的手术适应证外,术后锻炼不当是主要原因。常由于锻炼不足导致肌肉萎缩和关节粘连。如果锻炼过早与过于激烈,可导致软组织修复部位的撕裂。因此,术后最初 3 周避免过分的被动锻炼。3 周后逐渐增加主、被动活动范围,6 周后可允许和鼓励患者作较用力的主动活动,但 3 个月内禁止做投掷运动。

（二）半制约型全肩关节置换术

半制约型全肩关节置换术是由 Gristina 和 Webb 提出的,基本设计思想是无关节、半制约型和单球面全肩关节置换术。这种假体的肱骨头较小,呈球面,头颈角为 60°,以获得较大的活动度。肩胛盂假体与肱骨头假体相匹配,两部分假体的关节面可以持续接触。肩胛盂假体有一个金属衬垫用于减少关节面在载荷下的变形。有一个特点是不用塑料而是将一个金属的突起插入肩胛盂穿隆来固定肩胛盂假体。聚乙烯肩胛盂假体关节面呈梨形,在其上方有一唇样突起,当三角肌收缩、外展肩关节时可用以防止肱骨头向上方半脱位。此类关节的临床应用尚不多。

（三）制约型全肩关节置换术

制约型假体又称球-窝假体,最早在 1980 年由 Post 等报道。但是此类假体目前仍处于实验阶段。目前的制约型全肩关节假体是由半球面金属肱骨头和聚乙烯材料的肩胛盂窝相组成。此类假体的设计存在严重不足,只要扭矩超过耐受或患者试图过度活动肩关节时,假体即可发生脱位。

（杨　光）

第二节　人工髋关节置换术

一、术前准备

（一）患者的选择

最早,英国 Charnley 指出,全髋关节置换术仅适合于那些 65 岁以上、伴有不可忍受疼痛、髋关节功能严重丧失、又不能用非手术方法来缓解的类风湿性关节炎患者。随着假体设计不断更新、手术经验不断积累,特别是生物学固定假体的应用,避免了骨水泥固定的缺点,使该手术病种得到扩大,手术患者的年龄也逐步下降,使关节置换手术成为髋关节重建的标准化手术。但是,要保证手术获得预期目的,患者的选择仍是手术成功的关键。但凡全身性病变、多关节病变,手术患者的年龄可适当放宽。例如,类风湿性关节炎、强直性脊柱炎,这类患者患病年龄一般较轻,但是多关节受累,因此只要全身情况允许、病情稳定,即使年龄较轻,也可考虑手术。其次,要重视患者条件,指患者的全身条件与局部条件。尽管全髋关节置换术是一个十分成熟的标准化手术,但毕竟是一个手术创伤较大的选择性手术。因此,应正确评估患者术前状况。对于患者全身条件是否能承受手术创伤和麻醉打击应有一个明确结论。除了心、肺、肝、肾、神经等系统功能处于一个健全状态外,还必须了解手术患者是否已存在或潜在某些棘手的问题,如糖尿病、甾体类或非甾体类药物的应用、骨质疏松、慢性感染病灶或酒精中毒等。局部条件主要指髋关节本身畸形与活动功能,此外,对侧髋关节或两侧膝关节以及脊柱功能如何也应了解。除了上述条件外,还有一些因素需考虑,如体重、患者生理活动量、患者职业等。这些因素与全髋关节置换术长期疗效有着密切的相关性。

（二）假体选择

目前在市场上可购得国内外不同厂家、采用不同材料设计的髋关节假体,这些产品各有其优势,但也有不足之处。正确地选择质量优良的合格假体是手术成功的关键。因此,对骨科医师来说应该了解假体设计的一般知识,并根据患者一般状况、年龄大小、骨骼形态与质量、本单位所具有的器械,正确地选用假体。

(三)手术准备和要求

术前应对患者进行严格全面检查,除完成全身检查、相应的生化检查,以排除糖尿病、全身重要脏器疾病外,还应检查患者有无身体其他部位感染灶,如呼吸系感染、泌尿系统感染、尿潴留、胃肠炎、前列腺炎等,这些感染灶在患者经受大手术后抵抗力降低的情况下,往往成为术后发生感染的主要因素,所以术前应根治。对患有糖尿病,近期服用激素者不宜勉强手术。术中应严格无菌操作,熟练的手术技巧是缩短手术时间的关键。还要求彻底止血并严密缝合各层组织。人工关节置换后在假体周围易形成无效腔,为减少无效腔应将关节囊、外旋肌群、臀大肌逐层严密缝合。对深筋膜也应严密缝合,以防止浅层发生感染时向深部扩散,伤口内应放置负压吸引器。

(四)术前锻炼

行关节置换术前最好的准备工作就是锻炼。虽然有的患者不需要减少体重,但在术前需开始锻炼。为了准备手术,按照医师的指示锻炼肌肉、关节,学会使用步行器、拐杖。鉴于疾病到了需要做手术的患者,可能锻炼更困难。有 3 种训练方式。①耗氧训练:用以加强患者的心血管功能,例如骑自行车和游泳;②受累关节附近肌肉的力量性训练;③活动范围的训练:应尽可能活动关节至最大范围。简单训练增加伸展性,加强膝关节周围的肌肉,能够有效减少各种问题。在很多病例中,功能训练可以促进膝关节手术后恢复。提到的锻炼可从理疗师那里获得,有助于加强腿部和肌肉的力量,可以在晚上或早晨进行,也可以在白天任何时间进行。第一步是让踝关节做上下和旋转运动;第二步是躺平,将膝部用力往下压同时收紧大腿;第三步是抬起一条腿约 15 cm,保持伸直并数到 5,再换一条腿,重复 10 次;第四步是侧身躺在健侧,让有病的腿伸直,尽量抬高,数到 5,再放下,做 5 次。

二、术后并发症防治

人工髋关节置换术是人体矫形外科中较大的重建手术。术后容易发生多种全身和局部并发症,其中部分并发症是施行大手术后常见的,如伤口感染、神经和血管损伤等。但也有些并发症是置换术本身所特有的,如假体断裂、松动等。某些并发症,如血栓形成和栓塞、心肌梗死常可带来致命的后果;另有一些并发症,如假体松动、感染、关节不稳定,则可造成严重、持久的关节病变,最终不得不再次手术治疗。全髋关节置换术的合并症按发生部位,可分为局部性和全身性两种;按发生时间先后,又可分为早期和晚期两类。前者如神经、血管损伤、血肿、血栓形成等,晚期并发症为术后数月至数年发生,如假体松动、骨溶解等。也有一些并发症可出现在术后任何时间,如骨折、脱位和感染等。

(一)神经、血管的损伤

1.神经损伤

由全髋关节置换术引起的神经损伤较为少见,坐骨神经、股神经、闭孔神经和腓神经均可受损,其中以坐骨神经受损最为常见。神经损伤的处理较为棘手,神经的恢复过程和预后缺乏可预测性。损伤机制包括如下。①直接损伤:如电凝造成的神经灼伤、骨水泥固化过程中的热烧伤;②压迫损伤:多见于术中拉钩使用不当或局部血肿等对神经的挤压,损伤程度取决于挤压力大小、持续时间、神经周围软组织厚度及弹性;③牵拉性损伤:常发生在术后有患肢延长时,或股骨向外侧过度牵拉所致,一般来说如果过牵距离达神经长度的6%时即可造成神经损伤。坐骨神经损伤多发生在显露髋臼,后板拉钩拉髋臼后方软组织,以髋关节后侧或后外侧切口入路更易损伤,但术中没有必要常规显露坐骨神经。在髋臼内凸畸形、股骨极度外旋、股骨头颈部严重骨缺失和翻修术等髋关节解剖结构破坏严重的病例,坐骨神经可能从正常位置偏移,并与髋臼后方的瘢痕组织粘连,神经损伤的机会大大增加,因此切除髋臼后关节囊时,需要十分小心。必要时,术中显露,保护坐骨神经。松解股骨近端后方软组织时,应尽量贴近股骨操作。如果髋臼壁上的骨水泥固定孔钻得过深,穿透内、后侧皮质时,应部分植骨以阻挡骨水泥由此进入坐骨切迹,烧伤或挤压神经。臀下血肿压迫也是引起坐骨神经损伤的原因之一。脱出的股骨头可直接挫伤坐骨神经。迅速复位可防止和减少神经的损伤程度。孤立的腓神经损伤多因术后下肢安放不当,造成腓骨小头处受压所致,例如肢体在牵引支架、CPM机上外旋致腓骨小头处的腓总神经直接受压。腓总神经损伤主要是引起运动障碍,而坐骨神经干和胫神经的损伤除运动障碍外,其主要症状在于皮肤感觉营养性变化。下肢石膏托固定,防止足下垂或马蹄畸形,大部分患者神经功能会有部分恢复。如果伤后6周没有神经恢复迹象或有充分的证据说明骨水泥、螺钉等压迫神经,可行手术探查。

2.血管损伤

在人工髋关节置换术中大的血管如髂外动静脉、股动静脉、股深动静脉、闭孔动静脉以及臀上、臀下动静脉的损伤不是很常见,报道的发生率在0.2%~0.3%,且大多发生在翻修术中。与神经系统一样,血管损伤的机制主要表现如下。①直接损伤:如骨水泥侵蚀、热损伤等;②压迫损伤:如拉钩压迫、肢体延长或反复脱位等。动脉粥样硬化症患者更易出现术后血管并发症。通常情况下,凡是能够避免神经损伤的措施都可同样保护伴行的血管束。对血管栓塞,造成下肢严重缺血症状者,可行血栓摘除术。术中损伤血管导致大出血时,如常见的髂外血管损伤,应在后腹膜处显露髂总血管,并暂时阻断以减少致命性的大出血,然后修复血管损伤。

(二)血肿

血肿可造成骨质愈合障碍和增加感染的机会。预防的重要方法是术中仔细止血,其次是伤口内常规放置引流管。术前应停用非甾体类抗炎药、激素等药物,减少术中、术后出血,术中尽量不做大粗隆截骨。伤口血肿形成者容易继发感染,因此有必要常规予以预防性的抗生素治疗。血肿多出现在老年患者和术后48~72小时内,髋关节活动较多的患者,也有少数病例血肿出现在术后7天左右,其表现类似于皮下囊肿形成,需与炎症鉴别。较小的血肿可保守治疗。如果血肿持续性增大、表面皮肤张力高、局部剧痛,甚至出现坐骨神经麻痹的患者,应行急诊血肿切开引流和血管结扎。对血肿自发引流者,可经过常规的无菌换药的方法,等待伤口愈合。如果血肿表面皮肤坏死,强调及时清除,闭合伤口,必要时采用植皮术。否则一旦出现窦道,则假体与外界相通,反复换药必然引起感染,这时假体就无法保留了。

(三)出血

人工全髋关节置换术中最容易损伤的大血管有:①在切断圆韧带、横韧带或髋臼下方骨赘时,伤及闭孔血管分支;②臀大肌股骨附着部附近的血管损伤;③髂腰肌小转子止点部远侧的旋股内侧血管损伤;④髋关节前方股动静脉分支;⑤臀上、臀下血管分支。除大血管损伤外,术中出血主要来源于肌肉断面、股骨颈和髋臼的截骨面等处。由于THR术中损伤大血管的机会较少,术中出血量在400~800 mL。大部分患者依靠术前预存的自体血和自血回输技术能安全渡过围术期,无需输入异体血。个别患者如Paget病、代谢病患者,术中出血量大。为减少术中出血,术前应仔细询问有无家族出血倾向、既往出血病史、肝病史及最近水杨酸类药物、激素、抗凝药物的应用情况等。一般情况下,术前应停用非甾体类抗炎药至少 2 周。对甲型或乙型血友病患者,还需与内科医师合作,术前积极调整凝血酶原活性,术后 2 周内每天补充凝血因子。

(四)疼痛

疼痛是术后最常见的症状。除造成患者痛苦不安外,重者还可以影响各器官的生理功能及术后髋关节功能的正常恢复,必须予以有效解决。早期疼痛多因手术创伤引起,可用常规剂量麻醉止痛剂。注意除外局部压迫、感染、下肢深静脉血栓等病因,部分患者与术后关节康复强度过大、康复计划操之过急有关。大多数患者随着手术区域瘢痕的成熟及关节功能的逐渐恢复,疼痛都能缓解。

对少部分患者出院后,在无明显原因情况下重新出现的下肢疼痛症状,需要引起重视并注意临床鉴别。这种疼痛的原因主要有两类:一类是由假关节本身引起,包括松动、感染、微动、异位骨化、假体断裂和骨折等;另一类为关节外病变引起的髋关节、腹股沟和臀区疼痛,这类疾病有脊柱疾病、滑囊炎、粗隆不连接和神经性病变等。采集病史时,一定要详细询问疼痛出现的时间、诱因、部位、疼痛性质、加重或减轻的因素、有无放射性疼痛等。不同原因髋部疼痛具体表现形式上会有所区别,如疼痛在活动、负重时加重,休息时缓解,提示无菌性松动;活动性疼痛也可出现在肌腱炎、异位骨化患者。休息和夜间痛,负重时加重提示有感染的可能。急性疼痛多出现在假体断裂、骨折等。实验室检查也有助于区分疼痛的原因,常规检查项目包括白细胞计数与分类、尿常规、生化、血沉和 C 反应蛋白等。对怀疑感染的患者,可穿刺关节液作细菌培养。观察普通 X 线片上是否有假体移位、骨溶解、骨水泥透亮线等情况,并与以前 X 线片相比较。核素扫描对区分感染性、非感染性假体松动十分有价值。

对因治疗多能取得较好的效果,治疗时应注意:①不要轻易施行关节翻修术,除非假体松动、感染或位置不当诊断明确,并且能肯定髋关节疼痛症状与这些因素明确相关;②对术后 1～2 天内疼痛严重者可适当加大止痛药物剂量或使用强效止痛剂;③寻求心理医师的合作。极少数病例术后疼痛由反应性交感神经营养不良所致,可行腰交感神经阻滞术。

(五)双下肢不等长

人工髋关节置换术后能保持双下肢等长当然是最理想的,但临床上这一要求往往很难达到,术后双下肢不等长现象十分常见。综合文献,术后双下肢不等长的发生率一般在 60%～80%,术后患肢平均增长1 cm。出现这个问题的主要原因是由于术中手术医师缺乏准确性高、可重复性好的测定方法,来确保双下肢术后等长。术后更多见的表现是术侧肢体延长,而不是缩短。下肢长度差异在 2 cm 以上时,可引起许多临床症状(如跛行、继发性腰骶部疼痛等),也可改变人工关节的受力特征,影响假体使用寿命。下肢过度延长还可引起坐骨神经麻痹,尤其当延长超过 2 cm 时,发生率明显增加。相反,如术后肢体短缩则造成关节周围软组织松弛、外展肌乏力、关节容易脱位等。

为克服这一现象,尽可能地恢复双下肢长度,要求术者重视下列几点。①术前仔细评估患者双下肢长度差异,认真分析病因、术中纠正方法以及可能纠正的程度等;②术中测量:手术成功取决于医师在术中对下肢延长或短缩程度的准确判断;③术后处理:如果肢体短缩是由于股骨头颈部骨质缺失造成,可以通过尽量保留残余股骨颈,选用长颈假体解决。如果股骨近端骨质严重缺失,可同时采用大块异体植骨术。恢复肢体长度并不是绝对的,如在关节切除成形术或关节融合术患者改行人工髋关节置换术时,由于这些患者肢体多明显短缩,关节周围形成大量瘢痕组织,如要增加肢体长度,势必会扩大软组织的剥离范围,造成术中较多的失血,并且临床上一定程度的肢体短缩是完全能够接受的。

绝大多数双下肢不等长的患者,不需要特殊治疗。随着时间的延长,许多患者感觉上会逐渐适应,必要时可调节鞋跟高度。少数症状明显者,如反复脱位,可行翻修术。

(六)脱位和半脱位

术后髋关节脱位是全髋置换术常见的并发症之一,可随手术技术的改进而明显减少。若无过度的人工关节位置失当,一般不造成长期的影响。此术后并发症发生率为 0.5%～3.0%。原因包括同一髋关节既往有手术史,特别是人工髋关节置换术,既往手术引起的髋关节广泛软组织松解和术侧肢体长度恢复不当可能是造成这一现象的主要原因。常用手术入路有 3 种,即后侧、外侧和前方切口,三者各有利弊。前入路易引起前脱位,后入路易引起后脱位,外侧入路脱位率较低。手术技术错误是导致术后关节不稳的重要环节,主要为假体位置不当。髋关节周围肌肉萎缩,关节囊松弛,以往多次髋关节手术造成周围大量瘢痕组织,这些都会增加髋关节的不稳定性,容易引起术后脱位。外伤或术后下肢放置在两个不稳定位(过度的屈曲、内收和内旋可引起关节后脱位,通常见于患者坐在低凳,试图站立时;伸直位过度内收和外旋引起前脱位,多见于前方入路,或假体位置过于前倾者)也可引起关节脱位。

对髋关节活动性疼痛,关节主被动运动受限,下肢异常内旋、外旋或缩短,即应怀疑髋关节半脱位或脱位的可能。X 线检查可以得到确诊。术后 4～5 周内发生的脱位称为早期脱位。早期脱位多因髋关节周围肌肉、关节囊的力量还没有恢复到正常,而患者又将下肢放置在容易发生关节脱位的危险体位所致,晚期脱位较少,也有少数患者可在术后 2～3 年发生,常因剧烈暴力(如摔倒或车撞伤)引起。个别病例可伴有股骨骨折。预防术后髋关节脱位的关键是准确的手术操作和稳定的假体位置。术后髋关节不稳者,适当延长外制动。

对术中髋关节稳定性欠佳的患者,术后立即予以外展支架固定,防止患者在随后的搬动或麻醉苏醒过程中躁动引起髋关节脱位。术后一经发现髋关节脱位,即应立刻整复。脱位超过数小时后,由于组织肿胀、肌肉紧张等原因复位变得较为困难。多数早期脱位病例,可在麻醉、使用肌松剂下手法复位。有时甚至不需麻醉,只将下肢牵引外展内旋后即可复位。复位前后均应摄 X 线片,以帮助了解脱位原因。复位后将髋关节人字石膏固定在屈曲 20°,外展 10°～20°,4～6 周。如果整复失败,或虽能整复但反复脱位,或假体位置明显错误,可考虑手术治疗。

(七)下肢静脉血栓形成

深静脉血栓(DVT)是 THR 术后最常见的并发症,发生率 40%～70%,DVT 继发的肺栓塞发生率在 4.6%～19.7%,如不采取积极的防治措施,0.5%～2% 的肺栓塞患者有致死的危险。虽然 DVT 的各种监测手段和防治方法都有了很大进展,但 DVT 并发的静脉功能不全以及可能并发肺栓塞,仍然严重地影响着患者的术后疗效及其生命安全,因而人工关节置换术后的 DVT 防治一直受到重视。静脉血栓形成的三大因素是血流滞缓、静脉壁损伤和高凝状态。大部分 DVT 发生在小腿腓肠肌静脉丛,部分通过繁衍扩展而向上侵犯股静脉。但也有直接发生在盆腔静脉、股静脉血栓的报道。一般认为,THR 术后深静脉血栓发生的高峰在术后 1～4 天内,术后 17～24 天后 DVT 很少发生。

大部分患者症状轻微,少数患者可有疼痛、腓肠肌或大腿肌肉的压痛、患侧小腿水肿、低热、脉搏加快等,但这些轻微的症状,容易被手术创伤性反应或伤口疼痛所掩盖,所以常常漏诊。有的经过吸收消散或者机化,始终未被发现;有的一直到血栓侵犯主干静脉,产生血流回流障碍的典型症状，或者并发肺栓塞，才被发现。Homans 征阳性有助于 DVT 诊断。将踝关节急剧背屈，使腓肠肌及比目鱼肌迅速伸长，可以激发血栓所引起的炎症性疼痛，主要用于检查深静脉。静脉造影是确诊 DVT 最有效、最可靠的方法。其他方法还有核素静脉造影、多普勒超声和放射性核素检查等。

在预防性治疗的问题上，目前有两种处理意见。一种认为，由于 THR 术后深静脉血栓发生率较高，而一旦血栓形成，再行处理多较为困难，效果也不确定，故所有 THR 术后患者均应作预防性的抗血栓治疗。另一种认为，因为抗血栓治疗本身有引起多种并发症如出血、血肿等的可能，预防性抗血栓治疗只限于有 DVT 高危因素的患者。但随着药物性能的改善和临床经验的不断积累，目前逐渐倾向于将预防性抗血栓治疗视作常规方法。预防性药物主要是干扰血小板活性和凝血因子的产生，对抗血液的高凝状态。如右旋糖酐-40、华法林、普通肝素、低相对分子质量肝素、阿司匹林。

治疗第一步首先抬高患肢，卧床休息 10 天。对下肢静脉血栓形成的急性期，往往还需应用镇静止痛药，以缓解疼痛。有血管痉挛者，可应用交感神经阻滞药物，来改善肢体的血液循环。其次进行抗凝治疗，抗凝治疗是治疗 DVT 的关键所在，虽不能溶解已经形成的血栓，但可通过延长凝血时间，来预防血栓的滋长、繁衍和再发，有利于促进早期血栓的自体消溶。常用的抗凝药物为肝素和华法林。再次可考虑应用溶栓治疗、辅助祛聚疗法（辅助祛聚疗法有阿司匹林、丹参等，常作为辅助治疗而不单独应用）。手术治疗主要是静脉血栓取出术，但其适应范围局限，只适用在病期不超过 48 小时的原发性髂股静脉血栓，必要时需行下腔静脉滤网成形术，以预防致命的肺栓塞发生。

（八）骨折

骨折作为人工髋关节置换术后的一个并发症，不是十分常见，由于其延长术后康复过程、影响假体固定效果，因此应尽量予以避免。骨折部位以股骨最为好发，其次为髋臼。骨折可发生在术中，也可见于术后；前者与手术操作有关，后者多因外伤、假体松动引起。术中最容易造成骨折的环节是在手法将髋关节脱位时、股骨髓腔准备和股骨柄假体的插入时、髋关节复位时这三个过程。术中彻底的软组织松解十分重要。另外，扩大股骨髓腔不当，也可引起股骨骨折。在击入髓腔锉、试模或假体遇到阻力时，必须仔细检查，切忌强行锤入。对近端假体周围骨折患者，股骨柄在远、近两个骨折块的髓腔内，起着良好的内固定作用，这类骨折一般无错位，稳定性良好，因此不用下肢牵引，可卧床休息，早期下地，但免负重，一般8～12周后骨折自行愈合。对不稳定型的远、近端假体周围骨折，用钛合金捆绑带将骨折端束紧后，用长柄假体固定。术后骨折多在术后数月至数年内发生。原因大致为：术后肢体活动量增加引起的应力性骨折；皮质骨缺陷如术中皮质穿透、螺钉孔道等，或骨水泥填塞不匀，导致股骨干某些部位应力集中；足以导致正常肢体骨折的外力；广泛的异位骨化；假体松动和假体周围骨溶解；感染因素；病理性因素，如代谢性骨病、肿瘤、放疗术后等。术后骨折大多发生在股骨柄远端附近，处理有些困难，术后效果欠理想。治疗方法包括牵引、切开复位、保留假体的内固定、假体翻修术等。

（九）假体松动

假体松动是人工髋关节置换术后最常见的并发症，直接影响假体的使用寿命，并成为术后翻修术的主要原因。当假体固定界面承受的载荷超过其界面结合强度时，即可引起松动。研究表明，周围骨组织完整性受到破坏是造成假体松动最重要的原因。金属、聚乙烯和骨水泥磨损碎屑在假体远期松动的发生中起着十分关键的作用。应力遮挡也是引起假体松动的可能原因之一。

如果出现假体移位或下沉、固定螺钉断裂、股骨柄变形断裂、多孔层脱落等情况,诊断假体松动并不困难。毫无疑问,只要能够获得假体-骨水泥-骨组织或假体-骨组织界面间的最大结合力,同时减少作用在界面上的应力强度,有些假体松动是可以避免的。非骨水泥假体要求安置时与骨髓腔紧密配合,达到最大的初始界面固定强度。通过选择合适的假体和假体的正确植入,可以减少假体撞击现象的发生。控制体重、减少大运动量活动也有利于延长假体的使用寿命。

三、术后康复

随着人工全髋关节置换术(THR)的广泛应用,术后康复日益受到重视,精湛的手术技术只有结合完美的术后康复治疗,才能获得最理想的效果。THR 术后康复是很复杂的问题,它不但与疾病本身有关,也与手术操作技术、患者的信心、精神状态以及对康复治疗配合程度密切相关。THR 术后康复治疗的目的在于促进患者恢复体力,增强肌力,增大关节活动度,恢复日常生活动作的协调性。康复计划的制订必须遵循个体化、渐进性、全面性三大原则。

(一)康复前的评价

由于手术本身直接影响术后康复计划,康复人员必须了解手术的详细情况。假体应按正常解剖位置放入,只有了解假体位置的优劣,才能很好地指导患者活动,因而能避免训练时发生脱位等并发症。手术入路对关节稳定性影响:后入路很少出现髋关节伸展内收外旋位的不稳。前入路较少引起髋关节屈曲时不稳。正侧方入路特别是关节囊完整者,在髋关节屈伸活动时最为稳定。

(二)康复过程

1.术后当天晚上

在术侧肢体外下方垫入适当厚度的软垫,使髋、膝关节稍屈曲,穿防旋鞋避免下肢外旋,并减轻疼痛。

2.术后第 1 天

撤除软垫,尽量伸直术侧下肢,以防屈髋畸形。

3.术后第 2 天

术后第 2 天即可开始功能锻炼。早期锻炼的主要目的是保持关节稳定性和肌肉的张力,防止出现关节僵硬和肌肉萎缩。具体方法如下。①踝关节主动屈伸练习,促进下肢血液回流,减少深部静脉血栓发生机会;②股四头肌、腘绳肌和臀大肌、臀中肌的等长收缩练习,保持肌肉张力;③深呼吸练习。

4.术后第 3 天

拔除引流管,拍摄 X 光片,判断假体的位置。如无特殊问题,开始下列练习。①髋、膝关节屈伸练习,并逐渐由起初的被动,向主动加辅助、到完全主动练习过渡;②髋关节旋转练习,包括伸直位和屈髋位两种练习。屈髋位练习时双手拉住床上支架,作上身左右摇摆,注意臀部不能离床;③髋关节伸直练习,屈曲对侧髋、膝关节,做术侧髋关节主动伸直动作,充分伸展屈髋肌及关节囊前部;④股四头肌的等张练习,上肢肌力练习,目的是恢复上肢力量,使患者术后能较好地使用拐杖。

在术后早期康复过程中,应注意下列几点:避免术侧髋关节置于外旋伸直位,为防止患者向对侧翻身,床头柜应放在手术侧;抬高对侧床脚,或保持术侧肢体的外展,或在双腿间置入三角垫,但须防止下肢外旋;术后早期进行关节的活动度锻炼,否则6~8周后关节囊血肿机化后就非常困难;如有术侧髋关节中度屈曲位不稳定,在坐位行髋关节旋转练习时,应避免上身向术侧倾斜。

5.术后1周

患者体力有所恢复,使用骨水泥型假体的患者已可以下地进行功能康复练习。因此,该阶段的主要目的是恢复关节的活动度,同时进一步提高肌力。康复锻炼必须在医师的直接指导下进行,结合术前髋关节病变程度、假体类型、手术过程和患者全身情况,有选择性地制订各自的康复计划。锻炼方法如下。

(1)床上练习:锻炼屈髋肌力量的最好办法是作髋关节半屈位的主动或主动抗阻力屈髋练习。术后早期进行主动直腿抬高练习,不仅对屈髋肌锻炼的意义不大;相反,却经常引起髋臼承受过高压力,不利于非骨水泥固定的髋臼假体的骨组织长入,同时术侧腹股沟区疼痛,影响患者的康复。术后7天,如无特殊情况,可允许患者翻身。正确的翻身姿势应是:伸直术侧髋关节,保持旋转中立位,伸直同侧上肢,手掌垫在大粗隆后面,向术侧翻身,防止患肢外旋。俯卧位,有利于被动伸展髋关节。具体练习方法包括如下。①吊带辅助练习:通过床架上的滑轮装置,依靠绳索和大腿吊带的向上牵引力量,同时作主动辅助屈髋练习、抗阻力伸髋练习、主动伸膝练习和髋关节外展、内收练习;②仰卧、俯卧位髋关节内外旋练习:锻炼时,需保持双下肢外展。如术中有髋关节伸直外旋位不稳定,则避免外旋髋关节练习。

(2)坐位练习:除非特殊需要,术后一般不宜久坐,否则容易使髋关节疲劳,髋关节屈曲畸形也不能得到很好的矫正。术后6~8周内,患者以躺、站或行走为主,坐的时间尽量缩短。值得强调的是与站立、平卧位相比,坐位是髋关节最容易出现脱位、半脱位的体位,如果患者术中关节稳定性欠佳,应放弃坐位功能练习。有下列几项练习内容。①伸髋练习:坐于床边,双手后撑,主动伸直髋、膝关节;②屈髋练习:注意髋关节适当外展,并置于旋转中立位;③屈髋位旋转练习:双足分开,双膝合拢,用于练习髋关节内旋;反之,则为髋关节外旋练习。

(3)立位练习适用于开始下地活动的患者。练习内容包括如下。①髋关节伸展练习:后伸术侧下肢,对侧髋、膝关节半屈,抬头挺胸,作骨盆前移动作,拉伸髋关节前关节囊和挛缩的屈髋肌群。②骨盆左右摇摆练习:可用来练习髋关节的内收、外展,伸直下肢,左右摇摆骨盆,使双侧髋关节交替外展、内收,如患者靠墙固定双肩、双足,那么练习的效果会更佳。常见的畸形为髋关节的内收位挛缩,因此,应针对性地多练习髋关节的外展动作。③髋内外翻畸形矫正练习:伸直健侧下肢,适当垫高,而患肢直接踩在地上。这样可以保持患肢处于外展位。多用于术前有髋关节内收畸形的患者。④屈髋练习:抬高患肢,搁在一定高度的凳子上,上身用力前倾,加大髋关节屈曲。通过调节凳子高度来控制患侧髋关节的屈曲程度。⑤旋转练习:固定术侧下肢,通过对侧下肢前后移动,练习术侧髋关节的内、外旋。

(4)步行练习:术后何时开始下地行走受手术假体类型、手术操作和患者体力恢复情况等影响。如使用的是骨水泥型假体,又是初次髋关节置换术,术中也没有植骨、骨折等情况,患者在术后第3天即可步行练习。如果属生物型假体,则至少术后6周才能开始步行练习。有大粗隆截骨、术中股骨骨折的患者,行走练习更应根据X线片情况,推迟到术后至少2个月。先用步行器辅助行走,待重心稳定、信心充足后,改用双侧腋杖。步行练习时,术侧下肢至少负重20~30 kg。

(5)踏车练习:踏车练习开始时间多在患者步行练习之后,一般术后2~3周开始。也可根据患者的具体情况进行适当调整。开始时,稍用力,保持车速20公里/小时,术后6~8周,逐渐加快,以骑车10~15分钟后出现疲劳感为宜。上车有两种方法:第一种是一手握车把中央,一手支撑座垫,术侧下肢部分负重,健腿跨横档踩住车踏板。上车坐稳后,将另一侧车踏板放置在最低点,方便患肢踩踏。第二种是先坐于床边,健侧下肢跨车横档,以后步骤同上。后种方法适用于双髋置换术者或对侧髋、膝关节同时活动受限者。双足踩住车踏板后,尽可能升高车座垫,能骑满圈后,逐渐调低座垫以增加髋关节屈曲度。先练后蹬,熟练后改练前蹬。身体前倾,可增加髋关节屈曲,双膝并拢或分开可使髋关节内、外旋。

住院期间患者一般能在医师的指导下,按针对不同患者制定的康复程序,得到有步骤的康复治疗。然而多数患者住院时间是十分有限的,人工髋膝关节置换术病例术后住院时间一般在2~3周。对初次人工髋关节置换术患者,要求出院时达到:①扶双拐能自己行走,能独立坐起,这两个动作能否完成直接影响患者出院后的生活自理能力;②没有任何术后早期并发症迹象;③患者、家属已经掌握或了解出院后的康复计划,并能较好地实行。

6.术后6~8周

第一次随访,根据复查的髋关节正侧位片结果及体检情况,提出下一步的康复计划。此阶段功能锻炼重点是在提高肌肉的整体力量,指导患者恢复日常活动能力。对髋关节某些活动仍受限者,应加强针对性的功能练习。除翻修术或个别有特殊问题患者外,一般患者可进入下列康复内容。

(1)髋关节伸展练习:俯卧位,后伸髋关节。如膝关节保持伸直,则可同时训练臀大肌与腘绳肌肌力。

(2)髋关节外展练习:侧俯卧,身体向腹侧倾斜,与床面成60°,以充分锻炼臀中、小肌外展髋关节。侧俯卧时如身体朝背侧偏斜,外展下肢时更多锻炼的是阔筋膜张肌。

(3)直腿抬高:锻炼屈髋肌群的力量。

(4)残余屈髋挛缩拉伸练习:对侧髋、膝关节尽量屈曲贴向胸部,主动伸直术侧髋关节,牵拉屈髋肌和关节囊。

(5)单腿平衡练习:术侧单腿站立,对侧上肢支撑桌面,保持平衡。逐渐减少手指用力,最终完全离开桌面。每天10~15次,每次练习1~2分钟,直至术侧下肢能单腿站立。

对是否继续使用支具,视假体的固定形式、大粗隆截骨和手术复杂性而定。一般来说,使用骨水泥型假体者,恢复最快,特别是术中没有施行大粗隆截骨术者,术后持续使用双拐6周,然后改用单拐或单手杖4周。如有粗隆截骨,可适当延长双拐使用时间,一般为8周,具体延长时间要根据X线片复查的粗隆愈合情况来决定。使用非骨水泥型假体者,假体依靠生物固定,假体更是需要骨组织的长入才能获得最终固定。如果早期活动,会影响假体的固定效果。因此,对表面多孔型假体术后不易早期负重。双拐使用时间一般为12周,再改用单拐或单手杖4周。对使用紧压配合型假体的患者,处理方法上可类同骨水泥固定者。使用羟基磷灰石喷涂型假体一般术后扶双拐6周,再改为单拐或单手杖4周即可。翻修术患者,骨质、软组织条件差,大部分患者存在不同程度的骨缺损,需要自体或异体骨移植,手术难度较大。同时许多医师在翻修术中,喜欢使用非骨水泥固定型假体。为保证骨组织的良好愈合,要求患者术后更长时间内使用双拐,多为6个月。如果翻修术时,仅置换了髋臼的聚乙烯内衬,或者只是对失败的髋关节表面置换术进行翻修,改为常规带髓内柄髋关节假体置换术,对这些翻修患者的康复进程可按常规处理。

除特殊功能锻炼外,患者可以参加一些户外活动,如游泳、打球等。但须注意:控制活动量,不易过大;保持术侧髋关节外展位,特别是髋臼假体过于垂直,股骨柄假体外翻位安置者;屈髋不应超过90°。功能锻炼时应注意运动量的控制,一般认为功能锻炼后如局部出现疼痛、肌肉僵硬,经休息30分钟或服用消炎镇痛药仍不能缓解,应考虑活动过量。

7.术后4个月

复查,需髋关节X线片,检查患者关节活动度、肌力及Trendelenburg征。评定的内容包括:肌力是否恢复正常;患者能否独立行走而无需支具辅助,且无跛行,能行走较长距离;关节活动范围是否能够满足日常的生活需要,如无疼痛、跛行,可弃拐。这一阶段功能锻炼重点在于提高肌肉的耐力。方法包括抗阻力的直腿抬高练习、侧卧髋关节外展和俯卧伸髋练习等。在逐渐提高患者抗阻力强度同时,延长锻炼时间,提高肌肉耐力。

(三)康复治疗中的注意事项

(1)必须使用拐杖至无疼痛及跛行时,方可弃拐。外出旅行或长距离行走时建议使用单手杖,减少术侧关节的磨损。

(2)注意预防并及时控制感染。对拔牙、扁桃体摘除、插尿管等有可能造成感染的任何手术或治疗措施,都应及时预防,防止细菌血运传播造成关节感染。

(3)术后6~8周内避免性生活。性生活时要防止术侧下肢极度外展,并避免受压。

(4)避免重体力活动以及参加诸如奔跑、跳远等需要髋关节大范围剧烈活动的运动项目,以减少发生术后关节脱位、半脱位、骨折、假体松动等问题。

(5)避免将髋关节放置在易脱位的体位。这些体位包括:①髋关节内收、内旋、半屈位,此时最易出现假体撞击脱位,日常生活中应避免在髋关节内收内旋位时自坐位站起的动作,避免在双膝并拢双足分开情况下,身体向术侧倾斜去取东西、接电话等。②髋关节过度屈曲、内收、内旋位也是假体易于撞击脱位的姿势,这种体位多出现在翘"二郎腿"或女性的穿鞋动作。因此,要培养患者术后正确的穿鞋姿势。另外,厕所坐桶不宜过低,防止出现身体前倾、双足分开、双膝并拢的不良姿势。③容易出现假体撞击脱位的第三种姿势,是术侧髋关节处于伸直、内收外旋位。因此患者向健侧翻身时务必小心。

(6)避免在不平整、光滑路面行走。

(7)保持下肢经常处于外展位或中立位,6~8周内屈髋不要超过90°。

(8)出现术侧髋关节任何异常情况,均应及时与手术医师联系。

(9)第三次复查在术后一年时,以后可每年复查一次,复查内容包括髋关节正侧位、人工髋关节功能评分等。

(赵　峰)

第三节　人工膝关节置换术

人工全膝关节置换术(total knee replacement,TKR)即用人工膝关节假体取代已严重损坏而不能行使正常功能的膝关节表面,从而达到消除疼痛、矫正畸形、恢复其稳定性和活动度、提高生活质量的目的。

一、手术目的

通过全膝关节置换,不仅可以解除关节疼痛、矫正关节畸形,同时还能改善膝关节的活动范围,恢复膝关节的运动功能和稳定性,保持关节活动的稳定,提高患者的生活质量。

二、适应证

由于假体的长期耐用问题尚未完全解决,因此人工膝关节置换术主要用于年龄较大、活动较少的患者。年轻患者应慎用,限于多关节病变,或因某种原因日常活动量小的患者。

(一)绝对手术指征

膝关节骨关节炎、类风湿关节炎、创伤性关节炎、骨缺血坏死或肿瘤等病变所致的严重疼痛和/或功能障碍。

(二)相对指征

膝关节不稳、僵硬或畸形及日常生活严重障碍,经保守治疗无效或效果不显著的病例。

三、禁忌证

(一)绝对禁忌证

(1)活动性感染。

(2)屈肌功能障碍,不能主动屈膝。

(3)无症状的膝关节强直。

(4)多数医师认为神经性关节炎亦属禁忌证。

(二)相对禁忌证

(1)既往股骨、胫骨有骨髓炎病史。

(2)膝关节明显血供不足。

(3)患者有过高的生理或职业要求。

(4)一般情况差,严重骨质疏松,过度肥胖。

四、固定方法

假体的固定方法有骨水泥、多孔表面和压配合三种。临床资料显示,至少在短时间内,三种固定方法在老年人和活动少的年轻人中均能获得满意效果。许多医师选用多孔表面假体时,胫骨假体仍用骨水泥固定,而股骨和髌骨假体不用骨水泥。这是因为胫骨多孔表面假体常发生松动。一般认为,用骨水泥固定的假体适用于老年患者,而不用骨水泥固定的假体主要适用于相对年轻的患者。

五、手术原则和基本步骤

膝关节假体品种繁多,目前在临床上应用者即有数十种,每种均有其独特的设计和专用安装器械,因此只能介绍膝关节置换术中的一些原则和共有的问题等。以下以全膝关节置换术为例,介绍基本操作程序。

(一)麻醉

手术采用硬脊膜外阻滞麻醉,也可根据需要做全身麻醉。

（二）显露

（1）膝前正中纵行切口，起于髌骨近侧 7.5 cm，向下经髌骨前方，止于胫骨结节内侧缘。

（2）依次切开皮肤、皮下组织和筋膜，沿股四头肌肌腱中线，切开肌腱至髌骨上极，然后转沿髌骨内侧缘切开，继续向下沿髌韧带内侧缘止于胫骨结节内侧。

（3）将髌骨向外翻开，从关节内侧面切除脂肪垫，完全显露膝关节前部。屈膝 90°，沿附着部锐性剥离关节囊，从而广泛显露膝关节内部（图 4-2）。

（4）清理关节腔，切除半月板、增生的骨赘以及可能影响人工膝关节活动的过度增生的滑膜。

（三）股骨截骨

（1）屈膝 90°，于股骨髁间窝处钻一通向股骨髓腔的骨洞（图 4-3）。

（2）将股骨切割导引杆通过该骨洞插入股骨髓腔，并将其适当外旋，使其后缘恰好与上胫骨关节面平行。然后将股骨切割导引杆固定于股骨远端。将股骨前面切割导引器装在股骨切割导引杆上，以股骨前面切割导引器为依托，用摆动锯截除股骨前面骨质（图 4-4、图 4-5）。

（3）将股骨远端切割导引器（注意有左、右之分）装在股骨切割导引杆上后，用钉固定于股骨上，移去股骨切割导引杆，以股骨远端切割导引器为依托，截除股骨髁远端骨质（图 4-6）。

（4）将 A/P 测量器紧贴于股骨髁远端截骨面上，使其后足突紧贴于股骨后髁关节观察标尺的刻度即可确定股骨假体大小（如标尺位于两刻度之间，应选较小规格的股骨假体）。用钉将股骨 A/P 切割导引器固定于股骨髁远端截骨面上，用摆动锯截除股骨髁前、后骨质。将股骨髁楔形切割导引器放在股骨远端截骨面上，以其为引导，截除股骨髁前、后两个楔形骨块（图 4-7）。

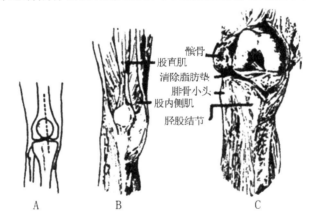

图 4-2　膝前入路

A.皮肤切口：股前正中，经髌骨前方中内 1/3，达胫骨粗隆内侧；B.股直肌、髌骨内缘和髌韧带内缘切口；C.屈膝 90°，外翻髌骨

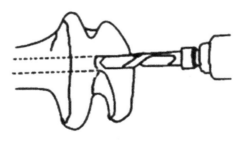

图 4-3　股骨开髓的位置

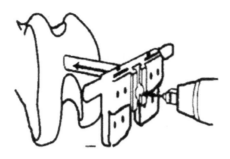

图 4-4 安装股骨切割导引器

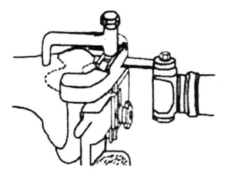

图 4-5 截除股骨前面骨质

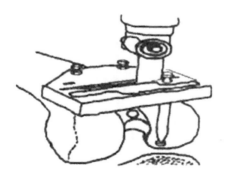

图 4-6 截除股骨远端骨质

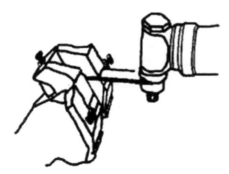

图 4-7 截除股骨髁前后的骨质

（5）屈膝 90°，先将最薄的间隙填充器插入膝关节间隙，将对线杆插入间隙填充器柄上的小孔内，以观察胫骨近端截骨面与胫骨干是否在一直角平面上，然后将最厚的间隙填充器插入膝关节间隙，伸直膝关节，以检查膝关节周围软组织的张力是否合适。如果需要，可再次修整股骨远端截骨面（图 4-8、图 4-9）。

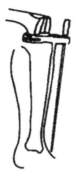 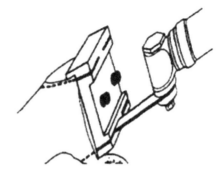

图 4-8　安装间隙填充器　　　　　　　图 4-9　再次修整股骨远端

（四）胫骨截骨

屈膝 90°或以上，将胫骨切割导引器（注意有左、右之分）连接到股骨对线杆上，保持对线杆的外缘恰好在胫骨结节中心的外侧，使对线杆与胫骨纵轴成直线。调整胫骨切割导引器，使其位于胫骨近端关节面下方 5 mm 处，然后用钉将其固定于胫骨上。以胫骨切割导引器为依托，用摆动锯截除胫骨近端关节面（图 4-10）。

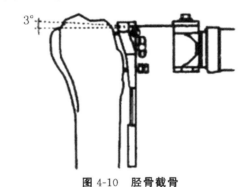

图 4-10　胫骨截骨

（五）股骨、胫骨假体的安装

将已备好的骨水泥揉搓至团粒状，拧捏成长团状，塞入股骨及胫骨的骨髓腔内，将膝关节尽量屈曲，再插入股骨部件长柄及胫骨部件长柄于骨髓腔内，然后将膝关节伸直，将多余的骨水泥刮掉，5～10 分钟后骨水泥干固，人工关节与骨之间牢固黏合（图 4-11）。

（六）髌股关节重建

（1）软组织松解，髌骨假体在膝关节屈伸运动时，应始终位于股、胫骨假体中线上。如患者术前膝关节有外翻或外旋畸形，常导致髌骨向外半脱位，此时可采取以下措施纠正：①松解髌骨外侧支持带；②分离胫骨近端的软组织以消除旋转畸形。

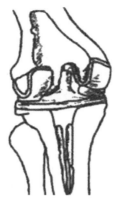

图 4-11　股骨、胫骨假体安装完毕

（2）准备髌骨关节面,用骨锯去除关节面,切割面应平坦,留下的髌骨厚度不能太薄。在髌骨切割面中央依假体的锚固脚开出相应的孔槽。安放假体试样,观察屈伸运动时各假体的配合情况、肢体的轴心线和膝关节稳定性。如髌骨假体不在正确的轨迹上,应施行外侧支持带松解,获得满意的对线后,去除假体试样。

（3）髌骨假体植入,冲洗髌骨切骨面,用少量骨水泥固定髌骨假体,稍加压迫,使假体与髌骨紧密对合。

（七）关闭切口

去除多余骨水泥,并将膝关节伸直,维持股骨和胫骨假体上压力。彻底冲洗伤口,移除所有碎骨片和游离骨水泥碎片,安放负压吸引管,逐层关闭伤口。

六、手术注意事项

（一）切口选择与显露

应首先考虑选择经过髌骨内 1/3 的前方纵行直切口,切口应直达髌上囊,避免过多的皮下分离。做前内侧关节囊切开术,屈膝 90°,翻开髌骨。术中应仔细辨认后交叉韧带在股骨的止点,股骨对线导引器插入髓腔处应恰在该止点之前。

（二）下肢对线

要求下肢的对线情况通常用胫股角来描述。关节成形术后的正确胫股对线应为 5°～10° 外翻。下肢的力学轴为股骨头中心到距小腿关节中心的连线,全膝关节置换术后下肢的力学轴线应通过膝关节中心。

（三）假体组件的方向

术中应注意观察假体各组件在三维空间的方向,假体植入方向不正确将导致严重后果。

（四）软组织平衡

在人工膝关节运动的过程中,软组织应始终保持平衡。软组织不平衡可造成假体的过度磨损、松动以及不稳。

1.基本原则

（1）股骨远端切骨范围决定伸膝时软组织张力。

（2）股骨后侧切骨范围决定屈膝时软组织张力。

（3）胫骨切骨范围决定屈膝和伸膝时软组织张力。

如胫骨假体在屈伸运动时均较紧,则应切除更多的胫骨。如屈伸运动时膝关节均较松,则应选择较厚的胫骨侧假体,如屈膝时正常,伸膝时较紧张,则应再行股骨远端切骨。

2.内翻畸形

长期的内翻畸形造成内侧软组织挛缩,松解时应从胫骨近端开始,顺序如下。

(1)切除胫骨平台内侧和内侧副韧带股骨附着处下方的骨赘。

(2)内侧副韧带深层(关节囊韧带)。

(3)内侧副韧带表层。

(4)Pesanserine 腱(鹅足)。

(5)半膜肌在胫骨平台后侧的附着部。术中应随时判断软组织的松解情况,以防软组织的过度松解。

3.外翻畸形

外侧挛缩组织的松解从股骨开始,步骤如下。

(1)关节线近侧 10 cm 处的髂胫束。

(2)腘肌腱。

(3)腓侧副韧带。

(4)腓肠肌外侧头。

(5)股二头肌。股二头肌松解后应仔细修复,否则将导致晚期膝关节不稳。长期的膝关节屈曲畸形通常需切除短缩的后交叉韧带,20°以内的屈曲畸形可依次通过切除股骨后方骨赘、后关节囊横断和切除2 mm以上股骨远端来解决。

4.前移术

有时需行软组织前移术,通常与对侧软组织松解术同时施行。软组织前移术在理论上具有防止广泛软组织松解引起的关节不稳的作用,但实际操作时有许多困难,如软组织的愈合和韧带的固定,特别是伴有骨质疏松时更显困难。

(五)骨储备的利用

最大限度地利用骨储备有利于载荷从假体向骨的传导,保留骨储备为再手术提供条件。利用骨储备时应注意使植入物最大限度覆盖骨端,并尽量减少骨的切除。股骨的力学强度高于胫骨,胫骨的力学强度随骨切除的增加而减小,因此,胫骨切骨时应十分谨慎。

七、术后处理

(一)抗生素

术日早晨使用广谱抗生素,术后应持续应用 24~48 小时。如有明显应用指征,如留置导尿管,可继续使用。

(二)引流管

引流管于术后 48 小时拔除。

(三)持续被动活动(CPM)

持续被动活动一般于术后即刻开始,但推迟至术后 1~2 天使用并不影响效果。患者卧床时应持续被动活动,除非患者处于俯卧位。最初活动幅度从完全伸直到屈曲 30°,屈曲活动幅度逐日增加到 90°。

（四）主动活动及下床时间

术后第 1 天即可开始股四头肌锻炼和距小腿关节纵向叩击,术后第 2～3 天即可离床坐轮椅。如患者能自如地进行直腿高举活动,即可扶腋杖行走。用骨水泥固定的患者可早期部分负重,多数患者术后 6 周可弃杖行走。不用骨水泥的患者,术后 6 周扶拐下地活动。

（五）预防性抗凝药物

术后可以常规使用抗凝药物,并且鼓励患者早期活动。

八、并发症及其防治

（一）感染

全膝关节成形术最严重的局部并发症为感染,可分急性手术后伤口感染和细菌血行播散性晚期感染。

（二）关节不稳

关节不稳发生率为 1%～6%,多数因假体选择不当所致,如不纠正,最后将致假体松动或过度磨损。处理应根据不稳程度,选用行走辅助支架、膝-踝-足支架直至再手术更换假体。

（三）骨折

骨折可发生于骨干,也可发生于髁部,前者多为使用有髓腔柄的假体置换病例。骨折常发生在髓腔柄尖端周围,多发生在非制约性或半制约性表面置换假体病例,骨折线常穿越骨结构薄弱部位。假体植入手术中纠正一些技术上的错误可防止某些骨折发生,多数病例可通过保守治疗获得骨折愈合,切开复位内固定仅对保守治疗失败的患者方作考虑。

（四）血栓形成和栓塞

敏感的诊断技术显示,全膝关节成形术后深静脉栓塞和肺栓塞的发生率较高,虽然多数患者并不表现有临床症状。对高危患者应行术前预防性抗凝治疗,如采用低于治疗剂量的肝素或水杨酸类药物。预防用药应在手术前 1 天晚上开始,直至患者可下床活动为止。

（五）髌韧带断裂

髌韧带断裂的发生率不到 1%,断裂部位通常在胫骨结节止点附近。断裂原因不清,但几乎都发生在使用制约性假体和翻修术的病例。典型病例于术后数天发生自发性断裂,患者自述疼痛,局部压痛,偶可扪及断裂的凹陷部位,伸膝功能丧失。中度或轻度伸膝功能障碍可行保守治疗,严重伸膝困难,影响患者行走时,应行手术修补。

（六）腓总神经损伤

腓总神经损伤发生率为 1%～5%,多为畸形矫正过程中过度牵拉所致。术后一旦出现症状,应立刻完全解除所有敷料,屈膝 20°,以减少对神经的牵拉和压迫。多数患者为暂时性,经上述处理后可逐渐恢复。

（七）髌骨并发症

髌骨并发症发生率为 8%～35%,包括髌骨半脱位、脱位、关节面侵蚀骨折、假体松动或无明显原因的疼痛。改进假体设计、提高手术技术是防止髌骨并发症的关键,应特别注意髌骨轴线是否恢复以及股四头肌对防止髌骨脱位的重要作用。

（八）假体松动

假体松动目前的发生率为 3%～5%。非制约性和半制约性假体出现胫骨聚乙烯假体松动是手术失败的最常见原因之一,而金属股骨假体很少发生松动。在制约性假体,胫骨和股骨假体松动发生率大致相等。假体松动时,明显的临床表现是负重时出现疼痛,X线平片表现为假体周围出现宽度超过 2 mm 的透亮区,在追踪回顾分析 X 线平片时,可见 X 线平片透亮区进行性增宽。放射性核素^{99m}Tc 扫描可见松动假体周围放射性核素密集区。

(九)其他

假体断裂的报道仍时有出现,断裂可发生在假体任何部位,发生后应行翻修术。假体的磨损与变形也是膝关节翻修术的原因之一,目前日益受到重视。

（赵　峰）

第五章　上臂损伤

第一节　肱骨近端骨折

一、解剖特点

肱骨近端包括肱骨头、小结节、大结节以及外科颈。肱骨头关节面呈半圆形,朝向上、内、后方。在肱骨头关节面边缘与大小结节上方连线之间为解剖颈,骨折少见,但骨折后对肱骨头血运破坏明显,极易发生坏死;大、小结节下方的外科颈,相当于圆形的骨干与两结节交接处,此处骨皮质突然变薄,骨折好发于此处。大结节位于肱骨近端外上后方,为冈上肌、冈下肌和小圆肌提供止点,向下移行为大结节嵴,有胸大肌附着。小结节居前,相当于肱骨头的中心,有肩胛下肌附着,向下移行为小结节嵴,有背阔肌及大圆肌附着。结节间沟内有肱二头肌长头腱经过。

二、损伤机制

肱骨近端骨折多为间接暴力所致。对于老年患者,与骨质疏松有一定关系,轻或中度暴力即可造成骨折。常见于在站立位摔伤,即患肢外展时身体向患侧摔倒,患肢远端着地,暴力向上传导,导致肱骨近端骨折。对于年轻患者,其受伤暴力较大,多为直接暴力。

大结节骨折时,在冈上肌、冈下肌和小圆肌的牵拉下向后上方移位;小结节骨折时,在肩胛下肌的牵拉下向内侧移位。外科颈骨折时三角肌牵拉使骨折端短缩移位,胸大肌使远折端向内侧移位。

三、骨折分类

(一)骨折分类法的发展

肱骨近端骨折的分类不但能充分区别和体现肱骨近端骨折的特点,并能对临床治疗有指导意义。1986 年,Koher 根据骨折线的位置进行了骨折的解剖分类,分为解剖颈、结节部和外科颈,但没有考虑骨折的移位,对临床治疗的意义不大。Watson-Jones 根据受伤机制将肱骨近端骨折分为内收型和外展型,有向前成角的肱骨近端骨折,肩内旋时表现为外展型,而肩外旋时表现为内收型损伤。所以临床诊断有时会引起混乱。1934 年,Codman 描述了肱骨近端的 4 个解剖部分,即以骺线为基础,将肱骨近端分为肱骨头、大结节、小结节和干骺端四个部分。1970 年 Neer 发展 Codman 理念,基于肱骨近端的四个解剖部分,将骨折分为一、二、三、四部分骨折。4 个解剖部分之间,如骨折块分离超过 1 cm 或两骨折块成角大于 45°,均称为移位骨折。如果两部分之间发生移位,即称为两部分骨折;三个部分之间或四个部分之间发生骨折移位,分别称为三部分或四部分骨折(图 5-1)。任何达不到此标准的骨折,即使粉碎性骨折也被称为一部分骨折。Neer 分类法对临床骨折有指导意义,所以至今广为使用。肱骨近端骨折除 Neer 分类法外,AO 分类法在临床应用也较多。

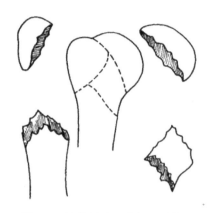

图 5-1　肱骨近端四个解剖结构

(二)Neer 分类

Neer(1970)在 Codman 的四部分骨块分类基础上提出的 Neer 分类(图 5-2)包括因不同创伤机制引起的骨折的解剖位置、移位程度、不同骨折类型的肱骨血运的影响及因为不同肌肉的牵拉而造成的骨折的移位方向,对临床治疗方法的选择提供可靠的参考。

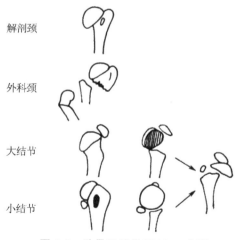

图 5-2　肱骨近端骨折 Neer 分型

Neer 分类法骨折移位的标准为:相邻骨折块彼此移位大于 1 cm 或成角大于 45°。

1.一部分骨折(包括无移位和轻度移位骨折)

轻度移位骨折是指未达到骨折分类标准的骨折,无移位和轻度移位骨折占肱骨近端骨折的

85％左右,又常见于 60 岁以上老年人。骨折块因有软组织相连,骨折稳定,常采用非手术治疗,前臂三角巾悬吊或石膏托悬吊治疗即可。

2.二部分骨折

二部分骨折指肱骨近端四部分中,某一部分移位,临床常见外科颈骨折和大结节撕脱骨折,为二部分骨折。小结节撕脱或单纯解剖颈骨折少见。

(1)大结节骨折:多种暴力可引起大结节骨折,如肩猛烈外展、直接暴力和肩关节脱位等。骨折后,主要由于冈上肌的牵拉可出现大结节向上、向后移位,骨折后往往合并肩袖肌腱或肩袖间隙的纵形撕裂。大结节撕脱骨折可以被认为是特殊类型的肩袖撕裂。

(2)外科颈骨折:发生于肱骨干骺端、大结节与小结节基底部。多见,占肩部骨折的 11％,外科颈骨折由于远端胸大肌和近端肩袖牵拉而向前成角。临床根据移位情况而分为内收型和外展型骨折。

(3)解剖颈骨折:单纯解剖颈骨折临床少见,此种骨折由于肱骨头血运破坏,造成骨折愈合困难、肱骨头坏死率高的特点。

(4)小结节骨折:单纯小结节骨折少见,多数与外科颈骨折同时发生。

3.三部分骨折

三个主要结构骨折和移位,常见为外科颈骨折合并大结节骨折并移位,肱骨头可因肩胛下肌的牵引而有内旋移位。CT 扫描及三维成像时可清楚显示。三部分骨折时,肱骨头仍保留较好的血运供给,故主张切开复位内固定。

4.四部分骨折

四个解剖部位均有骨折和移位,是肱骨近端骨折中最严重的一种,约占肱骨近端骨折的 3％,软组织损伤严重,肱骨头的解剖颈骨折使肱骨头血供系统破坏,肱骨头坏死率高。若行内固定手术,应尽可能保留附着的软组织结构。四部分骨折因内固定手术后并发症多,功能恢复缓慢,对 60 岁以上老年人,人工肱骨头置换是手术适应证。

5.骨折脱位

在严重暴力时,肱骨近端骨折可合并肱骨头的脱位,脱位方向依暴力性质和方向而定,可出现前后上下甚至胸腔内的脱位,临床二部分骨折合并脱位常见,如大结节骨折并脱位。

6.肱骨头劈裂骨折

严重暴力时,除引起肱骨近端骨折、移位和肱骨头脱位外,还可造成肱骨头骨折或肩盂关节面的塌陷。肱骨头关节面塌陷骨折如达到或超过关节面的 40％,应考虑人工肱骨头置换;肱骨头劈裂伴肩盂关节面塌陷时,应考虑盂肱关节置换术。

(三)AO 分类法

A 型骨折是关节外的一处骨折。肱骨头血循环正常,因此不会发生头缺血坏死。B 型骨折是更为严重的关节外骨折。骨折发生在两处,波及肱骨上端的三个部分。一部分骨折线可延及到关节内。肱骨头血循环部分受到影响,有一定的肱骨头缺血坏死发生率。B_2 型骨折是干骺端骨折无嵌插,骨折不稳定,难以复位,常需手术复位内固定。C 型骨折是关节内骨折,波及肱骨解剖颈,肱骨头血液供应常受损伤,易造成肱骨头缺血坏死。

AO 分类较复杂,临床使用显得繁琐,但分类法包括了骨折的位置和移位的方向,还注重了骨折块的形态结构,同时各亚型间有相互比较和参照,对临床治疗更有指导意义。而 Neer 分类法容易操作,但同一类型骨折中缺少进一步的分类。对同一骨折不同的影像照片,不同医师的诊断会有不同的结果。

四、临床表现及诊断

肩部的直接暴力和肱骨的传导暴力均可造成肱骨近端骨折,骨折患者肩部疼痛明显,主、被动活动均受限,肩部肿胀、压痛、活动上肢时有骨擦感。患肢紧贴胸壁,需用健手托住肘部,且怕别人接触伤部。诊断时还需注意有无病理性骨折的存在。肱骨近端骨折可能合并肩关节脱位,此时局部症状很明显,肩部损伤后,由于关节内积血和积液,压力增高,可能会造成盂肱关节半脱位,待消肿后半脱位能自行恢复。单纯肱骨近端骨折合并神经、血管损伤的机会较少,如合并肩关节脱位,在检查时应注意有无合并神经血管损伤。

骨折的确诊和准确分型依赖于影像学检查,而影像学检查的质量直接影响对骨折的判断。虽然投照中骨折患者伤肢摆放位置上不方便,会增加痛苦,但应尽可能帮助患者将伤肢摆放在标准体位上。肱骨近端骨折检查通常采用创伤系列投照方法。包括肩胛骨标准前后位,肩胛骨标准侧位及腋位等体位。通过三种体位投照,可以从不同角度显示骨折移位情况。

肩胛骨平面与胸廓的冠状面之间有一夹角,通常肩胛骨向前倾斜35°~40°,因此盂肱关节面既不在冠状面,也不在矢状面上。通常的肩关节正位片实际是盂肱关节的轻度斜位片,肱骨头与肩盂有一定的重叠,不利于对骨折线的观察,拍摄肩胛骨标准正位片,需把患侧肩胛骨平面贴向胶片盒,对侧肩向前旋转40°,X线球管垂直于胶片(图5-3)。正位片上颈干角平均为143°,是垂直于解剖颈的轴线与平行肱骨干纵轴轴线的交角,此角随肱骨外旋而减少,随内旋而增大,可有30°的变化范围。肩胛骨侧位片也称肩胛骨切线位或Y形位片。所拍得的照片影像类似英文大写字母Y(图5-4)。其垂直一竖是肩胛体的切线位投影,上方两个分叉分别为喙突和肩峰的投影,三者相交处为肩盂所在,影像片上如果肱骨头没有与肩盂重叠,需考虑肩关节脱位的可能性。腋位X线片上能确定盂肱关节的前后脱位,为确定肱骨近端骨折的前后移位及成角畸形,提供诊断依据(图5-5)。

对新鲜创伤患者,由于疼痛往往难于获得满意的各种照相,此时CT扫描及三维重建具有很大的帮助,通过CT扫描可以了解肱骨近端各骨性结构的形态,骨块移位及旋转的大小及游离移位骨块的直径。CT扫描三维重建更能提供肱骨近端骨折的立体形态,为诊断提供可靠的依据。MRI对急性损伤后骨折及软组织损伤程度的判断帮助不大。

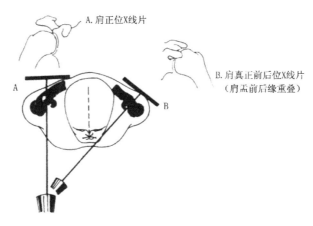

图 5-3 肩真正前后位 X 线片拍摄法及其投影

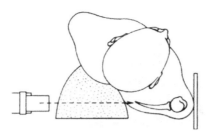

图 5-4 肩真正侧位 X 线片拍摄法

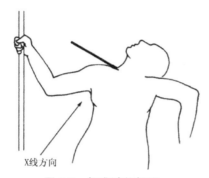

X线方向

图 5-5 标准腋位投照

五、治疗

肱骨近端骨折的治疗效果直接影响肩关节的功能,治疗原则是争取骨折早期解剖复位,保留肱骨头血运,合理可靠的骨折固定,早期功能锻炼,减少关节僵硬和肱骨头坏死的发生。肩关节是全身活动最大的关节,关节一定程度的僵硬或畸形愈合,由于代偿的功能,一般不会造成明显的关节功能障碍。治疗骨折方法的选择需综合考虑骨折类型、骨质量条件、患者的年龄、功能要求和自身的医疗条件。肱骨近端骨折中有 80％～85％为轻度移位骨折,Neer 分型中为一部分骨折,常采取保守治疗;二部分骨折中,部分外科颈骨折可以保守治疗,大结节骨折明显移位者尽可能行手术复位,以免骨折愈合后,引起肩峰下撞击和影响肩袖功能。而三、四部分骨折中只要情况允许,应尽可能行手术治疗。肩关节脱位的患者,无论有无骨折,有学者主张行关节镜内清理,撕脱盂唇缝合修复,以免引起肩关节的再脱位;肱骨头劈裂多需要手术探查或固定或切除。

(一)一部分骨折

肱骨近端虽有骨折线,但骨折块的移位和成角均不明显。骨折的软组织合页均有保留,肱骨头的血运也保持良好。骨折相对比较稳定,一般不需再闭合复位或切开复位,尽可能采取非手术治疗。通过制动维持骨折稳定,减少局部疼痛和骨折再移位的可能,早期功能锻炼,一般可以取得较为满意的治疗效果。

常用颈腕吊带或三角巾悬吊,可把患肢固定于胸前,肘关节 90°屈曲位,腋窝垫一棉垫,保护皮肤,如上肢未与胸壁固定,患者仰卧休息时避免肘部支撑。固定 3 周左右即可开始做上臂摆动和小角度的上举锻炼,定期照 X 线片观察是否有继发性的移位,4 周后可以练习爬墙,3 个月后可以部分持重。

(二)二部分骨折

1.外科颈骨折

原则上首选闭合复位,克氏针固定或用外固定治疗。闭合复位需在麻醉下进行。全麻效果好,肌间沟麻醉不完全。肌肉松弛有利于操作,复位操作手法应轻柔,复位前认真阅片和分析暴力机制,根据受伤机制及骨折移位方向,按一定的手法程度复位,切忌粗暴盲目地反复复位。这样不但难以成功,反而增加损伤,复位时尽可能以 X 线透视辅助。骨折断端间成角大于 45°时,不论有无嵌插均应矫正,外科颈骨折侧位片上多有向前成角畸形,正位有内收畸形。整复时,先行牵引以松开断端间的嵌插,然后前屈和轻度外展骨干,以矫正成角畸形,整复时牵引力不要过大,避免骨折端间的嵌插完全解脱,以免影响骨折间的稳定。复位后三角巾悬吊固定或石膏托固定。

骨折端间完全移位的骨折,近骨折块因大、小结节完整,旋转肌力平衡,因此肱骨头没有旋转移位。远骨折端因胸大肌的牵拉向前,故有内侧移位,整复时上臂向远侧牵引,当骨折近端达到同一水平时,轻度内收上臂以中和胸大肌牵拉的力量,同时逐渐屈曲上臂,以使骨折复位,正位片呈轻度外展关系。整复时助手需在腋部行反牵引,并以手指固定近骨折块,同时帮助推挤骨折远端配合术者进行复位,复位后适当活动肩关节,可以感觉到骨折的稳定性,如果稳定,可用三角巾悬吊或石膏固定。如果骨折复位后不稳定,可行经皮克氏针固定。克氏针固定一般需 3 根克氏针。自三角肌点处向肱骨头打入两枚克氏针,再从大结节向内下干骺端打入第 3 枚克氏针。克氏针需在透视下打入,注意不要损伤内侧的旋肱血管。旋转上臂观察克氏针位置满意、固定牢固,再处理克氏针尾端,可以埋于皮下,也可留在皮外,三角巾悬吊,早期锻炼,6 周左右拔除克氏针。

如骨折端有软组织嵌入,影响骨折的复位,二头肌长头腱卡于骨折块之间是常见的原因。此时需采取切开复位内固定治疗。手术操作应减少软组织的剥离,可以依据具体情况选择松质骨螺钉、克氏针、细线缝合固定或以钢板螺钉固定。

总之,外科颈骨折时,不管移位及粉碎程度如何,断端间血运比较丰富,只要复位比较满意,内、外固定适当,骨折基本能按时愈合。

2.大结节骨折

移位大于 1 cm 的结节骨折,由于肩袖的牵拉,骨块常向上方移位,此时会产生肩峰下撞击和卡压,影响肩关节上举活动,且肩袖肌肉松弛、肌力减弱,往往需切开复位内固定。

肩关节前脱位合并大结节撕脱骨折。一般先行复位肱骨头,然后观察大结节的复位情况,如无明显移位可用三角巾悬吊,如有移位>1 cm,则手术切开内固定为宜。现有学者主张肱骨头脱位时,应当修复损伤的盂唇和关节囊,以免关节脱位复发。

3.解剖颈骨折

单纯解剖颈骨折少见。由于骨折时肱骨头血运遭到破坏,因此肱骨头易发生缺血性坏死,对于年轻患者,如有肱骨头移位建议早期行切开复位内固定。术中操作应力求减少软组织的剥离,减少进一步损伤肱骨头的血运。尤其是头的边缘如有干骺端骨质相连或软组织连接时,肱骨头有可能由后内侧动脉得到部分供血而免于坏死,内固定方式可用简单的克氏针张力带固定,也可用螺钉或可吸收钉固定。

4.小结节骨折

单独小结节骨折极少见,常合并肩关节后脱位。骨块较小不影响肩关节内旋时,可行悬吊保守治疗。如骨块较大,且有明显移位时,会影响肩关节的内旋,则应切开复位螺丝钉内固定术。

(三)三部分骨折

三部分骨折中常见类型是外科颈骨折合并大结节骨折,由于损伤严重,骨折块数量较多,手法复位常难以成功,原则上需手术切开复位;三部分同时骨折时由于肱骨头血运常受到破坏,肱骨头坏死有一定的发生率,有报告为 3%～25% 不等。手术治疗的目的是将移位骨折复位,重新建立血供系统,尽量减少软组织剥离,可用钢丝克氏针张力带固定,临床也常用解剖型钢板螺钉内固定,这样可以早期功能锻炼。对有骨质疏松的老年患者,临床使用 AO 的 LCP 系统锁定型钢板取得了较好的效果,对骨缺损患者可以同时植骨,但对骨质疏松非常严重,估计内固定可能失败的患者,可一期行人工肱骨头置换术。

(四)四部分骨折

四部分骨折常发生于老年人,骨质疏松患者。比三部分骨折有更高的肱骨头坏死发生率,有的报告高达 13%～34%,目前一般均行人工肱骨头置换术。对有些患者,由于各种原因,不能行人工肱骨头置换术,也可切开复位,克氏针张力带内固定术,基本能保证骨折愈合,但关节功能较差,肩关节评分不高。但这些患者,对无痛的肩关节也很满足。但年轻患者,四部分骨折,一般主张切开复位内固定术。

(五)骨折合并脱位

1.二部分骨折合并脱位

此类以大结节骨折最常见,此时应先急诊复位,复位后大结节骨折往往达到同时复位,如大结节仍有明显移位,则应切开复位内固定。

肱骨头脱位合并解剖颈骨折时,此时肱骨头血管破坏严重,宜考虑行人工肱骨头置换术。肱骨头脱位合并外科颈骨折时,可先试行闭合复位脱位的肱骨头,然后再行外科颈骨折复位。如闭合复位不能成功,则需手术切开复位,同时复位和固定骨折的外科颈。

2.三部分骨折脱位

一般均需切开复位肱骨头及移位的骨折,选择克氏针、钢板螺钉均可,尽可能减少软组织的剥离。

3.四部分骨折脱位

由于肱骨头解剖颈骨折失去血循环,应首先考虑人工肱骨置换术。手术复位肱骨头时,应常规探查关节囊及盂唇,应缝合修补因脱位引起的盂唇撕裂,可用锚钉或直接用丝线缝合,防止肱骨头再次脱位。

(1)肱骨头压缩骨折:肱骨头压缩骨折一般是关节脱位的合并损伤,肱骨头压缩面积小于 20% 的新鲜损伤,可进行保守治疗;后脱位常发生较大面积的骨折,如肱骨头压缩面积达 20%～45% 时,可造成肩关节不稳定,引起复发性肩关节脱位,需将肩胛下肌及小结节移位于骨缺损处,以螺钉固定;压缩面积大于 40% 时,需行人工肱骨头置换术。

(2)肱骨头劈裂骨折或粉碎性骨折:临床不多见,此种骨折因肱骨头关节面破坏,血运破坏严重,加之关节面内固定困难,所以一般需行人工肱骨头置换术。年轻患者尽可能行切开复位内固定,尽可能保留肱骨头。

(杨　光)

第二节　肱骨干骨折

一、解剖特点

自胸大肌附着处上缘至肱骨髁上为肱骨骨干。近端肱骨干横断面呈圆周形,远端在前后径上呈狭窄状。内、外侧肌间隔将上臂分成前间隔和后间隔。前间隔包括肱二头肌、喙肱肌和肱肌。肱动、静脉及正中神经、肌皮神经及尺神经沿肱二头肌内侧走行。后间隔包含肱三头肌和桡神经。桡神经穿过肱三头肌在后方骨干中段走行于桡神经沟内,在臂中下 1/3 处穿过外侧肌间隔至臂前侧,骨折移位时易受到损伤。

二、损伤机制

(一)直接暴力

直接暴力是造成肱骨干骨折的常见原因,如打击伤、机械挤压伤、火器伤等,可呈横断骨折、粉碎性骨折或开放骨折。

(二)间接暴力

如摔倒时手或肘部着地,由于身体多伴有旋转或因附着肌肉的不对称收缩,发生斜形或螺旋形骨折。

(三)旋转暴力

以军事或体育训练的投掷骨折,以及掰手腕所引起的骨折最为典型,多发生于肱骨干的中下 1/3 处,主要由于肌肉突然收缩,引起肱骨轴向受力,导致螺旋形骨折。

由于肱骨干上的肌肉作用,骨折后常呈典型的畸形。当骨折线在胸大肌止点近端时,由于肩袖的作用,骨折近端呈外展和内旋畸形,远端由于胸大肌的作用向内侧移位;当骨折线位于胸大肌以远、三角肌止点以近时,骨折远端由于三角肌的牵拉向外侧移位,近端则由于胸大肌、背阔肌及大圆肌的牵拉作用向内侧移位;当骨折线位于三角肌止点以远时,骨折近端外展、屈曲,远端则向近端移位。

三、骨折的分类

同其他骨折的分类一样,肱骨干骨折可依据不同的分类因素构成多种分类方式。根据骨折是否与外环境相通,可分为开放和闭合骨折;因骨折部位不同,可分为三角肌止点以上及三角肌止点以下骨折;由于骨折程度不同,可分为完全骨折和不完全骨折;根据骨折线的方向和特性又可分为纵、横、斜、螺旋、多段和粉碎性骨折;根据骨的内在因素是否存在异常而分为正常和病理骨折等。

四、肱骨干骨折的临床症状和体征

同其他骨折一样,肱骨干骨折后可出现疼痛、肿胀、局部压疼、畸形、反常活动及骨擦音等,骨科医师不应为证实骨折的存在而刻意检查骨擦音,以免增加伤者的痛苦和桡神经损伤。对于不完全或无移位的骨折,单凭临床体检很难判断,所以对可疑骨折的患者必须拍 X 线片。拍片范围包括肱骨的两端、肩关节和肘关节。对于高度怀疑有骨折的患者,即使在急诊拍片时未能发现骨折也不要轻易下无骨折的结论,可用石膏托暂时固定两周后再拍片复查,若有不全的裂纹骨折此时因骨折线的吸收而显现出来。若骨折合并桡神经损伤,可出现垂腕、手部掌指关节不能伸直、拇指不能伸展和手背虎口区感觉减退或消失。肱骨干骨折的患者应当常规检查患肢远端血运的情况,包括对比两侧桡动脉搏动、甲床充盈、皮肤温度等,必要时可行血管造影,以确定有无肱动脉损伤。

五、治疗方法

近几十年来,骨折固定技术有了极大的提高,治疗手段远比过去丰富,在具体实施何种治疗方案时必须考虑如下因素:骨折的类型和水平、骨折的移位程度,患者的年龄、全身健康情况、与医师的配合能力、合并伤的情况,患者的职业及对治疗的要求等,此外经治医师还应考虑本身所具备的客观设备条件,掌握各种操作技术的水平、经验等。经过全面分析比较后再确定一最佳治疗方案。根本原则是:有利于骨折尽早愈合,有利于患肢的功能恢复,尽可能减少并发症。

(一)闭合治疗

近几十年来的骨科著作中,均强调绝大多数的肱骨干骨折可经非手术治疗而痊愈,国外的文献报道中其成功的比例甚至可高达 94% 以上。但在临床实际工作中能否达到如此高的比例仍值得商榷。此外,现代的就医人群已对骨科医师提出了更高的要求,即不仅要获得良好的最终治疗结果,而且希望治疗过程中尽量减少痛苦,在骨折愈合期间有相对高的生活质量,甚至仍能够从事一些工作。那种令患者在石膏加外展架上苦撑苦熬数个月,夜间无法平卧的传统治疗方式很难为多数患者所接受。依现代的治疗观点,闭合治疗的适应证应结合患者的具体情况认真审视后而定。

1.适应证

可供参考的适应证如下。

(1)移位不明显的简单骨折(AO 分类:A_1、A_2、A_3)。

(2)有移位的中、下 1/3 骨折(AO 分类:A_1、A_2、A_3 或 B_1、B_2)经手法整复可以达到功能复位标准的。

2.闭合治疗的复位标准

肱骨属非负重骨,轻度的畸形愈合可由肩胛骨代偿,其复位标准在四肢长骨中最低,其功能复位的标准为:2 cm 以内的短缩、1/3 以内的侧方移位、20° 以内的向前、30° 以内的外翻成角以及 15° 以内的旋转畸形。

3.常用的闭合治疗方法

(1)悬垂石膏:应用悬垂石膏法治疗肱骨干骨折已有半个多世纪的历史,目前在国内外仍有相当多的骨科医师在继续沿用。此法比较适合于有移位并伴有短缩的骨折或者斜形、螺旋形的骨折。悬垂石膏应具有适当的重量,避免过重或过轻,其上缘至少应超过骨折断端 2.5 cm 以上,下缘可达腕部,屈肘 90°,前臂中立位,在腕部有三个固定调整环。在石膏固定期间,前臂需始终维持下垂,以便提供一向下的牵引力。患者夜间不宜平卧,而采取坐睡或半卧位(这是使用悬垂石膏的不便之处)。吊带需可靠地固定在腕部石膏固定环上,向内成角畸形可通过将吊带移至掌侧调整,反之向外成角则通过背侧的固定环调整。后成角和前成角,可利用吊带的长短来调整,后成角时加长吊带，而前成角则缩短吊带。使用悬垂石膏治疗应经常复查拍 X 线片，开始时为 1～2 周，以后可改为 2～3 周或更长的间隔时间。石膏固定期间应注意功能锻炼，如握拳、肩关节活动等，减少石膏固定引起的不良反应。对某些患者，如肥胖或女性，可在内侧加一衬垫，以免由于过多的皮下组织或乳房造成的成角畸形。当骨折的短缩已经克服、骨折已达到纤维性连接时，可更换为 U 形石膏。

悬垂石膏曾成功地治愈过许多患者，但也不乏骨折不愈合或延迟愈合的例子。故治疗期间应注意密切观察，若固定超过 3 个月仍无骨折愈合迹象，已出现失用性骨质疏松时，应考虑改用其他方法，如切开复位内固定加自体植骨，不要一味地坚持下去，以避免最后因严重的失用性骨质疏松导致连内固定的条件都不具备，丧失有利的治疗时机，对中老年患者更应注意这点。

（2）U 形或 O 形石膏：多用于稳定的中下 1/3 骨折复位后，或应用其他方法治疗肱骨干骨折后的继续固定手段。所谓 U 形即石膏绷带由腋窝处开始，向下绕过肘部，再向上至三头肌以上。若石膏绷带再延长一些，使两端在肩部重叠则成为 O 形石膏。U 形石膏有利于肩、腕和手部的关节功能锻炼（图 5-6），而 O 形石膏的固定稳定性更好一些。

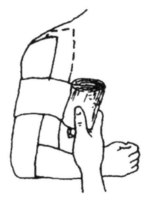

图 5-6　U 形石膏

（3）小夹板固定：对内外成角不大者，可采用二点直接加压方法（利用纸垫）；对侧方移位较多，成角显著者，常用三点纸垫挤压原理，以使骨折达到复位。不同水平的骨折需用不同类型的小夹板，如上 1/3 骨折用超肩关节小夹板，中 1/3 骨折用单纯上臂小夹板，而下 1/3 骨折需用超肘关节小夹板固定。其中尤以中 1/3 骨折的固定效果最为理想（图 5-7）。

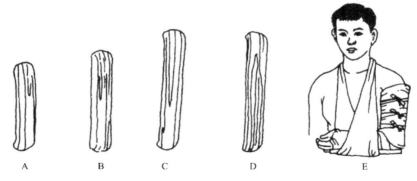

图 5-7　小夹板固定治疗肱骨干骨折
A.内侧小夹板；B.前侧小夹板；C.后侧小夹板；D.外侧小夹板；E.小夹板固定后的外形

利用小夹板治疗肱骨干骨折时,经治医师需密切随诊,观察病情的变化,根据肢体肿胀的程度随时调整夹板的松紧度,避免因固定不当而引起并发症,同时鼓励患者在固定期间积极锻炼患肢功能。

(4)其他治疗方法:采用肩人字石膏、外展架加牵引或鹰嘴骨牵引等治疗肱骨干骨,但多数情况下已经较少使用。

(二)手术治疗

如果能够正确掌握手术指征并配合以高质量手术操作,绝大多数的肱骨干骨折可以正常愈合。同时可以减少因长期石膏或小夹板等外固定带来的邻近关节僵硬、肌肉萎缩和失用性骨质疏松等不利影响,甚至可在固定期间从事某些非负重性工作,治疗期的生活质量相对较高。不利的方面是:所花费用较多,需二次手术取出内固定物,手术本身具有一定的风险等。

1.手术治疗的适应证

(1)绝对适应证:①保守治疗无法达到或维持功能复位的。②合并其他部位损伤,如同侧前臂骨折、肘关节骨折、肩关节骨折,伤肢需早期活动的。③多段骨折或粉碎性骨折(AO 分型:B_3、C_1、C_2、C_3)。④骨折不愈合。⑤合并有肱动脉、桡神经损伤需行探查手术的。⑥合并有其他系统特殊疾病而无法坚持保守治疗的,如严重的帕金森病。⑦经过 2～3 个月保守治疗已出现骨折延迟愈合现象,开始有失用性骨质疏松的(如继续坚持保守治疗,严重的失用性骨质疏松可导致失去切开复位内固定治疗的机会)。⑧病理性骨折。

(2)相对适应证:①从事某些职业对肢体外形有特殊要求,不接受功能复位而需要解剖复位的。②因工作或学习需要,不能坚持较长时间的石膏、夹板或支具牵引固定的。

2.手术治疗的方法

(1)拉力螺丝钉固定:单纯的拉力螺钉固定只能够用于长螺旋形骨折,而且术后常需要外固定保护一段时间,优点是骨折段软组织剥离较少,骨折断端的血运影响小,正确使用可缩短骨折愈合时间。

(2)接骨钢板固定:尽管带锁髓内钉的使用趋于增多,但现阶段接骨钢板仍在较广的范围内继续应用,缘于其操作简单,易于掌握,无须 C 形臂 X 线透视机等较高档辅助设备。钢板应有足够长度,螺钉孔数目不得少于 6 孔,最好选用较宽的 4.5 mm 动力加压钢板(DCP 或 LC-DCP),远近骨折段至少各由 3 枚螺钉固定,以获得足够的固定强度。对于短斜形骨折尽量使用 1 枚跨越骨折线的拉力螺钉,而粉碎性骨折最好同时植入自体松质骨(图 5-8)。AO 推荐的手术入路是后侧切口,将钢板置于肱骨干的后侧,而且在骨折愈合后不再取出。但国内多数骨科医师愿意采用上臂前外侧入路,将钢板放置在骨干的前外侧,在骨折愈合后取出内固定物也相对比较容易。

(3)带锁髓内针固定:随着带锁髓内针的普及应用,以往的 Rush 针或 V 形针、矩形针已较少使用。使用带锁髓内针的优点是:软组织剥离少,术后可以适当负重,用于粉碎性骨折时其优点更为突出。由于是带锁髓内针,其尾端部分基本与肱骨大结节在同一平面,对肩关节功能影响不大(近期可能有一定影响)。使用时刻采用顺行或逆行穿针方法,与股骨或胫骨不同的是,其近端锁钉一般不穿过对侧皮质(避免损伤腋神经),而远端锁钉最好采用前后方向(避免损伤桡神经)(图 5-9)。

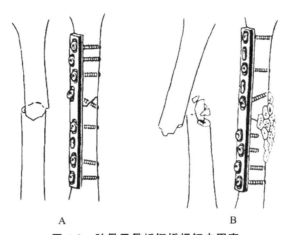

图 5-8　肱骨干骨折钢板螺钉内固定

A.横形骨折的固定方法；B.如为粉碎性骨折应Ⅰ期自体松质骨植骨

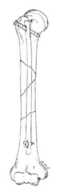

图 5-9　髓内针治疗肱骨干骨折(顺行穿针)

　　(4)外固定架固定：从严格意义上讲,外固定架固定是一种介于内固定和传统外固定之间的一种固定方式,其有创、有固定针进入组织内穿过两侧皮质,必要时可切开直视下复位。优点:创伤小,固定相对可靠,愈合周期比较短,不需二次手术取出内固定物,对邻近关节干扰小。缺点是:针道可能发生感染,尽管其固定物已经比其他外固定方式轻便了许多,但仍有不便,用于中上1/3 骨折时可能影响肩关节活动。肱骨干骨折多用单边固定方式,有多种比较成熟的外固定架可供选择,治疗成功的关键在于熟悉和正确使用,而不在于外固定架本身。

　　(5)Ender 针固定：采用多根可屈件的髓内针——Ender 针固定,现国内少数医院的医师仍在应用。利用不同方向插针和三点固定原理,可较好地控制骨折端的旋转,成角。操作比较简单,既可顺行也可逆行打入。术前需要准备比较齐全的规格、型号,包括不同长度和直径的Ender针。切忌强行打入,否则可造成骨质劈裂和髓内针穿出髓腔。

(杨　光)

第三节 肱骨髁间骨折

肱骨髁间骨折为关节内骨折,又称肱骨髁上"T"形或"Y"形骨折,临床较少见,多发生于青壮年,仅占全身骨折的 0.48%。

肱骨髁间部位前有冠状窝,后有鹰嘴窝,下端的肱骨滑车内外两端较粗,中段较细,呈横置的线轴形。肱骨小头与肱骨滑车之间亦有一纵沟,该处是肱骨下端的薄弱环节,遭受暴力,可产生纵形劈裂。与肱骨滑车相对的尺骨半月切迹关节面呈角尖向上的"△"形,中间有一纵形嵴,内外侧缘亦较锐利,形似刃口朝上的石斧。跌倒时肘部着地,暴力作用于肘部使尺骨半月切迹对肱骨下端有楔入的作用力,再加上与肱骨小头相接对的桡骨小头向上的冲击分力等,都是造成肱骨髁间骨折的因素。

一、病因、病机

肱骨髁间骨折的病因与肱骨髁上骨折病因基本相同,也为间接暴力所致。

(一)伸直型

由高处掉下或跌倒时,肘关节伸直位或半屈曲位,以手按地,外力沿前臂向上传导,至肱骨下端,先致肱骨髁上骨折。外力继续作用,使尺骨的半月切迹和桡骨头向上冲击。同时由上向下的身体重力,使骨折的近折端向下冲击,上下的挤切力致肱骨的内外髁间纵形劈裂,形成肱骨髁间骨折。由于挤切力较重,故劈裂的内外髁常呈分离旋转移位,且向后移位。此型骨折较多见(图 5-10)。

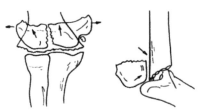

图 5-10 伸直型肱骨髁间骨折

(二)屈曲型

跌倒时,肘关节屈曲,肘后着地,或打击碰撞肘部,暴力作用于尺骨鹰嘴,力量经尺骨半月切迹和桡骨头向上向前撞击,形成肱骨髁上骨折。同时将肱骨两髁纵形劈开,致远折端向前移位(图 5-11)。

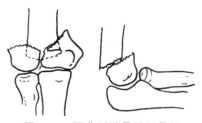

图 5-11 屈曲型肱骨髁间骨折

肱骨髁间骨折除了按受伤机制和骨折移位而分为伸直型与屈曲型外,也可按骨折线形态分为"T"形、"Y"形、"V"形。或按骨折移位程度分为:①Ⅰ型,骨折无移位或轻微移位,关节面平整;②Ⅱ型,骨折有移位,但无两髁旋转及分离,关节面基本平整;③Ⅲ型,骨折内外髁均有旋转移位,关节面不平;④Ⅳ型,肱骨髁部碎成 3 块以上,关节面严重破坏(图 5-12、图 5-13)。

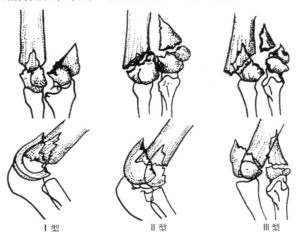

图 5-12　伸直内翻型骨折的分类

肱骨髁间骨折属严重的关节内骨折,骨折移位严重时,骨折端可穿破皮肤而形成开放性骨折。如同肱骨髁上骨折一样,骨折端亦可损伤肱动、静脉及正中神经和尺、桡神经。骨折后期则易发生创伤性关节炎。

二、诊断

伤后肘部剧烈疼痛并迅速肿胀,常出现肘部畸形。皮肤有青紫瘀斑,压痛明显。因疼痛不能主、被动活动肘关节。触诊可扪及明显骨擦音及异常活动,并可摸到突起的骨折端。有倒"八"字旋转分离移位者,触诊内外髁间距离较健侧宽,肘后三角关系紊乱(图 5-14)。合并有血管、神经损伤者,有桡动脉搏动减弱或丧失,手部温度降低,皮肤颜色苍白,感觉和运动功能丧失。

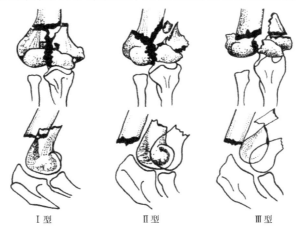

图 5-13　屈曲内翻型骨折的分类

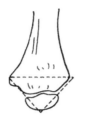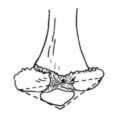

图 5-14 肱骨髁间骨折倒"八"字形移位肘后三角有改变

肱骨髁上骨折与肱骨髁间骨折均为肱骨髁部骨折,都可分为伸直型和屈曲型,都有关节肿胀、疼痛、畸形、功能障碍,其鉴别要点见表 5-1。

表 5-1 肱骨髁上骨折与肱骨髁间骨折的鉴别

鉴别要点	肱骨髁上骨折	肱骨髁间骨折
发病年龄	多发于儿童	好发于成人
发病率	多见,占全身骨折的 7.48%	少见,占全身骨折的 0.48%
骨折类型	大部分属关节外骨折,少数为关节内骨折	属关节内骨折
肘后三角	关系正常	关系改变
并发症	易合并血管神经损伤	血管神经损伤少见
后遗症	肘内翻高达 60%	肘关节功能障碍多

三、治疗

(一)整复固定方法

1.手法整复夹板固定

无移位裂纹骨折或仅有轻度前后成角移位的骨折,可不复位,如同肱骨髁上骨折一样,行超肘夹板外固定。有移位骨折可行手法复位。

(1)整复方法:①局部麻醉或臂丛神经阻滞麻醉后,患者仰卧,肩外展 70°～80°,屈肘 50°(屈曲型)或 90°(伸直型),前臂中立位。一助手双手握患肢上臂做固定,另一助手两手握住患肢前臂,保持上述肘关节屈曲位置,再沿上臂纵轴方向进行拔伸。②先整复两髁的倒"八"字形旋转分离移位。术者面对患者,以两手的拇、示、中指分别捏住内、外髁部,向中心挤按。在挤按的同时,还须做轻微的摇晃手法,使齿状突起的骨折端相互嵌合,直至两髁宽度和髁部外形与健侧相同为止。术者亦可采用两手掌相对挤按内、外髁部,使纵行骨折线嵌合。③整复尺偏或桡偏移位。术者一手握住内、外髁部,另一手握住骨折近端,如为尺偏移位,术者将骨折远端髁部向外推转,将骨折近端向内推按。如为桡偏移位,轻者可不整复,较重者,术者可将骨折远段向内推转,近段向外推按。若骨折无尺偏或桡偏移位,此步可以省去。④整复前后移位。如为伸直型骨折,助手加大牵引力,使缩短、重叠移位改善后,术者将髁部向前方端提,将骨折近段向后推按。如为屈曲型者,术者将骨折远段的髁部向后方推按,骨折近段向前端提。复位成功后,术者双手握住骨折端做固定,由助手进行夹板固定。

(2)固定方法:肱骨髁间骨折也采用超肘夹板固定,固定垫的安放及固定包扎方法,均参照肱骨髁上骨折。但肱骨髁间骨折有较重的倒"八"字旋转分离移位者,在内、外髁部各加一空心垫。

内、外侧夹板下端应延长到内、外髁下 3～5 cm,缚扎完毕后在超出肘的夹板延长部位再用胶布条横形粘贴一圈,以加强两夹板的远端固定力(图 5-15)。

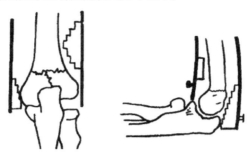

图 5-15　肱骨髁间骨折夹板固定加垫法

伸直型骨折应固定肘关节于屈曲 90°位 4～6 周。屈曲型骨折应固定肘关节于半伸直位 3 周,而后改为屈肘 90°位继续固定 2～3 周。

2.骨牵引复位固定

对骨折端有明显重叠、分离和旋转移位,或粉碎性骨折、关节面不整齐,经手法整复而不成功者,均可采取尺骨鹰嘴牵引治疗。

患者取仰卧位,上臂外展与躯干成 70°～80°,前臂中立位,肘关节屈曲 90°。尺骨鹰嘴部的牵引负重 2～3 kg。牵引 2～3 天后,骨折端的重叠移位一般都能得到纠正,应拍 X 线片检查,对未能自行复位者,应及时行手法整复,术后用小夹板超肘固定。骨牵引治疗肱骨髁间骨折,要求在 1 周内达到满意的对位,即骨折端的重叠移位消失,两髁间无分离及前后方移位,关节面平整。

3.闭合穿针内固定

在 X 线透视和无菌操作下进行。麻醉后在保持患肢牵引下从肘内外侧各穿入一钢针,经皮进入内上髁和外上髁,撬拨整复旋转移位,再用手法整复髁间部分离和髁上部移位。最后将两钢针分别穿入对侧骨片行内固定,完成操作后,常用小夹板固定 5～6 周。

亦有学者在上述穿针的基础上,由内、外髁分别向近端穿针固定(图 5-16),或采用经皮闭式穿针的方法使其成为"串珠"状,从外髁向内髁穿针,针的远端回缩皮下抵住内髁皮质,在内外加压的情况下形成沿轴线的合力,有稳定骨折的作用,且因克氏针是在关节以上贯穿于两髁之间,可在不去钢针的情况下练习患肘的屈伸活动,符合动静结合的原则。穿针时应注意克氏针必须在两侧骨片的中点,与肱骨干保持垂直,由滑车的上缘通过,不可进入关节间隙,以免造成关节面损伤及妨碍术后的功能练习,同时要防止神经和血管的损伤。

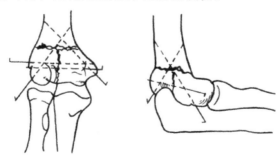

图 5-16　肱骨髁间骨折闭合穿针内固定

4.切开复位内固定

臂丛神经阻滞麻醉下,患者仰卧位,常规消毒铺巾。取肘后侧正中切口。首先找到内髁处的尺神经,并用橡皮条牵开加以保护。为清楚显露,可采用将肱三头肌肌腱舌形切开或截断鹰嘴的暴露法。骨折暴露后清除血肿,辨认肱骨下端骨折块移位方向及骨折线、关节面,然后将其复位。

Ⅰ度骨折时,将内髁和外髁分别用钢板螺丝钉与骨折近端固定(图5-17)。在两髁之间可不用固定而仍能得到很稳定的效果。术后不用外固定,1周后开始肘关节的屈伸活动。

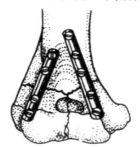

图 5-17 Ⅰ度骨折的固定方式

Ⅱ度骨折时,因内侧三角形骨折片复位后有完整的骨膜维持其稳定,故先将内外髁用一枚骨松质螺丝钉做横穿固定,再将外髁与骨折近端与钢板固定(图5-18),术后无须外固定。

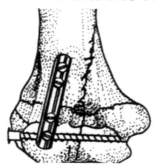

图 5-18 Ⅱ度骨折的固定方式

Ⅲ度骨折时,可在Ⅱ度骨折固定的基础上,将内侧三角形骨块复位后,再用一枚螺丝钉将其固定(图5-19)。若碎块较多,大的折块复位固定后,小折块尽量用克氏针固定。术后的处理原则是早期活动关节,如在术中发现内固定不甚牢固,可适当推迟关节活动时间。

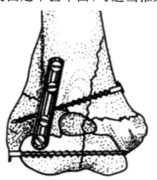

图 5-19 Ⅲ度骨折的固定方式

近年来,在内固定方法上,"Y"形钢板固定(图5-20)和克氏针加钢丝张力带固定(图5-21)均有较好的疗效。为使患者能在术后尽早地开始功能锻炼,最好采用肘内、外侧方切口,而不取后入路。Ⅳ度骨折关节面粉碎严重者,内固定难以牢固,术后应使用短期外固定。对高龄患者,可不做手术,三角巾悬吊,早期活动关节也可获得不错的结果。患肢悬吊在胸前和及早进行肘关节的屈伸活动,利用尺骨鹰嘴的模造作用而能形成一定范围的活动度,最终能满足一般的日常生活需要。

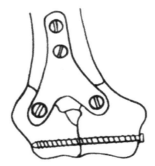

图 5-20　Y 形钢板加拉力螺钉固定

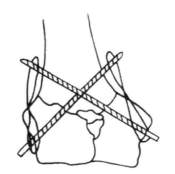

图 5-21　克氏针加钢丝张力带固定

(二)药物治疗

非甾体类药物:用于患者骨折后的疼痛。

(三)功能康复

本骨折无论采取什么方法治疗,都应强调早期进行合理的功能锻炼。一般要求复位后即开始做伸腕握拳活动,1周后在无痛的情况下做肘关节屈伸活动。最初活动的幅度不宜过大,但要持之以恒。以后活动的次数和时间逐渐增加,2～3周后肘关节一般应有 40°～50°的活动范围。如患者的自主活动能力较差,医护人员可用揉按理顺等轻柔的手法按摩肘关节,帮助肘关节屈伸。但要强调在无痛情况下进行,不能操之过急,以免造成骨化性肌炎或影响骨折的愈合。

(杨　光)

第四节 肱骨内上髁骨折

肱骨内上髁骨折多发生在少年和儿童。发生的高峰年龄在 11～12 岁。这个年龄组,肱骨内上髁系属骨骺,尚未与肱骨下端融合,故易于撕脱,也通称肱骨内上髁骨骺撕脱骨折。成人内上髁骨化中心与肱骨远端发生融合,因此单纯的肱骨内上髁骨折比较少见。屈腕肌群和内侧副韧带附着于内上髁,因此由于软组织的牵拉原因,肱骨内上髁骨折骨块常常移位。急性骨折常常是由于内上髁直接暴力或肘急性外翻伸直牵拉力所致。慢性损伤常为反复肘外翻所致,包括反复俯卧撑和投掷运动。尺神经走行在肱骨内上髁后方的尺神经沟内。发生肱骨内上髁骨折时可使尺神经受到牵拉、挫伤等,甚至连同骨折块一起嵌入肘关节间隙内,导致尺神经损伤。

一、损伤机制

常为平地跌倒或投掷运动致伤。当肘关节伸直位摔倒时手部撑地,上肢处于外展位,外翻应力使肘关节外翻,同时前臂屈肌群猛然收缩牵拉,引起肱骨内上髁骨折。在儿童,内上髁是一个闭合比较晚的骨骺,在未闭合以前骺线本身就是潜在的力学弱点。跌倒时前臂屈肌腱的猛烈收缩牵拉或肘部受外翻应力作用而引起肱骨内上髁骨骺分离。内上髁骨块或骨骺可被牵拉向下向前,并旋转移位。若肘关节内侧间隙暂时被拉开,或发生肘关节后外侧脱位,撕脱的内上髁(骨骺)可被夹在关节内。

二、分型与诊断

(一)分型

根据肱骨内上髁(骨骺)撕脱骨折块移位程度及肘关节变化,可分为 4 型(图 5-22)。

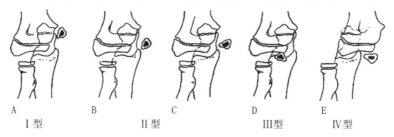

A　　　　　　B　　　　　　C　　　　　　D　　　　　　E
Ⅰ型　　　　　Ⅱ型　　　　　Ⅲ型　　　　　Ⅳ型

图 5-22　肱骨内上髁骨折的分型

Ⅰ型:仅有骨折或骨骺分离,移位甚微。
Ⅱ型:撕脱的内上髁骨块向下有移位,并向前旋转移位,可达关节水平。
Ⅲ型:撕脱的内上髁骨折块嵌夹在关节内,并有肘关节半脱位。
Ⅳ型:肘关节后脱位或后外侧脱位,撕脱的骨块夹在关节内。

(二)诊断

1.临床表现

儿童比成年人多见。受伤后肘部疼痛,特别是肘内侧局部肿胀、压痛。肘内侧和内上髁周围软组织肿胀,正常内上髁的轮廓消失。肘关节活动受限,前臂旋前、屈腕、屈指无力。临床检查肘关节后方的等腰三角形关系不存在。合并肘关节脱位者,肘关节外形明显改变,功能障碍也更为明显,常合并有尺神经损伤症状。

2.影像学表现

5～7岁以上的儿童肱骨内上髁骨骺已经骨化,肱骨内上髁骨骺分离X线表现为点状骨骺与肱骨远端分离较远,可并有向下移位,局部软组织肿胀。

3.鉴别诊断

肱骨内上髁骨骺,在6～10岁时出现,18岁左右闭合,但有时可能有不闭合者,应注意与骨折鉴别。

三、治疗

肱骨内上髁骨折非手术治疗后,即使是纤维愈合而非骨性愈合,同样可能获得一个无痛的肘关节。闭合性骨折者,如果骨折明显不稳定,或者有骨片嵌在关节内,应手术探查关节,对骨折进行复位内固定;如果怀疑尺神经卡压,应予手术探查,并对骨折进行复位内固定;如果骨折移位超过5mm,透视下复位不稳定难以维持,建议手术治疗,切开复位内固定。

(一)非手术治疗

1.适应证

Ⅰ型无移位的肱骨内上髁骨折,无须复位操作,仅用上肢石膏固定即可,为期3～5周。拆除石膏后进行功能锻炼。有移位骨折Ⅱ～Ⅳ型,均宜首选手法复位。

2.操作方法

局麻或全麻下施行手法复位。将肘关节置于屈曲90°～100°,前臂旋前,使前臂屈肌放松。术者用拇指推开血肿,将骨折块自下向上方推按,使其复位。但复位的骨折对位极不稳定,很容易发生再移位。因此,在上肢石膏固定时,注意定型前在内上髁部用鱼际加压塑形。4～5周后拆除外固定,进行功能锻炼。

合并肘关节脱位者,在肘关节复位过程中,移位的内上髁骨折片常可随之复位。如果肘关节已获复位,而内上髁尚未复位,也可再施手法复位。

肱骨内上髁嵌夹于关节内的复位。助手将伤肢前臂外展并使之外翻,使肘关节内侧张开,然后将前臂旋后并背屈腕部和手指,使屈肌迅速拉紧,再将肘关节伸展。借助肘内侧张开,屈肌牵拉的力量,将肱骨内上髁拖出关节间隙之外,再按上述操作方法将肱骨内上髁整复,加上肢石膏、将伤肢固定于功能位。

(二)手术治疗

1.适应证

(1)骨折明显移位(>5mm),骨折块夹在关节内或旋转移位,估计手法复位很难成功。

(2)经闭合复位失败者,宜手术治疗。

(3)合并尺神经损伤,应予手术复位及神经探查。

(4)开放性骨折。

2.手术操作

臂丛麻醉下取肘内侧标准切口,切开皮肤及皮下组织即可暴露骨折断端,清除血肿。如骨折块较大,尺神经沟可被累及,应显露并游离尺神经,用橡皮片将尺神经向外侧牵开。确认骨折片及近端骨折面,屈肘90°,前臂旋前位,放松屈肌对骨折片的牵拉,复位骨折片用巾钳临时固定。

儿童的肱骨内上髁骨骺骨折可采用粗丝线缝合,在骨折片的前侧和外侧贯穿缝合骨膜、肌腱附着部及部分松质骨,能够保持其稳定。如骨折片较大,用丝线固定不稳,宜用2~3枚克氏针交叉固定,令其尾端露于皮外,缝合伤口。术后用上肢石膏功能位固定4~6周(图5-23),拆除石膏并拔除克氏针。对于成年人骨折片较大的可用松质骨螺丝钉固定。对于成年人骨折片较小,不易行内固定者,为避免日后尺神经的刺激和压迫,可以切除,并将屈肌腱止点附着部缝合于近侧骨折端处。术后用石膏托固定4~5周。

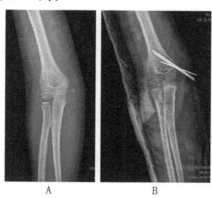

图5-23 肱骨内上髁骨折Ⅱ型3枚克氏针内固定术后石膏固定
A.术前;B.术后

陈旧性肱骨内上髁撕脱骨折,只要无尺神经症状及肘关节功能障碍者,不必处理。骨折片明显移位,骨折片黏附关节囊前影响肘关节伸展或伴有尺神经症状者,可施行开放复位尺神经游离松解,必要时进行尺神经前置手术。陈旧性内上髁骨折片若复位困难时,也可以切除之。合并尺神经损伤应予以检查,如较严重可同时做尺神经前置手术。

四、并发症

(一)肘内翻

肘内翻是本病最常见的并发症,有时伴有肘关节脱位,注意尺神经有无损伤。肘内翻是远折端内侧骨皮质压缩塌陷,复位或维持复位不佳和重力性内侧移位尺侧所致,与骨骺生长速度无关,远折端旋转移位导致肘内翻,是由于旋转支点多在较宽厚的外侧髁,内侧髁失去支撑,再加上肢体的重力及肌肉牵拉的力量造成内侧倾斜之故。轻度肘内翻无须处理。肘内翻超过15°,畸形明显者可行髁上截骨矫形手术。

(二)骨不连

若骨不连患者没有任何症状,可不作处理。若出现疼痛、肘部活动受限,可进行手术瘢痕切除植骨内固定。

(三)尺神经麻痹

有尺神经麻痹的患者经手术松解或前置后,症状几乎都能得到改善。

(杨 光)

第五节　肱骨小头骨折

肱骨小头骨折是一种不太常见的肘部损伤，各种年龄组均可发生。单纯肱骨小头骨折以成年人多见，合并部分外髁的肱骨小头骨折多发生在儿童。本骨折是关节内骨折，常因有些骨折较轻，骨折片较小且隐蔽而容易漏诊或误诊，从而导致延误治疗。

一、骨折分类

(一) I 型

完全骨折又称 Hahn-Steinthal 型，骨折发生在肱骨小头基底部，骨折线位于冠状面，包含一个较大块骨质的小头，亦可累及相邻的滑车桡侧部。

(二) II 型

部分骨折又称 Kocher-Lorenz 型，主要累及关节软骨，几乎不包含骨组织。

二、临床表现与诊断

常由桡骨头传导的应力所致，故有时可合并桡骨头骨折。最为常见的致伤方式是跌倒后手掌撑地，外力沿桡骨传导至肘部；或跌倒时处于完全屈肘位，外力经鹰嘴冠状突传导撞击肱骨小头所致。急诊患者除了肘关节积血肿胀、活动受限以外，局部症状不突出，多于拍照 X 线片时发现，前臂旋转不受限制是其特点。临床上应注意将肱骨小头骨折与外髁骨折进行鉴别。外髁的一部分即关节内部分是肱骨小头骨折，不包括外上髁和干骺端；而外髁骨折除包括肱骨小头外，还包括非关节面部分，常累及外上髁。

其典型 X 线表现如下：侧位片常常可以看到肱骨下端前面，相当于滑车平面有一薄片骨块影，因骨折块包含有较大的关节软骨，故实际的骨折片要比 X 线片所显示的影像大得多。值得注意的是侧位片上一般很难发现骨折块的来源，需要观察其正位 X 线片究其来源。正位片由于肱骨小头骨折块大都移位于肱骨下端前方，与肱骨远端重叠，故在肘关节正位片上一般都看不到骨折块影而易致漏诊。但如仔细观察其正位 X 线片，可以发现其肱桡关节间隙增宽，肱骨侧关节面毛糙，失去正常关节面的光滑结构。如出现此典型改变，再加上侧位片肱骨前下端有骨折块影出现，一般不难做出肱骨小头骨折的诊断。

三、治疗

争议颇多，包括非手术方法（进行或不进行闭合复位）、骨块切除及假体置换。不论是采取闭合或切开复位，都应争取获得解剖复位，因为即使轻度移位亦可影响关节活动。若不考虑骨折类型，要想获得良好疗效，术后康复至关重要。

(一) 非手术治疗

对无移位骨折可行石膏后托固定 3 周。对成人移位骨折，并不建议闭合复位；儿童和青少年移位骨折，可首选闭合复位，可望获得快速而完全的骨愈合。

如有可能，可对 I 型骨折试行闭合复位，伸肘位对前臂进行牵引，直接对骨折处进行施压以获得复位。对肘部施加内翻应力,可使外侧开口加大,有利于骨折复位。一旦复位满意,应保持屈肘,由桡骨头的挤压作用来维持骨折块的复位。尽管有人强调应在最大屈肘位固定以维持复位,但应注意对严重肿胀者应减少屈肘,以防出现缺血性挛缩。前臂旋前有助于桡骨头对骨折块的稳定作用。完全复位后,应将肘部制动3～4周。

(二)手术治疗

手术难度较大,因为即使获得了解剖复位,也做到了术后早期活动,仍可能发生部分或完全性的肘关节僵硬。

因骨折块位于关节囊内,并且常旋转90°,充分的手术显露很有必要。可采取后外侧入路,在肘肌前方进入关节,注意保护桡神经深支。此切口稍偏前方,优点是术中可以避开后方的肱尺韧带,减少发生后外侧旋转不稳定的危险,且不易损伤桡神经深支。若术中或原始损伤累及了后外侧韧带复合体,应在术中行一期修补,并可将其与骨骼进行锚式固定,术后将前臂置于旋后位短期制动,以维护这种修补术的效果。

术中固定可采用松质骨螺钉、克氏针及可吸收螺丝钉固定骨折块,其中以松质骨螺钉的固定效果最好,螺丝钉可自后方向前旋入固定。手术目的是恢复关节面解剖,并给予稳定固定,以允许术后早期活动。若骨折块不甚粉碎,复位满意后用松质骨螺钉固定稳定可靠,术后则不必进行制动,可立即进行屈伸功能锻炼,临床疗效较为满意。对粉碎严重的骨折,普通螺钉或克氏针固定常很难达到理想效果,则可采用外固定架固定。若骨折块太小或严重粉碎,则可考虑行碎骨块切除。对移位骨折,Smith认为骨折块切除的疗效优于进行闭合或切开复位,并建议早期行切除术,而不是伤后4～5天血肿和渗出开始机化时手术。术后只用夹板或石膏制动2～3天即可开始进行关节活动。骨折块切除术后发生桡骨向近端移位和下尺桡关节的异常并不多见。如果确实因骨折块太小,无法进行复位及固定,遗留在关节内又将成为游离体,进行早期切除有助于功能恢复;但对完全骨折,尤其是骨折累及滑车桡侧时,早期进行骨折块的切除显然不合适,将造成关节活动受限和外翻不稳定。

Jakobsson建议用金属假肢来重建肱骨远端关节面,以避免发生肱骨小头骨折块的无菌性坏死和维持肘关节稳定性,但此种治疗没有得到普遍开展。

对陈旧性骨折伴明显移位而影响肘关节功能时,无论受伤时间长短,都应将骨折块切除。通过手术包括软组织松解、理疗和功能锻炼,肘关节功能将得到明显改善。反之,如行切开复位内固定,即使达到解剖复位,效果也不理想。

（杨　光）

第六节　肱二头肌长头肌腱断裂

肱二头肌是上臂腹侧的主要肌肉,是强有力的屈肘肌,同时也是前臂的旋后肌。在遭受强有力的收缩或肌腱退变的基础上因一定外力作用,可发生断裂,肱二头肌腱断裂多发生于长头腱。本病属中医"筋断""筋绝"的范畴。临床主要特征是突然肩痛和屈肘功能减弱。

一、病因病理

正常的肱二头肌腱很少发生断裂,年轻人多在缺少准备而强力收缩时使肱二头肌腱发生断裂。中年人则因原有不同程度的退行性改变,大结节、小结节及结节间沟有骨赘存在,或肱二头肌腱在结节间沟有粘连,一旦强烈收缩而发生撕裂。许多职业因需要上臂维持外展内旋位,肌腱正对小结节,不但有滑脱倾向,并且增加了肌腱与骨的摩擦,促进变性,更容易断裂。大部分断裂由肱二头肌强力收缩所致的间接暴力引起,极少数在肩部外伤中因直接暴力造成。

断裂最多发生在二头肌腱刚穿出关节囊处的下方之处。断裂的近侧段为活动的关节囊内侧部分,远段相对固定并与肌腹相连接。断裂处为肌腱活动与固定区的交界点。少数断裂发生于盂上粗隆长腱起点处,或肌腹与肌腱交界处,甚至肌腹本身断裂。二头肌腱止点,也可发生断裂。

肱二头肌腱断裂通常为完全性,偶见部分性断裂。完全断裂时肌腱常卷曲在结节间沟以下,部分性断裂者撕裂的纤维可以重新附着于二头肌沟。

二、临床表现与诊断

正常或仅有轻度变性的肌腱发生断裂时,常有二头肌抗阻力强烈收缩的外伤史,伤时可闻及尖锐的撕裂声,伴有肩痛,并放射至上臂的前面。肌腱严重变性者,多无明显外伤或只有轻伤,表现为肩部无力或隐约不适,容易误诊为腱滑膜炎或一般扭伤。

最明显的体征是丰满的肱二头肌肌腹位置异常。近段完全断裂者,在两肘同时用力屈曲时进行比较,可见病侧肌腹下移至上臂下,松软而肌张力较健侧低,二头肌与三头肌间的间隙增大。部分性撕裂时,肌腹位置和大小取决于撕裂范围以及肌腹从断裂处回缩的距离。横过肌腹的断裂可形成裂隙,其大小则取决于撕裂肌纤维的数量。

如断裂发生在肌腱的无血管区,则无瘀斑出现。发生在肌腹或肌腹与肌腱交界处,可在上臂前下方形成瘀斑或出现血肿。新鲜断裂者,有自发疼痛,按压肌肉或二头肌沟时有压痛,出现功能障碍,上臂无力。慢性或陈旧性断裂者,只有少许酸痛,功能障碍轻微,常仅有旋转和外展受限。检查二头肌腱断裂有几种试验,其中以 Yergarson 征最有价值,即屈肘抗阻力旋后时疼痛,并牵涉至肩前内方。

三、治疗

对于慢性损伤的老年患者,或陈旧性肌腱断裂,但无功能障碍者,可采用非手术治疗。

(一)手法治疗

急性期以轻手法为主,慢性期手法宜稍重,施行手法时,先用拿法,由远至近捏拿肱二头肌肌腹及肌腱,以疏通筋络。然后由上臂的远端向肩部顺推 5~6 次,以理顺筋络、舒筋活血。

(二)固定方法

急性损伤者,一般将患肢用三角巾悬吊胸前位 3~4 周。

(三)医疗练功

早期宜做握拳和腕部的功能锻炼,解除固定后应加强肩及肘关节的功能活动。

(四)药物治疗

1.内服药

(1)血瘀气滞证:肩部肿胀,或见瘀斑,上臂可扪及隆起包块,疼痛拒按,功能受限。舌质暗或有瘀斑,苔白或薄黄,脉弦或涩。治以活血化瘀、行气止痛,方用活血止痛汤、活血舒筋汤。

(2)筋脉失养证:伤后迁延,局部酸痛,喜揉喜按,肩部无力,肌肉萎缩。舌淡胖,苔白滑,脉沉弦或涩。治以养血壮筋,方用壮筋养血汤加减。

2.外用药

局部瘀肿者,可外敷双柏散、消炎散、消瘀止痛药膏等。陈伤者,可外擦正红花油、万花油等。

(五)手术治疗

喙突是提供肱二头肌长头附着的最合适部位,能保持其屈肘功能,但有时肌腱远段不能达到喙突,尤其是陈旧性者,则可采用肱二头肌沟作为次选附着部位。

肌腹或肌腹肌腱交界处的断裂,宜作较深的"8"字形间断缝合;不够牢固者,可应用阔筋膜加固。陈旧性断裂需要切除较多瘢痕者,常需筋膜移植加固。

手术取肩部前上方切口,自喙突水平至上臂中段,辨清断裂部位,仔细游离肌腱和肌腹,注意避免伤及肌皮神经。探查二头肌沟,寻找近侧肌腱,如果回缩在关节内,则沿喙肱韧带打开关节囊,切除囊内游离肌腱。显露喙突并在其尖端作1.5 cm垂直切口,延长至联合肌腱,骨膜下显露后,在喙突上做一小沟,将二头肌腱远侧断端穿过此沟,在轻度张力下,用尼龙线固定之,并将该肌腱的近侧5 cm长与联合肌腱缝合。

肌腱不能附着于喙突者,在二头肌沟上选好固定点,用骨凿凿至有血溢出,然后把肌腱置于沟中,间断缝合固定于沟内,并通过横韧带下方,也可用门字钉固定肌腱。

术后应用颈腕吊带,第1天开始摆动上臂,每3～4小时活动1次。第4～5天去除颈腕吊带,增加摆动范围,以不痛为限。3周末可以开始日常活动,功能完全恢复需3～4个月。

(孙　涛)

第七节　肱二头肌长头肌腱滑脱

本病又称肱二头肌长头肌腱脱位,是指肱二头肌长头滑离结节间沟,停留于肱骨小结节或肩胛下肌之上。

肱二头肌长头肌腱起于肩胛骨盂上结节,向下越过肱骨头进入结节间沟。结节间沟的内侧为小结节、肩胛下肌和胸大肌,外侧为大结节、冈上肌和冈下肌,沟的前侧覆盖横韧带,肱二头肌长头就处于此纵行的骨纤维管内。肩关节活动时肌腱在沟内有一定的滑动,尤其是肩外展、外旋时滑动的范围较大。

一、病因病理

退行性变为内因,外因则为损伤。肱二头肌肌腱由肱骨横韧带维持在结节间沟中,横韧带的近端有旋转袖的纤维加强。横韧带纤维过度牵张或撕裂时,可造成肌腱的半脱位或脱位,结节间沟过浅时更易发生。上臂处于内旋位置时,肌腱也易于从沟壁弹起,此时小结节犹如滑车,肌腱处于机械学上最不利的位置,旋转袖以及大小结节的退行性改变也可增加肌腱的松弛度。多为结节间沟前方肱骨横韧带撕裂,肌腱滑脱于肌腱沟外。

二、临床表现与诊断

老年人因有退行性变基础较为多见，而年轻发病者多有急性外伤史。在剧烈运动扭伤后，立即发生疼痛，肩部可感觉到或听到尖锐的拍打声。肩部肿胀、屈肘位旋转上臂时发出弹响声，系因肩外旋时肌腱滑出腱沟，内旋时又滑回沟内所引起。检查时可一手固定患者于屈肘 90°位，并做内外旋转，另一手在二头肌腱最上端处触摸，可以明确感觉到肌腱在腱沟内滑进滑出，并有疼痛。

X 线检查特殊位置摄片可以发现腱沟变浅或其他异常。

三、治疗

（一）手法治疗

令患者坐位。术者一手四指放于患侧肩上部，掌心对着腋前侧，拇指放于三角肌前缘的 1/3 处，用力抵住肱骨颈部（肱二头肌长头肌腱处），另手握患腕部，掌心向前，肩外展至 60°，并前屈 40°，两手对抗牵引。在牵引下将患者前臂逐渐旋后，并将肩放回至 40°外展位，将放下的前臂尽量旋后。此时，用拇指掌面桡侧用力向外上推擦滑脱的肱二头肌长头肌腱，同时将患肢作急剧旋前活动，即可复位。如肱二头肌长头肌腱向上嵌入肌腱管内，则须在肱二头肌肌腱及腱联合处弹拨，将嵌入的肌腱向外拨出再行复位。

（二）固定方法

可屈肘位悬吊上肢制动 2～3 周。避免外展、外旋。

（三）医疗练功

解除制动后，应立即进行上肢主动的功能活动。

（四）药物治疗

1.内服药

（1）血瘀气滞证：肩部肿胀，或见瘀斑，上臂可扪及隆起包块，疼痛拒按，功能受限。舌质暗或有瘀斑，苔白或薄黄，脉弦或涩。治以活血化瘀，行气止痛，方用活血止痛汤、活血舒筋汤。

（2）筋脉失养证：伤后迁延，局部酸痛，喜揉喜按，肩部无力，肌肉萎缩。舌淡胖，苔白滑，脉沉弦或涩。治以养血壮筋，方用壮筋养血汤加减。

2.外用药

局部瘀肿者，可外敷双柏散、消炎散、消瘀止痛药膏等。陈伤者，可外擦正红花油、万花油等。

（五）封闭疗法

如疼痛剧烈，可在沟内作醋酸氢化可的松（或确炎舒松 A）和普鲁卡因局部封闭，常能缓解症状。一旦急性症状消退，立即开始主动活动。

（六）手术治疗

非手术治疗无效者，可考虑手术固定肌腱。在肩胛盂上方肱二头肌长头起点处切断肌腱附着点，年轻患者将该腱远段固定于喙突，老年人则附着于喙突或二头肌沟均可，根据损伤病理情况而定。术中应仔细检查肩峰下区和喙肩弓，上臂外展时，肱骨大结节如与喙肩弓碰撞，必须予以纠正。有人认为在做肱二头肌肌腱的任何手术时，都宜切除喙肩韧带甚至前突的肩峰，以保证肱骨头的充分活动，从而发挥二头肌腱的作用。术后三角巾悬吊，4 周后开始活动。6 周后可以充分练习活动。

（孙　涛）

第六章 肘部及前臂损伤

第一节 肘关节扭挫伤

肘关节扭挫伤是常见的肘部闭合性损伤,凡使肘关节发生超过正常活动范围的运动,均可导致肘部筋的损伤。

肘关节是复合关节,由肱尺关节、肱桡关节、桡尺近侧关节组成,有共同的关节囊包绕。肘关节的关节囊前后壁薄而松弛,尤以后壁为甚。两侧壁增厚并有桡侧副韧带和尺侧副韧带加强,桡骨头有桡骨环状韧带包绕。肘关节前后的肌肉相当强大,屈伸运动有力,屈伸运动范围约为140°,屈曲时主要受到上臂和前臂的限制,伸直时主要受关节前部的关节囊和肌肉的限制。肘关节做旋转运动时,桡尺近侧关节必须与桡尺远侧关节联动,旋前和旋后运动的范围为140°~150°。由于肘关节活动较多,所以扭挫伤的机会亦多见。

一、病因病理

直接暴力的打击可造成肘关节挫伤。间接暴力致伤较多见,如跌仆、由高坠下、失足滑倒,手掌着地,肘关节处于过度外展、伸直位置,迫使肘关节过度扭转,即可致肘关节扭伤。此外,在日常工作和生活中做前臂过度拧扭动作,以及做投掷运动时姿势不正确,均有可能造成肘关节扭伤。临床上以关节囊、侧副韧带和肌腱等损伤多见。受伤后可因滑膜、关节囊、韧带等组织的扭挫或撕裂,引起局部充血、水肿,严重者关节内出血、渗出,影响肘关节的功能。

二、临床表现与诊断

有明显的外伤史,肘关节处于半屈位,肘部呈弥散性肿胀疼痛,功能障碍,有时出现青紫瘀斑,多以桡后侧较明显,压痛点往往在肘关节的内后方和内侧副韧带附着部。

初起时肘部疼痛,活动无力,肿胀常因关节内积液、鹰嘴窝脂肪垫炎,或肱桡关节后滑液囊肿胀而加重,伸肘时鹰嘴窝消失。

部分肘部扭挫伤患者,有可能是肘关节半脱位或脱位后已自动复位,只有关节明显肿胀,而无半脱位或脱位征象,易误认为单纯扭挫伤。

若肿胀消失,疼痛较轻,但肘关节的伸屈功能不见好转,压痛点仍在肘后内侧,局部的肌肉皮肤较硬,可通过 X 线检查,确定是否合并骨化性肌炎。

严重的扭挫伤要与骨折相区别,环状韧带的断裂常使桡骨头脱位合并尺骨上段骨折,在成人,可通过 X 线片确定有无合并骨折,在儿童骨骺损伤时较难区别,可与健侧同时拍片对比检查,以免漏诊。

三、治疗

肘关节扭挫伤早期施行手法矫正筋骨细微的错缝,外敷和内服中药,局部有效的制动;中后期提倡主动的功能锻炼,配合手法理筋按摩,中药熏洗剂外洗,或搽擦药涂搽,内服温经散寒、养血舒筋、活血通络药物,以及理疗等,均可取得良好的效果。

肘关节扭挫伤的早期,首要给予患肘固定,局部外敷消瘀退肿止痛类中药,轻伤一般用三角巾悬吊,肘关节置于 90°功能位 1～2 周即可。有侧副韧带或关节囊撕裂时,必须予以良好的固定,可用上肢屈曲型杉树皮托板或石膏托固定患肢 2～3 周,固定期间仅行手指和腕关节屈伸和肩部的功能锻炼,严格限制肘关节屈伸活动。外固定过久,会影响关节功能恢复,常可造成肌肉萎缩、关节粘连,甚至出现关节强直,主要还是得靠患者积极主动的功能锻炼逐步恢复,不能使用粗暴的被动锻炼方法。肘关节损伤后功能的恢复不能操之过急,否则会适得其反。

(一)手法治疗

手法治疗的目的在于整复可能存在的关节微细错缝,拽出嵌入关节内的软组织,理顺撕裂的筋肉。对伤后短时间内即来就诊者,可施以整理手法,调整关节错缝和撕裂的筋肉,仅 1～2 次即可,不宜反复实施。常用的手法如下。

1.掂挺法

术者将患侧腕部夹于腋下,掌心朝上,肘尖朝下,术者双手掌环握肘部,轻轻地向肘外上侧摇摆,同时灵活地做肘部向上掂挺 1～2 次,稍有错落处,可听到调整的响声。

2.伸挺法

术者左手托患侧肘部,右手握患侧腕,先作适当范围的肘关节屈伸活动 1 次,使肌肉放松,待患肘处于半伸直位时,握患侧腕部的手放松并顺势将前臂伸直,配合左手掌将患肘向上一挺伸,亦可听到响声,此时术者的手仍应扶持腕部,以防摆动(图 6-1)。

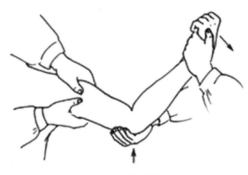

图 6-1　伸挺法

关节微细错缝矫正后,术者以两手掌环抱肘部,轻轻按压 1～2 分钟,有减轻疼痛的作用。然后将肘关节内外两侧的筋肉轻轻地拿捏平整,但不宜反复操作。

固定期间由于肿胀较明显,一般不用手法按摩。2～3 周后,为了防止肘关节粘连,可应用轻柔的手法进行按摩,给予点穴、揉按、分筋、肘关节屈伸活动等手法,每次 15～20 分钟,每天 1 次,以达到舒筋活血通络、消肿止痛、滑利关节的作用。施行手法治疗时,动作要轻柔,切忌粗暴、过多的反复推拿和强力屈伸关节。

（二）药物治疗

中药内服外用是治疗肘关节扭挫伤常用的一种内外兼治的方法,具有散瘀消肿、活血止痛、舒筋活络的功效。应用时宜根据扭挫伤的轻重、缓急、久暂、虚实辨证用药。

1.外用药

急性扭挫伤局部瘀肿者,可选用消瘀止痛膏、双柏散或消炎散等外敷;肿痛消退后,可用上肢损伤洗方,海桐皮汤煎水熏洗。

2.内服药

可按损伤早期和后期临床证候的不同辨证用药。

（1）瘀滞证:损伤早期,肘部疼痛,弥漫性肿胀、瘀斑。局部压痛,肘关节功能活动受限。舌暗红或有斑点,脉弦紧。治宜散瘀消肿,方用活血止痛汤。肿痛甚者,可加服田三七粉或七厘散;肘部肿痛灼热、口干苦者,可加金银花、蒲公英、天花粉。

（2）虚寒证:多见于后期,肘部酸胀疼痛,劳累后疼痛加重,畏寒喜温。舌质淡,苔薄白,脉沉细。治宜温经散寒、养血通络,方用当归四逆汤加减。气虚者,可加黄芪、人参、白术;关节活动不利者,可加伸筋草、海风藤、威灵仙。

（三）手术治疗

肘关节侧副韧带的损伤多见于尺侧副韧带的损伤,当尺侧副韧带完全断裂时,两断端之间存在裂隙,被动活动时肘外翻畸形明显,有时可见异常的侧向运动,甚至有小片撕脱骨折,此种情况宜采用手术治疗。如不行手术,必将形成瘢痕以维持肘关节侧向稳定性,常常会减慢肘关节功能恢复。手术修复侧副韧带取肘关节内侧切口,手术常需切断前臂屈肌抵止点,将屈肌翻开显露尺侧副韧带进行修补或重建。亦有学者主张从内上髁至尺骨结节 1 cm 之间劈开肌肉,显露尺侧副韧带进行修补。术后屈肘石膏托固定 2 周后,改用颈腕带悬吊 1～2 周。

（赵　峰）

第二节　旋后肌综合征

旋后肌综合征系指桡神经深支,即骨间背侧神经在进入旋后肌处被卡压,产生部分神经支配肌肉肌力减弱及麻痹等为主的疾病。临床上较为常见,又称前臂骨间背侧神经卡压综合征、桡神经卡压旋后肌综合征、旋后肌腱弓卡压综合征等。

旋后肌起于肱骨外上髁、尺骨外侧缘上部旋后肌嵴,肌束向外下,止于桡骨前面的上 1/3,肌束分浅、深两层,深层近侧缘为腱性组织,呈弓状,称旋后肌腱弓,又称 Frohse 腱弓（图 6-2）。桡神经在肱骨中下 1/3 段紧贴肱骨,在肘关节上约 3 cm 处分为浅支和深支。浅支主要为感觉纤维,分布在前臂远端桡侧及桡背侧,常有分支发出支配桡侧腕短伸肌。深支进入旋后肌腱弓,即骨间背侧神经,均为肌支,支配的肌肉有旋后肌、指总伸肌、小指固有伸肌、尺侧腕伸肌、拇长展肌、拇短伸肌、拇长伸肌及示指固有伸肌。

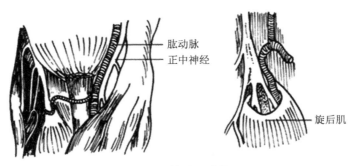

肱动脉
正中神经
旋后肌

图 6-2　旋后肌腱弓

一、病因病理

常见的病因是在日常生活和劳动中肘关节旋转活动过多,特别多见于运用前臂反复做旋转动作的职业人员,如举重、木工、理发等,因反复牵拉旋后肌而致肌肉损伤变性,旋后肌腱弓增生肥厚,直接压迫骨间背侧神经产生症状。此处如发生脂肪瘤、血管瘤、腱鞘囊肿等占位性病变,亦可造成骨间背侧神经功能障碍。肘关节病变或损伤,如类风湿性关节炎、炎性肿胀、孟氏骨折、桡骨头骨折或脱位,以及局部软组织损伤,使其旋后肌腱弓口处形成的瘢痕粘连或压迫等,皆可引起本病。

旋后肌腱弓容纳神经间隙有限,前臂骨间背侧神经在此只有很少的活动余地。由于慢性劳损旋后肌腱弓增厚,或局部肿物的压迫,使前臂骨间背侧神经在变窄小的旋后肌腱弓处受压,神经近端粗大,呈假性神经瘤变化,受压神经苍白、变扁、有压痛,腱弓处遗有压迹,腱弓以下神经外膜水肿和纤维变性,轴束一般无变化,一般切开腱弓松解神经后,病变可逆转,神经功能可恢复。

中医认为本病多因外伤劳损,瘀滞肘部,经络受阻,掣引肢节,以致疼痛麻木;或因冒雨涉水,居所潮湿,风寒湿邪侵袭,客于肘部为病。

二、临床表现与诊断

骨间背侧神经麻痹发病多缓慢,主要表现为该神经所支配的肌肉肌力减弱或麻痹。本病的特征是:垂指而不垂腕,肌肉麻痹而感觉正常。早期为前臂背侧近端局部持续疼痛,无放射感,在前臂活动时疼痛稍有缓解,静息时反而加重,常有夜间痛醒史。伸拇指、伸其余各指或外展拇指减弱或无力,手指呈垂指状,掌指关节不能伸直呈最后的45°。尺侧腕伸肌和桡侧腕伸肌受累时,伸腕力弱且桡偏。压痛点可在桡骨小头背外侧明显地被找到,即相当于旋后肌腱弓压迫骨间背侧神经的体表投影处,重压可引起远端疼痛加剧,或可触到条索状肿物。在伸肘位作伸中指抵抗试验或前臂旋后抵抗试验时,可诱发肱骨外髁内下方疼痛加剧。晚期可见前臂伸肌群萎缩,前臂骨间背侧神经所辖肌肉部分或全部肌肉的不完全性瘫痪或完全性瘫痪。

肌电图检查示伸拇、伸指肌有不同程度震颤,神经传导速度减慢。X线检查则难以确定肘关节附近及软组织损伤。

三、鉴别诊断

肱骨外上髁炎:由于以往对前臂骨间背侧神经卡压症缺乏认识,常易将其混淆为肱骨外上髁炎进行治疗,其治疗缺乏针对性,疗效常不明显。肱骨外上髁炎疼痛和压痛在肱骨外上髁,比较局限。旋后肌综合征系前臂骨间背侧神经受累,疼痛沿着桡神经向上臂和前臂放射,压痛位于前臂近端背侧旋后肌腱弓处,前臂旋后时肘部痛,而肱骨外上髁炎前臂旋前时肘部疼痛明显。此外,伸肘中指抗阻力试验有助于诊断。肱骨外上髁炎无伸拇功能受限与各掌指关节功能障碍。

四、治疗

早期宜采用非手术疗法治疗,急性期患肢适当制动,避免前臂作过度的旋转动作。中医手法理筋、中药内服外用,以及醋酸泼尼松局部封闭等治疗,可获得较好的疗效。晚期已出现明显的神经麻痹症状,经非手术疗法治疗症状改善不明显,经临床检查和肌电图检查,确有前臂骨间背侧神经卡压者,宜早期手术治疗。

(一)手法治疗

1.痛点分筋法

于疼痛部位,术者将拇指置筋结之上,深压着骨,稳力分筋2～3次,可重复1次。

2.屈肘旋转法

术者左掌托患肘,右手握患腕,屈肘旋前、旋后各20次,可重复1次。

3.捏拿伸肌法

术者双手拇指置患臂掌侧,四指置患臂桡骨掌面,依次自上而下捏拿旋后肌、指总伸肌、小指固有伸肌、拇长伸肌、拇短伸肌、拇长展肌等伸肌群,手法用力要均匀,使患臂感到轻松自如。

4.捋顺法

术者一手握患肢手部,另一手以手掌着力于患肢,作上下方向来回捋顺,以透热为度,起到捋顺筋脉、通经活血、缓解软组织痉挛的功效。

(二)药物治疗

1.内服药

(1)瘀滞证:有急性损伤史,肘外侧及前臂近端伸肌群处疼痛、肿胀、灼热,活动痛甚,压痛或触及有肿物。舌红,苔薄黄,脉弦滑或弦细。治宜活血化瘀、消肿止痛,方用和营止痛汤、正骨紫金丹等。

(2)虚寒证:有反复多次劳损史,肘外侧及前臂近端伸肌群处轻度肿胀、疼痛、压痛,劳累后疼痛加重,休息后减轻。手背麻木,手指无力。舌淡,苔薄白,脉沉细。治宜活血止痛、温经通络,方用当归四逆汤加减。

2.外用药

有瘀肿者,可外敷消肿止痛膏,后期用海桐皮汤熏洗。

(三)封闭疗法

用醋酸泼尼松12.5～25.0 mg,加1‰～2‰利多卡因2～4 mL,在肱桡关节下外侧压痛点明显并产生向前臂外侧放射痛处,将注射针头快速刺入,直达桡骨骨面后稍退针,注射药液3～5 mL,注药时出现局部胀痛和前臂外侧放射痛。

(四)练功疗法

(1)可用旋转屈伸、翻掌运臂等练功方法。

(2)屈肘前后:运用于肘、腕、腰、腿部,先左弓箭步,左臂屈肘上提,拳停于眼前,右拳屈肘向后,停于髋关节后,眼看左拳心,换右弓箭步。左右同姿(图6-3)。

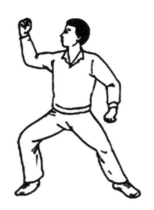

图 6-3　屈肘前后

(3)屈肘上下:适用于肘部颈部。正位,右手掌上举过头,掌心朝天,指尖向左,左手掌下按,掌心向下,指尖朝前。左手移背后下按,指尖朝后,右肘屈曲,手抱枕颈,头向后抬,手向前按,二力相争,背后五指翻转摸背。左右同姿(图 6-4)。

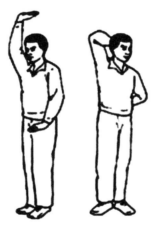

图 6-4　屈肘上下

(五)手术疗法

有明显的神经卡压症状,出现神经麻痹症状较重,经非手术治疗症状无改善,或局部可触及明显包块者,应考虑手术治疗。手术主要是将旋后肌腱弓卡压骨间背侧神经处切开,使神经充分解压。若探查发现有占位性病变,应同时予以切除。

(赵　峰)

第三节　尺骨鹰嘴骨折

一、损伤机制

直接暴力作用于肘关节后侧面,即尺骨鹰嘴后方,跌落伤致上肢受伤,间接作用于肘关节,均可发生鹰嘴骨折。不容置疑的是,肌肉肌腱的张力,包括静态和动态,所产生的应力决定了骨折出现的类型和移位程度。若肘关节遭受到了特别大的暴力或高能量损伤,强大的外力直接作用于前臂近端后侧,使尺桡骨同时向前移位,由于肱骨滑车对尺骨鹰嘴的阻挡,致使其在冠状突水平发生骨折,在骨折端和肱桡关节水平产生明显不稳定。表现为鹰嘴的近骨折端常常向后方明显移位,而尺骨的远骨折端则会和桡骨头一起向前方移位,称为"骨折脱位"或"经鹰嘴的肘关节前脱位"。由于常常是直接暴力创伤所致,故鹰嘴或尺骨近端的骨折大多呈粉碎状,而且多合并有冠状突骨折。这种损伤比单纯的鹰嘴骨折要严重得多。如果尺骨鹰嘴或尺骨近端骨折不能获得良好的解剖复位和稳定的内固定,则易出现持续性或复发性畸形。

二、临床表现

由于尺骨鹰嘴骨折属关节内骨折,所有的尺骨鹰嘴骨折都包含有某种程度的关节内部分,故常常发生关节内出血和渗出,这将导致鹰嘴附近的肿胀和疼痛。骨折端可以触及凹陷,并伴有疼痛及活动受限。肘关节不能抗重力伸肘是可以引出的一个最重要体征。它表明肱三头肌的伸肘功能丧失,伸肌装置的连续性中断,并且这个体征的出现与否常常决定如何确定治疗方案。因为尺骨鹰嘴骨折有时合并尺神经损伤,特别是在直接暴力导致严重、广泛、粉碎性骨折时,更易合并尺神经损伤,故应在确定治疗方案之前仔细判断或评定神经系统的功能,以便及时进行处理。

三、放射学检查

在评估尺骨鹰嘴骨折时,最容易出现的一个错误是不能坚持获得一个真正的肘关节侧位 X 线片。在急诊室常常获得的是一个有轻度倾斜的侧位 X 线片,它不能充分判断骨折线的准确长度、骨折粉碎的程度、半月切迹处关节面撕裂的范围以及桡骨头的任何移位。应尽可能获得一个真正的肘关节侧位 X 线片,以准确掌握骨折的特点。前后位 X 线平片也很重要,它可以呈现骨折线在矢状面上的走向。若桡骨头也同时发生了骨折,在侧位 X 线片上可以沿骨折线出现明显挛缩,并且没有成角或移位。

四、骨折分类

有几种分类方法,每一种分类都有其优缺点,但没有一种分类能够全面有效地指导治疗以及合理地选择内固定物。有些学者将鹰嘴骨折仅分为横形、斜形和粉碎性 3 种类型。有的将其分为无移位或轻度移位骨折、横形或斜形移位骨折、粉碎性移位骨折以及其他 4 种类型。Home(1981 年)按骨折线位于关节面的位置将骨折分为近侧中段和远侧三种类型。Holdsworth(1982 年)增加了开放骨折型。Morrey（1995 年）认为骨折移位超过 3 mm 应属移位骨折。Graves(1993 年)把儿童骨折分为骨折移位＜5 mm、骨折移位＞5 mm 和开放骨折 3 型。Mayo Clinic 提出的分型如下:1 型,无移位,1a 型为非粉碎骨折,1b 型是粉碎骨折;2 型,骨折移位,但稳定性良好,移位＞3 mm,侧副韧带完整,前臂相对于肱骨稳定,2a 是非粉碎骨折,2b 属粉碎骨折;3 型,骨折移位,不稳定,前臂相对于肱骨不稳定,是一种真正的骨折脱位,3a 无粉碎骨折,3b 有粉碎骨折。显然,对粉碎性骨折、不稳定者治疗最困难,预后也最差。

现在临床上应用比较流行的是 Colton(1973 年)分类,它简单实用,易于反映骨折的移位程度和骨折形态。1 型,骨折无移位,稳定性好;2 型,骨折有移位,又分为撕脱骨折、横断骨折、粉碎性骨折、骨折脱位。无移位骨折是指移位<2 mm,轻柔屈曲肘关节至90°时骨折块无移位,并且可抗重力伸肘,可以采取保守治疗。

(一)撕脱骨折

在鹰嘴尖端有一小的横形骨折块(近骨折端),与鹰嘴的主要部分(远骨折端)分开,最常见于老年患者。

(二)斜形和横形骨折

骨折线走行呈斜形,自接近于半月切迹的最低处开始,斜向背侧和近端,可以是一个简单的斜形骨折,也可以是由于矢状面骨折或关节面压缩性骨折所导致的粉碎性骨折折线的一部分。

(三)粉碎性骨折

粉碎性骨折包括鹰嘴的所有粉碎骨折,常因直接暴力作用于肘关节后方所致,常有许多平面的骨折,包括较常见的严重的压缩性骨折块,可以合并肱骨远端骨折、前臂骨折以及桡骨头骨折。

(四)骨折-脱位

在冠状突或接近冠状突的部位发生鹰嘴骨折,通过骨折端和肱桡关节的平面产生不稳定,使得尺骨远端和桡骨头一起向前脱位,常继发于严重创伤,如肘后直接遭受高能量撞击等。更为重要的是,骨折的形态决定了这种骨折需要用钢板进行固定,而不是简单地用张力带固定。

五、治疗方法

(一)无移位的稳定骨折

屈肘90°固定1周,以减缓疼痛和肿胀;然后在理疗师的指导下进行轻柔的主动屈伸训练。伤后1周、2周、4周复查X线片,防止骨折再移位。

(二)撕脱骨折

撕脱骨折首选张力带固定(图6-5),亦可进行切除术,将肱三头肌腱重新附丽,主要是根据患者的年龄等具体情况来决定。

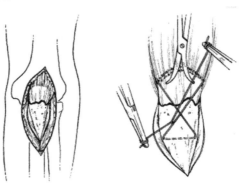

图 6-5　张力带钢丝

(三)无粉碎的横断骨折

无粉碎的横断骨折应行张力带固定。可采取半侧卧位,肘后方入路,注意保护肱三头肌腱在近骨折块上的止点,可用6.5拉力螺丝钉加钢丝固定;若骨折块较小,则用2枚克氏针加钢丝盘绕固定(图6-6)。

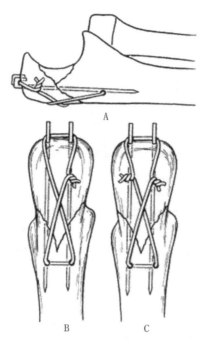

图 6-6　8 字钢丝固定

（四）粉碎的横断骨折

粉碎的横断骨折应行钢板固定。若用张力带固定,可导致鹰嘴变短,活动轨迹异常,关节面变窄,造成关节撞击,活动受限。最好用克氏针加钢丝,再加上钢板固定。有骨缺损明显者,应行一期植骨,以防止关节面塌陷和鹰嘴变形。

（五）伴有或不伴有粉碎的斜形骨折

伴有或不伴有粉碎的斜形骨折用拉力螺钉加钢板固定最为理想,有时亦可用张力带加拉力螺丝钉固定,或用重建钢板固定,1/3 管状钢板易失效。重建钢板不要直接放置在尺骨背侧,否则极易出现伤口的问题,可沿尺骨外侧缘固定。若骨折粉碎,则不宜用张力带固定,最好用钢板固定并行植骨术。重建钢板在强度上优于 1/3 管状钢板,且厚度小于 DCP,钢板近端的固定非常重要,可使用松质骨螺丝钉,但注意不要进入关节内。

（六）斜形骨折

斜形骨折适宜于拉力螺丝钉固定,比较理想的是拉力螺钉加中和钢板,或拉力螺钉通过中和钢板的钉孔拧入。对骨折端的加压应小心。

（七）单纯的粉碎骨折

无尺骨和桡骨头脱位以及无前方软组织撕裂者,可行切除术,肱三头肌腱用不吸收缝线重新附丽于远骨折端,术后允许肘关节早期活动。重要的是要保持侧副韧带,特别是内侧副韧带前束的完整,以保证肘关节的稳定。若骨折累及尺骨干,则不能进行切除术,可行张力带加钢板固定,有骨缺损者应一期植骨。

（八）骨折脱位型

骨与软组织损伤严重,应切开复位内固定,可用钢板加张力带固定。骨折块的一期切除应慎重,否则可致肘关节不稳定。

（九）开放性骨折

内固定并不是禁忌,但需彻底清创。若对鹰嘴的软组织覆盖有疑问,应行局部皮瓣或游离组织转移。有时可延期行内固定治疗。

（赵　峰）

第四节　尺骨冠突骨折

尺骨冠突是尺骨半月关节面的一部分,它可阻止尺骨向后脱位,阻止肱骨向前移位,防止肘关节过度屈曲对维持肘关节的稳定性起重要作用。冠突边缘有肘关节囊附着,前面为肱肌附丽部,尺骨冠突骨折常合并肘关节脱位及肘部骨折,临床上并不少见,常见报道15％肘关节后脱位患者可合并尺骨冠突骨折。而单纯的尺骨冠突骨折较少,多为肱肌猛烈收缩牵拉造成的撕脱性骨折。冠突骨折常并发肘关节的后脱位,如处理不当,可产生创伤性关节炎、疼痛和功能障碍。

一、应用解剖和损伤机制

尺骨冠突在尺骨鹰嘴切迹前方,与鹰嘴共同构成切迹,冠突在切迹之前方与肱骨滑车形成关节,并与外侧桡骨头一起构成肘关节(尺肱桡关节),借助环状韧带,尺桡骨紧密相合,并互成尺桡上关节。尺骨冠突不仅是肱尺关节的主要组成部分,而且也是肘关节内侧副韧带前束,前关节束和肱肌的附着点,起阻止肱二头肌、肱肌和肱三头肌牵拉尺骨向肘后移位的作用,是维持肘关节稳定的主要结构。

冠突有3个关节面,与滑车关节面相合,关节面互相移行。冠状高度是指尺骨冠突尖到滑车切迹的最低点的垂直距离,高的为1.5 cm,低的0.9 cm,儿童的发育4岁时最快,至14～16岁大致长成。

当暴力撞击手掌,冠突受到传导应力,与肱骨滑车相撞。若暴力足以大到引起冠突骨折时,会造成冠突不同程度的骨折,进而发生肘关节后脱位。研究表明,冠突的损伤会对肘关节的稳定性产生影响;与此同时,附丽于冠突前下的肱肌强力收缩还引起间接暴力的冠突撕脱骨折。

二、临床分类

Regan 和 Marry 在 1984 年将冠突骨折分 3 种类型(图 6-7)。

（一）Ⅰ型骨折

冠突尖小骨片骨折(又称撕脱骨折),骨块常游离关节腔内或附着于关节囊壁上。

（二）Ⅱ型骨折

50％的冠突骨折,伴肘关节不稳定,临床上往往行手法石膏外固定,必要时行切开复位内固定。

（三）Ⅲ型骨折

冠突基底部骨折如有移位常伴肘关节后脱位。如冠突骨折无移位者,可单纯石膏固定。临床上偶见冠突纵形骨折合并尺骨鹰嘴骨折,治疗方法同尺骨鹰嘴。

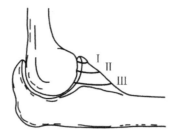

A. 尺骨冠突骨折的Regan-Morrey分类

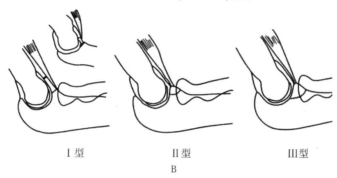

Ⅰ型　　　　　　Ⅱ型　　　　　　Ⅲ型
B

图 6-7　尺骨冠突骨折的分类分型

根据解剖及临床文献报道,尺骨冠突内侧缘高度 1/2 处为尺侧副韧带前束的附着部,冠突骨折常合并该韧带的损伤,而尺侧副韧带前束是肘关节内侧副韧带的主要结构,对肘关节内侧稳定具有重要作用。因此,尺骨冠突骨折的分型应考虑尺侧副韧带前束损伤情况。

此外,还按骨折形态分类,斜形抑或横形骨折,通过冠突骨折与否各有异同,其预后亦有不同。O'Driscoll 从冠突关节面作了骨折分类。

三、诊断

临床上出现的关节肿胀、出血和肘关节的功能障碍情况,仅能提示可疑骨折,而借以确诊的唯一依据是作 X 线检查,可见冠突残缺和骨折线,骨片上移,偶可进入肱尺关节囊内,影响功能。从 X 线片上观察半月切迹是否圆滑,若不圆滑而出现阶梯样,则提示发生骨折,可作为诊断的一个重要指标。骨片进入关节内,以 CT 扫描最形象地描记出部位、骨片大小,必要时亦可行 CT 三维重建检查。

四、治疗

(一)非手术治疗

非手术治疗适用于冠突骨折骨块小或没有移位的患者。仅用石膏托固定,肘关节于屈曲 80°～90°位。2 周解除石膏托,开始活动肘关节,并继续做颈腕带悬吊,间歇行主动肘关节功能锻炼。对骨折块较大,可行手法复位,石膏外固定方法。

(二)手术治疗

O'Driscoll 认为维持尺关节的稳定须具备 3 个条件:完整的关节面、完整的内侧副韧带前束和桡侧副韧带复合体。所以对尺骨冠突骨折的手术治疗,首先恢复骨性解剖结构,其次应重视内侧副韧带的修复和重建,以期获得一个稳定的关节。对关节腔内游离骨块或骨块较大,手法复位失败的患者,均可考虑手术治疗。避免因非手术治疗因神经或肌肉损伤的忽视而造成后期预后不良、活动度降低等现象。

(1)关节腔内的游离骨切摘除术(Ⅰ型)。对较小的冠突骨折,游离于关节腔内,影响肘关节的活动,应行骨块摘除。有条件者,可行肘关节镜下骨块摘除术。

(2)大块冠突骨折,影响尺骨半月关节面。为恢复滑车的屈成关节的稳定性,应进行切开复位与内固定。AO提出开放整复,螺钉内固定方法,从尺侧入路,辨认并保护尺神经,用一薄凿将肱骨内上髁截骨,将内上髁连同附着肌肉和尺神经一起牵向前方,切开关节囊,即可充分显露骨折部,此时可在直视下将冠突复位,并从尺骨背侧穿入螺钉固定,然后再复位内上髁,用预先准备好的螺钉固定,同时检查前关节囊、肱肌和内侧副韧带前束止点,如有损伤一并缝合。最后将尺神经放回原位或行前置术。冠突骨折超过1/2高度必须良好复位,近特制螺钉固定尤为推崇。

(3)冠突切除术。对于冠突骨折愈合和骨质增生,或畸形愈合,影响肘关节正常屈曲时,应手术切除冠突。一般以不超1/2冠突高度为限;如切除超过1/2,可致肘前方不稳定。

对于尺骨冠突粉碎性骨折,由于碎片多少和大小不等,有的与关节囊相连,有的游离于关节腔内影响关节屈曲功能,所以应手术摘除。Ⅲ型骨折患者往往合并尺侧副韧带前束断裂。在冠突骨折的切开内固定时,一定要修复或重建前束。

目前根据骨折类型及肘部合并伤等情况,多数学者采用肘前入路,肘前入路可避开尺神经,直接行冠突骨折的复位内固定术。但采用肘前入路时,注意适当向远侧游离穿过旋前圆肌深浅头的正中神经,防止术中过度牵拉,产生神经症状或损伤正中神经支配前臂屈肌及旋前圆肌的分支。内固定物可选用螺钉包括小的可吸收螺钉或克氏针加张力带及钢丝固定为主,不主张克氏针、钢丝或缝线单一固定。要求尽量牢固固定,争取早期肘关节的功能锻炼。

儿童冠突骨折少见,常合并肘关节后脱位。儿童尺骨冠突骨折在X线上显示骨块虽小,但周围有软骨,因此实际上骨块比X线片所显示的要大。对于儿童冠突骨折的治疗同成人相同。由于儿童冠突骨折大都较易愈合,预后良好。

手术时应注意以下几点:①因尺神经穿过内侧副韧带前束于尺骨的止点外,先游离尺神经并牵开加以保护,避免损伤。术终根据手中情况,可将尺神经放置原位或行尺神经前置术。②内固定尽量留于背侧,以利肘关节功能练习。③注意尺侧副韧带及关节囊等软组织的修复,尤其是尺侧副韧带前束的修复,以防产生肘外翻不稳定。④术中注意微创操作,不要剥离附着于骨块的关节囊等软组织,以防发生骨化性肌炎。⑤冠突骨折多为复杂骨折的一部分,应重视并发症,尤其是肘部合并伤,也是影响预后的重要因素。⑥内固定要加强,争取早期行肘关节的主、被动功能练习,提高治疗效果。

当冠突骨折合并桡骨小头骨折和肘关节脱位为肘部"恐怖三联征"时,应引起重视,诊断时有时须借助X线和CT三维重建,采用特别螺钉,后期采用人工桡骨小头替代切除桡骨小头,有些则不得不采取人工肘关节置换。

五、并发症

(一)早期并发症

可因肘关节屈曲固定时间过长,影响肘关节的活动功能或在锻炼中引起疼痛。

（二）后期并发症

在冠突骨折合并肘关节脱位和臂部软组织有广泛撕裂时，偶可发生肘关节的纤维性僵直。当冠突骨折块落入关节腔内，较难退出，而形成关节内的游离体，游离骨块对关节面造成损伤或发生交锁。因此，关节内骨块一经确认，就需尽早切除。当晚期骨折处骨质增生，形成骨化性肌炎骨突，严重妨碍肘关节活动。

部分冠突骨折术后关节活动范围稍差，但肘关节稳定性良好。关节活动范围减少的常见的原因为关节粘连，另外可能与重建骨无软骨而致术后发生创伤性关节炎有关。因此，在今后的临床中可考虑采用带软骨面且有血供的骨块或人工冠突假体重建，以期术后肘关节功能良好恢复，减少肘关节退变和发生骨性关节炎的可能，提高冠突骨折治疗的效果。

（赵　峰）

第五节　尺桡骨干双骨折

一、受伤机制

（一）直接暴力

直接致伤因素，作用于前臂，骨折通常基本在同一水平。

（二）间接暴力

患者多为跌倒致伤，由于暴力传导，骨折水平多为桡高尺低，常为短斜形。

（三）其他致伤因素

如暴力碾压、扭曲等，多为多段骨折，不规则，且伴不同程度软组织损伤。

二、分型

常用的 AO 分型如图 6-8 所示。

三、治疗原则

闭合复位外固定：用于移位不明显的稳定性前臂双骨折。传统的复位标准，桡骨近端旋后畸形＜30°，尺骨远端的旋转畸形＜10°，尺、桡骨成角畸形＜10°。桡骨的旋转弓应恢复。不稳定的前臂双骨折或稳定性的骨折，闭合复位失败，骨折再移位及伴有其他血管神经并发症的，应行切开复位内固定。

（一）钢板螺钉内固定

钢板螺钉内固定主要是根据 AO 内固定原则发展的内固定系统，用于前臂双骨折的治疗，明确提高了骨折的治疗水平，提高了愈合率，达到早期功能锻炼及恢复的目的。

（二）髓内固定系统

髓内固定系统用于前臂双骨折的治疗，最初应用是 20 世纪 30 年代的克氏针内固定，20 世纪 40 年代以后，较广泛流行的有 Sage 设计的髓内系统，至目前发展到较成熟的带锁髓内钉固定系统。虽然目前带锁髓内钉固定系统用于前臂骨折，意见仍不统一，特别是对于桡骨的髓内固定，但对于尺骨的髓内固定效果目前是比较肯定的。

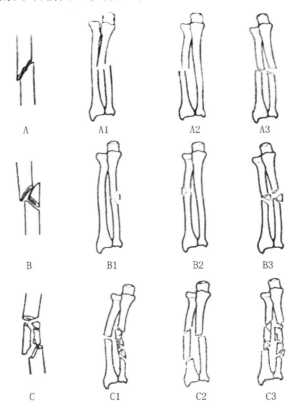

图 6-8　骨折的 AO 分型
A 型:简单骨折;B 型:楔型骨折;C 型:粉碎骨折

　　满意有效的内固定必须能牢固地固定骨折,尽可能地完全消除成角和旋转活动。我们认为用牢固的带锁髓内钉或 AO 加压钢板均可达到此目的。而较薄的钢板,如 1/3 环钢板及单纯圆形可预弯的髓内钉效果欠佳。手术时选用髓内钉或钢板,主要根据各种具体情况来确定。每种器械均有其优点和缺点,在某些骨折中使用其中一种可能比另一种更易成功。在许多尺、桡骨骨折中,用钢板或髓内钉均能得到满意的效果,究竟选用哪一种则主要根据外科医师的训练和经验。

　　AO 加压钢板内固定系统已应用多年,业内比较熟悉,这里不再赘述。而髓内钉固定,特别是前臂髓内钉固定系统,近几年有重新流行的趋势。使用髓内钉固定时,其长度或直径的选择、手术方法和术后处理的不慎都可导致不良的后果,这里着重讨论一下。

　　根据文献,最早广泛使用的前臂髓内钉系统是由 Sage 于 1959 年研制成功的,他曾对 120 具尸体桡骨做解剖,并对 555 例使用髓内固定治疗的骨折作了详细回顾。根据他的设计,预弯的桡骨髓内钉可以保持桡骨的弧度,三角形的横断面可以防止旋转不稳定。桡骨和尺骨 Sage 髓内钉的直径足以充满髓腔,能够做到牢固地固定。虽然在某些医疗机构传统的 Sage 髓内钉仍在应用,但根据 Sage 的研究和临床经验,目前又有更新的髓内钉系统设计应用于临床。

（三）前臂骨折应用髓内钉固定的适应证

（1）多段骨折。

（2）皮肤软组织条件较差（如烧伤）。

（3）某些不愈合或加压钢板固定失败的病例。

（4）多发性损伤。

（5）骨质疏松患者的骨干骨折。

（6）某些Ⅰ型和Ⅱ型开放性骨干骨折病例（使用不扩髓髓内钉）。

（7）大范围的复合伤在治疗广泛的软组织缺损时，可使用不扩髓的尺骨髓内钉作为内部支架，用以保持前臂的长度。

几乎所有前臂的骨干骨折均可应用髓内钉治疗（图6-9）。这些骨折都可使用闭合髓内穿钉技术，同样的方法目前在其他长骨干骨折应用已很成熟。

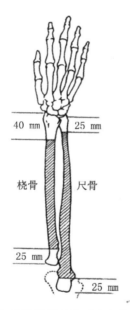

图 6-9　尺、桡骨骨折适用髓内钉的骨折部位

（四）前臂骨折应用髓内钉固定的禁忌证

前臂骨折应用髓内钉固定的禁忌证：①活动性感染。②髓腔＜3 mm。③骨骺未闭者。

包括 Sage 髓内钉在内，有多种不同的前臂髓内钉固定系统，这些器械均可用于闭合性骨折的内固定。髓内钉优于加压钢板之处：①根据使用的开放或闭合穿钉技术，只需要少量剥离或不剥离骨膜。②即使采用开放穿钉技术，也只需要一个较小的手术创口。③使用闭合穿钉技术，一般不需要进行骨移植。④如果需要去除髓内钉，不会出现骨干应力集中所造成的再骨折。同加压钢板和螺丝钉固定不一样，髓内钉固定的可屈曲性足以形成骨旁骨痂。正如 Sage 所推荐的那样，所有需要切开复位的骨干骨折都应做骨移植，通常使用钻和扩髓器时即能获得足够的用于移植的骨材料，因此不需另外采取移植骨。无论使用哪一种髓内钉系统，尺骨钉的入口都是在尺骨近端鹰嘴处。桡骨的钉入口根据钉的不同设计有所不同，其原则是根据钉设计的弧度、预弯等情况加以调整。如 Sage(C)桡骨内钉在桡侧腕长伸肌腱和拇短伸肌腱之间的桡骨茎突插入。

Fore Sight(B)桡骨髓内钉则在 Lister 结节的桡侧腕伸肌腱下插入。Ture-Flex 和 SST(A)桡骨髓内钉的插入口是在 Lister 结节的尺侧拇长伸肌腱下(图 6-10)。所有桡骨髓内钉均应正确插入,并将钉尾埋于骨内,防止发生肌腱磨损和可能的断裂。

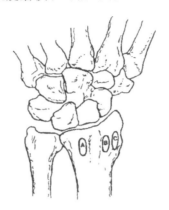

图 6-10　桡骨骨折采用髓内钉固定时,根据不同钉设计的进针点(A、B、C)调整

四、前臂开放骨折

对前臂开放性骨折的治疗原则是不首先做内固定,我们认为以创口冲洗和清创为最初治疗时,并发症较少。这样做能使创口的感染显著降低,或者愈合。如果创口在 10～14 天愈合,即可做适当的内固定。

Anderson 曾报道过采用这种延迟切开复位和加压钢板做内固定的方法治疗开放性骨折的经验。在采用这个方法治疗的 38 例开放性骨折中,没有发生感染。在许多 Gustilo Ⅰ型、Ⅱ型创口中,能够在早期做内固定,而无创口愈合问题。但我们认为延迟固定会更安全。对于单骨骨折,由于延迟内固定骨折重叠所造成的挛缩畸形一般切开后即可复位(图 6-11)。对有广泛软组织损伤的前臂双骨折,为了避免短缩畸形,并方便软组织处理,需要进行植皮等治疗时,可采用外固定支架、牵引石膏,进行整复和骨折的固定,如果软组织损伤范围较大,必须进行皮肤移植和后续的重建治疗,而这些治疗措施又不能通过外固定支架、牵引石膏的窗口完成时,可采用髓内钉来固定前臂。只有通过外固定或内固定方法,使前臂稳定后,才能进行皮肤移植和其他软组织手术。

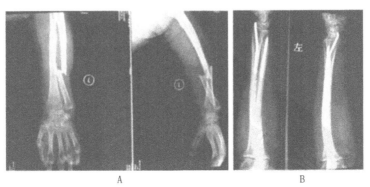

图 6-11　尺、桡骨骨折

A.外伤致尺、桡骨中远端双骨折;B.尺、桡骨骨折髓内钉复位及固定情况

目前,对开放性前臂骨折的治疗趋势为立即清创、切开复位和内固定。有人曾报道,对103例Gustilo Ⅰ型、Ⅱ或ⅢA型前臂开放性骨干骨折,采用立即清创和加压钢板及螺丝钉固定治疗,其中90％效果满意。但ⅢB型和ⅢC型损伤采用此法治疗,疗效不佳,一般用外固定治疗。

五、护理要点

(一)保持有效的固定

注意观察石膏或夹板是否有松动和移位。

(二)维持患肢良好血液循环

术后抬高患肢,观察患肢皮肤的颜色、温度、有无肿胀及桡动脉搏动情况。如出现剧痛,手部皮肤苍白、发凉、麻木,被动伸指疼痛,桡动脉搏动减弱或消失等表现时,提示骨筋膜室综合征的发生,如有缺血表现,立即通知医师处理。

(三)康复锻炼

术后2周开始练习手指屈伸活动和腕关节活动。4周后开始练习肘、肩关节活动。8～10周后X线片证实骨折愈合后,可进行前臂旋转活动。

(赵　峰)

第六节　桡骨干骨折

桡骨干骨折比较少见,患者多为青、少年。桡骨的主要功能是参与前臂的旋转活动和支持前臂。桡骨干上1/3骨质较坚固,具有丰厚的肌肉包裹,不易发生骨折,中、下1/3段肌肉逐渐变为肌腱,容易受直接暴力打击而骨折。在桡骨中、下1/3交界处,为桡骨生理弯曲最大之处,是应力上的弱点,故骨折多发生于此处。

一、病因病理

直接暴力和间接暴力均可造成桡骨干骨折,但多由间接暴力所致。直接暴力多为重物打击于前臂桡侧所造成,以横断或粉碎骨折较常见。间接暴力多为跌倒时手掌撑地,因暴力向上冲击,作用于桡骨干所致,以横断或短斜形骨折较常见。桡骨干骨折,因有尺骨支持,骨折端重叠移位不多,而主要是肌肉造成的旋转移位。在幼儿多为不全或青枝骨折。成人桡骨干上1/3骨折时,附着于桡骨结节的肱二头肌及附着于桡骨上1/3的旋后肌,拉骨折近段向后旋移位;而附着于桡骨中部及下部的旋前圆肌和旋前方肌,拉骨折远段向前旋转移位。桡骨干中1/3或中下1/3骨折时,骨折位于旋前圆肌终止点以下,因肱二头肌与旋后肌的旋后倾向,被旋前圆肌的旋前力量相抵消,骨折近段就处于中立位,而骨折远段被附着于桡骨下端的旋前方肌的影响而向前旋转移位。

二、临床表现与诊断

骨折后局部疼痛、肿胀、压痛和纵向叩击痛。完全性骨折时,可有骨擦音,较表浅的骨段骨折,可触及骨折端。不完全性骨折症状较轻,尚有部分旋转功能。前臂X线正侧位片可明确骨折部位和移位情况,拍摄 X 线片时,应包括上、下尺桡关节,注意检查是否有尺桡关节脱位。

三、治疗

无移位的骨折,先将肘关节屈曲至 90°,矫正成角畸形,再将前臂置于中立位,用前臂夹板或长臂管型石膏固定 4～6 周。对有移位的骨折应以手法整复夹板固定为主。

(一)手法复位夹板固定法

1.手法复位

患者平卧,麻醉下,患肩外展,屈肘 90°。一助手握住肘上部,另一助手握住腕部。两助手作对抗牵引,骨折在中或下 1/3 时,前臂置中立位,在上 1/3 置稍旋后位,牵引 3～5 分钟,待骨折重叠移位矫正后,进行夹挤分骨。在牵引分骨下,术者一手固定近侧断端,另一手的拇指及示、中、环三指,捏住向尺侧倾斜移位远侧断端,并向桡侧提拉,矫正向尺侧移位。若有掌背侧移位可用折顶提按法,加大骨折断端的成角。术者一手将向掌侧移位的骨折端向背侧提拉,另一手拇指将向背侧移位的骨折端向掌侧按捺,一般都可复位成功。

手法整复要领:桡骨骨折后可出现重叠、成角、旋转、侧方移位等 4 种畸形,其中断端的短缩、成角和侧方移位是在暴力作用时发生,而旋转移位则是在骨折以后发生的。由于前臂的主要功能是旋转活动,故如何纠正旋转移位就成为整个治疗的关键。由于有尺骨的支撑,桡骨骨折的短缩重叠移位甚少,但常有桡骨骨折端之间的旋转畸形存在。因此,在整复时,只有恰当地处理好这个主要移位,才能为纠正其他移位创造条件。如上 1/3 骨折,为旋前圆肌止点以上的骨折,则骨折端是介于两旋转肌群之间,近侧断端只有旋后肌附着,则近折端处于旋后位,远折端只有旋前肌附着,则远折端相对旋前,按照骨折远端对近端的原则,首先应将前臂牵引纠正至稍旋后位,以纠正远折端的旋前移位。如桡骨中、下 1/3 骨折,近折端有旋后肌与旋前肌附着,其拮抗作用的结果使近折段仍处于中立位,远折端则受旋前方肌的作用而相对旋前,故应首先纠正远折端的旋前移位至中立位。对于桡骨中、下 1/3 骨折整复侧方移位较容易,而桡骨上 1/3 骨折因局部肌肉丰满则较难整复,但如果能以前臂创伤解剖为基础,使用推挤旋转复位亦较易成功。即整复时将肘关节屈曲纵行牵引,前臂由中立位渐至旋后位,术者两手分别握远近骨折端,将旋后而向桡背侧移位的骨折近端向尺掌侧推挤,同时将旋前而向尺掌侧移位的骨折远端向桡背侧推,使骨折断端相互接触,握远端的助手在牵引下小幅度向后旋转并作轻微的摇晃,使骨折完全对位。

2.固定方法

骨折复位后,用前臂夹板固定,尺侧夹板和桡侧夹板等长,不超过腕关节。在维持牵引下,先放置掌、背侧分骨垫各一个,再放置其他压垫。桡骨上 1/3 骨折须在骨折近端的桡侧再放一个小压垫,以防向桡侧移位。然后放置掌、背侧夹板,用手捏住,再放桡、尺侧夹板。桡骨中 1/3 骨折及下 1/3 骨折,桡侧夹板下端超腕关节,将腕部固定于尺偏位,借紧张的腕桡侧副韧带限制骨折远端向尺侧偏移。两骨折端如有向掌、背侧移位,可用两点加压法放置压垫。夹板用 4 条布带缚扎固定,患肢屈肘 90°。桡骨上 1/3 骨折者,前臂固定于稍旋后位;中、下 1/3 骨折者,应将前臂固定于中立位。用三角带悬吊前臂于胸前,一般固定 4～6 周。

固定要领:无论是手法复位或夹板固定,均应注意恢复和保持桡骨旋转弓的形态,复和保持骨间隙的正常宽度。桡骨旋前弓、旋后弓的减少或消失,骨间隙的变窄,不仅影响前臂旋转力量,也将影响前臂的旋转范围。为了保持桡骨旋转弓的形态和骨间隙的正常宽度,在选择前臂夹板固定时,掌背侧夹板应有足够的宽度,使扎带的约束力主要作用于掌背侧夹板上,尺桡侧夹板宜窄,尺侧夹板下端不宜超过腕关节,强调腕关节应固定于尺偏位以抵消拇长肌及伸拇短肌对骨折端的挤压。

3.医疗练功

初期应鼓励患者作握拳锻炼,待肿胀基本消退后,开始做肩、肘关节活动,如小云手等,但应避免做前臂旋转活动。解除固定后,可做前臂旋转锻炼。

4.药物治疗

按骨折三期辨证用药。

(二)切开复位内固定

不稳定骨折和骨折断端间嵌有软组织手法整复困难者,应行切开复位,以钢板螺丝钉固定,必要时同时植以松质骨干于骨折周围。手术途径在桡骨中下段以采用前臂前外侧切口为宜,经桡侧腕伸肌、肱桡肌与指浅屈肌之间进入,此部位桡骨掌面较平坦,宜将钢板置入掌面。桡骨上1/3则宜选用背侧切口,经伸指总肌与桡侧腕短伸肌之间进入,钢板置于背侧。术后仍以长臂石膏固定较稳妥。

（郭西常）

第七节　桡骨远端骨折

一、概述

桡骨远端骨折是骨科疾病常见的上肢骨折,占急诊处理的所有骨折的1/6以上。是指距离桡腕关节面2.5 cm以内的骨折。年轻患者桡骨远端骨折多为高能量损伤,老年骨质疏松患者多为低能量损伤。虽然多数老年人桡骨远端骨折,尤其是向背侧移位和向背侧成角的关节外骨折保守治疗成功率高,但仍有很多复杂桡骨远端骨折保守效果不好,常见并发症有腕关节疼痛、腕关节畸形、屈伸及旋前旋后功能受限、握力功能下降等。

二、应用解剖

桡骨远端的骨、韧带和其他软组织的解剖对理解损伤机制、诊断、生物力学、损伤分型、治疗有重要意义。桡骨远端是腕关节的重要组成部分。由韧带与骨共同构成的腕关节,对腕关节活动性和支撑轴向负荷的能力至关重要。桡骨远端的骨皮质在干骺端逐渐变薄,松质骨增加,这种骨组织结构形成薄弱区,次部位极易发生骨折,尤其是在老年骨质疏松的病理情况下容易发生骨折。桡骨远端分为3个覆盖关节软骨的关节面:舟骨窝、月骨窝和乙状切迹。桡骨远端第三个明显的关节面是乙状切迹,乙状切迹呈半圆柱形,和尺骨头的凸面形成关节。远端的尺桡关节与前臂远端和腕关节的旋前、旋后活动有关,旋后时尺骨头移向乙状切迹前方;旋前时尺骨头移向后方。

另一个重要解剖结构是三角纤维软骨,次重要稳定结构起自月骨窝的尺侧,延伸至尺骨茎突尺侧,其掌侧缘和背侧缘分别增厚,汇入桡尺掌侧韧带和背侧韧带,构成远端尺桡关节（DRUJ）

的主要稳定结构。DRUJ其他相关稳定结构包括关节囊、三角纤维软骨、骨间膜、尺腕韧带和尺侧腕伸肌鞘。屈肌腱和伸肌腱分别穿过桡骨远端掌侧和背侧，止于掌骨基底或指骨。肱桡肌止于桡骨茎突，是骨折后发生畸形的重要因素。尺侧腕屈肌、尺动脉和尺神经位于桡骨远端的掌尺侧。尺神经和尺动脉穿过 Guyon 管进入手掌。

尺桡骨远端的三柱理论：桡侧柱由舟状窝和桡骨茎突组成，负担约 40% 的轴向负荷，由于尺偏角的存在，舟骨撞击时容易造成侧方向的剪切骨折，此时最好的支撑钢板位置应该位于桡侧。桡侧的骨性支持，提供稳定性。中间柱由月状窝和桡骨半月切迹组成，负担约 40% 的轴向负荷，桡骨远端最重要的部分，由于月骨直接撞击可同时产生背侧、掌侧的剪切骨折，或造成关节面游离的骨块。中间柱承担主要力传导。尺侧柱由尺骨茎突、三角纤维软骨复合体（TFCC）、腕尺侧韧带组成，负担约 20% 的轴向负荷。尺侧柱承担力传导和提供稳定性。

三、影像学检查

(一)X 线检查

所有桡骨远端骨折须拍摄前后位和侧位 X 线片，高能量损伤应包括前臂全长和腕关节正侧位。斜位片对识别骨折移位及关节面受累情况有价值。正位片有助于识别骨折是否累及关节面，以及是否合并腕部的关节内或骨间韧带损伤。舟骨间隙超过 2 mm 或近排骨关节面不平时，高度怀疑合并其他腕部病变。

1.尺偏角(桡骨倾斜度)

桡骨尺侧乙状切迹中点与桡骨茎突最高点的连线，同桡骨长轴垂线之间的夹角，平均值23°，<15°具有手术指征。

2.掌倾角

侧位像上，桡骨长轴的垂线和桡骨上下唇连线间的夹角，平均值 10°，骨折复位要求恢复掌倾角，作为术中复位参考值指标。

3.桡骨茎突高度

指两条垂直于桡骨干长轴的平行线之间的距离，一条经过桡骨茎突尖，另一条经过桡骨远端月骨窝的尺侧角，二者之间平均长度为 12 mm，判断桡骨的短缩程度。

4.AP 距离

侧位上桡骨远端掌侧唇与背侧唇之间的距离，男均值 20 mm，女 18 mm，此值增加意味掌侧和背侧骨块分离，提示桡月窝可能存在经关节面的骨折。

(二)CT 检查

CT 能清晰观察到桡骨乙状切迹、月骨面和舟状窝关节面的完整性和移位情况，矢状面和冠状面及三维重建能够提供骨折块的位置、大小及延伸至桡骨干骺端的影像。多数有移位的桡骨远端骨折同时伴有三角纤维软骨复合体（TFCC）损伤。腕骨间韧带损伤，尤其是舟月韧带损伤，常见于关节内骨折，特别是存在舟状窝和月骨窝分离的骨折。年轻患者高能量桡骨远端骨折伴有舟状骨骨折并不少见。

影像学骨折特征的描述：关节内骨折或关节外骨折，横型、斜型、粉碎性骨折，桡骨移位、桡骨短缩、成角移位、关节内骨折（关节面台阶>2 mm）、腕关节脱位，尺骨茎突骨折（尖、中部、基底部），下尺桡关节损伤（DRUJ）损伤或不稳定，稳定骨折或不稳定骨折。

四、损伤机制

根据损伤机制可将桡骨远端骨折分为五种类型。

(一)关节外弯曲骨折

弯曲骨折(Colles 骨折和 Smith 骨折)是应力作用在桡骨干骺端,一侧皮质受到张力而对侧皮质受到压力导致的骨折。

(二)关节内剪切骨折

掌侧 Barton 骨折、背侧 Barton 骨折、Chaufeur 骨折是轴向传导的力经过近排腕骨作用于桡骨远端的骨折,剪切应力作用时,腕关节掌屈位或背伸位应力导致的掌侧 Barton 骨折、背侧 Barton 骨折。剪切骨折的特征是冠状面骨折,伴腕关节半脱位,腕关节背侧或掌侧不稳定。Chaufeur 骨折是桡骨茎突的剪切骨折。

(三)关节内压缩骨折

关节面骨折合并软骨下骨和干骺端嵌插。压缩力和弯曲力均可造成月骨窝骨折。月骨窝骨折(背侧及掌内侧关节面)、韧带附着点、近排腕骨及尺骨茎突压缩。月骨常是直接压缩的中心,月骨直接撞击桡骨远端背侧面,造成背侧骨折,可见月骨窝增宽,甚至掌内侧骨折块旋转移位。

(四)桡骨尺骨茎突骨折合并桡腕关节半脱位

韧带附着点撕脱骨折包括桡骨茎突骨折和尺骨茎突骨折,多为扭转力,骨折块常伴掌侧移位。

(五)复杂高能量骨折

此类型骨折是弯曲、剪切、压缩、撕脱等损失机制的结合导致关节面粉碎、塌陷,合并尺骨远端不稳定,骨折的粉碎性程度更为严重。

五、骨折分型

分型的目的:指导治疗和判断预后、精确描述骨折、便于交流。

(一)传统人名分型

Colles 骨折、Smith 骨折、Barton 骨折、Chauffeur 骨折。

(二)Fernandez 分型

该型基于受伤机制,对指导临床治疗决策意义较大。

1.Ⅰ型骨折

Ⅰ型骨折是关节外干骺端的折弯骨折,如 Colles 骨折或 Smith 骨折。一处骨皮质被折断,其对侧的骨皮质粉碎并嵌插。

2.Ⅱ型骨折

Ⅱ型骨折是关节内骨折,由剪切应力所致。这些骨折包括掌侧 Barton 骨折、背侧 Barton 骨折及桡骨茎突骨折。

3.Ⅲ型骨折

Ⅲ型骨折是压缩性损伤所引起的关节内骨折和干骺端嵌插,包括复杂的关节内骨折和桡骨Pilon 骨折。

4.Ⅳ型骨折

Ⅳ型骨折是桡腕关节的骨折脱位并有韧带附着处的撕脱骨折。

5.Ⅴ型骨折

Ⅴ型骨折是由于多个力和高速度造成的桡骨远端的广泛损伤。

（三）AO 分型

AO 分型记录骨折类型精细,适合研究,这一方案是以骨关节损伤增加严重程度的顺序制定的。将桡骨远端骨折分为关节外骨折(A 性)、部分关节内骨折(B 型)、完全关节内骨折(C 型)。

1.关节外骨折

关节外骨折是没有累及到桡腕关节和下尺桡关节的骨折,骨折是二部分骨折,其特征是发生在桡骨远端 3～4 cm 处。如果骨折移位,下尺桡关节有一定程度的损伤或破裂。

2.关节内骨折

关节内骨折包括任何累及到桡腕关节或尺桡关节的骨折,移位超过 2 mm。这些骨折进一步分为二、三、四、五部分或更多部分骨折。

（1）二部分关节内骨折:最常见,简单横行弯曲骨折,累及下尺桡关节,未累及桡腕关节。桡骨远端的乙状切迹断裂导致下尺桡关节功能障碍,疼痛和前臂旋转功能受限。累及桡腕关节二部分骨折包括背侧或掌侧 Barton 骨折。这些骨折一般合并桡腕关节半脱位。桡骨茎突骨折(Chauffeur 骨折)和背尺侧嵌插骨折(die-punch 骨折)也是这种类型。

（2）三部分关节内骨折:累及桡骨远端的月骨和舟骨关节面,背纵行的骨折线分开。月骨关节面较为重要,它不仅与桡腕关节相连接,也与下尺桡关节相连接。

（3）四部分关节内骨折:月骨关节面向背侧和掌侧分离关节内骨折,在冠状面上都累及月骨关节面,一定程度上合并下尺桡关节骨折。

（4）五部分或多部分关节内骨折:高能量损伤的桡骨远端关节面骨折。

六、骨折的稳定性判定

（一）稳定性骨折

保守治疗:手法复位后 1～6 天骨折移位,再次复位失败率 87％;7～15 天骨折移位,失败率 50％。适应证如下。

（1）正位片观尺偏角≥15°。

（2）正位片桡骨茎突长度超过尺骨茎突≥7 mm。

（3）侧位片背侧成角＜15°或掌侧成角＜20°。

（4）关节面台阶＜2 mm。

（二）不稳定性骨折

手术治疗。适应证如下。

（1）显著的粉碎性骨折。

（2）骨质疏松患者。

（3）背侧粉碎达 50％或超过干骺端直径。

（4）关节内粉碎性骨折有移位。

（5）关节面移位台阶＞2 mm。

（6）主要骨折块成角＞20°。

（7）短缩＞10 mm。

（8）年龄＞60 岁。

七、治疗

手术目标：尺偏角＞15°；桡骨高度：短缩＜2 mm；掌倾角：≥0°，＜20°；关节面：＜1 mm 的台阶及间隙；下尺桡关节（DRUJ）完整及稳定性。

手术适应证：存在不稳定性的骨折；不稳定的边缘型剪切性骨折；无法复位的关节面骨折；桡腕关节骨折脱位；骨折复位后过早丢失；合并腕管损伤或软组织缺损；合并同侧的前臂或肘关节骨折；陈旧性畸形愈合。

（一）手术入路

1.掌侧入路

（1）掌侧入路适应证：过度背伸的掌侧骨折块/失去掌侧支持；桡腕关节的重建；Colles 骨折；Smith 和反 Barton 骨折。

（2）掌侧手术入路：沿着桡侧腕屈肌肌腱纵向切开皮肤，打开桡侧腕屈肌腱鞘，将肌腱牵向尺侧，避免正中神经损伤。桡侧腕屈肌腱鞘下方拇长屈肌，分离拇长屈肌牵向尺侧，显露旋前方肌，将旋前方肌近端从桡侧缘的起点掀开，在远端转向内侧呈 L 型。纤维移行区位于分水岭线近端数毫米处，在纤维移行处将旋前方肌从骨面锐性掀起，显露骨折线和掌侧骨块。不应为了显露桡骨关节面将韧带从桡骨上分离，容易造成腕关节不稳定。骨折固定后，尽量将纤维移行区倒 L 形切口的水平缘重新缝合，以免内植物激惹表面的软组织。

2.背侧入路

（1）背侧入路的适应证：背尺侧骨折块移位；桡腕关节重建；合并舟骨骨折/腕关节韧带撕裂；早期纠正性截骨（Colles 骨折）。

（2）背侧手术入路：于 Lister 结节表面做直切口，向远侧延伸过桡腕关节线达第二掌腕关节近侧 1 cm 处，向近侧沿桡骨干延伸 3～4 cm。桡神经浅支加以保护。于第三伸肌间室底部显露中间柱，沿拇长伸肌肌腱走行切开伸肌支持带，游离保护拇长伸肌腱。通常在第三和第四伸肌肌间室之间显露桡骨，其次在二和三之间或者一和二之间显露，取决于骨折的类型。骨膜下剥离后显露中间柱，骨膜下掀起第二间室以显露舟状窝的背侧部分，对背侧钢板固定有帮助。闭合切口时，将拇长伸肌肌腱移位至支持带上方，在其下方缝合修补支持带。根据骨折类型选择不同的伸肌肌腱间室入路，需严格评估 X 线片和 CT 后制定术前计划。

3.掌、背侧联合入路

过度背伸的掌侧骨折块/失去掌侧支持；合并关节面塌陷的骨折块；合并背尺侧骨折块；合并腕部韧带撕裂。

（二）骨折复位与固定

桡骨远端骨折治疗需要根据患者的需要和功能的要求，同样的骨折不同年龄选择性不同。最好的治疗选择是结合患者的需要和骨折的特点选择治疗方案。

1.关节外骨折

（1）稳定性骨折：对于关节外稳定性骨折，多数患者可以采用闭合复位石膏外固定治疗。固定时间 5～6 周，1～2 周内需要随访拍片，观察骨折移位情况。

（2）不稳定性骨折（图 6-12、图 6-13、图 6-14）：有移位和广泛粉碎的关节外骨折，同时骨折合并软组织损伤严重不适合长时间管型石膏固定,可以选择经皮穿针结合外固定治疗或者克氏针和石膏固定。如果骨折存在不稳定,而且维持长度和力线十分重要,存在软组织损伤时更适合外固定治疗,外固定在维持骨折位置、改善手的功能优于石膏固定;关节外骨折上述方法未能成功建议切开复位内固定治疗。

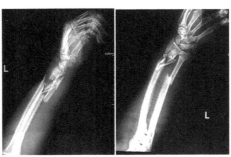

图 6-12　不稳定骨折术前 X 线

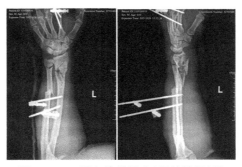

图 6-13　一期急诊外固定(开放性骨折)

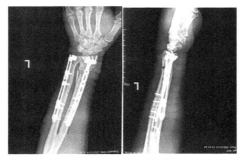

图 6-14　二期切开内固定术后 X 线(尺骨背侧入路、桡骨掌侧入路)

2.关节内骨折

(1)稳定性骨折:治疗累及下尺桡关节或桡腕关节的稳定关节内骨折,治疗原则与稳定性关节外固定相同。累及桡腕关节内的骨折具有不稳定体征,需要每周拍片,观察骨折塌陷和移位情况,直到骨折稳定愈合。

(2)不稳定性骨折:分为以下几种。

1)二部分桡腕关节骨折:高能量、撕脱、二部分桡腕关节骨折脱位(掌侧 Barton 和背侧 Barton 骨折,见图 6-15、图 6-16)需要关节内复位,保证腕关节功能和防止创伤性关节炎。这类不稳定性骨折闭合复位容易再移位。桡腕关节骨折脱位更多发生在骨质强壮的年轻人。多数的掌侧 Barton 的骨折脱位掌侧入路可以解决。注意：基于三柱理论的内固定理念，掌尺侧与背尺侧的骨块须分开各自复位；过度背伸的掌侧骨折块或失去掌侧支持，从掌侧复位；无法通过韧带牵引复位的背尺侧骨折块—从背侧复位。对于不常见的背侧骨折脱位，采用纵行切口，通过第三背侧间隙暴露桡骨远端。在这区域应用钢板和螺钉，经常需要骨折愈合后取出这些钢板和螺钉。

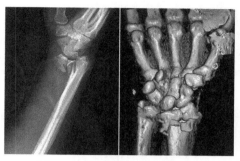

图 6-15　掌侧 Barton 术前 X 线

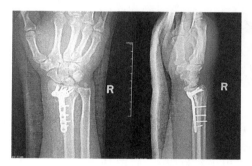

图 6-16　掌侧 Barton 术后 X 线（掌侧入路）

　　2）二部分嵌插骨折（图 6-17、图 6-18、图 6-19）：由于桡骨远端关节面的嵌插所致，累及月骨关节面，月骨关节面背侧部分撕脱下来的骨折称为 die-punch 碎片。此骨折块也可在四部分损伤上看到背尺侧碎片。这些碎骨块需要切开复位的方法才能固定。累及月骨关节面的背侧部分（die-punch 骨折）或整个月骨关节面的二部分嵌插骨折，可以使用外固定架和有限切开技术相结合的方法。治疗桡骨远端舟骨或月骨关节面的分离掌侧边缘骨折，与掌侧 Barton 骨折一样，通过掌侧入路复位骨折使用支撑钢板。

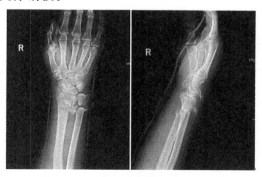

图 6-17　二部分嵌插骨折术前 X 线

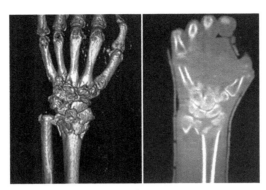

图 6-18　二部分嵌插骨折术前 CT

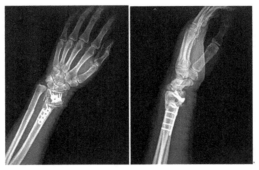

图 6-19　二部分嵌插骨折术后 X 线

3）二部分桡骨茎突骨折：桡骨茎突骨折的解剖复位比较重要，不仅要关节面复位，也要保护好韧带结构。移位的桡骨茎突骨折有内在不稳定性，最好牢固固定，可以用简单的克氏针和石膏固定能获得良好的效果。也可以做螺钉固定，使用时避免损伤桡神经背侧感觉分支。如果闭合复位不能成功，或骨块的后面有明显的干骺端粉碎，茎突骨折合并轴向压缩，需要切开复位。对于粉碎的压缩型有月骨关节面粉碎的茎突骨折，使用外固定架有助于抵消纵向的致畸暴力。

4）三部分关节内骨折（图 6-20、图 6-21、图 6-22）：复杂的关节内骨折多采用综合治疗，外固定、有限切开复位、克氏针植骨等。三部分骨折中，月骨和舟骨关节面碎片分离，彼此间移位或向桡骨近端移位。如果骨折解剖复位，骨折碎片可以使用克氏针固定和外固定维持桡骨轴向长度。如果关节面复位不良，需有限切开或背侧入路辅助手术治疗。术中根据干骺端的缺损情况决定是否需要植骨。

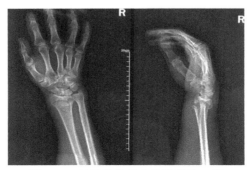

图 6-20　三部分关节内骨折术前 X 线

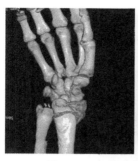
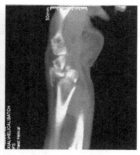

图 6-21　三部分关节内骨折术前 CT

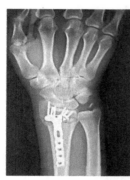
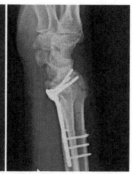

图 6-22　三部分关节内骨折术后 X 线

5)四部分关节内骨折:月骨关节面碎片进一步向背侧和掌侧分离。因为有软组织附着,掌侧月骨关节面骨块比背侧骨块移位明显,闭合复位不理想。掌侧和背侧方向都存在不稳定,需要使用掌侧支撑钢板恢复掌侧皮质稳定,掌侧关节面骨块稳定,可作为支撑使背侧月骨关节面顶起和复位,复位经常需要有限切开或第三间隙背侧入路。

6)五部分或多部分的关节内骨折:高能量损伤,桡骨远端骨关节面粉碎程度严重,术后残留有腕部活动和握力受限,为了获得良好的功能结果和防止晚期创伤关节炎发生,关节面解剖复位是最关键的因素。高能量骨折中,碎片向两个方向移位,需要用掌侧和背侧联合入路。严重的关节面粉碎性骨折可能不能将关节面切开内固定,此时这种情况经常需要早期或延期桡腕关节融合治疗。

3.合并尺骨茎突骨折

桡骨远端骨折合并尺骨茎突骨折非常多见,多数情况下是尺骨茎突尖部撕脱骨折,研究显示这种撕脱骨折对腕关节功能无明显影响。

目前国际上对尺骨茎突骨折固定与否存在争议,建议固定的理由:尺骨茎突基地部骨折可能会导致下尺桡关节的不稳定(下尺桡关节不稳定征象:桡骨较尺骨短缩>5 mm;尺骨茎突基底骨折;正位片下尺桡关节(DRUJ)间隙增宽;侧位片下尺桡关节脱位);疼痛发生率更高,功能评分更差;减弱前臂旋后力量;易发生尺侧腕部疼痛、DRUJ 不稳;活动范围及握力下降。

结论:生物力学实验证明固定尺骨茎突基底撕脱骨折可以有效恢复下尺桡关节的旋转稳定性;可以防止出现尺侧腕部疼痛或下尺桡关节不稳。所以这种尺骨茎突骨折需要切开复位内固定治疗。合并尺骨茎突骨折如何处理:固定桡骨远端骨折后评估 DRUJ 稳定性;稳定/旋后位石膏固定3～4周;不稳定/切开复位内固定术。尺骨茎突手术方法有应用克氏针、螺纹针、小空心螺钉。

4.桡骨超远端粉碎性骨折

钢板固定外加石膏固定；外固定架加撬拨；外固定架加克氏针固定；超远端钢板固定（图 6-23、图 6-24、图 6-25）。

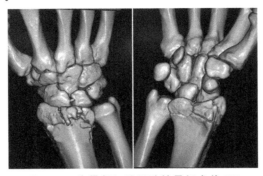

图 6-23　桡骨超远端粉碎性骨折术前 CT

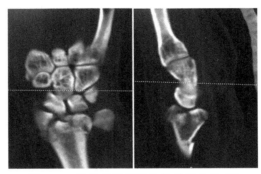

图 6-24　桡骨超远端粉碎性骨折术前 CT

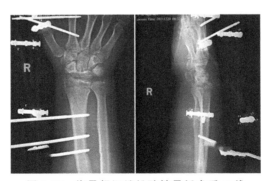

图 6-25　桡骨超远端粉碎性骨折术后 X 线

（郭西常）

第七章

骨盆与髋部损伤

第一节　骨盆骨折

一、骨盆的生物力学

骨盆为一个纯环形结构。很明显,如果环在一处骨折并且有移位,在环的另一侧肯定存在骨折或脱位。前方骨盆骨折可以是耻骨联合和单侧或双侧耻骨支骨折。

(一)骨盆的稳定

骨盆的稳定可以被定义为在生理条件下的力作用于骨盆上而无明显的移位。很明显,骨盆的稳定不仅依赖于骨结构,而且也依赖于坚强的韧带结构将3块骨盆骨连接在一起,即2块无名骨、1块骶骨。如果切除这些韧带结构,骨盆会分为3部分。

骨盆环的稳定依赖于后骶髂负重复合的完整(图7-1)。后部主要的韧带是骶髂韧带、骶结节韧带和骶棘韧带。

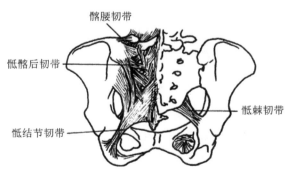

图 7-1　骨盆环后方主要稳定结构(张力带)

复杂的骶髂后韧带复合是非常巧妙的生物力学结构,它可承受从脊柱到下肢的负重力的传导。韧带在骨盆后部稳定中扮演了重要的角色,因为骶骨在拱形中并不形成拱顶石的形状,它的形状恰恰相反。因此,骶髂后骨间韧带为人体中最坚固的韧带以维持骶骨在骨盆环中的正常位置。同样,髂腰韧带连接 L_5 的横突到髂棘和骶髂骨间韧带的纤维横形交织在一起,进一步加强了悬吊机制。骶髂后复合韧带如同一个吊桥的绳索稳定骶骨。

粗大的骶棘韧带从骶骨的外缘横形止于坐骨棘,控制骨盆环的外旋。骶结节韧带大部分起于骶髂后复合到骶棘韧带和延伸至坐骨结节。这个粗大韧带在垂直面走行,控制作用于半骨盆的垂直剪力。因此,骶棘韧带和骶结节韧带相互成90°,很好地控制了作用于骨盆上的2种主要外力,即外旋外力和垂直外力,并以此种方式加强骶髂后韧带。

骶髂前韧带扁平、粗大,虽然没有骶髂后韧带强大,但可控制骨盆环外旋与剪力。

(二)致伤外力作用在骨盆上的类型

作用在骨盆上的大部分暴力为:外旋、内旋(侧方挤压)和在垂直水平上的剪力。

1.外旋

外旋暴力常常由于暴力直接作用在髂后上棘致单髋或双髋强力外旋造成,并引起"开书型"损伤,即耻骨联合分离。如外力进一步延伸,骶棘韧带与骶髂关节前韧带可以损伤(图7-2、图7-3)。

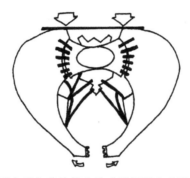

图7-2　骨盆受到由后向前的暴力造成耻骨联合分离的"开书"样损伤

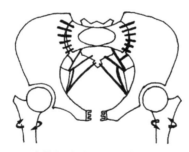

图7-3　下肢的极度外旋也可造成"开书"样损伤

2.内旋(侧方挤压)

内旋外力或外侧挤压力可由暴力直接作用在髂嵴上而产生,常常造成半骨盆向上旋转或所谓"桶柄"骨折,或外力通过股骨头,产生同侧损伤(图7-4、图7-5)。

3.在垂直水平上的剪力

在垂直平面上的剪力通过后骶髂复合骨小梁,而侧方挤压力引起松质骨嵌压,通常韧带结构保持完整,此种情况在侧方挤压型骨折中由于注重耻骨支的骨折,较易使骶骨压缩性骨折漏诊(图7-6)。剪式应力可造成骨的明显移位和广泛软组织结构移位(图7-7)。这个力持续作用于骨盆,超出了软组织的屈服强度,可产生前后移位的骨盆环不稳定。

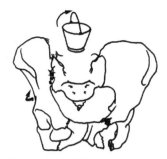

图 7-4 骨盆骨折"桶柄"样损伤

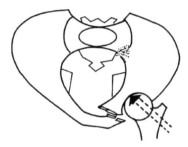

图 7-5 侧方暴力作用在大转子造成髋臼前柱骨折,同侧骶髂后复合也受到损伤

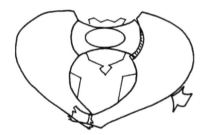

图 7-6 侧方暴力作用在髂嵴造成患侧半骨盆内旋,使骶骨压缩骨折和耻骨支骨折

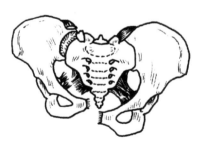

图 7-7 垂直剪力造成的半骨盆移位

二、骨盆骨折分类

骨盆骨折可分为稳定型、不稳定型和其他型。其他型又分为复杂类型骨折、合并髋臼骨折以及前弓完整的骶髂关节脱位。

不稳定的定义为骶髂关节和耻骨联合的活动超出了生理的活动范围,即后骶髂复合由于骨和韧带的移位所造成的不稳定。不稳定损伤有 2 种:其一为外旋外力造成的开书型或前后挤压型损伤;其二为内旋外力造成的侧方挤压型损伤。应牢记外旋外力造成的开书型损伤在外旋位是不稳定的,而侧方挤压型损伤在内旋时是不稳定的。但两者在垂直平面上是稳定的,除非存在剪式应力将后侧韧带结构撕裂。同样,任何超过软组织屈服强度的外力都会造成骨盆的不稳定。

Tile 骨盆骨折分型如下。

(一)骨盆环稳定型骨折

此种骨折多为低能量骨折。例如,髂前上棘和坐骨结节撕脱骨折,因骨盆环完整,称为骨盆环稳定型骨折。

(二)骨盆环部分稳定型骨折

1.开书型骨折(前后挤压型骨折)

外旋外力作用于骨盆造成耻骨联合分离,但是前部损伤亦可使耻骨联合附近的撕脱骨折或者通过耻骨支的骨折。它们分为 3 个阶段。

(1)第一阶段:耻骨联合分离<2.5 cm,可保持骨盆环的稳定。这种情况与妇女生产时不同,骶棘韧带和骶髂前韧带完整(图 7-8)。因此,CT 扫描无骶髂关节前侧张开。

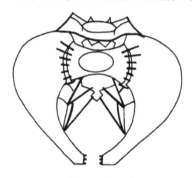

图 7-8　第一阶段开书型骨折

(2)第二阶段:外旋外力到达极限,后部髂骨棘顶在骶骨上。在这种特殊情况下,骶棘韧带和骶髂前韧带断裂,骶髂后韧带完整(图 7-9)。因此,外旋时此种损伤是不稳定的,但只要外力不持续下去而不超过骶髂后韧带的屈服强度,通过内旋可使稳定性恢复。要充分认识到持续的外旋外力超过骶髂后韧带的屈服强度可导致完全的半骨盆分离。这不再是开书型损伤而是最不稳定的骨折(图 7-10)。

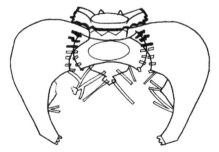

图 7-9　第二阶段开书型骨折

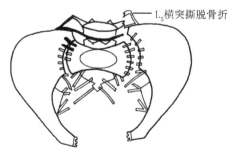

L_5横突撕脱骨折

图 7-10　半骨盆分离

如果暴力继续加大,骶髂后韧带断裂,整个半骨盆失去稳定,此时在 X 线上可见 L_5 横突骨折

（3）第三阶段：耻骨联合分离并波及骨盆内软组织损伤，例如阴道、尿道、膀胱和直肠。

2.侧方挤压骨折

根据损伤位置的前和后，侧方挤压损伤有几种类型。前或后部损伤可以在同侧（Ⅰ型），或者对侧，产生所谓"桶柄"型损伤（Ⅱ型）。"桶柄"型损伤有2种类型：前后相对的损伤或四柱或骑跨骨折，即双耻坐骨支均骨折。

（1）Ⅰ型：同侧损伤。

1）双支骨折：内旋暴力作用在髂骨或直接外力撞击大转子可造成典型的半骨盆外侧挤压或内旋骨折。上下支均骨折在骶髂关节前可造成挤压，通常骶骨后部韧带结构完整。在暴力的作用下，整个半骨盆可挤压到对侧，造成骨盆内膀胱和血管撕裂。组织的回弹可使检查者误诊，因为在X线上骨折无明显移位。

2）耻骨联合交锁：这种少见的损伤是同侧侧方挤压类型的一种形式。当半骨盆内旋时，耻骨联合分离和交锁，使复位极为困难（图7-11）。

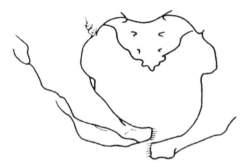

图 7-11　耻骨联合交锁

在侧方挤压暴力下发生少见的耻骨联合交锁伴后方挤压，复位困难

3）不典型类型：在年轻妇女中常常可见到不典型的外侧挤压型损伤。当半骨盆向内移动发生耻骨联合分离和耻骨支骨折，常常波及髋臼前柱的近端。暴力继续使半骨盆内旋，耻骨上支可向下内移位进入会阴（图7-12）。此种损伤实际上是骨盆的开放性损伤，临床上极易漏诊。

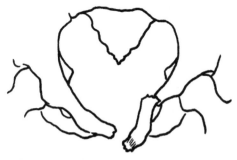

图 7-12　侧方挤压造成耻骨上支的骨折

年轻妇女常见，有时耻骨支刺破阴道造成骨盆开放骨折，临床上较易漏诊

（2）Ⅱ型：桶柄型损伤。桶柄型损伤通常由直接暴力作用在骨盆上造成。前部骨折后常常伴对侧后部损伤或全部前侧四支骨折，亦可存在耻骨联合分离伴两支骨折。这种损伤有其特殊的特征，患侧半骨盆向前上旋转，如同桶柄一样。因此，即使后部结构相对完整，患者会存在双腿长度的差异。通常后侧结构嵌插，在查体时很易察觉畸形。在复位这种骨折时需要纠正旋转而不

是单纯在垂直面上的牵引。

随着持续内旋,后侧结构受损,产生某些不稳定。但前方的骶髂嵌插通常很稳定,使复位极为困难。

3.完全不稳定型骨折

不稳定型骨折意味着骨盆床的断裂,其中包括后侧结构以及骶棘韧带和骶结节韧带。此种损伤可为单侧,波及一侧后骶髂复合或可为双侧都受累。X线显示 L_5 椎体横突撕脱骨折或骶棘韧带附着点撕脱骨折。CT可进一步证实这种损伤。为明确诊断,建议所有病例都应用CT检查。

三、临床表现

骨盆环损伤的物理检查是非常重要的,无论是在急诊室或手术室,其基本判断是相同的。视诊可了解出血的情况,例如腹股沟和臀部的挫伤及肿胀说明存在非常严重的损伤,其下方有出血。阴囊出血常伴前环的损伤。骨盆的触诊可揭示较大的出血或骨折脱位区域的损伤。骨盆骨折的潜行剥脱,Morel-Lavallee 损伤(大转子部软组织损伤)在损伤初期并不明确,但随时间延长可变明显。骨盆前环损伤要高度怀疑尿道损伤。

在潜在骨盆环损伤患者的初诊,首先要证实潜在的不稳定和畸形。诊断骨性的稳定要用双手按两侧髂棘给予内旋、外旋、向上及向下的应力,任何超量的活动均视为异常。患者清醒时由于疼痛检查时非常困难,最好在麻醉下或镇静剂下检查。一旦检查证实骨盆环存在不稳定,禁忌重复检查,因为反复检查可造成进一步出血。存在半骨盆不稳定而有活动性出血的患者,需尽快手术使其达到稳定,对清醒患者耻骨联合与骶髂关节的触诊可证实其真实损伤。同时还要检查畸形情况,包括肢体的长度差异和双侧髋关节旋转不对称。

不要漏诊开放的骨盆骨折。重视会阴及直肠部的软组织检查以及骨盆后部的软组织缺损。对不稳定型损伤推荐使用肛镜,对妇女有移位的前环损伤有必要使用阴道镜检查。骨盆的开放骨折有很高的致残率和死亡率,早期积极治疗,即刻清创,稳定骨盆及开腹探查是治疗的基本原则。

APC-Ⅲ型损伤、垂直剪力、LC-Ⅲ型损伤为高能量损伤,常伴有其他脏器的损伤,75%的患者存在潜在出血,腹部损伤发生率达25%,腰丛损伤达8%～10%,并且60%～80%的患者合并其他骨折。因此对这些骨折要给予充分的重视。

波及骨盆带结构的骨折通常由交通事故或高处坠落伤所致。尽管这些损伤较少见,但其致残率和死亡率很高。由于骨盆骨折的临床体征不明显,所以X线诊断相当重要。X线诊断包括平片和CT,其他辅助技术如血管造影、膀胱造影、骨扫描及MRI等可用于判断伴随的软组织损伤及骨盆内器官的损伤。

作为全面了解骨盆损伤的正位X线片在急诊复苏时常用。然而单独依靠正位X线片可造成错误判断,因为骨盆的前后移位不能从正位X线片上识别。一个重要的解剖特点是在仰卧位骨盆与身体纵轴成 40°～60°角倾斜。因此骨盆的正位片对骨盆缘来讲实际上是斜位。为了多方位了解骨盆的移位情况 Pennal 建议采用入口位及出口位X线片。

骨盆骨折标准的X线评估包括正位、入口位、出口位、Judet 位和轴向 CT。

(一)正位

正位的解剖标志为耻骨联合、耻坐骨支、髂前上、下棘、髂骨嵴、骶骨棘、 S_1 关节、骶骨岬、骶

前孔及 L_5 横突。前弓主要诊断耻坐骨支骨折,耻骨联合分离或两者并存。后弓则存在骶骨骨折,髂骨骨折及骶髂关节脱位,其骨折移位的程度可作为判断骨折稳定与否的指标。其他骨折不稳定的情况也应注意,如 L_5 横突骨折常伴有骨盆垂直不稳定。如存在移位的坐骨棘撕脱骨折,说明骶棘韧带将其撕脱,骨盆存在旋转不稳定。正位相可评价双侧肢体长度是否一致,这可通过测量骶骨纵轴的垂线至股骨头的距离来判断。除此之外,亦可见骨盆的其他骨性标志,如髂耻线、髂坐线、泪滴、髋臼顶及髋臼前后缘。

（二）出口位

患者仰卧位,X线球管从足侧指向耻骨联合并与垂线呈40°角。这种投射有助于显示骨盆在水平面的上移,也可观察矢状面的旋转。此位置可判断后半骨盆环无移位时存在前半骨盆环向上移位的情况。出口位是真正的骶骨正位,骶骨孔在此位置为一个完整的圆,如存在骶骨孔骨折则可清楚地看到。通过骶骨的横形骨折,L_5 横突撕脱骨折及骶骨外缘的撕脱骨折亦可在此位置观察到。

球管向头侧倾斜45°,可很好显示闭孔、骶孔、L_5 横突等骨性结构。

（三）入口位

患者仰卧位,X线球管从头侧指向骨盆部并与垂直线呈40°角。为了充分了解入口位,认识 S_1 前方的骶骨岬(即隆起)非常重要。在真正的入口位,X线束与 S_2、S_3 的骶骨体前方在同一条线上。在此条线上 S_2、S_3 的前侧皮质重叠,在骶骨体的前方形成一条单独的线,此线在骶骨岬后方几毫米代表骶髂螺钉的最前限。

入口位显示骨盆的前后移位优于其他投射位置。近年来研究表明,后骨盆环的最大移位总是出现在入口位中。外侧挤压型损伤造成的髂骨翼内旋,前后挤压造成的髂骨翼外旋以及剪式损伤都可以在入口位中显示。同时入口位对判断骶骨压缩骨折或骶骨翼骨折也有帮助。沿着骶骨翼交叉线细致观察并与对侧比较,可发现骶骨的挤压伤及坐骨棘撕脱骨折。

球管向足侧倾斜45°,可很好显示骶髂关节、坐骨棘耻骨支耻骨联合等骨性结构。

（四）骨盆骨折的 CT 检查

CT 可增加诊断价值。例如,CT 诊断后侧骨间韧带结构非常准确,这对于判断骨盆是否稳定非常有意义。CT 对判断旋转畸形和半骨盆的平移也很重要。例如,骶骨分离、骶孔骨折及 $L_5 \sim S_1$ 区域损伤等只有在轴位 CT 上才能发现。骶髂关节前后皆分离的损伤可通过平片证实,但对于开书型骨折骶髂关节前方损伤而后方完整的情况,只能通过 CT 来诊断。CT 检查亦可诊断伴随的髋臼骨折,如耻骨支骨折可影响髋臼下面的完整性。最后,CT 检查对于识别骶骨翼骨折及嵌插骨折也有非常重要的意义。

四、骨盆骨折的治疗

对多发创伤患者的总体评估的详细讨论不在本部分的讨论范围之内。由于多发创伤合并骨盆骨折患者的死亡率为 $10\% \sim 25\%$,故而其治疗对于骨科医师来说具有很大挑战性的说法是不为过的。由此,对多发创伤患者制定治疗计划必要性的强调从来不会有过度的时候。患者从损伤初始直到骨折固定的治疗必须始终在适当的监护病房中进行。系统治疗计划的执行应在复苏抢救的同时而不是序列进行。

在基本内容里涉及气道、出血和中枢神经系统的问题应优先得到处理。迅速地复苏抢救应同时针对保持气道通畅和纠正休克。在骨盆创伤中,休克会因后腹膜动静脉出血而难以纠正。

基本复苏处理之后的进一步处理包括对气道、出血、中枢神经系统、消化系统、内分泌系统以及骨折的进一步检查。

(一)急救

由于后腹膜出血和骨盆后出血是骨盆创伤的主要并发症,下面把讨论重点放在这个问题上。

伴发此并发症的患者需要大量液体输注。休克的早期处理应包括抗休克充气衣(PSAG)。PSAG 的优点大于缺点,唯一较显著的缺点是无法进行腹部操作。充气衣不能立即放气。在逐步放气的同时应仔细监测血压。收缩压下降＞1.3 kPa(10 mmHg)以上是进一步放气的禁忌证。其他重要指示包括充气时先充腿部后充腹部而放气时顺序相反。

骨折固定属急诊复苏期处理范畴之内。越来越多的证据表明应用简单的前方外固定架即可实现其他介入性疗法很少达到的减少骨盆后静脉出血及骨质出血的作用。因此应早期进行骨盆骨折的固定。目前有一种可在急诊室应用的,不论是否进行骨盆直接固定的骨盆钳。希望此器械能通过使骨盆恢复正常容积从而发挥骨性骨盆的压塞效应以帮助停止静脉出血来减低死亡率。对于骨盆骨折早期固定的详细方法将在下面讨论。

Tile 发现对此类患者的治疗方法中骨盆血管栓塞的价值很小。在他的创伤中心只限于出血主要来源于诸如闭孔动脉或臀上动脉等小口径动脉的患者应用此方法。此方法对于那些存在髂内血管系统中主要血管大量出血的血流动力学不稳定的患者无甚价值,因为血管栓塞并不能控制此种类型的出血并且患者可能在施行过程中死亡。同样,它对静脉性及骨性出血亦无价值。

当患者在应用上述措施如输液,抗休克充气衣和早期骨盆骨折固定后休克得以很好的控制,但当输液量减少时又重新回到休克状态时应考虑小口径动脉出血的可能。在这种情况下,当患者达到血流动力学稳定后将患者转移至血管中心进行动脉造影,若发现小口径动脉存在破裂则用栓塞材料栓塞。

直接手术方法控制出血一般很少应用并且常不成功。手术的主要适应证是开放骨盆骨折合并主要血管损伤而导致低血容量休克的极危重患者。

开放骨盆骨折的死亡率很高,但是开放骨盆骨折的类型,是后侧还是外侧对于预后的判断十分重要。由此开放骨盆骨折并不能如此笼统地放在一起讨论。必须看到一些骨盆骨折实际上相当于创伤性半骨盆切除,并且在极少数情况下完成此半骨盆切除可能挽救生命。

若患者处于重度休克状态(即血压低于 8.0 kPa(60 mmHg)并对输液无反应),必须采取紧急措施以节省时间。若排除了胸腔、腹腔出血则应怀疑后腹膜出血。腹腔镜探查及镜下主动脉结扎可为进行正确方法的止血和血管修复争取时间。

(二)临时固定

临时固定只用于潜在增加骨盆容积的骨折,即宽开书型损伤或不稳定型骨盆骨折。对于占骨盆骨折总数 60% 的 LC 型损伤则很少需要临时固定。

可在急诊室应用骨盆钳(Ganz 钳)以解决无法立即应用外固定架的问题。否则必须急诊应用前方外固定架以获取临时固定。应用前方外固定架可减少骨盆容积从而减少了静脉性和骨性出血。另一个优点是显著缓解疼痛并能使患者处于直立位而保持良好的肺部通气。鉴于这些患者的一般状况极差,简单的外固定架构型即足够经皮在每侧髂骨内置入 2 根互相成 45°的外固定针,1 根置于髂前上棘另 1 根置于髂结节内,在前方以直角四边形构型连接。

生物力学研究表明应用简单构型外固定架即可对开书型骨折提供可靠的稳定性。但是对于不稳定型骨盆骨折,若要使患者能够行走则不论应用多么复杂的外固定架也不能完全地固定骨盆环。复杂的外固定架需要对髂前下棘做过多的解剖显露,而这与急诊期处理原则相抵触。它们在生物力学上有一些优点,但不足以抵消由于手术操作而带来的风险而不值一用。

(三)最终固定

对肌肉骨骼损伤的最终固定依靠对骨折构型的准确诊断。对于稳定的和无移位或微小移位的骨盆骨折,不论骨折类型如何只需对症治疗。此型损伤患者可短期内恢复行走功能,骨盆骨折的影响可以忽略。但有移位的骨盆骨折则需要仔细检查和考虑,如下述。

1.稳定型骨折

(1)开书型(前后挤压型)骨折。

Ⅰ型:开书型骨折Ⅰ型中耻骨联合增宽<2.5 cm时不需特殊治疗。一般此型损伤患者无后方破坏并且骶棘韧带保持完整。因此这种情况与怀孕时耻骨联合所发生的变化相似。在诸如卧床休息等对症治疗后骨折常能彻底愈合并且极少残留任何症状。

Ⅱ型:当耻骨联合增宽>2.5 cm时,医师面临以下几种选择。

1)外固定:如上文所述推荐应用简单的前方外固定架固定骨盆。保持外固定针6~8周;然后松开外固定架摄骨盆应力相以判断耻骨联合是否愈合及其稳定性。若已完全愈合则在此阶段去除外固定针。若未愈合则再应用外固定架固定4周。若不合并垂向移位则患者可很快恢复行走。

可通过在侧卧位或仰卧位时令双下肢充分内旋以达到复位。

2)内固定:若患者合并内脏损伤而需进行经正中旁或Pfannenstiel切口(耻骨上腹部横形半月状切口)行手术时,应用4.5 mm钢板即可维持稳定性。这一步骤需在结束腹部手术后关腹之前进行。在这种情况下,应用被推荐用于在不稳定骨折中固定耻骨联合的双钢板并非必需,因为开书型损伤存在与生俱来的稳定性。

3)髋人字石膏或骨盆吊带:开书型损伤患者亦可通过应用双腿内旋状态下的髋人字石膏或骨盆吊带来治疗。这2种方法较适用于儿童及青少年,Tile主张应用外固定架作为最终治疗方法来治疗此型骨折。

(2)外侧挤压型骨折(LC型骨折):外侧挤压型骨折一般较为稳定,故一般不需手术切开固定,而只应用于需要纠正复位不佳或纠正下肢不等长的情况。由于此型损伤常导致后方结构的压缩以及一个相对稳定的骨盆,只有在患者的临床情况允许的情况下才能进行去压缩和复位。这会因患者的年龄,总体情况,半骨盆旋转的程度以及下肢长度变化的多少的不同而各不相同。对于年轻患者,下肢长度不等>2.5 cm可作为外侧挤压型损伤复位的适应证。这尤其适用于桶柄状损伤。但是必须再次强调大部分外侧挤压型损伤可通过单纯卧床治疗而不需任何外固定或内固定治疗。

如果由于上述原因而需要复位,则可通过用手或借助置入半骨盆内的外固定针使半骨盆外旋来完成。通过安装在连接杆上的把手施与外旋外力,可使桶柄状骨折通过向外侧和后方的去旋转而使后方结构去压缩,从而使骨折得以复位。在一些情况下无法获得满意复位,医师必须决定是否需要选择切开复位这个唯一可选择的手段。

如果在外固定针的帮助下获得复位,则应该在复位后应用一个简单的直方形前方外固定架来维持半骨盆的外旋位置。

内固定方法极少用于治疗外侧挤压型损伤,但在骨折突入会阴部(尤其见于女性)的非典型类型的情况下除外。在此特殊情况下,应用一个小的Pfannenstiel切口即可实现上耻骨支的去旋转,并能通过应用带螺纹针而达到充分的固定。在稳定型损伤中此针可于 6 周后拔除。

注意:外侧挤压型和垂向剪式不稳定损伤是应用骨盆吊带的禁忌证,因为它会导致进一步的骨折移位。

2.不稳定型骨折

应用简单的前方外固定架作为治疗不稳定剪式骨折的最终固定方法是不够的,因为这会在试图使患者行走时导致再次移位。因此有 2 种选择摆在医师面前:一是附加股骨髁上牵引;二是内固定。

(1)骨牵引加外固定:单纯的不稳定型剪式损伤可通过应用前方外固定架固定骨盆并附加股骨髁上牵引的方法而得到安全而充分的治疗。通过临床回顾调查发现,对患者特别是那些存在骶骨骨折,骶髂关节骨折脱位或髂骨骨折的患者应用此方法治疗得到了满意的长期随访结果。即使发生骨折再移位也是很微小并常无临床意义。由于对后方骨盆结构采用内固定的治疗方法会导致很多并发症,所以对于骨科医师处理骨盆创伤特别是单纯骨盆创伤应用此方法要比设计错误的切开复位手术方法安全得多。

牵引必须维持 8～12 周并应用前后位平片和入口相以及必要时的 CT 扫描来监测患者骨折情况。过去主要的问题是过早的活动,这类患者需要更长时间的卧床以获得坚固的骨性愈合。

(2)切开复位内固定:实际上在 1980 年以前没有对骨盆骨折尤其是后方骶髂结构应用内固定方面的报道,并且除了零星的个例报道外几乎没有有关这方面的论著。曾有应用钢板和钢丝固定前耻骨联合的报道,但对后方结构的处理方面的报道几乎没有。过去的十几年中骨盆骨折切开复位内固定的方法风行一时,因此必须检查其是否合理。从自然病史来看占病例总数 60%～65% 的稳定型骨折几乎没有应用内固定治疗的适应证。对于不稳定型骨折,很多患者可通过外固定和牵引的方法得到安全而充分的治疗。由此可见,骨盆后方内固定的方法不应如此频繁应用,而只在显示出明显适应证的病例中应用。从另一角度看,骨盆骨折多为高能量损伤,除四肢多发伤外往往合并内脏损伤。在急诊病情不稳定的情况下很难完成内固定手术,而病情稳定后因时间过长或腹部造瘘管的污染又很难实施二期手术。因此,骨盆骨折的内固定的前提是必须具备高素质、高水平的急救队伍。

1)骨盆骨折内固定治疗的优点:①解剖复位与坚固固定可维持良好的骨盆环稳定性,从而使多发创伤患者的无痛护理更容易进行;②现代内固定技术(尤其是加压技术)应用于骨盆大面积松质骨面上可帮助防止畸形愈合和不愈合。

2)骨盆骨折内固定治疗的缺点如下。①压塞作用丧失和大出血可能:骨盆创伤常伤及臀上动脉(其也可能在手术探查时再次损伤),但由于动脉内血凝块形成而未被发现。由于此类患者需大量输血,因此术后第 5 天至第 10 天时会出现凝血机制缺陷。术中探查骨折时若再次伤及此动脉,到时会导致大出血。②急性创伤期采用后侧切口常导致不能接受的皮肤坏死高发生率,尽管未采取后侧切口,亦在很多严重的垂向剪式不稳定损伤患者中发现皮肤坏死。由于手术中将臀大肌由其附着点上剥离,从而破坏了皮肤下方筋膜等营养皮肤的组织。尽管采取精细的手术操作,供给患者充足的营养以及术前抗生素应用,皮肤坏死的发生率仍很高。③神经损伤:固定骶髂关节的螺钉可能误入骶孔造成神经损伤。因此后方跨越骶髂关节的螺钉的置入一定要十分精确以防止此类并发症的出现。

3)前方内固定适应证。①耻骨联合分离:如果一个合并耻骨联合损伤的患者先由普外,泌尿科或创伤科医师进行了腹腔镜手术或膀胱探查术,此时应用钢板固定已复位的耻骨联合将大大简化处理过程。对于稳定型的开书型骨折,在耻骨联合上方平面应用短 2 孔或 4 孔钢板固定即可获得稳定。如果耻骨联合损伤是不稳定骨盆骨折的一个组成部分,应用双钢板固定以避免垂向与矢状面上移位的方法是可取的。当其与外固定架固定结合则可保持骨折的稳定性。但是在有粪便污染或有耻骨联合上管置入的情况下不宜应用钢板固定,此时采取外固定。②会阴区的有移位骨折:对于在外侧挤压型损伤的非典型类型中那些上耻骨支旋转经耻骨联合进入会阴区的损伤,经一个局限的 Pfannenstiel 切口进入将骨折块去旋转复位并用带螺纹固定针固定骨折直至骨折愈合。也可采用长 3.5 mm 系列螺钉从耻骨结节逆行向前柱方向固定,但操作要在透视下进行,以免螺钉进入关节。③合并前柱的髋臼骨折:如果合并髋臼前柱骨折或横形骨折合并耻骨联合破坏,骶髂关节脱位或髂骨骨折,则可采取髂腹股沟入路以固定骨折的各个组成部分。

4)后方骨折内固定适应证。①后骶髂结构复位不良:有时对后方骶髂结构(尤其是单纯骶髂关节脱位的病例)的闭合复位不能达到满意而常会导致后期慢性骶髂关节疼痛。但是其中有些病例是由于骨折特点而无法闭合复位,因此需要切开复位。②多发创伤:现代外科治疗要求对多发创伤患者的护理在直立体位进行以便改善肺部通气。如果骨盆骨折的不稳定性使之无法满足此要求,切开复位可作为创伤后处理的辅助治疗手段。由于应用前方外固定架固定骨盆可以在最初的几天满足直立体位护理的要求,此适应证应为相对性而并非绝对性。③开放的后方骨盆骨折:对于那些后骶髂结构破坏并且后方皮肤由内向外撕裂的少见损伤类型,适用于其他开放性骨折的处理方法亦在此适用。对于已存在开放伤口的损伤,医师应选择时机按本部分后面所描述的方法固定后方结构。有时根据情况可开放伤口等待二期闭合。但是如果伤口位于会阴区,则是所有类型内固定的禁忌证。必须仔细检查直肠和阴道有无皮肤裂伤以排除潜在的开放骨盆骨折。涉及会阴区的开放骨盆骨折是非常危险的损伤并且死亡率很高。开放骨盆骨折的治疗应包括彻底仔细的清创以及开放伤口换药。骨折应首先应用外固定架固定。实施结肠造瘘、膀胱造口以进行肠道、膀胱分流亦是基本的治疗方法。④骨盆骨折合并后柱的髋臼骨折:切开复位固定骨盆后方结构及髋臼对于一部分骨盆骨折合并横形或后方髋臼骨折的病例来说是适应证。这要求谨慎的决定和周密的术前计划。只有在骨盆骨折复位后才能将髋臼骨折解剖复位。⑤手术时机:一般来讲应等待患者的一般情况改善后,即伤后第 5 天与第 7 天之间予行骨盆切开复位。在这个初始阶段应用外固定架来维持骨盆的相对稳定性。例外的情况是已经进行了腹腔镜或膀胱探查术而显露了耻骨联合;此时应进行一期内固定。另外,在骨盆骨折合并股动脉损伤需要进行修补的少见病例,骨科医师应与血管科医师协作仔细商讨切口的选择使之能在修补血管的同时亦能进行前方耻骨支的固定。正如上文所提及的,后方的开放骨盆骨折可能是切开复位内固定的一个不常见的适应证。⑥抗生素应用:对这些手术患者因手术较大常规术前预防性应用抗生素是必要的。一般在术前静脉注射头孢菌素并持续 48 小时或根据需要持续更长时间。

(3)内固定物的应用。

1)钢板:由于普通钢板很难被预弯成满足骨折固定所需的各个方向上的形态,推荐 3.5 mm 和 4.5 mm 的重建钢板进行骨盆骨折固定。这种钢板可在 2 个平面上塑型并且是最常用的。一般对大多数女性和体格较小的男性应用 3.5 mm 钢板而对体格较大的男性应用 4.5 mm 钢板。对于前柱骨折可应用预定形重建钢板。

2)螺钉:与 2 种型号的标准拉力螺钉(4.0 mm 和 6.5 mm)一样,3.5 mm 和 6.5 mm 全螺纹松质骨螺钉亦是骨盆骨折固定系统的基本组成部分。骨折固定过程中还需要超过 120 mm 的特长螺钉。

3)器械：手术中最困难的部分就是骨盆骨折块的复位，因此需要特殊的骨盆固定钳。这些包括骨折复位巾钳和作用于两螺钉间的骨折复位巾钳。还有一些其他特殊类型的骨盆复位巾钳，可弯曲电钻和丝攻以及万向螺丝刀在骨盆骨折切开复位内固定手术中也是必需的。这些器械扩大了操作范围，尤其方便了对肥胖患者的耻骨联合作前方固定时的操作。需要强调的是如果没有骨盆骨折内固定的特殊器械，手术必须慎重。

（4）前方骨盆固定。

1）耻骨联合固定。①手术入路：如果已进行了经正中线或旁正中线切口的腹部手术，则可简单地通过此切口对耻骨联合进行固定。如果在进行耻骨联合固定手术之前未进行其他手术，采用横形的 Pfannenstiel 切口可得到良好的显露。在急诊病例中腹直肌常被撕脱而很容易分离。医师必须保持在骨骼平面上进行操作以避免损伤膀胱及输尿管。②复位：急诊病例的耻骨联合复位常较容易。应显露闭孔内侧面而后将复位钳插入闭孔内以达到解剖复位。夹紧复位钳时要小心避免将膀胱或输尿管卡在耻骨联合间。③内固定：对于稳定的开书型骨折，在耻骨联合上方平面应用两孔或四孔 3.5 mm 或 4.5 mm 的重建钢板即可得到良好的稳定性。对此类型损伤不需应用外固定架。

对于耻骨联合损伤合并不稳定型的骨盆损伤推荐应用双钢板固定技术。通常用4.5 mm的 2 孔钢板置于耻骨联合上方平面，在靠近耻骨联合两侧用 2 个 6.5 mm 松质骨螺钉固定耻骨联合。为防止垂向移位的发生，常在耻骨联合前方应用钢板（在女性应用 3.5 mm 重建钢板，在男性应用 4.5 mm 重建钢板）以及相应的螺钉固定会增强稳定性。保持这个前方的张力带，当夹紧复位钳时外旋半骨盆可使原先应用的前方外固定架对后方结构产生加压作用。由此可获得良好的稳定性并使患者能够采取直立体位。

2）耻骨支骨折：尽管存在技术上的可行性，但不提倡对耻骨支骨折的直接固定。如果骨折位于外侧，固定此骨折常需采用双侧髂腹股沟入路进行分离显露。假如耻骨支骨折合并了后方骨盆损伤有学者认为采用后侧入路更为恰当，固定此部位骨折的水平要比前方固定的水平高。因此在这种情况下很少进行耻骨支骨折的固定。

（5）后方骨盆固定：后骶髂结构可通过经骶髂关节前方或后方的入路得以显露。目前选择哪种入路仍存在很多争论，但以下几项原则可供参考。第一，采取后方切口的患者在创伤后阶段并发症的发生率很高。在处理的患者中尤其是挤压伤的患者，伤口皮肤坏死的发生率是不能接受的。后方部位的皮肤常处于易损状态下，即使未行手术也可因为下方臀大肌筋膜的撕脱而导致皮肤坏死。因此目前有对骶髂结构进行前方固定的趋势。从前方应用钢板固定可以维持骨盆的稳定性。目前这一更为生理性的入路被越来越多的医师所采用。

因此推荐对于骶髂关节脱位和其他一些骨折脱位采用前侧入路进行内固定，对于一些髂骨骨折和骶骨压缩采用后侧入路进行固定。

（6）前方固定骶髂关节：手术入路由髂嵴后部至髂前上棘上方做一长切口。显露髂嵴后沿骨膜向后剥离髂肌以显露包括骶骨翼在内的骶髂关节。若要进行进一步的显露，可将切口沿髋关节手术的髂股切口或 Smith-Peterson 切口扩展。为保护坐骨神经必须清晰地显露坐骨大切迹。

L_5 神经根由 L_5 和 S_1 之间的椎间孔内穿出并跨越 $L_5 \sim S_1$ 间盘到达骶骨翼，与由 S_1 椎间孔穿出的 S_1 神经根汇合。手术过程中易伤及这些神经，因此在应用复位巾钳或骶骨部分所用钢板超过两孔时要特别小心。

由于此部位十分靠近神经因此该手术方法不适于骶骨骨折，而只用于治疗骶髂关节脱位或髂骨骨折。复位可能十分困难,可在纵轴方向上牵引以及用复位巾钳夹住髂前上棘而将髂骨拉向前方的帮助下进行。应在坐骨大切迹处由前方检查复位情况。

应用2孔或3孔4.5 mm钢板及6.5 mm全螺纹松质骨螺钉固定即可获得良好的稳定性。轻度的钢板过度塑形会对复位有帮助,因为外侧螺钉的紧张有使髂骨向前复位的趋势。在耻骨联合未做内固定时可应用直方形外固定架作为后方结构固定的辅助。关闭伤口并作引流。

如果患者较年轻且骨折固定的稳定性良好,则可采取直立体位但在骨折愈合之前避免负重,大约需6周时间。

(7)后方固定骶髂关节:如前所述,骶髂关节的后侧入路较为安全和直观但易出现诸如伤口皮肤坏死及神经损伤等并发症,因此在操作时应十分小心。其指征包括未复位的骶骨压缩,骶髂关节脱位和骨折脱位。鉴于目前对采用骶髂关节前侧还是后侧入路并无明确的适应证,医师可根据个人喜好做出选择。

手术入路:在髂后上棘外侧跨越臀大肌肌腹作纵向切口。医师在选择切口时应避开骨骼的皮下边缘,尤其是在这个区域。经切口显露髂后上棘及髂嵴区。臀大肌常存在撕脱,沿骨膜下剥离之显露臀上切迹。必须保护经此切迹穿出的坐骨神经。在不稳定型骨折中应用此切口时可用手指经此切迹探查骶骨前部。只有通过此方法才能证实是否获得解剖复位。C形臂机的作用非常重要,尤其对使用跨骶髂关节螺钉时和避免螺钉误入骶孔方面帮助很大。

(8)髂骨骨折:髂骨后部骨折或骶髂关节的骨折脱位适于应用切开复位一期内固定的标准手术操作,即在骨折块间使用拉力螺钉固定后再应用作为中和钢板的4.5 mm或3.5 mm的重建钢板固定骨折。通常应用2块钢板固定以防止发生移位。

(9)骶髂关节脱位:应用螺钉作跨越骶髂关节的固定可获得可靠的固定。螺钉可单独使用亦可经过充当垫片作用的小钢板使用(尤其适用于老年患者)。应用螺钉固定骨折的操作必须十分精细,否则因误入脊髓腔或S_1孔而损伤马尾神经的情况十分常见。此方法应在C形臂机两平面成像的辅助下进行。

上方的螺钉应置入骶骨翼内并进入S_1椎体内。先用1根2 mm克氏针暂时固定并在C形臂机下检查复位情况。当需要做跨越骶髂关节的固定时应使用6.5 mm松质骨拉力螺钉固定。

对于骶髂关节脱位,螺钉长度40～45 mm即足够。但对于骶骨骨折或骶骨骨折不愈合来说,螺钉长度必须足以跨越骨折线并进入S_1椎体。在这种情况下必须应用60～70 mm的长螺钉,因此螺钉的位置变得至关重要。术者必须将手指跨越髂棘顶部并置于骶骨翼上作为指导,电钻和导针的方向、位置必须在C形臂机透视下得以明确。

第2枚螺钉在C形臂机指导下应在S_1孔远端置入。为避免损伤孔内的神经结构,尽管因骨质较薄而致操作极为困难,最后这枚螺钉仍需置于S_1孔远端。此孔可通过C形臂机下显影或可因后方结构破坏和解剖显露而能直接观察到。常用的方法是近端2枚螺钉远端1枚螺钉。

(10)骶骨压缩骶骨棒固定:对于急性骶骨压缩需要经后侧入路行切开复位时,应用骶骨棒可获得既安全又充分的固定。由于固定物并不穿越骶骨而不会导致神经结构的损伤。应用2根骶骨棒固定后方结构可维持良好的稳定性。附加应用前方外固定架会使固定更充分。

切口的选择如上文所述在髂后上棘的外侧。显露一侧后嵴后在其上钻滑动孔,将带螺纹的骶骨棒穿入直至抵到对侧髂后上棘。利用骶骨棒的尖端插入后嵴直至透过髂嵴外板。安装好垫圈和螺帽后将骶骨棒尾部齐螺帽切断。在远端置入第2根骶骨棒。此方法的绝对禁忌证是髂后上棘区域存在骨折。若不存在此损伤,则通过固定可对骶骨压缩产生加压作用而无损伤神经结构的危险。对于需要治疗的骶骨压缩推荐应用此方法。

双侧骶髂关节损伤:对于双侧骶髂关节损伤不能应用骶骨棒固定,除非用螺钉固定至少一侧骶髂关节以防止后方移位的发生。

五、术后处理与康复

术后处理完全依骨质情况和骨折固定情况而定。假如骨质良好并且骨折固定稳定,在双拐帮助下行走是可能的。但是从大多数病例来看,术后一定时期的牵引是明智的并且能防止晚期骨折移位的发生。

骨折不愈合与畸形愈合骨盆骨折不愈合并不罕见,发生率约为3%,因此对这一难题运用上述方法来处理可能是有效的。医师在治疗骨折不愈合之前尤其是那些骨折复位不良的患者,应熟悉上述所有方法。处理这些复杂的问题需要因人而异,而且应认真制定术前方案。纠正垂向移位可能需要行后方髂骨截骨术。若所需矫正的畸形很大(超过2.5 cm),可分步进行。第一步治疗包括清理不愈合的骨折端及前方或后方的矫正性截骨。而后予患者重量为14～18 kg的股骨髁上牵引。在患者清醒的状态下运用放射学方法监测矫正进程。在清醒状态下亦检查有无坐骨神经的问题。在第一次手术后的2～3周行第二次手术固定骨盆。

Matta采用一次手术三阶段方法治疗骨折畸形愈合。首先仰卧位松解骨盆前环的耻骨联合,然后俯卧位使骶髂关节复位固定之,再使患者仰卧位固定耻骨联合,达到较好的效果。

骨盆骨折是一种死亡率很高的严重损伤。其早期处理按多发创伤的处理原则进行。此损伤的并发症很多,包括大出血,空腔脏器破裂尤其是膀胱、输尿管和小肠,以及会阴区的开放伤口。在损伤处理的过程中不应抛开肌肉骨骼系统损伤的处理,而应与其他损伤的处理同时进行。创伤科或骨科医师应认真制定包括骨盆骨折固定在内的早期治疗计划。了解骨盆骨折的各种类型是作出合理决定的基础。

骨折外固定在不稳定骨盆骨折时作为临时固定方法是挽救生命的手段。应迅速而简单地运用之。外固定亦可作为稳定型开书型骨折(前后方向挤压)和外侧挤压损伤中需要通过外旋复位的骨折类型的最终固定方法,并可与股骨髁上牵引或切开复位内固定联合应用。

由于大多数骨盆骨折应用简单牵引的方法即可得到良好的结果,所以内固定的作用并不十分明确。但是的确存在经前侧或后侧入路对前方的耻骨联合及后方的骶髂关节结构应用内固定的适应证。对于骶髂关节脱位和髂骨骨折可采用前侧入路显露骶髂关节,而对髂骨骨折和其他一些骶髂关节的骨折脱位采用后侧入路。应用两根位于后方的骶骨棒固定骶骨骨折,在前方应用钢板固定治疗骶髂关节脱位,应用拉力螺钉和钢板固定的标准操作技术固定髂骨骨折。

最重要的是合并这些骨折的患者多为非常严重的多发创伤患者,并且骨折情况极为复杂。因此不应教条地处理问题而应因人而异。

(郭西常)

第二节　髋臼骨折

一、概述

髋臼由3块骨骼组成:髂骨在上,耻骨在前下,坐骨在后下,至青春期以后三骨的体部才融合为髋臼。从临床诊治的角度出发,Judet和Letournel将髋臼视为包含于半盆前、后两个骨柱内的一个凹窝。前柱又称髂耻柱,由髂骨前半和耻骨组成,包括髋臼前唇、前壁和部分臼顶。后柱又称髂坐柱,由髂骨的坐骨切迹前下部分和坐骨组成,包括髋臼后唇、后壁和部分臼顶。

二、病因、病理

髋臼骨折多由间接暴力造成,因臀部肌肉丰富故直接暴力造成骨折少见。由于遭受暴力时股骨的位置不同,股骨头撞击髋臼的部位即有所不同,因而造成不同类型的髋臼骨折。当髋关节屈曲、内收位时受力,常伤及后柱,并可发生髋关节后脱位;若在外展、外旋位时受力,可造成前柱骨折和前脱位;若暴力沿股骨颈方向传递,即可造成涉及前后柱的横形或粉碎性骨折。严重移位的髋臼骨折,股骨头大部或全部突入骨盆壁内,出现股骨头中心脱位。传达暴力的髋臼骨折,髋臼的月状软骨面和股骨头软骨均有不同程度的损伤,重者股骨头亦可发生骨折。

三、诊断

(一)病史
确切的外伤史。

(二)体征
患侧臀部或大腿根部疼痛、肿胀及皮下青紫瘀斑,髋关节活动障碍。局部有压痛,有时可在伤处扪到骨折块或触及骨擦音。

(三)并发症
若合并有髋关节脱位,后脱位者在臀部可摸到脱出的股骨头,患肢呈黏膝状;前脱位者在大腿前侧可摸到脱出的股骨头,患肢呈不黏膝状;中心型脱位者,患肢呈短缩外展畸形。

(四)X线或CT检查可明确诊断
为了正确评估髋臼骨折,检查时应摄不同体位的X线片,以便了解骨折的准确部位和移位情况。Letoumel对髋臼骨折在Judet 3个角度X线片上的表现进行分类。该方法包括摄患髋正位、髂骨斜位片(IOV)和闭孔斜位片(OOV),它们是诊断髋臼骨折和分类的依据。

正位片显示髂耻线为前柱内缘线,前柱骨折时此线中断;髂坐线为后柱的后外缘,后柱骨折时此线中断;后唇线为臼后壁的游离缘,臼后缘或后壁骨折时后唇线中断或缺如;前唇线为臼前壁的游离缘,前缘或前壁骨折时此线中断或缺如;臼顶和臼内壁的线状影表示其完整性,臼顶线中断为臼顶骨折,说明骨折累及负重区,臼底线中断为臼中心骨折,泪滴线可用来判断髂坐线是否内移。为了显示前柱或后柱骨折,尚需摄骨盆45°斜位片。①向患侧旋转45°的髂骨斜位片:可清晰显示从坐骨切迹到坐骨结节的整个后柱,尤其是后柱的后外侧缘。因此,该片可以鉴别后柱和后壁骨折,如为后壁骨折,髂坐线尚完整,如为后柱骨折,则该线中断或错位。②向健侧旋转45°的闭孔斜位片:能清楚地显示自耻骨联合到髂前下棘的整个前柱,特别是前内缘和前唇。应当指出的是,骨折错位不一定在每张 X 线片上显示,只要有一张 X 线片显示骨折,诊断明确。髋关节正位、髂骨和闭孔位 X 线片虽可显示髋臼损伤的全貌,但有时难以显示复杂的情况。CT 可显示骨折线的位置、骨折块移位情况、髋臼骨折的范围、粉碎程度、股骨头和臼的弧线是否吻合以及股骨头、骨盆环和骶骨损伤,因此对于髋臼骨折的诊断和分类,CT 是 X 线片的重要补充。特别是对平片难以确定骨折类型和拟切开复位内固定治疗者,以及非手术治疗后髋臼与股骨头弧线呈非同心圆位置或髋关节不稳定者均应做 CT 检查。

四、治疗

髋臼骨折后关节软骨损伤,关节面凹凸不平,甚至失去弧度,致使股骨头与髋臼不相吻合。势必影响髋关节的活动。长期磨损则出现骨关节炎造成疼痛和功能障碍。因此,髋臼骨折的治疗原则与关节内骨折相同,即解剖复位、牢固固定、早期主动和被动活动。

(一)手法复位

手法复位适应于单纯的髋臼骨折。根据骨折的移位情况采取相应的复位手法。患者仰卧位,一助手双手按住骨盆,术者可将移位的骨折块向髋臼部位推挤,一面推挤,一面摇晃下肢使之复位,复位后采用皮牵引固定患肢 3～4 周。

(二)牵引疗法

牵引疗法适应于髋臼内壁骨折、骨折块较小的后壁骨折及髋关节中心性骨折脱位。或虽有骨折移位但大部分髋臼尤其是臼顶完整且与股骨头吻合,以及中度双柱骨折头臼吻合者。方法是:于股骨髁上或胫骨结节行患肢纵轴牵引,必要时(如严重粉碎,有移位和中心脱位的髋臼骨折,难以实现手术复位内固定者)在股骨大转子部加用侧方骨牵引,并使这两个方面牵引的合力与股骨颈方向一致。其纵轴牵引力量为 7～15 kg,侧方牵引力量为 5～8 kg,1～2 天后摄 X 线片复查,酌情调整重量,并强调在维持牵引下早期活动髋关节。6～8 周或 8～12 周后去牵引,扶双拐下地活动并逐渐负重,直至完全承重去拐行走。

(三)手术治疗

(1)对后壁骨折片大于 3.5 cm×1.5 cm 并且与髋臼分离达 5～10 mm 者行切开复位螺丝钉内固定术。

(2)移位明显的髋臼前柱骨折,采用改良式 Smith-Peterson 切口或经髂腹股沟切口,显露髋臼前柱,骨折复位后用钢板或自动加压钢板内固定。

(3)对髋臼后柱和后唇骨折采用后切口。其骨折复位后用钢板或自动加压钢板内固定,其远端螺丝钉应旋入坐骨结节。如有移位骨折片,需行骨片间固定时,可用拉力螺钉内固定。

(四)功能锻炼

对髋臼骨折应在维持牵引下早期活动髋关节,不仅可防止关节内粘连,而且可产生关节内的研磨动作,使关节重新塑形。

(郭西常)

第三节　髋关节脱位

髋关节脱位和骨折脱位是一种高能量创伤,常见致伤原因为车祸伤,好发于青壮年。在以往常被认为是较为少见的损伤。近十年来随着我国家庭轿车使用的日益增多,髋关节骨折脱位也逐渐成为一种常见的严重创伤。该类创伤应严格按急诊处理,否则将诱发创伤性休克或增加股骨头缺血坏死等并发症。

髋关节脱位常合并股骨头、髋臼后壁或股骨颈骨折,以及其他部位骨骼和重要脏器损伤。骨盆、脊柱及膝部的合并损伤,可改变脱位后的典型体征,容易漏诊。髋关节复位后,关节内残留的碎骨片容易漏诊,并可导致创伤性关节炎甚至髋关节活动受限等严重并发症。髋关节常分为后脱位、前脱位及中央型脱位。

一、髋关节前脱位

髋关节前脱位较少见,仅约占髋脱位的 10%。

(一)损伤机制

当股骨暴力下外展外旋时,大转子或股骨颈以髋臼上缘为支点,迫使股骨头穿破前关节囊而脱位。此时若髋关节屈曲较大,则常脱位于闭孔或会阴处,若髋关节屈曲度小,则易脱于耻骨横支处。

(二)骨折分类

(1)Ⅰ型:高位型(耻骨型)。Ⅰ型又分为 3 型。

ⅠA 型:单纯前脱位于耻骨横支。

ⅠB 型:前脱位伴有股骨头骨折。

ⅠC 型:前脱位伴有髋臼骨折。

(2)Ⅱ型:低位型(闭孔型)。Ⅱ型又分为 3 型。

ⅡA:单纯前脱位于闭孔或会阴部。

ⅡB:前脱位伴有股骨头骨折。

ⅡC:前脱位伴有髋臼骨折。

(三)临床表现与诊断

明确外伤史。患肢剧烈疼痛,髋活动受限。患肢常处于外旋、外展及轻度屈曲位,有时较健肢稍长。

应强调复位后再次拍片,以明确是否合并骨折,CT 检查可以发现关节内接近 2 mm 的碎骨块,MRI 则可帮助判断关节唇的完整性及股骨头的血供情况。

(四)治疗

早期诊断和急诊复位是十分重要的,全麻或腰麻可放松髋部强大的肌肉,避免暴力下复位时对股骨头关节软骨的进一步损伤。试行闭合复位次数应限定在 3 次以内,否则会加重软组织损伤而影响预后。

闭和复位方法与髋关节后脱位大致相似,主要有以下 3 种。

1.Stimson 法

令患者上半身俯卧于检查床一端,患髋及膝各屈曲 90°,一助手通过下压骶骨或抬伸健肢而固定骨盆。术者一手握持患者足踝部,并轻度旋转股骨,一手用力下压小腿近端后部而复位。此法不适用于患髋处于伸展位的耻骨前脱位。

2.Allis 法

患者仰卧于低床或地上,一助手面向患者足侧蹲位,用一手和前臂向下按牢患者骨盆,另一手于患肢股骨近端向外侧持续牵拉股骨。术者面对患者头侧,使患侧髋和膝屈曲接近 90°,将患者足踝抵于术者会阴部,用双手或前臂合抱患肢小腿近端,利用腰背肌伸直力量向上提拉患髋,再适度内、外旋股骨复位。

3.Bigelow 法

患者仰卧,术者面对患者头侧,适度屈曲患者髋和膝关节,双手合抱患肢小腿近端。先沿大腿纵轴方向持续牵引,同时将患髋依次内收、内旋和屈曲,然后再外展、外旋并伸直。此复位轨迹类似于一个问号,在复位过程中,如感到或听到弹响,患肢伸直后畸形消失,则已复位。此法应注意极度内收、内旋时应循序渐进,应持续牵引并适度用力,否则易造成股骨颈或股骨头骨折。复位前、后均应拍 X 线片,必要时行 CT 检查,以利发现复位前的无位移骨折或复位后关节内较小的骨折块。

如在麻醉下 2 次以上闭合复位失败,应急诊行切开复位。可选择 Watson-Jones 等手术入路。若合并有移位的股骨颈骨折,可直接行切开复位内固定。若合并股骨头骨折,骨块较小及不在负重区时,可选择闭合复位后观察,或切开复位时切除骨折块;若骨块大于股骨头的 1/3 或处于负重面,应行切开复位内固定。

闭合复位成功后应行 3～4 周的皮牵引,对合并股骨颈或股骨头骨折的病例可在手术后牵引 4～8 周。

(五)并发症

1.早期并发症

早期并发症主要为合并神经血管损伤及闭合复位失败。前者主要为Ⅰ型前脱位或开放损伤时股骨动静脉或股神经损伤,此时最有效的治疗方法为立即复位髋关节脱位。造成后者的原因为闭孔处的骨性阻挡,或为股直肌、髂肌和髋关节前关节囊的阻挡,对此切开复位是必要的。

2.晚期并发症

大多数髋关节前脱位病例的最终治疗结果是满意的,但最新研究表明有约 1/3 的病例因发生创伤性关节炎而疗效欠佳,这主要集中在合并股骨头颈骨折、髋臼骨折或发生股骨头缺血坏死的病例。对创伤性关节炎的治疗仍应以预防为主,即解剖复位和对髋关节内较小骨折块的切除术等。

单纯性髋关节前脱位病例的股骨头无菌性坏死率稍低于后脱位者,约为 8%。其发生主要是由原始损伤的程度所决定的,且与延迟复位和反复多次闭合复位密切相关,可在脱位后 2～5 年内发生。早期负重未增加其坏死率,但因股骨头塌陷等原因加重症状,所以在复位后的 2～6 个月中行 MRI 检查,可早期诊断并及时对症治疗。

二、髋关节后脱位

髋关节后脱位占急性髋关节脱位的绝大多数,且随着车祸等高能量损伤的增多而变的较为常见。

（一）损伤机制

最常见的创伤机制为髋及膝关节均处于屈曲位时,外力由前向后作用于膝部,再经股骨干而达髋部。如高速行驶的汽车突然刹车,乘客膝部暴力撞击仪表板而脱位,此时屈曲的股骨干若处于内收位或中立位,常发生单纯后脱位,若处于轻度外展位,则易发生合并髋臼后上缘骨折的后脱位。

另一种创伤机制为外力由后向前作用于骨盆,使股骨头相对后移而脱位。如弯腰劳动时被塌方的重物砸击骨盆。

（二）骨折分类

临床上多采用 Thompson 和 Epstein 分型,共分 5 型。

Ⅰ型:单纯后脱位或合并裂纹骨折。

Ⅱ型:髋关节后脱位,合并髋臼后缘较大的单一骨折块。

Ⅲ型:髋关节后脱位,合并髋臼后唇粉碎性骨折,有或无一个主要骨折块。

Ⅳ型:髋关节后脱位,合并髋臼唇和顶部骨折。

Ⅴ型:髋关节后脱位,合并股骨头骨折。

经上述分型,判断髋关节复位后的稳定性无疑是十分重要的。通常Ⅲ型以上骨折脱位可发生不稳定,判定的方法除根据复位前 X 线片显示骨折块大小和复位后头臼的位置关系外,还应依据复位中及复位后术者的手感而定。

（三）临床表现与诊断

典型患者有明确创伤史,患肢呈现屈曲、内收、内旋和短缩畸形。可触及大转子上移和臀后部隆起的股骨头,髋关节主动活动丧失,被动活动时常出现剧痛。但有报道当合并股骨头骨折时,股骨头嵌顿于髋臼后缘,未出现患肢的短缩、内收和内旋畸形。特别是合并同侧股骨干骨折时,常因症状不典型而容易漏诊。

髋关节后脱位中合并坐骨神经损伤的病例占 10%～14%,同时合并股骨头、股骨干骨折及膝关节韧带损伤的病例也不少见,所以在急诊检查时应除外上述合并伤的可能。

患者除拍摄患髋正位及侧位外,还应常规拍摄骨盆轻度前倾的侧位,其方法为拍摄患侧卧位,身体前倾 15° 的侧位片。此法可除外健侧髋臼的干扰,较为清楚地观察患髋的髋臼及坐骨切迹。方法为骨盆前倾 15° 侧位。患侧紧贴 X 线片盒,患者向前倾斜 15°,管球垂直片盒投照。

即使患者因疼痛难以拍侧位片,也应在麻醉后及复位前拍片,详细观察是否存在股骨头及髋臼骨折,以及可能在复位时移位的股骨颈无位移骨折。

复位后应立即拍摄双髋正位及患髋侧位,以便了解复位的程度,关节内是否残留骨折块及髋臼及股骨头骨折是否需要进一步手术。有多位学者认为当髋关节间隙较健侧可疑增宽时,应行 CT 检查,其原因在于此类患者多数存在能被 CT 发现的髋臼及股骨头骨折。

（四）治疗

1.Ⅰ型骨折脱位

以急诊闭合复位为主,近年文献强调:①麻醉下复位以减少进一步的损伤;②12 小时内复位并发症发生率低。其闭合复位方法仍以 Stimson 法、Allis 法和 Bigelow 法为主。

(1)Stimson 法:患者上半身俯卧于检查床一端,患髋及膝各屈曲 90°,一助手通过下压骶骨或抬伸健肢而固定骨盆。术者一手握持患者足踝部,并轻度旋转股骨,一手用力下压小腿近端后部而复位。

（2）Allis法：患者仰卧于低床或地上，一助手面向患者足侧蹲位，用双手向下按压患者骨盆。术者面对患者头侧，使患侧髋和膝屈曲接近90°，将患者足踝抵于术者会阴部，用双手或前臂合抱患肢小腿近端，利用腰背肌伸直力量向上提拉患髋，再适度内、外旋股骨复位。

（3）Bigelow法：患者仰卧，助手面向患者足侧蹲位，用双手向下按压患者双侧髂前上棘。术者面对患者头侧，使患侧髋和膝屈曲接近90°，适度屈曲患者髋和膝关节，双手合抱患肢小腿近端。先沿大腿纵轴方向持续牵引，同时将患髋依次内收、内旋和屈曲，然后再外展、外旋并伸直。此复位轨迹类似于一个问号，在复位过程中，如感到或听到弹响，患肢伸直后畸形消失，则已复位。此法应注意极度内收、内旋时应循序渐进，应持续牵引并适度用力，否则易造成股骨颈或股骨头骨折。复位前、后均应拍X线片，必要时行CT检查，以利发现复位前的无位移骨折或复位后关节内较小的骨折块。

复位后应行影像学检查，并行3周左右皮牵引，以利关节囊恢复并避免再脱位的发生。开始负重的时间虽有争议，且延长非负重时间至半年以上并不减少缺血坏死，但一般应在复位4周后，疼痛及痉挛消失，关节活动大致正常时开始，必要时可延长至12周再完全负重。

2.Ⅱ～Ⅳ型骨折脱位的治疗

在Ⅱ～Ⅳ型骨折脱位的治疗上争议较大，大多数学者同意闭合整复是多数病例的首选，但强调只能在麻醉下试行1次，以避免多次整复造成股骨头的进一步损伤。

有学者认为一期切开复位内固定（ORIF）的疗效明显好于闭合复位者、先闭合复位再ORIF者及延期复位者，且先闭合复位再ORIF者又优于单用闭合复位者。因此建议对Ⅱ～Ⅳ型病例采取急诊切开复位内固定术。理由如下：①91%以上的Ⅱ～Ⅳ型病例存在关节镜下的关节腔内碎骨片或经软骨骨折，切开复位可去除碎骨；②对有髋臼后壁较大骨块的病例可重建关节稳定性；③可确保精确复位，降低创伤性关节炎的发生率。

多数学者认可的ORIF的指征主要包括髋臼后壁骨折块较大等原因引起的髋关节不稳定；CT等证实复位的关节腔内有碎骨块残留；髋臼或股骨头骨块可能阻挡闭合复位者。

临床上如何判断复位后关节的稳定性十分重要。除依据主治医师经验及复位时的手感外，复位后的髋关节一般应满足内收位屈髋90°而不脱位。有学者试验后认为骨折块小于髋臼后壁面积的20%时，髋关节稳定，而＞40%时，髋关节不稳定。所以采用螺旋CT估计后壁骨折块的大小对判定关节的稳定性或有帮助。

尽管有学者认为髋关节前方入路并不增加股骨头缺血坏死率，但通常选用髋关节后侧入路，切断近端外旋肌进入。其原因主要是髋后脱位的损伤主要集中在后侧，既避免进一步的软组织及血供的损伤，又利于Ⅱ～Ⅳ型骨折髋臼后壁的复位及固定。

手术中应强调彻底清除髋关节腔内的骨折块，准确复位股骨头及髋臼骨折块，尽可能保护周围软组织。对Ⅱ型骨折可采用直径4 mm的半螺纹松钉或皮质骨钉固定并辅以支撑接骨板固定；皮牵引3周后练习髋、膝活动，术后6周逐渐负重。对内固定欠牢固或保守治疗的患者应牵引6～8周，再开始练习髋关节活动及逐渐负重。Ⅲ型骨折ORIF牢固者治疗与Ⅱ型骨折基本相同，较大面积的粉碎性骨折除部分可应用克氏针、重建接骨板及弹性接骨板固定外，对无法有效固定者可取整块髂骨重建髋臼后壁。总之，获得一个稳定的髋关节对Ⅲ型骨折的最终疗效往往是至关重要的。

Ⅳ型骨折一般可试行闭合复位1次，复位后行X线或CT检查以了解髋臼骨折情况，必要时,采用 ORIF 治疗,由于骨折位于髋臼顶部,通常需要行大转子截骨才能充分显露骨折并固定。该型骨折预后较差。

三、髋关节后脱位合并股骨头骨折(Ⅴ型)

髋关节后脱位合并股骨头骨折是一种少见的损伤。在 1869 年 Birkett 通过尸体解剖首次报告了此种损伤,此后由于病例数量少,分类不统一,极容易漏诊及误诊,在 1980 年以前的英文文献中仅报告了 150 个病例。近年来,随着高速交通的发展,此类患者明显增多,但其治疗对大多数骨科医师而言仍是一个颇为棘手的问题。

(一)损伤机制

髋关节后脱位合并股骨头骨折是一种高能量损伤,多与车祸有关;尤其在撞车时未使用安全带、屈髋屈膝撞击引起。其次为摔伤,也有报告说对大转子的直接暴力也能引起此种损伤。

创伤作用机制为暴力沿股骨干长轴传导,股骨头向后上移位,此时屈髋 90°,造成髋关节后脱位;屈髋 60°,坚硬的髋臼后缘对股骨头产生剪式应力,造成骨折。Pipkin Ⅰ型为内收型骨折,Pipkin Ⅱ型为外展型损伤;当股骨头骨折后,与颈相连的部分成锐性边缘,在暴力继续作用下,向近端从骨膜下剥离,有时甚至达髂嵴,此时股骨头在骨膜下固定,持续的脱位暴力造成股骨颈骨折为 PipkinⅢ型损伤。

当屈髋>60°时,发生锤砧作用,使髋臼易骨折,且髋臼及股骨头的关节软骨破坏,Ⅱ期形成变性,预后差。

(二)分类

Thompson 分型的第Ⅴ型为髋后脱位合并股骨头、颈的骨折,之后 Pipkin 又将第Ⅴ型分为 4 个亚型。

Ⅰ型:髋关节后脱位伴股骨头陷凹中心远侧的骨折。

Ⅱ型:髋关节后脱位伴股骨头陷凹中心近侧的骨折。

Ⅲ型:Ⅰ或Ⅱ型伴股骨颈骨折。

Ⅳ型:Ⅰ或Ⅱ型伴有髋臼骨折。

从上述分类方法,基本能判断出损伤的严重程度和预后;该分类体系得到了大多数医师的认同。

临床近十年来发现多例Ⅰ型合并Ⅱ型的骨折病例。

(三)临床表现

(1)临床表现:典型特征为患肢的缩短、内旋、内收、屈曲畸形,有时伴有同侧肢体的损伤,如股骨干、膝、小腿等,有时因为搬运等原因,会使脱位复位,而失去上述体征,且常因高能量损伤致全身大脏器损伤或伴有休克等病情,容易漏诊。

(2)放射学:对创伤患者一定要有骨盆正侧位平片,必要时辅以 CT 等检查。

(四)治疗

对髋关节后脱位合并股骨头骨折的治疗,包括手法整复及手术治疗,然而采取哪种方法仍有很大分歧。Epstein 等研究表明,手术能获得较好的效果,且提倡Ⅰ期手术,因为手法复位对关节面、股骨颈会造成进一步损伤,即使尝试手法复位后再行手术治疗,预后也会较差。而 Stewar 等研究则显示:经手法复位治疗后,功能随时间的增长会有改善;而手术治疗只能逐渐变差。Epstein 指出经五年随诊,功能上只会逐渐变差。有学者均认为应急诊处理,尽早复位。动物实验发现股骨头缺血坏死仅见于脱位6小时以上的情况。根据临床及随诊发现,早期复位能使股骨头血供尽早及完全恢复,延至12小时以上则有害。且由于高能量损伤,在纠正心肺异常,出血的同时,尽早复位能减轻低血压。

1.手法复位

不适当的手法复位能造成进一步的损伤,如Bigelow环绕复位施加太大应力于股骨颈,使股骨颈与髂骨翼发生杠杆作用,能造成Ⅰ型及Ⅱ型骨折加重为Ⅲ型骨折。另外,环绕时加大旋转,还能造成坐骨神经损伤,因此整复前后一定要详查下肢神经的功能。Stimson法因需患者俯卧位,而较少应用。临床上常在麻醉下应用Allis法复位。复位后应达到:①髋关节解剖复位;②股骨头解剖复位。

手法复位后摄双髋正位片,确定复位及作双侧对比,如与对侧X线片比较,关节间隙增大超过2 mm则提示:①关节内游离碎骨块;②复位不完全;③软组织嵌入。此时应做CT等检查并考虑切开复位内固定。随后应评估髋关节稳定性,在屈髋0°~30°内轻微活动髋关节,如能保持稳定,并经影像学确认解剖复位则可行牵引治疗6周,之后再经6周免负重活动。

2.手术治疗

由于存在关节内碎骨块及软组织嵌入等因素影响复位,故多需手术治疗。

(1)手术适应证:①手法复位失败或髋关节在复位后的X线片及CT片上未及解剖复位;②复位后髋关节不稳定;③明显的髋关节粉碎性骨折或复位后骨折块移位>2 mm;④手法复位后出现坐骨神经症状;⑤合并股骨颈骨折;⑥股骨头承重区大块骨折。

(2)手术入路的选择:较大折块(>1/3)时内固定是必要的,股骨头中心凹陷远侧折块通常较小,且属于非负重区,可行切除,不影响功能;有学者认为没有必要切除,因为股骨头部分缺损,会影响与髋臼的适合性,但研究中未发现明显差异。不论手术切除或内固定,术后仍需要牵引6周。

切开复位时应注意保护股骨头的血供,约有超过1/3的病例其残留于关节内的较大骨块仍有关节囊等软组织与髋臼相连,原则上应尽量保留,但不能因此而过分延长手术时间或影响复位质量。部分学者对圆韧带提供血供的重要性持怀疑态度。

对股骨头骨折块多采用可吸收钉或直径4 mm的半螺纹钉埋头后固定。可吸收钉的最大优点在于股骨头晚期坏死塌陷时,其本身不会对髋臼软骨造成进一步的损害。

Ⅰ型骨折位于股骨头前内下部,采用髋后侧入路时,需极度内旋股骨,股骨头脱位时骨折面正对着髋臼方向,不便于骨折块复位及内固定。通常采用髋关节前入路显露髋关节,与髋关节外展外旋位下很方便骨折的复位和固定。

Ⅱ型骨折块常常被髋臼所遮盖,目前流行的方法是行大转子截骨,显露髋关节前方关节囊,切开前方的关节囊来显露骨折并固定。

Ⅲ型骨折通常是在Ⅰ型和Ⅱ型骨折脱位的基础上,股骨颈嵌卡在髋臼缘上造成股骨颈的骨折。由于骨折本身固有的特点,很难对这个骨折进行有效的固定。所以,就是患者很年轻,通常也只能行人工关节置换术。

Ⅳ型骨折的髋臼骨折块多因较小而可以切除,较大髋臼后壁骨折块通常选用髋关节后侧入路进行复位固定。其疗效与Ⅰ、Ⅱ型骨折大致相当,明显好于Ⅲ型骨折。

(五)并发症

早期并发症主要有坐骨神经损伤、无法闭合复位及漏诊膝关节损伤,后者包括股骨远端、胫骨平台或髌骨骨折,其发生率可高达 25％左右。而前两者的发生率与其他髋关节骨折脱位大致相仿,并也多需手术治疗。

晚期并发症主要有以下 3 种。

(1)股骨头缺血坏死:Ⅰ、Ⅱ、Ⅳ型坏死率为 6％～40％,Ⅲ型坏死率高达 90％以上。多数学者强调应在受伤后 6～12 小时内复位髋关节,并应在 3～6 个月避免负重。

(2)创伤性关节炎:其发病率在 30％以上。早期行 ORIF 可通过清除关节内碎骨头,准确复位及确保髋关节的稳定性而减少关节炎的发生。

(3)髋关节周围骨化。

(孙　涛)

第八章　大　腿　损　伤

第一节　股骨头骨折

股骨头骨折是指股骨头或其软骨失去完整性或连续性,多见于成人髋关节后脱位。儿童股骨头骨折罕有发生,可能与儿童股骨头的坚韧性有关。

一、诊断

(一)病史

股骨头骨折多同时伴髋关节后脱位发生,Pipkin 认为髋关节屈曲约 60°时,大腿和髋关节处于非自然的内收或外展位,强大暴力沿股骨干轴心向上传导,迫使股骨头向坚硬的髋臼后上方移位,股骨头滑至髋臼后上缘时,股骨头被切割导致股骨头骨折并髋关节后脱位。髋关节前脱位时罕有发生股骨头骨折。

(二)症状和体征

伤后患髋疼痛,主动活动丧失,被动活动时引起剧痛。患髋疼痛,呈屈曲、内收、内旋及缩短畸形;大转子向后上方移位,或于臀部触及隆起的股骨头;股骨颈骨折时下肢短缩,且有浮动感。髋关节主动屈、伸功能丧失,被动活动时髋部疼痛加重。髋关节正侧位 X 线片可证实诊断。

(三)辅助检查

X 线检查:显示髋关节脱位及骨折,股骨头脱离髋臼,或部分移位,或完全脱位。部分移位指髋臼内嵌塞股骨头骨折片,头-臼间距加大或股骨头上移。有时合并髋臼后缘、后壁、后壁后柱骨折,X 线片均可显示,需行 CT 检查以明确诊断。

二、分型

Pipkin 将 Thampson 和 Epstein 的髋关节后脱位第 5 型伴有股骨头骨折者,再分为 4 型,为 Pipkin 股骨头骨折分型。

(一)Ⅰ型

髋关节后脱位伴股骨头在圆韧带窝远侧的不全骨折。

(二)Ⅱ型

髋关节后脱位伴股骨头在圆韧带窝近侧的骨折。

（三）Ⅲ型

第Ⅰ或Ⅱ型骨折伴股骨颈骨折。

（四）Ⅳ型

第Ⅰ、Ⅱ或Ⅲ型骨折，伴髋臼骨折。

这种分型既考虑到股骨头骨折的特点，又照顾到髋脱位、髋臼骨折的伴发损伤，对诊断、治疗和预后是有重要意义的。

临床中最多的是 Pipkin Ⅰ型，其他各型依序减少，以Ⅳ型最少。

三、治疗

本类损伤应及时、准确地施行髋关节脱位复位术，对 Pipkin Ⅰ、Ⅱ型股骨头骨折先试行髋关节复位，如股骨头复位后，股骨头骨折片也达到解剖复位，则宜行非手术治疗。如股骨头虽然复位，而股骨头骨折片复位不满意，一块或多块骨片嵌塞于头-臼之间，则是手术切开复位的指征。无论采用何种治疗，切不可忽视患者其他部位的损伤，如颅脑、腹腔内脏和胸腔内脏损伤及其出血、感染。应待这些损伤稳定后，再考虑患髋的手术治疗。抢救休克同时进行复位是明智的选择。

（一）非手术治疗

闭合复位牵引法。

1.适应证

Pipkin Ⅰ型、Ⅱ型。并应考虑如下条件：股骨头脱位整复后其中心应在髋臼内；与股骨头骨折片对合满意；股骨头骨片的形状；头-臼和骨片之间的复位稳定状况。

2.操作方法

同髋关节后脱位，如骨折片在髋臼内无旋转，股骨头复位后往往能和骨折片很好对合，再拍片后如已证实复位良好，则应采用胫骨结节部骨牵引，维持患肢外展30°位置牵引6周，待骨折愈合后再负重行走。

（二）手术治疗

1.切开复位内固定或骨折片切除法

（1）适应证：年轻的患者，股骨头虽然复位，而股骨头骨折片复位不满意，一块或多块骨片嵌塞于头-臼之间。

（2）操作方法：手术多用前方或外侧切口，以利骨折片的固定及切除。采用可吸收钉、螺丝钉、钢丝等内固定材料将骨折片固定，钉尾要深入到软骨下，钢丝缝合后于大转子下固定或皮外固定，穿引容易，拆除简单。如骨折片甚小，不及股骨头周径1/4且不在负重区，可将骨折片切除。

2.关节成形、人工股骨头置换或人工全髋关节置换术

（1）适应证：Pipkin Ⅲ型、Ⅳ型，年老的患者，陈旧性病例，或髋关节本来就有病损，如骨性关节炎或其他软骨、软骨下骨疾病的患者，应依据骨折的类型和髋臼骨折范围和其移位等情况，选择关节成形术、人工股骨头置换或人工全髋关节置换。

（2）操作方法：同陈旧性髋关节脱位关节成形术及股骨颈骨折人工髋关节置换术。

（三）药物治疗

1.中药治疗

按"伤科三期"辨证用药。早期瘀肿，疼痛较剧，宜活血化瘀，消肿止痛，用桃红四物汤或加三

七接骨丸;中期痛减肿消,宜通经活络,活血养血,用活血灵汤或舒筋活血汤;后期宜补肝肾,壮筋骨,用特制接骨丸。局部及远端肢体虚肿宜益气通络活血,用加味益气丸,肌肉消瘦、发硬,功能障碍者,宜养血通络利关节,用养血止痛丸。

2.西药治疗

如手术治疗,术前半小时预防性应用抗生素,术后一般应用 3 天,如合并其他内科疾病给予对症药物治疗。

(四)康复治疗

功能锻炼(主动、被动)包括以下两方面。

(1)复位固定后即行股四头肌舒缩及膝、踝关节的功能活动。

(2)两周后扶双拐下床不负重活动,注意保持外展位。PipkinⅢ型、Ⅳ型骨折可适当延缓下床活动时间。8 周后可扶双拐轻负重活动,半年后视病情扶单拐轻负重行走,1 年后弃拐进行功能锻炼,并注意定期复查。

股骨头骨折治疗的主要问题是防止骨折不愈合、股骨头缺血性坏死及创伤性骨关节炎,所以中后期的药物治疗、功能锻炼及定期复查尤为重要。一旦出现股骨头缺血性坏死征象,即应延缓负重及活动时间。

（杨　光）

第二节　股骨转子间骨折

股骨转子间骨折又称股骨粗隆间骨折,系指由股骨颈基底至小转子水平以上部位所发生的骨折。是老年人常见的损伤,约占全身骨折的 3.57%,患者年龄较股骨颈骨折患者高 5～6 岁,青少年极罕见。男多于女,约为 1.5∶1。由于股骨转子部的结构主要是骨松质,周围有丰富的肌肉包绕,局部血运丰富,骨的营养较股骨头优越得多。解剖学上的有利因素为股骨转子间骨折的治疗创造了有利条件。因此,多可通过非手术治疗而获得骨性愈合,骨折不愈合及股骨头缺血性坏死很少发生,故其预后远较股骨颈骨折为佳。临床上大多数患者可通过手术治疗获得良好的预后。但整复不良或负重过早常会造成畸形愈合,较常见的后遗症为髋内翻,还可出现下肢外旋、短缩畸形。另外长期卧床易出现压疮、泌尿系统感染、坠积性肺炎等并发症。

一、病因病理与分类

(一)病因病理损伤原因及机制

该骨折与股骨颈骨折相似,多发生于老年人,属关节囊外骨折。因该处骨质疏松,老年人内分泌失调,骨质脆弱,遭受轻微的外力如下肢突然扭转、跌落或转子部遭受直接暴力冲击,均可造成骨折,骨折多为粉碎性。

(二)骨折分类

根据骨折部位、骨折线的形状及方向将股骨转子间骨折分为顺转子间骨折、逆转子间骨折。

1.顺转子间骨折

骨折线自大转子顶点的上方或稍下方开始,斜向内下方走行,到达小转子上方或稍下方。骨折线走向大致与转子间线或转子间嵴平行。依暴力方向及程度,小转子可保持完整或成为游离骨片。由于向前成角和内翻应力的复合挤压,可使小转子成为游离骨片而并非髂腰肌收缩牵拉造成。即使小转子成为游离骨片,股骨上端内侧的骨支柱仍保持完整,支撑作用仍较好,移位一般不多,髋内翻不严重。远端则可因下肢重量及股部外旋肌作用而外旋。若暴力较大,骨质过于脆弱,可致骨折片粉碎。此时,小转子变成游离骨片,大转子及内侧支柱亦破碎,成为粉碎性。远端明显上升,髋内翻明显,患肢外旋。其中顺转子间骨折中Ⅰ型和Ⅱ型属稳定性骨折,其他为不稳定性骨折,易发生髋内翻畸形。此型约占转子间骨折的80%,

按 Evan 标准分为 4 型。①Ⅰ型:顺转子间骨折,无骨折移位,为稳定性骨折。②Ⅱ型:骨折线至小转子上缘,该处骨皮质可压陷或否,骨折移位呈内翻位。③ⅢA型:小转子骨折变为游离骨片,转子间骨折移位,内翻畸形。④ⅢB型:转子间骨折加大转子骨折,成为单独骨块。⑤Ⅳ型:除转子间骨折外,大小转子各成为单独骨块,亦可为粉碎性骨折。

2.逆转子间骨折

骨折线自大转子下方,斜向内上方走行,到达小转子上方。骨折线的走向大致与转子间嵴或转子间线垂直,与转子间移位截骨术的方向基本相同。小转子可能成为游离骨片。骨折移位时,近端因外展肌和外旋肌群收缩而外展、外旋;远端因内收肌、髂腰肌牵引而向内、向上移位。

根据骨折后的稳定程度 AO 的 Mtiller 分类法将转子间骨折分为 3 种类型。①A1型:是简单的两部分骨折,内侧骨皮质仍有良好的支撑。②A2型:是粉碎性骨折,内侧和后方骨皮质在数个平面上破裂,但外侧骨皮质保持完好。③A3型:外侧骨皮质也有破裂。

二、临床表现与诊断

患者多为老年人,青壮年少见,儿童更为罕见。有明确的外伤史,如突然扭转、跌倒臀部着地等。伤后髋部疼痛,拒绝活动患肢,患者不能站立和行走。局部可出现肿胀、皮下瘀斑。骨折移位明显者,下肢可出现短缩,髋关节短缩、内收、外旋畸形明显,检查可见患侧大转子上移。无移位骨折或嵌插骨折,虽然上述症状较轻,但大转子叩击和纵向叩击足跟部可引起髋部剧烈疼痛。一般说来,股骨转子间骨折和股骨颈骨折的受伤姿势、临床表现及全身并发症大致相同。因转子间骨折局部血运丰富,所以一般较股骨颈骨折肿胀明显,前者压痛点在大转子部位,愈合较容易而常遗留髋内翻畸形。后者压痛点在腹股沟韧带中点下方,囊内骨折愈合较难。髋关节正侧位X线片可以明确骨折类型和移位情况,并有助于与股骨颈骨折相鉴别及对骨折的治疗起着指导作用。

骨折后,常出现神色憔悴,面色苍白,倦怠懒言,胃纳呆减诸症。津液亏损,气血虚弱者还可见舌质淡白,脉细弱诸候。中气不足,无水行舟,可出现大便秘结。长期卧床还可出现压疮、泌尿系统感染、结石、坠积性肺炎等并发症。老年患者感染发热,有时体温不一定很高,可仅出现低热,临床宜加警惕。

三、治疗

股骨转子间骨折的治疗方法很多,效果不一。骨折的治疗目的是防止髋内翻畸形,降低死亡率。国外报道,转子间骨折的病死率在10%~20%。常见的死亡原因有支气管肺炎、心力衰竭、脑血管意外及肺梗死等。具体选择何种治疗方法,应根据患者的年龄、骨折的时间、类型及全身情况,还要充分考虑患者及家属的意见,对日后功能的要求、经济承受能力、医疗条件和医师的手术技术和治疗经验等,进行综合分析后采取切实可行的治疗措施。在积极地进行骨折局部治疗的同时,还应注意防治患者伤前病变或治疗过程中可能发生的危及生命的并发症,如压疮、泌尿系统感染、坠积性肺炎等。争取做到既保证生命安全,又能使肢体的功能获得满意的恢复。

(一)非手术治疗

1.无移位股骨转子间骨折

此类骨折无须复位,可让患者卧床休息。在卧床期间,为了防止骨折移位,患肢要保持外展30°～40°,稍内旋或中立位固定,并避免外旋。为了防止外旋,患足可穿"丁"字鞋。也可用外展长木板固定(上至腋下7～8肋间,下至足底水平),附在伤肢外侧绷带包扎固定或用前后石膏托固定,保持患肢外展30°中立位。固定期间最好卧于带漏洞的木板床上,以便大小便时,不必移动患者;臀部垫气圈或泡沫海绵垫,保持床上清洁、干燥,以防骶尾部受压,形成压疮;如需要翻身时,应保持患肢体位,防止下肢旋转致骨折移位。应加强全身锻炼,进行深呼吸、叩击后背咳嗽排痰,以防坠积性肺炎的发生;同时应积极进行患肢股四头肌舒缩锻炼、踝关节和足趾屈伸活动,以防止肌肉萎缩和关节僵直的发生。骨折固定时间为8～12周。骨折固定6周后,可行X线片检查,观察骨生长情况,骨痂生长良好,可扶双拐保护下不负重下地行走;若骨已愈合,可解除固定;若未完全愈合,可继续固定3～5周,X线片检查至骨折坚固愈合。如果骨折无移位,并已连接,可扶拐下地活动,至于弃拐负重行走约需半年或更长时间。

2.牵引疗法

牵引疗法适用于所有类型的转子间骨折。由于病死率和髋内翻发生率较高,国外已很少采用,但在国内仍为常用的治疗方法。具体治疗应根据患者的骨折类型及全身情况,是否耐受长时间的牵引和卧床。一般选用 Russell 牵引,可用股骨髁上穿针或胫骨结节穿针,肢体安置在托马架或勃朗架上。对不稳定骨折牵引时注意牵引重量要足够,约占体重的1/7,否则不足以克服髋内翻畸形;持续牵引过程中,髋内翻纠正后也不可减重太多,以防止髋内翻的再发;另外牵引应维持足够的时间,一般8～12周,对不稳定者,可适当延长牵引时间。待骨痂良好生长,骨折处稳定后,练习膝关节功能,嘱患者离床,在外展夹板保护下扶双拐不负重行走,直到 X 线片显示骨折愈合,再开始患肢负重。骨折愈合坚实后去除牵引,才有可能防止髋内翻的再发。牵引期间应加强护理,防止发生肺炎及压疮等并发症。据报道,股骨转子间骨折牵引治疗,髋内翻发生率可达到40%～50%。

3.闭合穿针内固定

闭合穿针内固定适用于无移位或轻度移位的骨折。采用局部麻醉,在 C 形臂 X 线透视下,对移位骨折,先进行复位,于转子下 2.5 cm 处经皮以斯氏针打入股骨颈,针的顶端在股骨头软骨下 0.5 cm 处,一般用 3 枚或多枚固定针,最下面固定针须经过股骨矩,至股骨颈压力骨小梁中。固定针应呈等边三角形或菱形在骨内分布,使固定更坚强。固定完成后,针尾预弯埋于皮下。在 C 形臂 X 线透视下行髋关节轻微屈曲活动,观察断端有无活动。术后患肢足部穿"丁"字鞋,保持外展30°中立位。术后患者卧床 3 天后可坐起,固定8～12周后,行 X 线片检查,若骨折愈合,可扶双拐不负重行走,练习膝关节功能。

近年来越来越多的人主张在条件许可的情况下,为了防止骨折再移位,避免长期卧床与牵引,早期使用经皮空心钉内固定。但也不能一概而论,应视具体情况而定,因内固定本身是一种创伤,且还需再次手术取出。

(二)切开复位内固定

手术治疗的目的是要达到骨折端坚固和稳定的固定。骨折的坚固内固定和患者的早期活动被认为是标准的治疗方法。所以治疗前首先应通过 X 线片来分析骨折的稳定情况,复位后能否恢复内侧和后侧皮质骨的完整性。同时应了解患者的骨骼情况,选择合适的内固定器械,达到骨折的坚固和稳定固定的目的。转子间骨折常用的内固定物有两大类:带侧板的髋滑动加压钉和髓内固定系统。如 Jewett 钉、DHS 或 Richard 钉、Gamma 钉、Ender 钉、Kirintscher 钉等。

1.滑动加压髋螺钉内固定系统

滑动加压髋螺钉系统在 20 世纪 70 年代开始应用于一些转子间骨折的加压固定。此类装置由固定钉与一带柄的套筒两部分组成,固定钉可在套筒内滑动,以保持骨折端的紧密接触并得到良好稳定的固定。术后早期负重可使骨折端更紧密的嵌插,有利于骨折得以正常愈合。对稳定性骨折,解剖复位者,130°钉板;对不稳定性骨折,外翻复位者,用 150°钉板。常用的有带侧板的髋滑动加压钉固定。在 Richard 加压髋螺钉操作时,应首先选择进针点于转子下 2 cm 处,一般在小转子尖水平进入,于股骨外侧皮质中线放置合适的角度固定导向器,打入 3.2 mm 螺纹导针至股骨头下 0.5~1.0 cm,C 形臂 X 线正侧位透视检查,确认导针位于股骨颈中心且平行于股骨颈,并与软骨下骨的交叉点上。测量螺丝钉长度后,沿导针方向行股骨扩孔、攻丝,拧入拉力螺丝钉,将远端的套筒钢板插入滑动加压螺钉钉尾,然后以螺钉固定远端钢板。固定完毕后行髋关节屈伸、旋转活动,检查固定牢固,逐层缝合切口。术后患者卧床 3 天后可坐起,2 周后可在床上或扶拐不负重膝关节功能练习。固定 8~12 周后,行 X 线片检查,若骨折愈合良好,可除拐负重行走,进行髋、膝关节功能锻炼。

2.髓内针固定系统

髓内针固定在理论上讲与切开复位比较有以下优点:手术操作范围小,骨折端无须暴露,手术时间短,出血量少。目前有两种髓内针固定系统用于转子间骨折的固定,即髁-头针和头-髓针。

(1)头-髓针固定:包括 Gamma 钉、髋髓内钉、Russell-Taylor 重建钉等。Gamma 钉即带锁髓内钉。在股骨颈处斜穿 1 枚粗螺纹钉,并带有滑动槽。该钉从生物力学角度出发,穿过髓腔与侧钢板不同,它的力臂较侧钢板短,因此在转子内侧能承受较大的应力,以达到早期复位的目的。术中应显露骨折部和大转子顶点的梨状肌窝,以开口器在梨状肌窝开孔并扩大髓腔,将髓内棒插入股骨髓腔,在股骨外侧骨皮质钻孔,以髓内棒颈螺钉固定至股骨头下,使骨折断端加压,然后固定远端螺钉,其远端横穿螺钉,能较好地防止旋转移位。适用于逆转子间骨折或转子下骨折。

(2)髁-头针固定:如 Kirintscher,Ender 和 Harris 钉。Ender 钉的髓内固定方法,20 世纪 70 年代在美国广泛应用。Ender 钉即多根细髓内钉。该钉具有一定的弹性和弧度,自内收肌结节上方进入,在 C 形臂 X 线透视检查下,将钉送在股骨头关节软骨下 0.5 cm 处,通过旋转改变钉的位置,使各钉在股骨头内分散,由于钉在股骨头颈部的走行方向与抗张力骨小梁一致,从而抵消了造成内翻的应力,3~5 枚钉在股骨头内分散,有利于控制旋转。原则上,除非髓腔特别窄,转子间骨折患者最少应打入 3~4 枚 Ender 钉;对于不稳定的转子间骨折且髓腔特别宽大时,可打入 4~5 枚使之尽可能充满髓腔。优点:①手术时间短,创伤小,出血量少;②患者术后几天内可恢复行走状态;③骨折部位和进针点感染机会少;④迟缓愈合和不愈合少。主要缺点为:控制旋转不绝对可靠,膝部针尾外露过长或向外滑动,可引起疼痛和活动受限。

3.加压螺丝钉内固定

加压螺丝钉内固定适用于顺转子间移位骨折。往往在临床应用中需采用长松质骨螺钉固定,以控制断端的旋转。术后患肢必须行长腿石膏固定,保持外展30°中立位,以防骨折移位,造成髋关节内翻。待骨折完全愈合后,才可负重进行功能锻炼。固定期间应行股四头肌舒缩锻炼,防止肌肉萎缩,有利于关节功能恢复。现此种方法在临床上已应用很少。

4.人工关节置换

股骨转子间骨折的人工关节置换在临床上并未广泛应用。术前根据检查的结果对患者心、脑、肺、肝、肾等重要器官的功能进行评估,做好疾病的宣教,向患者和家属说明疾病治疗方法的选择、手术的目的、必要性、大致过程及预后情况,对高危人群应说明有多种并发症出现的可能及其后果,伤前病变术前治疗的必要性和重要性,使患者主动地配合治疗。在老年不稳性转子间骨折,同时存在骨质疏松时,可考虑行人工关节置换。但对运动要求不高且预计寿命不长的老年患者,这一手术没有必要。而对转子间骨折不愈合或固定失败的患者是一种有效的方法。作者在严格选择适应证的情况下,对部分股骨转子间骨折患者行骨水泥人工股骨头置换术,取得了良好的效果,使老年患者更早、更快地恢复行走功能,减少了并发症的发生。

(三)围术期的处理

股骨转子间骨折与股骨颈骨折都多见于老年人,且年龄更大。治疗方法多以手术为主,做好围术期的处理,积极治疗伤前病变,提高手术的安全性,注重术后处理以减少并发症,在本病的治疗中占有十分重要的位置。

四、并发症

(一)压疮

股骨转子间骨折的患者往往需要长时间卧床,若护理不周,可在骨骼突出部位发生压疮。这是由于局部受压,组织因血液供应障碍,导致坏死,溃疡形成,经久不愈,有时还能发生感染,引起败血症。对此,应加强护理,以预防为主。对压疮好发部位,如骶尾部、踝部、跟骨、腓骨头等骨突部位应保持清洁、干燥,定时翻身,进行局部按摩,并注意在骨突出部加放棉垫、气圈之类。对已发生的压疮,除了按时换药,清除脓液和坏死组织外,还应给予全身抗生素治疗及支持疗法或投以清热解毒、托毒生肌中药。

(二)坠积性肺炎

坠积性肺炎是老年患者长期卧床或牵引、石膏固定常见的并发症。由于长期卧床,肺功能减弱,痰涎积聚,咳痰困难,易引起呼吸道感染,有的因之危及生命。对此,对长期卧床的患者,应鼓励其多作深呼吸及鼓励咳嗽排痰,并在不影响患肢的固定下加强患肢的功能活动,以便及早离床活动。

(三)髋内翻

髋内翻多因股骨转子间骨折复位不良,内侧皮质对位欠佳或未嵌插,内固定不牢所致。髋内翻发生后患者行走跛行步态,双侧者呈鸭行步态,类似双侧髋关节脱位。查体见患者肢体短缩,大转子突出,外展、内旋明显受限。单侧 Allis 征阳性,Trendelenburg 征阳性。X 线表现:骨盆正位片可见患侧股骨颈干角变小,股骨大转子升高,其多由于肌肉的牵引及重力压迫所致。

治疗上保守治疗效果不佳。对轻的髋内翻,不影响行动者可不处理,<120°的内翻,早期发现应做牵引矫正,年轻者应行手术矫正。根据股骨近端的正侧位 X 线平片,计算各个矫正角度,

来制订术前计划,外翻截骨应恢复生物力学平衡,但在另一方面,要根据髋关节现有功能,限定矫正的度数,以免发生外展挛缩。手术方法有许多,常用的有两种,转子间或转子下截骨术。关节囊外股骨转子间截骨:术前在侧位X线片上测量患侧股骨头骨骺线与股骨干轴线形成的头—干角,并与正常侧对照,在蛙式位上测量股骨头一干角,确定其后倾角度,也与正常侧比较。两者之差,可作为确定术中楔形截骨块的大小。术中用片状接骨板或螺丝接骨板内固定,术后可扶拐部分负重6~8周,然后允许完全负重。转子间或转子下截骨:在股骨干及关节囊以外进行。不仅间接矫正颈之畸形,而且不影响股骨头的血液供应。通过手术将股骨头同心性地位于髋臼内,恢复股骨头对骨干轴线的功能位置。中度及重度滑脱时,股骨头在臼内后倾及向内倾斜,引起内旋、内收、外旋及过伸畸形。为同时矫正这种三种成分的畸形,可用三维截骨术,即远段外展、内收及屈曲,通常需要切除楔形小骨块,构成三维截骨的两个角性成分,再矫正旋转的角度,矫正后用钉板固定。切除的骨块咬成碎块充填于截骨区周围有助于新骨形成。从生物力学观点,它可有足够强度内固定,可减少术后固定,但术后最好仍用石膏固定,直至愈合。不论用什么方法,畸形可能复发,故要经常随访复查。

(孙 涛)

第三节 股骨髁上骨折

发生在腓肠肌起点以上2~4 cm范围内的股骨骨折称为股骨髁上骨折。直接或间接暴力均可造成。膝关节强直而骨质疏松者,由于膝部杠杆作用增加,也易发生此骨折。

一、病因

本类骨折主要为强大的直接暴力所致,如汽车冲撞、压砸、重物打击和火器伤等。其次为间接暴力所致,如自高处落地,扭转性外力等,好发于20~40岁青壮年。

直接暴力所致骨折多为粉碎性或短斜骨折,而横断骨折较少;间接暴力所致骨折,则以斜行或螺旋形骨折为多见。

二、分型

股骨髁上骨折可分为屈曲型和伸直型,而屈曲型较多见。屈曲型骨折的骨折线呈横形或短斜面形,骨折线从前下斜向后上,其远折端因受腓肠肌牵拉及关节囊紧缩,向后移位。有刺伤腘动静脉的可能。近折端向前下可刺伤髌上囊及前面的皮肤。伸直型骨折也分为横断及斜行两种,其斜面骨折线与屈曲型者相反,从后下至前上,远折端在前,近折端在后重叠移位。此种骨折患者,如腘窝有血肿和足背动脉减弱或消失,应考虑有腘动脉损伤。其损伤一旦发生.则腘窝部短时间进行性肿胀,张力极大,伤处质硬,小腿下1/3以下肢体发凉呈缺血状态,感觉缺失,足背动脉搏动消失。发现此种情况,应提高警惕,宜及早手术探查。如骨折线为横断者,远折端常合并小块粉碎骨折,间接暴力则为长斜行或螺旋形骨折,儿童伤员较多见。

三、临床表现与诊断

(一)外伤史

伤者常有明确的外伤史,由直接打击或扭转性外力造成,而间接暴力多由高处跌地,足部或膝部着地所造成。

(二)肿痛

伤肢由于强大暴力,致使骨折周围软组织损伤亦很严重,故肢体肿胀明显、剧烈疼痛。

(三)畸形

伤肢短缩,远折端向后旋转,成角畸形。即使畸形不明显,局部肿胀,压痛及功能障碍也很明显。

(四)失血与休克

股骨髁上骨折合并股骨下 1/3 骨折的出血量可达 1 000 mL 以上,如为开放性则出血量更大。刚入院的伤员常有早期休克的表现,如精神紧张、面色苍白、口干、肢体发凉、血压轻度增高、脉搏稍快等。在转运过程中处理不当及疼痛,均可加重休克。

(五)腘动脉损伤

股骨髁上骨折及股骨干下 1/3 骨折,两者凡向后移位的骨折端均可能损伤腘动脉,腘窝部可迅速肿胀,张力加大。若为腘动脉挫伤,血栓形成,则不一定有进行性肿胀。腘动脉损伤症状可有小腿前侧麻木和疼痛,其下 1/3 以下肢体发凉,感觉障碍,足趾及踝关节不能运动,足背动脉搏动消失。所有腘动脉损伤患者都有足背动脉搏动消失这一特点,因此在骨折复位后搏动仍不恢复者,即使患肢远端无发凉、苍白、发绀、感觉障碍等情况,亦应立即行腘血管探查术。若闭合复位后仍无足背动脉恢复者,是危险的信号。所以不应长时间保守观察,迟疑不决。如腘动脉血栓形成,产生症状有时较慢而不典型,开始足背动脉搏动减弱,最后消失,容易误诊,延误手术时机。

(六)合并伤

注意伤员的全身检查,特别是致命的重要脏器损伤者,在休克时腹部外伤症状常不明显,必须随时观察,反复检查及腹腔穿刺,以免遗漏,对车祸、矿井下事故,常为多发性损伤,应注意检查。

(七)X 线摄片

对无休克的伤员,首先拍 X 线片,以了解骨折的类型,便于立即做紧急处理。如有休克,需待缓解后,再做摄片。

四、鉴别诊断

(1)股骨下端急性骨髓炎:发病急骤、高热、寒战、脉快,大腿下端肿痛,关节功能障碍,早期局部穿刺可能有深部脓肿,发病后 7~10 天拍片,可见有骨质破坏,诊断便可确定。

(2)股骨下端病理骨折:股骨下端为好发骨肿瘤的部位,如骨巨细胞瘤、骨肉瘤等。患者有股骨下端慢性进行性肿胀史,伴有疼痛迁延时间较长,进行性加重,轻微的外伤可造成骨折,X 线片可明确诊断。

五、治疗

髁上骨折治疗方法颇多,据骨折类型选择治疗方案如下。

(一)石膏及小夹板固定

石膏及小夹板固定适用于成人无移位的股骨髁上骨折及合并股骨干下 1/3 骨折的患者。儿童青枝型骨折,可行石膏固定或用四块夹板固定,先在股骨下端放好衬垫,再用 4 根布带绑扎固定夹板,一般固定 6～8 周后去除,练习活动,功能恢复满意。

1.优点

无手术痛苦及其并发症的可能,治疗费用低廉可在门诊治疗。

2.缺点

(1)仅适用于无移位骨折及裂纹或青枝骨折。

(2)膝关节功能受限,需一定时间恢复。

(3)可出现压疮,甚则出现腓总神经损伤。

(二)骨牵引加超膝关节小夹板固定

骨牵引加超膝关节小夹板固定适用于移位的髁上骨折。屈曲型在手法整复后,行髁上斯氏针骨牵引,膝屈至 100°的位置上,置于托马架(Thomass)或布朗(Braun)架上,使腓肠肌松弛,达到复位,然后外加超膝关节小夹板固定。

伸直型可采用胫骨结节牵引,牵引姿势、位置同上。在牵引情况下,远折段向相反方向整复,即可复位。如牵引后仍不复位,可在硬膜外阻滞麻醉下行手法整复,勿使用暴力,注意腘血管的损伤,如骨折尖端刺在软组织内,可用撬拨法复位后,外加小夹板固定。屈膝牵引 4～6 周,牵引期内膝关节不断地进行功能练习,牵引解除后,仍用夹板或石膏托固定,直至骨折临床愈合。牵引复位时间在 1～7 天内,宜用床边X线机观察。

1.优点

优点在于经济、安全、愈合率高,配合早期功能锻炼,减少了并发症。

2.缺点

伤员卧床时间较长,有时需反复床边透视、复位及调整夹板或压垫,虽不愈合者极少,但畸形愈合者常见。如有软组织嵌入骨折端,则不易愈合。横断骨折可见过度牵引而致骨折端分离,造成延迟愈合。开放性股骨髁上骨折合并腘动脉、腓总神经等损伤则不宜牵引,需行手术治疗,以免加重血管、神经的损伤。

(三)股骨髁上骨折撑开器固定

本法适用于股骨髁上骨折而无血管损伤者,并且远折段较短,不适宜内固定的伤员。在硬膜外阻滞麻醉下,采用斯氏针,分别在股骨髁及股骨近折段各横穿一斯氏针,两针平行,在针的两侧各安装一个撑开器,然后在透视下手法整复,并调整撑开器的长度,待复位后,采用前、后石膏托固定于屈膝位。如骨折处较稳定,可将撑开器转而为加压,使骨折处更为稳定牢固。固定 4～6 周后拔针,继续石膏固定,直至骨折临床愈合。若手法整复失败,可考虑切开复位,从股骨下端外侧纵切开,直至骨折端,避开腘血管,整复骨折后,仍在骨折的上、下段穿针,外用撑开器,缝合伤口。

1.优点

(1)因髁上骨折的远折段甚短,无法内固定,本法使用撑开器代替牵引,患者可较自由的在床上起坐活动,避免了牵引之苦,是个简单易行的方法。

(2)局部固定使膝关节能早期锻炼避免了关节僵直。

2.缺点

(1)为单平面固定,不能有效防止旋转,需要辅以外固定的夹板或石膏。

（2）可能发生针眼、关节腔感染。

（四）切开复位内固定

股骨髁上骨折的治疗主要有两个问题，一为骨折复位不良时，因其邻近膝关节，易发生膝内翻或外翻或过伸等畸形；二为膝上股四头肌与股骨间的滑动装置，易因骨折出血而粘连，使膝关节伸屈活动障碍，尤以选用前外侧切口放置内固定物、术后石膏固定者为严重，因此，切开复位内固定的要求应当是选用后外侧切口；内固定物坚强并放置于股外侧，术后可不用外固定，尽早练习膝关节活动。

1.槽形角状钢板内固定

槽形角状钢板内固定适用于各型移位骨折。

（1）方法：患者平卧位，大腿下 1/3 后外侧切口，其远端拐向胫骨结节的外侧。切开髂胫束，在股外侧肌后缘，股外侧肌间隔前方进入。将股外侧肌拉向前，显露股骨髁上骨折及其股骨外髁部，如需要可切开膝外侧扩张部及关节囊，根据标准 X 线片确定在外髁上与股骨干成直线的槽形角状钢板打入点。先用 4 mm 钻头钻孔，再用 1.5 cm×0.2 cm 薄平凿深入扩大，注意使凿进洞方向与膝关节面平行，将备好的槽形角状钢板的钉部沿骨孔扣入。然后将骨折复位，用骨折固定器固定骨折及钢板的侧部（长臂）。在骨折线远侧的钢板上拧入 1 或 2 枚长螺丝钉，在骨折近端拧入 3～5 枚螺丝钉，反复冲洗切口，逐层缝合，包扎。

（2）优点：角状钢板固定股骨髁上骨折或髁间骨折，与直加压钢板固定的生物力学完全不同。直钢板固定者，骨折移位的应力首先加于螺丝钉上，骨折两端的任何折弯力扭曲力，都使钢板上的螺丝钉向外脱出，钢板折弯，内固定失败，此已为临床多例证实。角状钢板则不然，一骨折远端的负重力扭曲折弯力，首先加于角状钢板的髁钉，再通过角部，传达到侧部。钢板将应力分散传递至多枚螺丝钉上，由于应力分散，而钢板及每一螺丝钉所承受的应力较小。股骨髁上骨折的变形，受肌肉牵拉易发生外弓及后弓。负载力及折弯力均使钢板角部的角度变小，使侧部更贴紧骨皮质，不会将螺丝拔出，因而固定牢固，不需外固定，满足了临床膝活动的需要。

（3）缺点：①操作技术要求高，要求钢板钉部与膝关节面平行，同时长臂也要在股骨干轴线上，否则，内固定失败；②角部为应力集中点易出现断裂；③安装不当或金属疲劳易出现膝内翻畸形；④不宜过早负重。

2.股骨下端内及外侧双钢板固定

（1）适应证：本法适用于股骨髁上骨折其远折段较长者，具体说远折段至少要有固定两枚螺丝的长度，才能应用。如远折段过短采用上述的撑开器固定法。

（2）麻醉与体位：麻醉方法同上，患者侧卧 45° 位于手术台上伤肢下方置搁腿架，取股骨下端外侧切口时较为方便。若做股骨下端内侧切口，则需将大腿外旋，并调整手术台的倾斜度，暴露亦很清楚。如合并腘动脉损伤需做探查术，可将患者侧卧 45° 的位置改变为 90° 的侧卧位，如此腘窝便可充分暴露。

（3）手术方法：切口在股骨下端后外侧，同上方法做一纵行切口，长约 14 cm，待进入骨折端后，再做内侧切口，是从股骨内收肌结节处向上沿股内侧肌的后缘延长，约 12 cm 即可。

从外侧切口开始，切开阔筋膜，经股外侧肌与股二头肌之间进入骨折端，注意避开股骨后侧的腘血管，并妥加保护，防止误伤。内侧切口在股内侧肌后缘分离进入骨折端，骨膜勿过多的剥离。整复骨折后取 12 cm 以上的 6～8 孔普通接骨钢板两块，弯成弧形，或取两块髁部解剖钢板，使与股骨下端的弧度相适应，将钢板置于股骨下端的内、外侧，两侧钢板的最下一孔，相当于股骨髁部,由外向内横钻一孔,取 70～75 mm 的骨栓先行安装固定,然后检查双侧钢板弧度是否与股骨密贴,并加以调整。双侧钢板的最上孔不在同一平面上,因为外侧钢板较直,内侧钢板较弯,所以由外向内钻孔时略斜,即内侧稍低,最好以 40～45 mm 的短骨栓固定为牢固。其余钉孔,在内、外侧交替以螺丝钉固定。在钢板下端第 2 孔,因该处股骨较宽,故左、右各以 1 枚螺丝钉固定,从而制止远折段的旋转移位。缝合两侧伤口不置引流。外加长腿前、后石膏托固定。手术后抬高患肢是必要的,将下肢以枕垫之或以布朗架垫之,有利于静脉回流。另一种情况术后不上石膏托,为对抗股部肌肉的拉力,可行小腿皮肤牵引 2～3 周后拆除,再以石膏管形固定。术后进行功能锻炼。

(4)优点:手术时钢板的上、下端采用骨栓固定较为牢固,不易松动滑脱,钻孔时方向一定要准确,两个骨栓上、下稍斜,但基本上是平行的。由于钢板在股骨下端的内、外两侧,不影响髌骨的滑动,固定合理,有利于骨折的愈合,最大限度减少伸膝装置的破坏,使关节功能恢复较好。

(5)缺点:①两侧切口创伤较大,钢板取出时亦较费事;②术后需外固定,可致膝关节功能障碍,需较长时间恢复。

六、康复指导

双钢板固定术后,从术后 10～14 天拆线后开始,先练习肌肉等长收缩,每小时活动 5 分钟,夜间停止。术后 8～10 周拆石膏,开始不负重练习膝关节活动,每天理疗、热水烫洗或热水浴,主动活动关节。待拍片及检查骨折已临床愈合时,再开始负重练习。骨折处尚未愈合前,做过多的关节活动是不相宜的,因关节活动障碍的伤员做膝关节活动时,会增加股骨下端骨折段的杠杆力,从而影响骨折愈合。当然在固定比较牢固的患者,功能练习并无妨碍。

槽形角钢板固定:术后不外固定,2 周后可逐渐练习膝关节活动。4 周扶双拐不负重下地活动。术后 8 周扶拐部分负重行走。12～14 周在无保护下负重。

七、预后

常遗留不同程度的膝关节功能障碍。骨折一般能按期愈合,但骨牵引治疗时骨折端若有软组织嵌入或严重粉碎骨折骨缺损并软组织损伤时,骨折可出现不愈合。骨折并腘血管损伤时,应检查修复,特别注意血管的损伤,血栓形成时,可出现肢体远端小动脉的栓塞而坏死、截肢。

(杨　光)

第四节　股骨髁间骨折

股骨髁间骨折是指股骨内、外髁或双髁遭受外力后引起的骨折,占全身骨折脱位的 0.4%～0.5%,以青壮年男性居多,女性和老年人少见。因本病属关节内骨折,复位要求较高,且预后较股骨髁上骨折差。可合并腘血管和/或神经损伤。

一、诊断

(一)病史

患者有明显外伤史。

(二)症状和体征

(1)伤后患肢疼痛明显,移动肢体时显著加重。

(2)不能站立与行走,膝关节局部功能障碍。

(3)患侧大腿中下段及膝部高度肿胀,可见皮肤瘀斑。

(4)股骨髁部压痛剧烈。

(5)骨折局部有骨异常活动及骨擦感。

(6)伤膝可有内、外翻畸形,并可能有横径或前后径增宽,骨折局部可出现不同程度的成角、短缩及旋转畸形。

(三)辅助检查

(1)X线检查:常规应给予前后位与侧位X线摄片,可明确诊断骨折类型。

(2)怀疑有复杂关节软骨或韧带损伤者可给予CT或MRI检查。

二、分型

AO骨折分类法。股骨髁上骨折即为AO股骨远端骨折之B型(部分关节骨折)和C型(完全关节骨折),其亚分型如下。

(一)B型(部分关节骨折)

(1)B_1:股骨外髁,矢状面。①简单,穿经髁间窝;②简单,穿经负重面;③多折块。

(2)B_2:股骨内髁,矢状面。①简单,穿经髁间窝;②简单,穿经负重面;③多折块。

(3)B_3:冠状面部分骨折。①前及外片状骨折;②单髁后方骨折(Hoffa);③双髁后方骨折。

(二)C型(完全关节骨折)

(1)C_1:关节简单,干骺端简单。①T或Y形,轻度移位。②T或Y形,显著移位。③T形骨骺骨折。

(2)C_2:关节简单,干骺端多折块。①完整楔形。②多折块楔形。③复杂。

(3)C_3:多折块关节骨折。①干骺端简单。②干骺端多折块。③干骺端及骨干多折块。

三、治疗

(一)非手术治疗

1.皮肤牵引

(1)适应证:患者全身情况不能耐受手术或整复,血糖控制不佳的糖尿病患者及小儿,简单骨折,皮肤必须完好。

(2)操作方法:将宽胶布条或乳胶海绵条粘贴在患肢皮肤上或利用四肢尼龙泡沫套,利用肌肉在骨骼上的附着点将牵引力传递到骨骼上,牵引重量不超过5 kg。皮肤有损伤、炎症及对胶布过敏者禁用。牵引期间应定时检查牵引的胶布粘贴情况,定期复查X线片,及时调整牵引重量和体位。一般牵引时间为2～4周,骨折端有纤维性连接后,更换为石膏固定,以免卧床时间太久,不利于功能锻炼。

2.骨牵引

(1)适应证:不愿手术或皮肤条件不具备外固定支架以及手术治疗的股骨髁部骨折患者,B_1、B_2、C_1、C_2 型骨折。

(2)操作方法:局麻下行患侧胫骨结节骨牵引,将伤肢置于牵引架上,屈髋 20°～30°,屈膝 15°～25°牵引,牵开后视情形行手法整复,夹板外固定。或先采用推挤叩合手法使双髁复位,局麻下用钳夹经皮将双髁固定,将牵引绳连于钳夹上,使之变为股骨髁部牵引,将患肢置于牵引架上视情况行半屈膝位或屈膝位牵引,待牵开后行手法整复夹板外固定。骨折端有纤维性连接后,更换为石膏固定。

3.手法整复外固定

(1)适应证:闭合或未合并血管神经损伤的部分 B_1、B_2、C_1 型骨折。

(2)操作方法:根据受伤机制,采用推挤叩合手法使骨折复位,可用超膝关节夹板或石膏托固定患膝于功能位,一般固定 6～8 周。通常在胫骨平台后外侧缘以及腓骨颈的部位容易造成腓总神经的压迫致伤,因此石膏固定的时候一定在此部位多垫一些石膏棉。固定期应注意夹板和石膏的松紧度,并定时行 X 线检查,发现移位应随时调整夹板,或重新石膏固定。

4.手法整复经皮钢针内固定法

(1)适应证:适用于 B_1、B_2 和部分 C_1 型骨折。

(2)操作方法:行坐骨神经、股神经阻滞麻醉,严格无菌,透视下先采用推挤叩合手法使骨折复位,然后经皮将 3 mm 骨圆针击入固定,一般需要 2～3 枚骨圆针。

5.骨外固定器固定法

(1)适应证:适用于 B_1、B_2 和 C_1、C_2 型骨折。

(2)操作方法:可选用单边外固定器、股骨髁间调节固定器、孟氏骨折复位固定器或半环槽复位固定器行整复固定。

6.经皮钳夹固定法

(1)适应证:适用于 B_1、B_2 型骨折。

(2)操作方法:行坐骨神经、股神经阻滞麻醉,严格无菌,透视下先采用推挤叩合手法使骨折复位,经皮钳夹固定,术后用长腿石膏固定 4～6 周。

(二)手术治疗

1.切开复位螺钉、螺栓内固定法

(1)适应证:B_1、B_2 和 B_3 型骨折。

(2)操作方法:常选用硬膜外阻滞麻醉,依骨折部位选用膝部前内、前外、后内、后外侧入路,清理骨折端,复位骨折,用螺钉、螺栓或松质骨螺钉内固定。注意用螺钉内固定时近端孔应钻滑动孔使之成为拉力螺钉,用松质骨螺钉内固定时螺纹必须全部穿过骨折线,钉尾及钉尖不能露出关节面外。

2.切开复位动力髁螺钉内固定法

(1)适应证:部分 C_1、C_2 型骨折。

(2)操作方法:采用连续硬膜外麻醉,患侧大腿下段前外侧绕髌切口,显露并清理骨折端,首先复位髁部骨折,骨圆针临时固定,再复位髁上骨折,动力髁螺钉固定。主螺钉应距远端关节面 2 cm,方向与远端关节面及内、外踝前侧关节面切线相平行。

3.切开复位股骨髁部支撑钢板内固定法

(1)适应证:C_1、C_2、C_3型股骨髁部骨折。

(2)操作方法:切开复位方法同上。选择合适长度的钢板,要求骨折近端应至少置入4枚螺钉。注意钢板的准确放置,远端放置不能偏前,以免高出于股骨外髁关节面,影响髌骨关节活动。

4.切开复位逆行交锁钉内固定法

(1)适应证:部分C_1、C_2型骨折。

(2)操作方法:采用硬膜外麻醉或全麻,选择合适长度及直径的逆行交锁钉,首先复位髁部骨折,骨圆针临时固定,再复位髁上骨折,置入髓内钉。要求置钉时进针点必须准确,骨折良好复位,必要时一期良好植骨,术后早期进行功能锻炼。

(三)药物治疗

1.中药治疗

(1)内治法:以三期辨证治疗为基础,再根据年龄、体质、损伤程度、损伤部位进行治疗。一般规律是骨折早期宜破,中期宜和,后期宜补,选择相应药物。

(2)外治法:一般初、中期以药膏、膏药敷贴,如活血止痛膏,后期以药物熏洗、热熨或涂擦,如展筋丹、展筋酊。

2.西药治疗

围绕骨折各个时期应用西药对症处理。

(四)康复治疗

1.功能锻炼

股骨髁部骨折在良好复位与坚强固定的条件下,强调早期有效的功能活动。常用的功能锻炼疗法如下。

(1)术后早期的主动及被动的关节活动度训练:股骨髁部骨折为关节内骨折,由于骨折部和股四头肌粘连加之关节内积血机化后的关节内粘连等,对膝关节的预后功能影响较大,故初始就应注意膝关节的功能锻炼,即筋骨并重原则。术后早期即应加强足踝部的屈伸活动及股四头肌的收缩,并及早实施被动活动髌骨关节,预防髌骨关节粘连,基本类似股骨髁上骨折,但更强调通过股骨滑车关节面在胫骨平台上的滚动以模造关节面。术后3周即可在卧床及保护下练习膝关节伸展运动,既可减轻膝关节粘连,又能预防股四头肌萎缩。6~8周骨折达到临床愈合后,可加大膝关节伸曲活动度,待骨折愈合牢固后,即可进行床沿屈膝法练习,继而下地在保护下训练起蹲运动等。

(2)持续被动运动(CPM):为预防股骨髁部骨折后关节制动导致的僵硬及蜕变,亦可遵从Salter提出的CPM的方法。

2.物理疗法

(1)电疗:目前常用的仪器有骨创伤治疗仪、KD-Ⅲ治疗仪等,效果显著。

(2)其他物理疗法:包括光疗、水疗、冷疗等,多结合有具体药物应用,需康复专业技术人员参与执行。

（杨　光）

第九章　膝部及小腿损伤

第一节　膝关节半月板损伤

一、概要

膝关节半月板主要是纤维软骨组织,位于股骨、胫骨之间的关节隙两侧,内外各一。内侧半月板外形呈 C 形,外侧半月板近似于 O 形。半月板的横切面呈三角形(楔形),外缘厚、中央(游离缘)薄。半月板前、后角附着于胫骨平台前部和后部(图 9-1)。

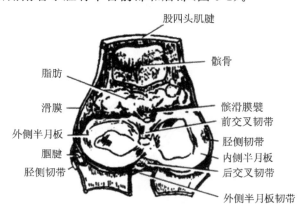

图 9-1　膝关节内外侧半月板

半月板的生理功能表现如下。①滚珠作用:有利关节的活动。②缓冲作用:吸收纵向冲击及震荡,保护关节软骨。③稳固关节作用:防止膝过度伸屈、膝内外翻及内外旋,也防止股骨过度前后滑移。④调节关节内的压力:分布关节液。半月板撕裂后功能丧失,反而引起关节继发病变。

半月板损伤在欧美地区以内侧半月板损伤较多,而在亚洲则以外侧半月板损伤较多,原因是亚洲地区外侧盘状半月板的人较多。

二、发病病因

主要由直接暴力和间接暴力引起,其中以间接暴力多见。最常见的是半月板矛盾运动的结果。

（1）当膝关节运动时，股骨髁和胫骨平台有两种不同方向的活动。屈伸时，股骨内外髁在半月板上面做前后活动；旋转时，半月板则固定于股骨髁下面，其转动发生于半月板和胫骨平台之间。故半月板破裂往往发生于膝的伸屈过程中又有膝的扭转、挤压或内外翻动作时。在体育运动中，产生这种半月板矛盾运动的动作很多，很容易引起半月板损伤。

（2）以蹲位或半蹲位为主的工作人员反复地蹲立提重物，使膝关节常处于屈曲、伸直位，有时还有外翻和旋转动作，反复磨损引起外侧半月板或后角的损伤，病史中可无明显外伤史。

半月板损伤的类型：损伤类型可根据半月板撕裂形态而分，常见类型如下。①边缘分离：大多发生在内侧半月板前、中部，有自愈可能。②半月板纵裂：也称"桶柄样撕裂"或"提篮损伤"（图9-2），大的纵裂易于产生关节交锁。③前角损伤：可为半月板实质撕裂，也可能为前角撕脱骨折。④后角损伤：多较难诊断，表现为膝后部疼痛（图9-3）。⑤横行损伤：多发生在体部，临床疼痛较明显，偶有关节交锁。⑥水平劈裂：大多在半月板体部中段呈层状部分裂开，尤以盘状半月板多见，无论是关节造影还是关节镜检查均易漏诊，应撬起半月板内缘查看。⑦内缘不规则破裂：半月板内缘有多处撕裂，可产生关节内游离体、关节交锁与疼痛。⑧半月板松弛：常有膝不稳定感，关节间隙触诊可有凸出、压痛及滑进滑出感，膝关节摇摆试验常阳性。

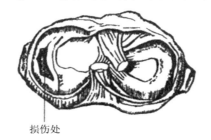

损伤处

图9-2　半月板桶柄样撕裂

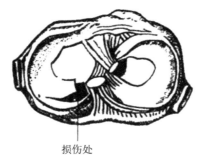

损伤处

图9-3　半月板后角损伤

总之，半月板损伤后失去正常张力，产生异位活动，经常引起膝关节疼痛、关节积液、交锁，导致膝关节不稳，甚至引起膝关节骨性关节炎。半月板损伤后撕裂缘变圆钝，显微镜下可见软骨退行性变、细胞坏死、基质破坏等。陈旧性半月板损伤经常肿胀积液者，可引起滑膜肥厚，出现慢性滑膜炎反应。

三、临床表现

(一)症状与体征

1.疼痛

疼痛是因半月板损伤后牵扯周围滑膜引起的。半月板撕裂后,其张力失常,膝关节运动时半月板的异常活动牵拉滑膜以致疼痛。疼痛特点:固定在损伤的一侧,随活动量增加疼痛加重,部分患者疼痛不明显。

2.关节交锁

活动时突然关节"卡住"不能伸屈。一般急性期交锁不多见,多在慢性期出现。交锁后关节酸痛,不能伸屈。可自行或在医师帮助下"解锁"。"解锁"后往往会有滑膜反应肿胀,交锁特点为固定于损伤侧。

3.弹响声

膝关节活动时可听到或感到半月板损伤侧有弹响声。

4.关节肿胀积液

急性损伤期,多有滑膜牵扯损伤或伴有其他结构损伤,往往关节积血、积液。慢性期关节活动后肿胀,与活动量大小有关。关节积液是黄色半透明的滑液,是慢性创伤性滑膜炎的结果。关节肿胀积液可用浮髌试验及膝关节积液诱发试验检查。

5.股四头肌萎缩

半月板损伤有明显症状,长期未治疗,可致股四头肌萎缩,股内侧肌更明显。但股四头肌萎缩不是特异体征。

6.关节隙压痛及突出

半月板损伤侧的关节隙压痛阳性,压痛点多与半月板损伤的部位相吻合(如体部损伤,压痛点在体部)。还可触到损伤的半月板在关节隙处呈鞭条状隆凸,往往也是压痛点所在。半月板隆凸对诊断有意义,但应与囊肿相鉴别。

7.半月板摇摆试验

方法是患者仰卧,膝伸直或半屈,医师一手托患膝,拇指缘放在内或外侧关节隙,压住半月板,另一手握足部并内外摇摆小腿,使关节隙开大、缩小数次,如拇指感到有鞭条状物进出滑动于关节隙或感到响声或疼痛,即表示该半月板损伤。

8.麦氏征(McMurray征)

做法等于在重复损伤机制,对急性期患者由于疼痛多不能奏效,但对慢性期患者最常用,且有一定诊断价值。本法的准确率与检查者的经验有直接关系。传统认为麦氏征阳性必须由疼痛和膝关节内响声两者构成,但这种典型的阳性体征较难诱出,所以现在也有人认为,在麦氏征试验中,疼痛或响声两者其中之一出现,该试验即可为阳性。注意半月板损伤的响声与滑膜炎、膝关节骨关节病等细碎响声不同,为一种弹响声。具体方法是医师一手握患者足部,另一手扶膝上,使小腿外展外旋,然后将膝由极度屈曲缓缓伸直,如内侧关节间隙处有响声(听到或手感到)和/或疼痛,即表明内侧半月板损伤。也可反方向进行,外侧出现疼痛和弹响,即示外侧半月板损伤。

9.研磨试验

患者取俯卧位,膝关节屈曲90°,助手将大腿固定,检查者双手握患侧足向下压并旋转小腿,使股骨与胫骨关节面之间发生摩擦,半月板撕裂者可引起疼痛。若外旋位产生疼痛,表示内侧半月板损伤;若内旋位产生疼痛,表示外侧半月板损伤。

10.鸭步试验

患者全蹲位小腿分开,足外旋向前走,出现疼痛者为阳性。多说明半月板后角损伤。

11.半月板前角挤压试验

膝全屈,一手拇指按压膝关节隙前缘(半月板前角处),一手握小腿由屈至伸,出现疼痛为阳性。

半月板损伤常合并其他结构的断裂损伤,如内侧副韧带、交叉韧带断裂,关节软骨损伤,骨软骨骨折等。症状、体征往往复杂多样,变化很大,尤其在损伤急性期,关节肿胀疼痛明显,需仔细检查明确诊断。

(二)辅助检查

半月板损伤依靠病史及临床检查多可做出较正确的诊断,但仍存在5%左右的误诊率,因此仍需要一些特殊检查来完善诊断,常见的辅助检查如下。

1.常规 X 线检查

可排除骨关节本身的病变、关节内其他损伤和游离体。有人认为膝外侧间隙增宽、腓骨小头位置偏高对盘状软骨的诊断有一定价值。

2.关节造影

根据一些学者的经验,用空气和碘水双重对比造影,结合临床表现对半月板撕裂的诊断符合率可达96%以上。

3.MRI

该技术作为一种非侵入性、无放射线、无并发症的技术,用于半月板损伤的诊断价值较大,能发现一些关节镜难以发现的后角撕裂及半月板变性。其诊断正确率文献报道相差甚大,为70%~97%。但费用高,有一定的假阳性和假阴性,这方面的研究需进一步发展。

4.膝关节镜

膝关节镜既是诊断手段又是治疗手段,能直接看到关节内的病变及部位,损伤少,恢复快。诊断正确率可达95%以上。对半月板后角损伤和半月板水平撕裂诊断有一定难度。熟练掌握本法,需要专门的训练和知识,这方面直接关系到诊断正确率的高低。

5.超声波检查

这是一种无损伤的检查方法,与操作人员的经验有直接关系。

四、家庭保健护理

为了预防半月板损伤,运动前要充分做好准备活动,将膝关节周围的肌肉韧带充分活动开。要加强股四头肌的力量练习。股四头肌力量加强了,落在膝关节的负担量相应就会减少。另外,不要在疲劳状态下进行剧烈的运动,以免因反应迟钝、活动协调性差而引起半月板损伤。

五、治疗

(一)保守治疗

1.急性期单纯半月板损伤

应抽去积液、积血,局部冷敷,加压包扎,用石膏托固定,制动2~3周。若有关节交锁,可用手法解锁后用石膏托固定。解锁手法：患者侧卧，医师一手握住患足，一手固定患膝，先屈曲膝关节同时稍加牵引，扳开交锁膝关节间隙，然后来回旋转腿至正常范围，突然伸直膝关节，解除交锁，疼痛可立即解除，恢复原有伸屈活动。急性期中有时诊断不明，不必急于明确诊断，以免加重损伤。可按上法处理后，用石膏托固定，待肿胀、疼痛消退后再检查。

2.未合并其他损伤的半月板损伤

先予保守治疗，优点在于小裂伤有时急性期过后可无症状，边缘裂伤有时会自愈。具体手法：患者仰卧，放松患肢，术者左手拇指按摩压痛点，右手握踝部，徐徐屈曲膝关节并内外旋转小腿，然后伸直患膝，初期可在膝关节周围和大腿前部施以滚、揉等法以促进血液循环，加速血肿消散。

（二）手术治疗

1.急性期半月板损伤

伴关节积液者，若关节积液严重，怀疑有交叉韧带断裂或关节内骨软骨切线骨折时，应行急诊手术探查，切除损伤的半月板，修复关节内其他损伤。

2.慢性期半月板损伤

诊断明确，且有症状并影响运动者，应手术治疗，能做半月板部分切除的尽量不做全切。有人认为半月板全切后，半月板有自然再生能力，但其再生的质量及时间均不足以防止骨关节炎的发生。对纵裂、大提篮撕裂、内缘小撕裂者宜做部分切除。边缘撕裂或前角撕裂者可做缝合。即使是全切除者，亦应在靠近关节囊的半月板实质中进行，避免出血。

3.手术后处理及功能锻炼

要求术后膝加压包扎加石膏后托固定。术后第 2 天在床上练股四头肌静力收缩。内侧半月板手术者第 3 天开始直腿抬高，外侧半月板手术者第 5 天直腿抬高，并带石膏托下地拄拐行走。第 10 天拆线，第 2 周去石膏，逐渐增加股四头肌力量，第 3 个月开始部分训练。康复要有计划地按规律进行，以不加重关节肿痛为标准。关节镜手术后用大棉垫加压包扎膝关节，术后 6 小时麻醉消退后，就可以开始膝关节伸屈活动和股四头肌锻炼。对于术前股四头肌已有明显萎缩者，应积极鼓励其锻炼，并且需待股四头肌肌力恢复达一定程度后，方能负重和行走。

（杨 光）

第二节 膝关节脱位

膝关节为屈戍关节，由股骨下端及胫骨上端构成，两骨之间有半月软骨衬垫，向外有约 15°的外翻角。膝关节的主要功能是负重和屈伸运动，在屈曲位时，有轻度的骨外旋及内收、外展活动。膝关节的稳定主要依靠周围的韧带维持。内侧副韧带和股四头肌对稳定膝关节有很好的作用。膝关节因其结构复杂坚固、关节接触面较宽，因此在一般外力下很难使其脱位，其发生率仅占全身关节脱位的 0.6%。如因强大的外力而造成脱位，则必然会有韧带损伤，而且可发生骨折，乃至神经、血管损伤。合并腘动脉损伤时，如诊治不当，则有导致下肢截肢的危险。根据其脱位的方向，可分为膝关节前脱位、膝关节后脱位、膝关节内脱位、膝关节外脱位。

一、膝关节前脱位

(一)病因与发病机制

暴力来自前方,直接作用于股骨下段,使膝关节过伸,股骨髁的关节面沿胫骨平台向后急骤旋转移位,突破后侧关节囊,而使胫骨脱位于前方,形成膝关节前脱位。

(二)诊断

1.临床表现

膝关节肿胀严重,疼痛,功能障碍,前后径增大,髌骨下陷,膝关节处微屈曲位,畸形,弹性固定,触摸髌骨处有空虚感,腘窝部丰满,并可触及股骨髁突起于后侧,髌腱两侧可触及向前移位的胫骨平台前缘。X线检查:侧位片见胫骨脱位于股骨前方(图9-4)。

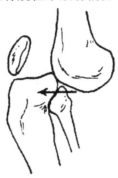

图 9-4 膝关节前脱位

2.诊断依据

依据外伤史、典型临床表现,结合 X 线检查,可以确诊。要了解是否合并有撕脱骨折,检查远端动脉搏动情况,以判断腘窝血管是否受伤。同时需要检查足踝运动和感觉情况,判断是否合并神经损伤。

(三)治疗

1.手法复位外固定

一般采用手法整复外固定。方法:患者仰卧,一助手环抱大腿上段,一助手牵足踝上下牵引。术者站患侧,一手托股骨下段向上,即可复位(图9-5)。或术者两手四指托腘窝向前,两拇指按胫骨向后亦可复位。当脱位整复后,助手放松牵引,术者一手持膝,一手持足,将膝关节屈曲,再伸直至 15°左右,然后从膝关节前方两侧仔细检查关节是否完全吻合,检查胫前、后动脉搏动情况,检查足踝运动和感觉情况等。

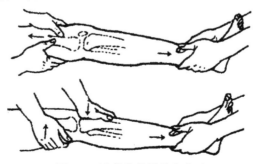

图 9-5 膝关节前脱位复位法

复位后,用长直角夹板或石膏托将患膝固定于 10°～20°伸展中立位,股骨远端后侧加垫,3 周后开始做膝关节主动屈曲、股四头肌自主收缩锻炼,4 周后解除外固定,可下床活动。

2.药物治疗

初期内服活血化瘀、通络消肿中药,药用接骨七厘片、筋骨痛消丸或活血疏肝汤加川木瓜、川牛膝;继服通经活络舒筋中药,方用丹栀逍遥散加独活、续断、木瓜、牛膝、丝瓜络、桑寄生。若有神经损伤症状加全蝎、白芷;后期内服仙灵骨葆胶囊或补肾壮筋汤加续断、五加皮,以强壮筋骨。神经损伤后期宜益气通络,祛风壮筋,方用黄芪桂枝五物汤加续断、五加皮、桑寄生、牛膝、全蝎、僵蚕、制马前子等。

3.手术疗法

膝关节前脱位最易造成血管损伤,合并有腘动脉损伤者应立即进行手术探查。如果关节囊撕裂,韧带断裂嵌夹于关节间隙,或因股骨髁套锁于撕裂的关节囊裂孔而妨碍复位时,也应手术切开复位,修复损伤的韧带。合并髁部骨折者也应及时手术撬起塌陷的髁部,并以螺栓、拉力螺钉或特制的"T"形钢板固定,否则骨性结构紊乱带来的不稳定将在后期给患者造成很大困难。

二、膝关节后脱位

(一)病因与发病机制

多是因直接暴力从前方而来,作用于胫骨上端,使膝关节过伸,胫骨平台向后脱出,形成膝关节后脱位。

(二)诊断

1.临床表现

膝关节肿胀严重,疼痛剧烈,功能障碍。膝关节前后径增大,似过伸位,胫骨上端下陷,皮肤有皱褶,畸形明显,呈弹性固定,触摸髌骨处有空虚感,腘窝处可触及胫骨平台向后突起,髌腱两侧能触到向前突起的股骨髁。X 线检查:侧位片可见胫骨脱于股骨后方(图 9-6)。

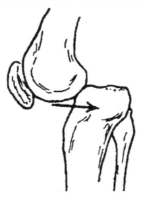

图 9-6　膝关节后脱位

2.诊断依据

依据外伤史、典型症状、畸形,一般即可确定诊断。但需拍 X 线片,诊查是否合并撕脱骨折。另外要检查胫前、后动脉搏动情况,判断腘窝血管是否受伤。还要检查足踝的主动运动和感觉情况,判断神经是否损伤。

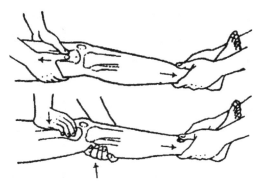

图 9-7　膝关节后脱位复位法

（三）治疗

常采用手法整复外固定，方法是患者仰卧，一助手牵大腿部，一助手牵患肢踝部，上下牵引。术者站于患侧，一手托胫骨上段向前，一手按股骨下段向后，即可复位（图 9-7）。

复位后，用长直角夹板或石膏托固定。在胫骨上面后侧加垫，将膝关节固定在 15° 左右的伸展中立位。3 周后开始做屈伸主动锻炼活动和股四头肌自主收缩活动。4 周后解除固定，下床锻炼。本病固定应特别注意慢性继发性半脱位，因患者不自觉地抬腿，股骨必然向前，加上胫骨的重力下垂，常常形成胫骨平台向后继发性脱位。必要时可改用膝关节屈曲位固定。3 周后开始膝关节伸展锻炼。

对合并有血管、神经损伤及骨折的患者，处理同膝关节前脱位。

三、膝关节侧方脱位

（一）病因与发病机制

直接暴力作用于膝关节侧方，或间接暴力传导至膝关节，致使膝关节过度外翻或内翻，造成膝关节侧方脱位。单纯侧方脱位少见，多合并对侧胫骨平台骨折，骨折近端和股骨的关系基本正常。

（二）诊断

膝关节侧方脱位因筋伤严重，肿胀甚剧，局部青紫瘀斑，功能丧失，压痛明显，有明显的侧方异常活动。在膝关节侧方能触到脱出的胫骨平台侧缘。若有神经损伤，常见足踝不能主动背伸，小腿下段外侧皮肤麻木。

依据明显的外伤史、典型的症状和畸形，即可确诊。结合 X 线检查，能明确脱位情况及是否合并骨折。应注意神经损伤与否（图 9-8）。

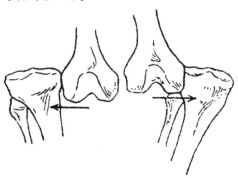

图 9-8　膝关节侧方脱位

（三）治疗

1.手法整复外固定

常采用手法整复外固定。方法：患者取仰卧位，一助手固定股骨，一助手牵引足踝，若膝关节外脱位，术者一手扳股骨下端向外，并使膝关节呈内翻位，即可复位（图9-9）。

复位后，用长直角夹板或石膏托将肢体固定在伸展中立位，膝关节稍屈曲，脱出的部位和上下端相应的位置加棉垫，形成三点加压，将膝关节置于与外力相反的内翻与外翻位，即内侧脱位固定在内翻位，外侧脱位固定在外翻位。一般固定4～6周，解除夹板，开始功能锻炼。

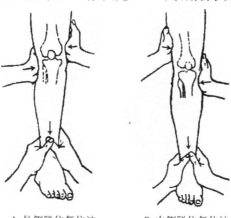

A.外侧脱位复位法　　　　B.内侧脱位复位法

图9-9　手法整复复位

2.药物治疗

同膝关节前脱位。

3.功能锻炼

膝关节脱位复位后，应将膝关节固定于屈曲15°～30°位，减少对神经、血管的牵拉。密切观察血管情况，触摸胫后动脉和足背动脉。足部虽温暖但无脉，则标志血供不足。术后在40°～70°的持续被动活动对伤后早期恢复活动是有帮助的，但应注意防止过度运动在后期遗留一定程度的关节不稳。股四头肌的训练对膝关节动力性稳定起着重大作用。固定后，即指导患者做股四头肌收缩锻炼。肿胀消减后，做带固定仰卧抬腿锻炼。4～8周解除外固定后，先开始做膝关节的自主屈曲，然后下床活动锻炼，按膝关节功能疗法处理。

（杨　光）

第三节　髌骨骨折

髌骨古称连骸骨，俗称膝盖骨、镜面骨。《黄帝内经·素问·骨空论》云："膝解为骸关，侠膝之骨为连骸。"髌骨为人体最大的籽骨，位于膝关节之前。髌骨骨折占全部骨折损伤的10%，多见于成年人。

髌骨略呈三角形，尖端向下，被包埋在股四头肌腱部，其后方是软骨面，与股骨两髁之间软骨面构成关节，即髌股关节。髌骨后方之软骨面有条纵嵴，与股骨髁滑车的凹陷相适应，并将髌骨后软骨面分为内、外两部分，内侧者较厚，外侧者扁宽。髌骨下端通过髌韧带连于胫骨结节。

髌骨是膝关节的一个组成部分，切除髌骨后，在伸膝活动中可使股四头肌肌力减少30%左右。因此，髌骨有保护膝关节、增强股四头肌肌力、伸直膝关节最后10°～15°的作用，除不能复位的粉碎性骨折外，应尽量保留髌骨。髌骨后面是完整的关节面，其内外侧分别与股骨内外髁前面形成髌股关节，在治疗中应尽量使关节面恢复平整，减少髌股关节炎的发生。横断骨折有移位者，均有股四头肌腱扩张部断裂，致使股四头肌失去正常伸膝功能，治疗髌骨骨折时，应修复肌腱扩张部的连续性。

一、病因

骨折病因为直接暴力和肌肉强力收缩所致。直接暴力多因外力直接打击在髌骨上，如撞伤、踢伤等，骨折多为粉碎性，其髌前腱膜及髌骨两侧腱膜和关节囊多保持完好，骨折移位较小，亦可为横断骨折、边缘骨折或纵形劈裂骨折。肌肉强力收缩者，多由于股四头肌猛力收缩形成牵拉性损伤，如突然滑倒时，膝关节处于半屈曲位，股四头肌骤然收缩，牵拉髌骨向上，髌韧带则固定于髌骨下部，而股骨髁部向前顶压髌骨形成支点，3种力量同时作用造成髌骨骨折。肌肉强力收缩多造成髌骨横断骨折，上下骨块有不同程度的分离移位，髌前筋膜及两侧扩张部撕裂严重。

二、诊断要点

有明显外伤史，伤后膝前方疼痛、肿胀，膝关节活动障碍。检查时在髌骨处有明显压痛，粉碎性骨折可触及骨擦感，横断骨折有移位时可触及一凹沟。膝关节正侧位X线片可明确诊断。

X线检查时需注意：侧位片虽然对判明横断骨折及骨折块分离最为有用，但不能了解有无纵形骨折及粉碎性骨折的情况。而斜位片可以避免髌骨与股骨髁重叠，既可显示其全貌，更有利于诊断纵形骨折、粉碎性骨折及边缘骨折。斜位摄片时，若为髌骨外侧损伤可采用外旋45°位；如怀疑内侧有损伤时，则可取内旋45°位。如临床高度怀疑有髌骨骨折而斜位及侧位X线片均未显示时，可再拍髌骨切线位X线片（图9-10）。

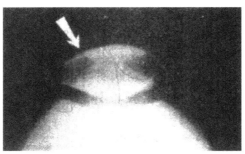

图9-10 髌骨切线位X线片

三、治疗方法

髌骨骨折属关节内骨折，在治疗时必须达到解剖复位并修复周围软组织损伤，才能恢复伸膝装置的完整，防止创伤性关节炎的发生。

（一）整复固定方法

1.手法整复外固定

（1）整复方法：复位时先将膝关节内积血抽吸干净，注入1%普鲁卡因5～10 mL，起局部麻醉作用，而后患膝伸直，术者立于患侧，用两手拇、示指分别捏住上下方骨块，向中心对挤即可合拢复位。

（2）固定方法如下。①石膏固定法：用长腿石膏固定患膝于伸直位。若以管形石膏固定，在石膏塑形前摸出髌骨轮廓，并适当向髌骨中央挤压使骨折块断面充分接触，这样固定作用可靠，可早期进行股四头肌收缩锻炼，预防肌肉萎缩和粘连。外固定时间不宜过长，一般不要超过6周。髌骨纵形骨折一般移位较小，用长腿石膏夹固定4周即可。②抱膝圈固定法：可根据髌骨大小，用胶皮电线、纱布、棉花做成套圈，置于髌骨处，并将四条布带绕于托板后方收紧打结，托板的两端用绷带固定于大小腿上。固定2周后，开始股四头肌收缩锻炼，3周后下床练习步行，4～6周去除外固定，做膝关节不负重活动。此方法简单易行，操作方便，但固定效果不够稳定，有再移位的可能，注意固定期间应定时检查纠正。同时注意布带有否压迫腓总神经，以免造成腓总神经损伤。③闭合穿针加压内固定：适用于髌骨横形骨折者。方法是皮肤常规消毒、铺巾后，在无菌操作下，用骨钻在上、下骨折块分别穿入一根克氏针，注意进针方向需与髌骨骨折线平行，两根针亦应平行，穿针后整复。骨折对位后，将两针端靠拢拉紧，使两骨折块接触，稳定后再拧紧固定器螺钉，如无固定器亦可代之以不锈钢丝。然后用乙醇纱布保护针孔，防止感染，术后用长木板或石膏托将膝关节固定于伸直位（图9-11）。④抓髌器固定法：患者取仰卧位，股神经麻醉，在无菌操作下抽净关节内积血，用双手拇、示指挤压髌骨使其对位，待复位准确后，先用抓髌器较窄的一侧钩刺入皮肤，钩住髌骨下极前缘和部分髌腱。如为粉碎性骨折，则钩住其主要的骨块和最大的骨块，然后再用抓髌器较宽的一侧，钩住近端髌骨上极前缘亦即张力带处；如为上极粉碎性骨折，则先钩住上极粉碎性骨块，再钩住远端骨块。注意抓髌器的双钩必须抓牢髌骨上下极的前侧缘。最后将加压螺旋稍加拧紧使髌骨相互紧密接触。固定后要反复伸屈膝关节以磨造关节面，达到最佳复位。骨折复位后应注意抓髌器螺旋盖压力的调整，因为其为加压固定的关键部位，松则不能有效地维持对位，紧则不能产生骨折自身磨造的效应（图9-12）。⑤髌骨抱聚器固定法：电视X线透视下无菌操作，先抽净膝关节腔内积血，利用胫骨结节髌骨外缘的关系，在胫骨结节偏内上部位，将抱聚器的下钩刺穿皮肤，进入髌骨下极非关节面的下方，并向上提拉，确定是否抓持牢固。用拇指后推骨折块，让助手两手拇指在膝关节两旁推挤皮肤及皮下组织向后以矫正翻转移位。将上针板刺入皮肤，扎在近骨折块的前侧缘上，术者一手稳住上下针板，令助手拧动上下手柄，直至针板与内环靠近，术者另一手的拇指按压即将接触的折端，并扣压内外侧缘，以防侧方错位，并加压固定。再利用髌骨沿股间窝下滑及膝关节伸屈角度不同和髌股关节接触面的变化，伸屈膝关节，纠正残留成角和侧方移位。应用髌骨抱聚器治疗髌骨骨折具有骨折复位稳定、加速愈合、关节功能恢复理想的优点（图9-13）。

2.切开复位内固定

适用于髌骨上、下骨折块分离在1.5 cm以上，不易手法复位或其他固定方法失败者。方法是在硬膜外麻醉或股神经加坐骨神经阻滞麻醉下，取膝前横弧形切口，切开皮肤皮下组织后，即进入髌前及腱膜前区，此时可见到髌骨的折面及撕裂的支持带，同时有紫红色血液由裂隙涌出，吸净积血，止血，进行内固定。目前以双10号丝线、不锈钢丝、张力带钢丝固定为常用（图9-14）。

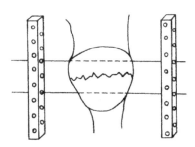

图 9-11 闭合穿针加压内固定

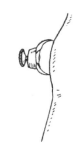

图 9-12 抓髌器固定法

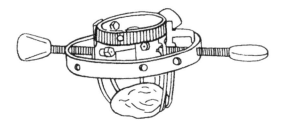

图 9-13 髌骨抱聚器固定法

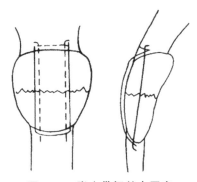

图 9-14 张力带钢丝内固定

(二)药物治疗

髌骨骨折多瘀肿严重,初期可用利水逐瘀法以祛瘀消肿,具体方药参照股骨髁间骨折。若采用穿针或外固定器治疗者,可用解毒饮加泽泻、车前子,肿胀消减后,可服接骨丹;后期关节疼痛活动受限者,可服养血止痛丸。外用药初期肿胀严重者,可外敷消肿散。无移位骨折,可外贴接骨止痛膏。去固定后,关节强硬疼痛者,可按摩配合展筋丹或展筋酊,并可用活血通经舒筋利节之苏木煎外洗。

(三)功能康复

复位固定肿胀消退后即可下床活动,让膝关节有小量的伸屈活动,使髌骨关节面得以在股骨滑车的磨造中愈合,有利于关节面的平复。第2~3周,有托板固定者应解除,有限度地增大膝关节的活动范围,6周后骨折愈合去固定后,可用推髌法解除髌骨粘连,以后逐步加强膝关节屈伸活动锻炼,使膝关节功能早日恢复。

(赵际童)

第四节 单纯腓骨骨折

腓骨体呈三棱柱形,有三缘及三面。前缘及内侧嵴分别为腓骨前、后肌间隔的附着部。骨间缘起于腓骨头的内侧,向下移行于外踝的前缘。骨间缘向上、下分别与前缘及内侧嵴相合,有小腿骨间膜附着。腓骨体后面发生扭转,上部向后,下部向内。外侧面也出现扭转,上部向外,下部向后。

腓骨体有许多肌肉附着,上 1/3 有强大的比目鱼肌附着,下 2/3 有𧿹长屈肌和腓骨短肌附着,另外在腓骨上 2/3 的前、外、后侧有趾长伸肌、腓骨长肌和胫骨后肌包绕,而下 1/3 则甚少有肌肉附着。这样,腓骨上、中 1/3 交点及中、下 1/3 交点均是两组肌肉附着区的临界点,也是相对活动与相对不活动的临界点,承受的张应力较大,在肌肉强大收缩下,可能容易使腓骨遭受损伤。

腓骨滋养孔多为 1 个,可为多孔(2~7 个),滋养动脉起自腓动脉,多为 1 支,次为 2 支,再次为 3 支,其行走斜向下或水平向外,进入腓骨滋养孔。

腓骨四周均有肌肉保护,虽不负重,但有支持胫骨和增强踝关节稳定度的作用。骨折后移位常不大,易愈合。腓骨头后有腓总神经绕过,如发生骨折要注意此神经损伤的可能性。

一、病因及发病机制

单纯腓骨骨折较少见,常发生于与胫骨骨折的混合性骨折中。

(一)直接暴力

腓骨干骨折以重物打击、踢伤、撞击伤或车轮碾扎伤等多见,暴力多来自小腿的前外侧,骨折线多呈横断形或短斜形。巨大暴力或交通事故多为粉碎性骨折,骨折端多有重叠、成角、旋转移位等。因腓骨位于皮下,所以骨折端穿破皮肤的可能性极大,肌肉被挫伤的机会也较多。如果暴力轻微,皮肤虽未穿破,但挫伤严重,血运不良,亦可发生皮肤坏死,骨外露发生感染。较大暴力的碾挫、绞轧伤可有大面积皮肤剥脱,肌肉撕裂和骨折端裸露。

骨折部位以中、下 1/3 较多见,由于营养血管损伤、软组织覆盖少、血运较差等特点,延迟愈合及不愈合的发生率较高。

(二)间接暴力

由高处坠下、旋转扭伤或滑倒等所致的骨折,骨折线多呈斜形或螺旋形,腓骨骨折线较胫骨骨折线高,软组织损伤小,但骨折移位,骨折尖端穿破皮肤形成穿刺性开放伤的机会较多。

骨折移位取决于外力作用的大小、方向。小腿外侧受暴力的机会较多,肌肉收缩和伤肢远端重量等可使骨折端向内成角,小腿重力可使骨折端向后侧倾斜成角,足的重量可使骨折远端向外旋转,肌肉收缩又可使骨折端重叠移位。

儿童腓骨骨折遭受外力一般较小,加上儿童骨皮质韧性较大,多为青枝骨折。

二、类型

(一)单纯腓骨骨折

单纯腓骨干骨折较少见,多由直接暴力打击小腿外侧所致。在受外力作用的骨折部位,骨折线呈横形或粉碎状。因有完整的胫骨作为支柱,骨折很少移位。但腓骨头下骨折时,应注意有无腓总神经损伤。一般腓骨骨折如不影响踝关节的稳定性,均不需复位,用石膏托或夹板固定4～6周即可;如骨折轻微,只用弹力绷带缠紧,手杖保护行走,骨折即可愈合。

(二)腓骨应力性骨折

1.病因

腓骨应力性骨折多见于运动员、战士或长途行走者,多位于踝关节上部。

2.发病机制

多次重复的较小暴力作用于骨折部位,使骨小梁不断发生断裂,但局部修复作用速度较慢,最终导致骨折。

3.临床症状与诊断

运动或长途行走之后,局部出现酸痛感,休息后好转;反之则加剧。局部可有肿胀、压痛,有时可出现硬性隆起。X线片上的改变出现较晚,一般在2周后可出现不太清晰的骨折线,呈一骨质疏松带或骨质致密带,继而陆续出现骨膜性新骨形成和骨痂生长。

三、治疗

根据骨折类型和软组织损伤程度选择外固定或开放复位内固定。

(一)手法复位外固定

适用于单纯的腓骨中上段骨折或无移位的腓骨下段骨折。应力性骨折多无移位,确诊后停止运动,休息患肢即可。症状明显时,可用石膏托固定。

(二)开放复位内固定

腓骨骨折是踝关节骨折的一部分,通常在固定内、后、前踝之前,先将外踝或腓骨整复和内固定。做踝关节、前外侧纵形切口,显露外踝和腓骨远端,保护隐神经,如骨折线呈斜形,可用1～2枚拉力螺钉由前向后打入骨折部位,使骨片间产生压缩力。螺钉的长度必须能钉穿后侧皮质,但不要向外伸出太多以致影响腓骨肌腱鞘。如果为横形骨折或远侧骨片较小,可纵形分开跟腓韧带纤维,显露外踝尖端,打入长螺钉,也可用其他形式的髓内钉经过骨折线打入近侧骨片髓腔中。手术必须要达到解剖整复,保持腓骨的长度。如果骨折位于胫腓下关节之上,整复后可用一块小型半管状压缩接骨板做内固定。如果用髓内钉则应小心,不要使外踝引向距骨,髓内钉的插入部位应相当于踝部尖端的外侧面。如果髓内钉直线插入,外踝就能被引向距骨,这样就会造成踝穴狭窄,踝关节的活动度减小,因此应事先将髓内钉弯成一定的弧度以避免发生这种错误。

(三)开放性腓骨骨折的处理

小腿开放性骨折的软组织伤轻重不等,可发生大面积皮肤剥脱伤、组织缺损、肌肉绞轧挫灭伤、粉碎性骨折和严重污染等。早期处理时,创口应开放或是闭合,采用什么固定方法均必须根据不同伤因和损伤程度做出正确的判断。小腿的特点是前侧皮肤紧贴胫骨,清创后勉强缝合,常因牵拉过紧造成缺血、坏死或感染。因此,对Gustilo Ⅰ型或较清洁的Ⅱ型伤口,预计清创后一期愈合无大张力者可行一期愈合;对污染严重,皮肤缺损或缝合后张力较大者,均应清创后开放创面。如果骨折需要内固定,也可在内固定后用健康肌肉覆盖骨折部,开放皮肤创口,等炎症局限后,延迟一期闭合创面或二期处理。大量临床资料证实,延迟一期闭合创口较一期缝合的成功率高。

四、并发症

筋膜间隔综合征、感染、延迟愈合、不愈合或畸形愈合。

（赵际童）

第五节 胫骨平台骨折

胫骨平台骨折是骨科领域的一个难题，1990年以来，随着新的内固定技术的发展，骨科医师已经能较好地治疗胫骨平台骨折，特别是合并有严重软组织损伤的复杂胫骨平台骨折。

据霍尔（Hohl）统计，胫骨近端骨折占骨折总数的1%，占老年人骨折的8%。胫骨平台骨折中外髁骨折占55%～70%，单纯内髁骨折占10%～23%，双髁骨折占10%～30%。

一、解剖概要

胫骨平台关节面有10°的向后成角，在内外深之间有髁间棘，为前、后交叉韧带附着。胫骨结节位于胫骨前嵴关节线以下2.5～3.0 cm，为髌腱附着。Gerdy结节位于胫骨上端前外侧面，为髂胫束附着。腓骨对胫骨近端起支撑作用，为外侧副韧带和股二头肌止点。

内侧髁比外侧髁骨质更加坚硬。胫骨平台内髁覆盖3 mm厚的软骨，外髁覆盖4 mm厚的软骨。外侧髁面积小而高，内侧髁低而平。内外髁的边缘部分被半月板覆盖，内侧半月板有胫骨韧带将其附着于胫骨。

二、损伤机制

内外翻暴力加垂直暴力。完整的内侧副韧带在外翻暴力中像一个铰链，使股骨外侧髁顶压胫骨外侧平台，造成胫骨平台骨折。在内翻暴力中，外侧副韧带起着相同的作用，引起内髁骨折，常合并侧副韧带、交叉韧带和半月板损伤。

三、分型

Schatzker分型是当前应用最为广泛的分型，将胫骨平台骨折分为6型。Ⅰ、Ⅱ、Ⅲ型是低能量暴力骨折，Ⅳ、Ⅴ、Ⅵ型是高能量暴力骨折（图9-15）。

（1）Ⅰ型：外侧平台劈裂骨折无关节面塌陷，多发生于年轻人。骨折移位时常有外侧半月板撕裂，或向四周移位，或半月板嵌入骨折间隙。

（2）Ⅱ型：外侧平台劈裂关节面压缩骨折，多发生于40岁或以上的患者。

（3）Ⅲ型：外侧平台单纯压缩骨折。压缩部分常位于关节中心部位，由于压缩部位大小和压缩程度的不同及外侧半月板损伤情况的不同，这种损伤可以是稳定或不稳定骨折。外侧和后侧的关节面压缩比中央压缩更加不稳定。

（4）Ⅳ型：高能量暴力骨折。胫骨内侧平台骨折，这种损伤由中等至高能量暴力致伤，Ⅳ型骨折常合并膝关节脱位、血管损伤，因此需仔细检查。

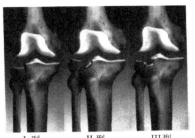

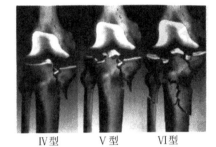

图 9-15　**胫骨平台骨折 Schatzker 分型**

（5）V型：高能量暴力损伤双侧平台骨折合并血管、神经损伤。

（6）VI型：高能量暴力损伤双侧平台骨折加胫骨干与干骺端分离，在 X 线片上常显示为粉碎爆裂骨折，常合并膝部软组织严重损伤、筋膜间隔综合征和严重神经、血管损伤。

Bennett 和布劳纳（Browner）认为，在此 6 型骨折中 II 型骨折有较高的内侧副韧带撕裂发生率，IV 型骨折有较高的半月板损伤发生率。

四、诊断

（一）临床表现

1.症状

胫骨平台骨折患者都有疼痛、膝关节肿胀和下肢不能负重的症状。病史可以帮助医师判断是低能量还是高能量损伤。该病常合并张力性水泡、筋膜间隔综合征、韧带断裂、神经损伤和血管损伤，这些都由高能量暴力所致的胫骨平台骨折引起。

2.体征

膝关节主动、被动活动受限，胫骨近端和膝关节局部肿胀和压痛，内外翻畸形。注意检查骨折部位软组织情况和神经、血管情况。

（二）X 线检查

正侧位 X 线片可显示绝大部分胫骨平台骨折。高能量暴力所致的骨折 X 线片往往显示骨折块相互重叠。牵引下拍片可以得到清晰骨折形态，并可以同时检查膝关节韧带完整与否和利用韧带整复骨折移位（图 9-16、图 9-17）。

（三）CT 检查

CT 可以更清晰地显示骨折情况，26％患者经 CT 检查后改变了治疗计划。通过矢状面、额状面和水平面重建可以更进一步了解骨折移位和关节面塌陷、移位的形态。最好行牵引下 CT 扫描，这样可以得到更多的信息。

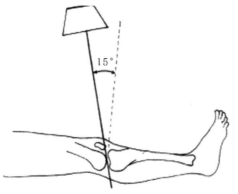

图 9-16 投照时应向内足倾 15°

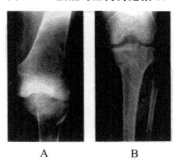

A B

图 9-17 胫骨平台骨折前后位 X 线片

A.未经牵引,胫骨平台骨折前后位 X 线片;B.牵引下胫骨平台骨折前后位 X 线片

(四)MRI 检查

MRI 检查胫骨平台骨折的准确性和精确度等同于 CT,但其对于软组织损伤,包括侧副韧带、半月板损伤的诊断比 CT 好。

(五)血管造影

怀疑血管损伤时应行血管造影。高能量暴力造成的骨折、骨折—脱位,不能解释的筋膜间隔综合征和 SchatzkerⅣ、Ⅴ、Ⅵ型骨折要警惕有血管损伤。血管造影可直观地观察到血管损伤部位。

五、治疗

(一)Ⅰ型

此型骨折多伴有半月板损伤,术前应行 MRI 检查,也可用关节镜检查骨折和外侧半月板。半月板周缘损伤或半月板嵌于骨折间隙,在切开复位内固定的同时行半月板修补。如果无半月板损伤,常可行闭合复位经皮螺钉固定。复位的一个重要技术是复位钳偏心夹持,利用扭曲和旋转使骨折块复位。通常用2枚直径 6.5 mm 或直径 7.0 mm 的松质骨螺钉固定。如果外侧髁基底部粉碎,则需行加压钢板固定加植骨。如果经皮不能得到满意的复位(满意复位指骨折移位小于1 mm),就应行切开复位内固定(图 9-18)。

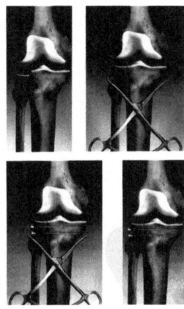

图 9-18　Ⅰ型胫骨平台骨折固定

(二)Ⅱ型

　　术前准确估计关节面塌陷的部位和程度,大多数情况下是前侧或中央关节面塌陷。最好的手术入路是行膝外侧直切口剥离外侧肌肉,在半月板下横行切开关节囊暴露关节。掀起外侧半月板将使胫骨外髁更好地暴露。也可通过像翻书一样翻开前侧劈裂的骨片暴露塌陷的关节面。首先复位塌陷的关节面,关节面下填塞植骨,然后复位劈裂的骨折片,最后应用松质骨螺钉固定。多枚克氏针置于关节下骨可明显提高内固定对关节的支撑强度,因此提倡采用多枚松质骨螺钉固定。如骨质疏松或劈裂骨块粉碎则行支撑钢板固定(图 9-19～图 9-21)。

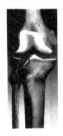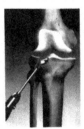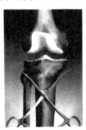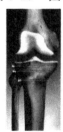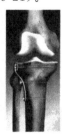

图 9-19　Ⅱ型胫骨平台骨折固定

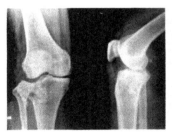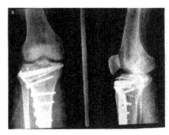

图 9-20　Ⅱ型胫骨平台骨折支撑钢板固定

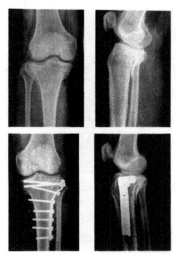

图 9-21　Ⅱ型胫骨平台骨折内固定

(三)Ⅲ型

此型骨折多发生于老年人,如果关节塌陷范围小,膝关节稳定,可行保守治疗。相反,膝关节不稳定,患者年龄较轻,则有内固定指征。CT 或 MRI 可以测量塌陷范围和程度。传统的手术治疗方法是膝关节外侧入路,开一骨窗,将关节面抬起,植骨填塞,然后用拉力螺钉固定。现今使用关节镜观察关节面复位情况,仅做一小切口,植骨填塞关节面抬起后的骨缺损(图 9-22)。

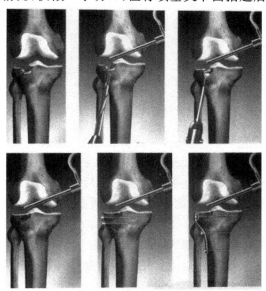

图 9-22　Ⅲ型胫骨平台骨折固定

(四)Ⅳ型

此型骨折常合并胫骨髁间棘骨折,膝关节脱位和神经、血管损伤,有时骨折反而并不是很严重。但这些严重的软组织损伤会使膝关节非常不稳定。非手术治疗只适用于无移位骨折。即使是很小的移位,采用石膏固定都会留下显著的膝内翻畸形。若骨质良好,为低等至中等暴力损伤,外翻膝关节复位,行经皮螺钉固定(图 9-23)。

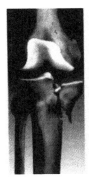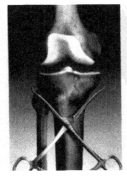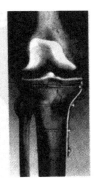

图 9-23　Ⅳ型胫骨平台骨折固定

高能量暴力引起的内髁骨折常有骨折显著移位、外侧副韧带撕裂或腓骨小头骨折,需行切开复位内固定,行支撑钢板固定。髁间棘撕脱骨折则用钢丝或长拉力螺钉固定。

(五)Ⅴ型和Ⅵ型

Ⅴ型和Ⅵ型骨折都是涉及两髁的骨折,常见于轴向暴力作用于伸直的膝关节,由高能暴力引起,合并严重的软组织损伤。同时应高度警惕神经、血管损伤和筋膜间隔综合征(图 9-24)。这两型骨折不适宜非手术治疗。传统上行大切口、双钢板固定,但是这将招致许多严重的并发症,包括伤口裂开和感染。

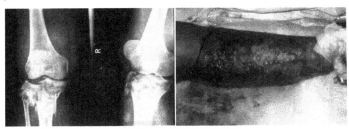

图 9-24　Ⅵ型胫骨平台骨折合并严重的软组织损伤

为了减少并发症、提高疗效,现在多应用以下方法:①应用股骨复位器间接复位,然后行有限切开复位塌陷的关节面,植骨填塞关节面抬起后遗留的空腔。最后用 2～3 枚松质骨螺钉固定。如果内髁骨片基底不是粉碎的,利用间接韧带整复技术后,内髁骨折片往往会复位。此时通过置于外侧钢板的长拉力螺钉将内髁骨折片固定。当内髁骨折片基底粉碎,利用间接韧带整复技术不能使其复位时,切开复位内髁用 1 个小支撑钢板固定。②骨折粉碎程度越严重,放置内侧小支撑钢板的并发症发生率就越高,对这些患者,可在内侧应用半针外固定架替代内髁小支撑钢板。将 1～2 枚外固定架针平行于关节置于内侧。用外固定架维持 6～10 周,直至出现明显骨折愈合征象。随着软组织损伤程度的加重,外侧放置钢板后出现并发症的可能性也大大增加,这时在内侧行单边外固定架固定,拉力螺钉固定外髁骨折。③环形外固定架也是处理这种严重损伤的一个很好的办法。虽然外固定架技术很大程度上依赖韧带复位技术,使骨折有一定程度的复位,但它不能复位塌陷的关节面。复位塌陷的关节面必须行有限切开,在透视或关节镜监控下复位塌陷的关节面。

(六)BMP-2 移植修复

BMP-2 治疗胫骨平台骨折可以减少住院时间,加速骨折愈合,减少早期完全负重的时间及术后并发症,利于早期康复。

六、合并症

(一)胫骨平台骨折合并韧带损伤

韧带损伤包括内侧副韧带损伤、半月板撕裂、前交叉韧带撕裂。Bennett 和 Browner 发现56％的胫骨平台骨折中有软组织损伤。内侧副韧带损伤占20％,外侧副韧带损伤占3％,半月板损伤占20％,腘神经损伤占3％,前交叉韧带损伤占10％。

韧带损伤将引起膝关节术后不稳定,导致膝关节功能很差。诊断韧带损伤应拍平片、应力位片,行物诊和手术探查。膝关节内、外翻大于或等于10°说明韧带断裂。但不要将由骨折移位引起的膝关节面倾斜所产生的角度误诊为韧带损伤。合并有腓骨头和胫骨髁间棘撕脱骨折、股骨髁或胫骨髁撕脱骨折常提示韧带损伤。

(二)血管损伤

低能量暴力一般不引起血管损伤,而高能量暴力所致的 SchatzkerⅣ、Ⅴ和Ⅵ型骨折易引起血管损伤。由于腘动脉在腘部被其分支束缚,移动范围很小,因此骨折移位容易引起血管损伤。血管造影可进一步明确诊断。行血管造影的指征是动脉搏动减弱或消失,大血肿,瘀斑,进行性肿胀,持续性动脉出血,损伤以远的皮肤发凉、青紫和有相邻的神经损害。

处理:足背动脉搏动可触及,先固定骨折;足背动脉搏动不能触及且距受伤时不少于6小时,首先重建血运,应用外固定架恢复患肢长度和稳定。在修复动脉的同时要修复合并的腘静脉损伤,局部缺血时间超过6小时要考虑4个筋膜间室行切开术减压。

七、术后处理

胫骨平台骨折术后处理的特点是早期活动、延迟负重。内固定稳定者用 CPM 锻炼,然后行步态训练和主动功能锻炼。SchatzkerⅠ、Ⅱ、Ⅲ型骨折,4~8周内不负重,直到有早期骨愈合的X线影像。在4~8周后可部分负重,3个月后完全负重。

Ⅳ、Ⅴ、Ⅵ型胫骨平台骨折由于软组织损伤重,如果内固定牢固,术后尽量应用 CPM 锻炼,一般在术后8~12周,X线显示有骨折愈合才逐渐下地活动。韧带整复外固定架固定后骨折愈合较慢,适当晚负重。胫骨平台骨折术后,如果无局部不适,内固定物可长期保留。Ⅰ、Ⅱ、Ⅲ型骨折愈合快,伤后1年可去除内固定物;Ⅳ、Ⅴ、Ⅵ型,尤其是Ⅴ、Ⅵ型由于骨折线沿至骨干,骨折愈合较慢,一般18~24个月方可去除内固定物,然后拄拐4~6周才能参加剧烈活动。

八、术后并发症

胫骨平台骨折难以处理,即使有周密的术前准备、手术设计和精细的操作,也难免发生严重的并发症。胫骨平台骨折术后并发症分为两类:早期并发症,如复位失败、深静脉血栓、感染;晚期并发症,如骨不连、内固定物断裂、创伤性关节炎。

(一)感染

膝部周围皮肤的受伤情况是造成感染的最重要的原因。不适当的切口和放置大型内固定物是造成感染的另一个原因,延迟手术时间、保护骨片上的软组织、采用小的内固定物可减少感染的发生。感染发生后,冲洗、清创,去除失去生机的骨和软组织。深部感染和脓肿需要切开引流,5~7天闭合伤口,或转移皮瓣覆盖伤口。小的无脓窦道,行冲洗、清创后放置引流管,闭合伤口。

(二)骨不连

低能量暴力致伤的骨不连少见,Schatzker Ⅵ型骨折骨不连多见。下肢制动和骨折粉碎造成的骨质疏松使骨不连的治疗更困难。萎缩性和非感染性骨不连可直接行植骨术,感染性骨不连应用抗生素、转移皮瓣、外固定等治疗。

(三)创伤性关节炎

胫骨平台骨折后关节面不平和膝关节不稳定是导致创伤性关节炎的主要因素。另外下肢轴线改变也是导致创伤性关节炎的重要因素。患者对内翻畸形的承受力远差于外翻畸形,但是大多数患者均为内翻畸形。如果关节炎局限在内髁或外髁,或由下肢负重轴线改变引起,可行截骨术,如果有严重的创伤性关节炎则行膝关节置换术。

(四)膝关节僵硬

伸膝装置的瘢痕、膝关节和髌股关节的纤维渗出粘连都会导致膝关节僵硬,作术后制动会使粘连加重。3~4周的制动会导致一部分膝关节的永久僵硬。

(赵际童)

第六节 胫腓骨干双骨折

胫腓骨干双骨折约占全身骨折的 6.6%,发病高峰为 10~20 岁,开放性骨折约占 1/4。其中以胫腓骨干双骨折最为多见,胫骨干单骨折次之,腓骨干单骨折最少见。胫骨的营养动脉由胫骨干上 1/3 的后外侧穿入,在致密骨内下行一段距离后进入髓腔。胫骨干中段以下发生骨折,营养动脉易发生损伤。往往造成下骨折段血液供应不良,发生延迟愈合或不愈合。胫骨上端有股四头肌及内侧腘绳肌附着,此二肌有使近侧骨折段向前向内移位的倾向。小腿的肌肉主要在胫骨的后面及外面,伤后肿胀消退后,易引起骨折移位。腘动脉在进入比目鱼肌的腱弓后分为胫前与胫后动脉,此二动脉贴近胫骨下行,胫骨上端骨折移位时易损伤此血管,引起缺血性挛缩。胫骨内侧面仅有皮肤覆盖,故骨折断端易刺破皮肤形成穿破性骨折。由于小腿的解剖及生理特点,如处理不当,则可能出现伤口感染、筋膜间隔综合征、骨折延迟愈合或不愈合等并发症,进而留下严重的后遗症。

一、病因、病理与分类

(一)病因

直接暴力或间接暴力均可造成胫腓骨干骨折。

(1)直接暴力:常常由交通事故或工农业外伤等所致。暴力多由外侧或前外侧而来,骨折多是横断、短斜面、蝶形、多段、粉碎。胫腓骨两骨折线都在同一水平,软组织损伤较严重。整个胫骨的前内侧面位于小腿的皮下,易造成开放性骨折。

(2)间接暴力:常因在生活或运动中扭伤、摔伤所致。骨折多为斜形或螺旋形。双骨折时,腓骨的骨折线较胫骨高,软组织损伤轻,开放性骨折则多为移位的骨折尖端自里而外穿出,故污染较轻。

(二)病理

骨折移位趋势既和外力有关,也和肌肉收缩有关。由直接外力致伤时,外力方向多来自外侧,而扭转的间接暴力也多为身体内旋,小腿相对外旋,而小腿肌肉又在胫骨的外后侧。因此,胫腓骨干双骨折的移位趋势多为向前内成角,或远骨折段外旋;而胫骨干单独骨折则往往出现向外成角移位。

(三)分类

通常最能指导临床治疗的分类分为稳定型与不稳定型两种。一般来说,横断、短斜形骨折属于稳定型;粉碎性、长斜形、螺旋形骨折属于不稳定型。这种分类必须根据每个病例的不同特点,不能一概而论。埃利斯(Ellis)、尼科尔(Nicoll)等人按照创伤的严重程度,将胫腓骨骨折分为三度。

Ⅰ度:骨折无粉碎骨片或仅有极小的粉碎骨片。骨折移位程度小于骨干横截面的 1/5。软组织损伤轻,无开放性创口或仅有微小的开放性伤口。

Ⅱ度:骨折的粉碎性骨片较小。骨折移位程度在骨干横截面的 1/5～2/5。软组织有中等程度损伤。开放性伤口小、污染轻。

Ⅲ度:骨折呈严重粉碎,完全移位。软组织损伤严重,开放性伤口较大,甚至有皮肤缺损,污染严重。

损伤的严重程度直接关系到预后。据统计,轻度损伤者,正常愈合的病例占 90% 以上,而重度损伤正常愈合率低于 70%。

二、临床表现与诊断

闭合性骨折伤后患肢疼痛、肿胀、畸形,小腿的负重功能丧失,可有骨擦音和异常活动。损伤严重者,在小腿前、外、后侧筋膜间隔区单独或同时出现感觉异常、疼痛、肿胀、压痛、肌肉牵拉性疼痛、张力性水疱、皮温和颜色的变化、肌力和血运变化等,即属小腿筋膜间隔综合征的表现。X 线片可明确骨折类型、部位及移位程度。

三、治疗

治疗的目的是恢复小腿的长度和负重功能。因此,应重点处理胫骨骨折。对骨折端的成角畸形与旋转移位,应予完全纠正,避免影响膝、踝关节的负重功能和发生关节劳损。除儿童病例不太强调恢复患肢与对侧等长外,成人应注意恢复患肢与对侧相等的长度及生理弧度。胫腓骨干骨折一般分为开放性骨折和闭合性骨折、稳定性骨折和不稳定性骨折。凡有严重早期并发症,如休克、筋膜间隔综合征、神经及血管损伤者,应主要处理并发症。骨折仅做临时性固定,待并发症好转时,再重点处理骨折。无移位的稳定性骨折,可用夹板或石膏固定;有移位的稳定性骨折,复位后用夹板或石膏固定。

不稳定性骨折可用手法复位,夹板固定配合跟骨牵引。

(一)闭合性胫腓骨骨折的治疗

胫腓骨的闭合性骨折可分为稳定型与不稳定型。有些骨折伴有邻近组织、血管、神经的损伤。治疗时要根据骨折的类型特点、是否伴有其他并发症及其程度等具体情况,择优选用不同的方法。其基本目的是恢复小腿长度、对线和持重功能。治疗方法有闭合复位外固定、牵引、切开复位内固定 3 种。

1.闭合复位外固定

(1)手法整复:骨折后治疗越早,越易复位,效果也越好。应尽可能在伤后 2～3 小时肿胀尚未明显时进行复位且容易成功。必要时可配合镇痛药、麻醉药、肌肉松弛药，以利达到完全整复的目的。当骨折后肢体明显肿胀时，不宜强行复位。可给予暂时性制动，促进血液循环，减少组织渗出及令肿胀消退，待肿胀消退后再行整复固定。复位手法包括牵引、端提、夹挤分骨、摇摆等，然后以拇指及示指沿胫骨前嵴及内侧面来回触摸骨折部，检查复位是否平整，对线是否良好。复位满意后放置纸压垫以防止胫骨向内成角。

（2）小夹板固定：适用于胫腓骨中下段的稳定型骨折或易复位骨折，如横断、短斜形和长斜形骨折，尤其以胫骨中段的横断或短斜形骨折更为适宜。中 1/3 段骨折，夹板上方应达腘窝下 2 cm，下达内外踝上缘，以不影响膝关节屈曲活动为宜。下 1/3 段骨折，夹板上达腘窝下 2 cm，下抵跟骨结节上缘，两侧用超踝夹板固定。使用夹板时必须要注意加垫位置、方向，必须注意夹板松紧度，密切观察足部血运、疼痛与肿胀情况，必要时松解夹板，避免发生局部压疮及肢体坏死等严重并发症。本法以夹板固定为特点，以手法复位和功能锻炼为主，体现了"动静结合、筋骨并重、内外兼治、医患结合"的骨折治疗原则。通过夹板、压垫压力和布带约束力，肌肉活动产生的内在动力，间断性增强压垫的效应力，固定力得到增强，反复推挤移位的骨折端，残余畸形得以纠正，保护整复后骨折不再移位。沿小腿纵轴进行肌肉舒缩，可使断端之间产生生理性应力刺激，促进骨折愈合。

（3）石膏外固定：石膏外固定在治疗胫腓骨骨折的应用上比较广泛。其适用于比较稳定的骨折，或经过一段时间牵引治疗后的骨折，以及辅助患者进行功能锻炼（功能石膏）等情况。最常用的是长腿管形石膏固定，一般是在有垫的情况下进行的，打石膏时要注意三点应力关系。固定期间要保持石膏完整，若有松动及时更换。因为肢体肿胀消退后易因空隙增大而致骨折再移位。在牵引治疗的基础上，肿胀消退后也可改用无衬垫石膏固定，保持与肢体之间的塑形。长腿管形石膏一般需固定 6～8 周再拆除。这种石膏固定，易引起膝、踝关节僵硬，下肢肌肉萎缩，较长时间固定还有能引起骨质吸收、萎缩的缺点。有学者提出小腿功能石膏，也称髌韧带负重装置（PTB），即在胫腓骨骨折复位后，打一个起自髌上韧带，下至足趾的膝下石膏，在胫骨髁部、髌骨及髌腱部很好地塑形。可早期负重行走，由小腿软组织与石膏间相互拮抗力量得以均衡地维持，膝关节自由活动不会引起骨端移位。这种石膏可避免长腿管形石膏因超膝关节固定产生的缺点。早期负重，也利于促进骨折愈合。有人主张在胫腓骨骨折临床愈合后，改用这种石膏协助功能锻炼。有学者认为骨折临床愈合后，若要进行外固定，又要解放膝、踝关节，采用小腿内外侧石膏夹板更为实用且操作简便。从某种意义上说，小腿内外侧石膏夹板也属于一种功能石膏。石膏固定期间发现骨折在石膏中成角移位时，宜先采用楔形矫正法予以矫正，不必更换石膏。发生在胫腓骨中下 1/3 交界处以下的稳定型骨折，也可采用小腿"U"形石膏固定，操作方便，利于活动及功能锻炼。骨骼穿针牵引配合石膏外固定，近年来逐渐被改良的各类骨骼穿针外固定支架或加压器所替代。

（4）骨骼穿针外固定器与功能位支架：最早由马尔盖根应用，并逐步发展至今。它适用于各种类型的胫腓骨骨折，尤其是有伤口、创面及软组织损伤严重或感染的病例。Hoffmann 外固定支架、Rockwood 功能支架、伊利扎诺夫外固定支架等外固定器功能支架操作简便，调节灵活，固定可靠。伤肢能早期负重，行功能锻炼，促进骨折愈合。这种治疗方法正逐渐被更多的人所接受并采用。其缺点是自动纠正侧方移位的能力差，骨骼穿针的同时，肌肉组织也被克氏针相对固定而限制舒缩，从而引起不同程度的肌萎缩。此外，还有继发针孔感染的可能。

2.牵引

持续性牵引是骨折整复、固定的重要手段,有些不稳定的闭合性骨折,如斜形、螺旋形、粉碎性骨折,在闭合性复位不能达到要求时,或肢体肿胀严重,不适于整复时,可行一段时间牵引治疗,以达到骨折复位、对线的目的。治疗小腿骨折的牵引通常是骨牵引。牵引针可打于胫骨下端或跟骨之上,以跟骨牵引更为常用。跟骨牵引进针点是在内踝尖部与足跟下缘连线的中点,由内向外。内侧针孔应比外侧针孔略高 0.5～1.0 cm,使牵引的小腿远端轻度内翻,以恢复其生理弧度,使骨折更接近于解剖复位。牵引初时的整复重量为 4～6 kg,待肢体肿胀消退、肌肉张力减弱后,减到维持重量 2～3 kg。在牵引下早期锻炼股四头肌,主动活动踝关节与足趾。第3～4 周撤除牵引,施行夹板外固定,直至骨痂形成,骨折愈合。

3.切开复位内固定

非手术疗法对多数闭合性胫腓骨骨折都能达到满意的治疗效果。但切开复位内固定对于保守疗法难以成功的胫腓骨骨折更不失为一种好方法。必须明确:手术内固定虽可防止成角和短缩,但骨折愈合速度并不会加快,手术本身将冒感染、皮肤坏死等风险,应慎重施行,必须严格掌握适应证,在严格的无菌操作下手术。闭合性胫腓骨骨折有以下情况时适于手术治疗:①骨折合并血管、神经损伤需探查血管神经者,可同时行内固定;②无法复位的胫腓骨骨折,如有软组织嵌入;③胫骨多段骨折者;④肢体多发骨折为避免相互牵制和影响者;⑤胫腓骨骨折合并膝关节、踝关节损伤者。

(1)髓内针内固定:适用于胫骨多段骨折,现有用梅花形髓内针。髓内针的长短、粗细要与胫骨长度和髓腔相适宜。方法是在胫骨结节内侧做一小的纵形切口,用粗钻头(9 mm 或 9.5 mm)向胫骨下后方钻孔,然后改变钻入方向使之与髓腔保持一致。将髓内针向下插入骨洞,沿髓腔缓缓打入。复位骨折端,使髓内针通过骨折线,针尖达到胫骨远端干骺端。术后可用石膏托固定,术后2～4 周可扶拐杖逐渐负重。髓内针应在骨坚强愈合后拔除。有一种称为 Ender 钉的多根弧形髓内钉自 1969 年应用于临床,多用于股骨上端骨折,也可用于胫骨骨折。骨折复位后,在X 线监视下,将克氏针 3～4 枚自胫骨结节向下插入,沿髓腔通过骨折线到胫骨下端,钉端呈扇形或餐叉样摊开。其优点是操作简便、失血少、很少感染。缺点是有时骨折复位不理想,钉子远端未散开,固定不稳,控制旋转能力差。近年正流行一种既能控制骨折后短缩、旋转,又可进行闭合穿钉的交锁髓内钉。它除了可用于股骨骨折外,还可用于胫骨骨折。交锁髓内钉使手术趋向微创。新近由于一种新型的远端锁钉瞄准系统的出现,大大减少了术中使用 X 线机的次数。交锁髓内钉分为实心和空心两型,实心型直径较细,又称为不扩髓髓内钉,而空心型髓内钉较粗,髓腔要求扩大。

(2)螺钉内固定:单纯螺钉内固定适用于胫腓骨的螺旋形或长斜形骨折,尤其是接近骨端处的骨折。用1～2 枚螺钉直接固定于复位后的骨折部。螺钉钻入的方向要与骨干的纵轴垂直,不可垂直于骨折线,否则会因骨折端的剪力而使骨折再移位。单纯螺钉内固定后,应辅以石膏固定4～6 周。

(3)钢板螺钉内固定:切开复位内固定中较常用的方法。适用于胫骨的斜形、横形、螺旋形等骨折,闭合复位不满意者,骨延迟愈合或骨不连者,骨折伴有血管、神经损伤需手术探查处理的病例。钢板有普通型和加压固定型。近年来有用钛合金材料制成的钢板,材质牢固、体轻、生物反应小。螺钉选用皮质骨螺钉。使用何种钢板应依据骨折的类型、程度等具体情况来选择。手术需在严格无菌条件下进行,以小腿前外侧骨折部为中心,稍向外侧凸做弧形切口,进入后应尽量少地剥离骨膜,尽可能减少周围组织损伤。清除断端组织,注意打通髓腔。复位时以胫骨骨嵴作为标志使其成为一条直线。如需植骨,可取自体松质(如髂骨)骨端周围植骨。置入钢板,以螺钉固定,选用加压钢板时应注意加压孔的位置和方向。从力学角度看,钢板应置于骨干的张力侧。胫骨前面位于皮下,后面肌组织、血管神经多,难以显露且损伤机会多。所以,钢板大多置于前外侧。应用普通钢板,手术应给予下肢石膏托固定4~6周。加压钢板固定术后一般无须行石膏外固定。骨折稳固愈合后可负重行走。

4.功能锻炼

固定当天可做股四头肌收缩锻炼和踝关节屈伸活动。跟骨牵引者,还可以用健腿和两手支持体重抬起臀部。稳定性骨折第2周开始练习抬腿及膝关节活动,第3周开始扶双拐不负重锻炼;不稳定性骨折则在解除牵引后仍需在床上锻炼1周,才可扶拐不负重锻炼,直至临床愈合,再解除外固定。

(二)开放性胫腓骨骨折的治疗

胫腓骨的开放性骨折是长骨干中发生开放性骨折最常见的部位。这是由其特殊的解剖、生理特点所决定的。整个胫骨的前内侧面位于皮下,外伤形成开放性骨折后,易发生污染、皮肤缺损、软组织损伤等,给治疗带来很大困难。若处理不当,很容易造成皮肤坏死、骨外露、感染、骨缺损、骨折延迟愈合或不愈合,甚至截肢的严重后果。因而,对开放性胫腓骨骨折的治疗必须加以重视和很好地掌握。诊断开放性胫腓骨骨折多无困难,有胫腓骨骨折合并局部皮肤与软组织破损,骨折端与外界相通,即可诊断。有些情况下,通过皮肤创口可直视胫骨的骨折端。通过病史、体检已能确诊的开放性胫腓骨骨折也必须摄X线片,以了解骨破坏的程度。

1.开放性胫腓骨骨折软组织损伤

程度与损伤性质的关系:皮肤、软组织损伤程度是开放性胫腓骨骨折治疗的关键问题之一。损伤程度直接决定皮肤、软组织的损伤类型。因此,必须详细了解致伤外力的性质。

(1)间接外力:多产生斜形、螺旋形骨折,皮肤软组织的伤口为骨折端刺破,形成自内向外的开放性骨折。故具有伤口小、软组织损伤挫灭轻、无污染或仅有轻度污染、软组织与骨折易于愈合等特点。

(2)直接外力:常造成粉碎性骨折,皮肤软组织损伤严重,多见于以下几种情况。①硬器伤:由金属物品的撞击致伤,一般创口较小,出血少,有时有多处伤口,骨折多为横形、斜形或螺旋形,伤口污染相对较轻。②碾轧、捻挫伤:由车轮、机械齿轮挤压所致,损伤多为多段粉碎性骨折,形成开放性创口,皮肤、软组织严重挫灭,甚至缺损。骨组织与皮肤及软组织分离。③火器伤:枪伤往往造成贯通伤,皮肤伤口入口小、出口大,伤口周围有不同程度烧伤。骨折多为粉碎性,常伴有骨缺损,有时可伴有血管、神经损伤。爆炸伤常造成严重的粉碎性骨折,骨块遗失、缺损,皮肤、软组织大面积损伤且程度严重,血管、神经损伤或裸露,创口污染严重,可能有各种异物在骨与软组织内存留。

2.开放性胫腓骨骨折的分类

(1)根据软组织损伤的轻重可分为3度:①Ⅰ度,皮肤被自内向外的骨折端刺破,伤口小于1 cm。②Ⅱ度,皮肤被刺破或压碎,软组织有中等程度损伤,伤口大于1 cm。③Ⅲ度,广泛的皮肤、软组织严重损伤及缺损,常伴有血管、神经损伤。

(2)开放性胫腓骨骨折的预后不仅与皮肤软组织损伤程度有关,亦与骨折程度有密切关系,骨折损伤程度不同,其愈合能力差别很大。根据骨折损伤的程度可分为3度。①Ⅰ度:胫腓骨双骨折为横形、斜形、螺旋形并有轻度移位。②Ⅱ度:胫腓骨双骨折,其中胫骨为粉碎性并有明显移位或多段粉碎性骨折。③Ⅲ度:胫腓骨双骨折,胫骨严重粉碎骨折形成骨质缺损。

3.开放性胫腓骨骨折的治疗

(1)全身治疗:发生开放性胫腓骨骨折常伴有创伤后的全身反应或其他部位的合并损伤,因而,全身治疗是必不可少的主要治疗环节,其中包括止血、止痛、抗休克。开放性胫腓骨骨折伤口有活动性出血,应及时止血。但对较大的出血伴有肢体远端血运障碍者,其出血点不易轻易结扎,可使用局部压迫止血,同时积极准备手术探查修复损伤血管。如患者处于休克状态应及时输血、输液、进行抗休克治疗,适当应用止痛剂减少疼痛刺激,有利于休克的治疗。

应用抗生素预防感染:开放性胫腓骨骨折伤口往往会被污染,细菌在伤口内一般经过6~8小时形成感染。患者入院后即应行伤口污染物或分泌物的细菌培养或涂片检查,根据结果选用敏感抗生素。在未获得培养结果之前,应选用抗球菌和抗革兰阴性杆菌的联合抗生素。

特异性感染的防治:开放性骨折如遇伤口较深者,则有利于厌氧菌的生长繁殖,故应常规使用破伤风抗毒素血清1 500 U试敏后肌内注射,如试敏阳性则应脱敏注射。若发现感染伤口有气体溢出,肢体肿胀严重,触之有捻发音,组织坏死等情况,应考虑到气性坏疽的可能,可使用气性坏疽抗毒素血清,同时予以必要的隔离处理。

(2)局部治疗:彻底清创,适当固定骨折,闭合伤口,使开放性骨折转为闭合性骨折是开放性骨折总的治疗原则。

彻底清创:良好的清创本身就是防止感染的重要手段。骨折发生后,在患者全身状况允许的条件下,应尽早施行清创术,以改善伤口组织条件,减少细菌数量。清创的首要原则是必须正确判断软组织的存活能力。对有些软组织失活较大的患者,不可为图能一期闭合伤口而简单清创,这样反而会带来更严重的不良后果。

骨折的固定:治疗开放性胫腓骨骨折,同样有内固定和外固定两种固定方法。对于是否使用内固定目前仍有争论,有学者主张使用内固定,而固定趋向单纯化。针对某些病例的具体情况及伤口条件,在彻底清创的基础上,可视具体情况而定。内固定的基本适应证是多段骨折,合并有血管、神经损伤需手术探查者,其他固定方法难以使骨折复位固定者。内固定常用的方法有单纯螺钉内固定,髓内钉内固定,钢板螺钉内固定。

治疗开放性胫腓骨骨折,外固定也必不可少,可根据具体情况进行选择。石膏外固定可作为内固定后的补充。单纯石膏外固定仅适用于Ⅰ度骨折且稳定者,于伤口处开窗换药。对于有些损伤严重、创面较大、难以固定的开放性骨折,可首先行胫骨下端或跟骨结节牵引,使骨折在较长时间持续施力的条件下得到满意复位,同时利于创口换药。待创口闭合或缩小,骨折部纤维连接后,辅以石膏外固定。

外固定架在治疗胫腓骨开放性骨折上有良好的疗效。其在十分严重的开放性骨折、软组织广泛挫伤甚至缺损、粉碎性骨折等情况时,更具有实用价值,往往是临床上唯一的选择,常用的有Bastiani单边式外固定架、双臂外固定架、伊利扎诺夫外固定架等。外固定架本身具有复位和固定作用,且穿针孔远离伤口,不易引起感染,减少骨折端植入金属异物,利于骨折愈合,同时又便于创面、伤口的处理。

闭合伤口:皮肤及软组织Ⅰ度损伤者,在彻底清创后可直接一期闭合伤口。缝合时必须注意,决不可因追求闭合而清创不彻底或勉强缝合,导致张力过大,否则将得到适得其反的结果。有严重的火器伤、有较多无法取出的异物存留、就诊时间较晚、污染重或有明确感染等情况时,可暂时清创,以无菌敷料包扎,不宜一期闭合伤口。皮肤与软组织Ⅱ度损伤者,清创后皮肤软组织常有缺损,可采用筋膜蒂皮瓣、带血管蒂皮瓣一期闭合伤口;或采用肌肉蒂肌瓣转移,同时植皮一期闭合伤口;或暂时先以肌瓣覆盖裸露的骨折部位,使骨折端不与外界相通,然后二期植皮闭合软组织创面。

骨折部裸露处必须以健康软组织覆盖,针对不同部位的皮肤软组织缺损,可采用肌肉成形术的方法覆盖创面。小腿上 1/3 皮肤软组织缺损,取腘窝正中切口至小腿中段,将腓肠肌内侧头切开转至小腿上端皮肤及软组织缺损区。小腿中、下 1/3 皮肤软组织缺损,取小腿内侧中下段胫骨内缘纵形切口,分离比目鱼肌,切断腱膜翻转修复小腿中段内侧软组织缺损;向下分离出趾长屈肌、拇外展肌,覆盖小腿下 1/3 皮肤缺损。

四、合并症、并发症

胫腓骨骨折有许多并发症,其中常见的有软组织损伤、感染、血管损伤、神经损伤、骨筋膜隔室综合征、骨折延迟愈合或不愈合、骨髓炎、失用性骨萎缩、创伤性关节炎、关节僵硬强直等。可以通过预防及正确处理尽量减少这些并发症,这直接关系到患者肢体功能的恢复情况。

(一)血管损伤

胫腓骨上 1/3 段骨折时易并发重要血管损伤。腘动脉向下延续为胫后动脉,同时分出胫前动脉穿过骨间膜上缘进入小腿前方。此处骨折块移位,腘动脉较固定不能避开,易在分叉处受损。骨间膜的撕裂、局部肿胀等原因,也能导致胫前动脉的裂伤、受压、痉挛。开放性骨折合并血管损伤较易确定,闭合性骨折轻度损害缺血不易判明。有些因骨折压迫、血管痉挛引起的缺血症状,可于骨折复位,痉挛解除后消失。对于闭合性损伤,若出现小腿与足部皮肤苍白、皮温降低、脉搏消失、伤肢感觉与运动功能障碍等表现,说明动脉供血中断现象已很明显,应行手术探查血管。

(二)神经损伤

胫腓骨骨折本身不易引起神经损伤,但也有些胫腓骨上端骨折,骨折端移位较大时可能伤及腓总神经。临床上较多的腓总神经损伤是来自于软组织肿胀及外固定物对神经的压迫。因此,在使用外固定时,必须注意腓骨小头的位置,应加以保护。发生神经损伤后,应立刻解除压迫,可暂行观察待神经功能恢复。多数患者可得到满意恢复或完全恢复的效果。少数患者伤后 3~4 个月仍无感觉,无运动功能恢复的迹象,应行神经探查术。

(三)骨筋膜隔室综合征

胫腓骨骨折中尤其以闭合性骨折而软组织有明显的挫伤者易出现骨筋膜隔室综合征,也可因外固定过紧而引起。小腿由胫骨、腓骨、骨间膜、肌间隔、深筋膜分隔成 4 个骨筋膜隔室,分别为前间隔室、外侧间隔室、后侧深间隔室和后侧浅间隔室。小腿骨折后最易引起小腿前骨筋膜隔室综合征。前骨筋膜隔室位于小腿前外侧,内有胫前肌、拇长伸肌、趾长伸肌、第三腓骨肌、腓总神经、胫前动脉和胫前静脉。当发生胫前骨筋膜隔室综合征时,小腿前外侧发硬,压痛明显,被动伸屈拇趾时疼痛加剧。早期可出现第 1、2 趾蹼间感觉减退,继而发生胫前肌、拇长伸肌、趾长伸肌麻痹。足背动脉早期尚可触到,后期消失。

早期发现应解除外固定,抬高患肢。静脉滴注 20% 甘露醇,以改善微循环,减轻水肿。中药用桃红四物汤加泽泻、猪苓、茯苓、车前子、连翘等以活血利湿消肿。严密观察病情,如病情继续发展加重,应彻底切开深筋膜给筋膜隔室减压。如肿胀的组织膨出切口,肌肉张力仍未解除时,可行肌膜切开减压；如发现肌肉组织已坏死，应一并切除，以减少毒素吸收。切口先不缝合，先用无菌凡士林纱布包扎，待肿胀消退后延期缝合创口。

(四)延迟愈合与不愈合

延迟愈合是胫腓骨骨折常见的并发症，发生率在1‰～17‰，一般成人胫腓骨骨折经过5～6个月的治疗后，在骨折局部仍有肿胀、压痛、纵轴叩击痛、异常活动，负重行走时骨折处仍疼痛。X线片显示骨折端未连接，无明显骨痂形成，但骨折端无硬化现象，骨髓腔仍通者，即属于延迟愈合。

造成骨折延迟愈合的因素有很多。常见的因素：胫骨骨折多在下1/3处血供不良；因过度牵引造成骨折断分离0.3 cm以上；多次手法复位，骨折对线对位仍不良者，内外固定不确实，骨折局部有异常活动出现；年老体弱，缺乏功能锻炼造成骨质疏松、功能性废用；周围组织感染；骨折端有软组织嵌插。

骨折延迟愈合，应针对病因进行正确的治疗，消除妨碍骨折愈合的因素，为骨折愈合创造良好条件，配合内外用药，骨折是能够愈合的。骨折端有分离者，要去除牵引，在内外固定可靠的情况下，每天用拳叩击患肢足跟，使骨折端嵌插或紧密接触，并鼓励患者扶双拐下地练习患肢负重行走，内服补肾活血接骨中药。有学者有一经验方曾治愈多例胫骨延迟愈合患者(骨碎补20 g，土鳖虫20 g，煅自然铜20 g，续断20 g，白及20 g，炙乳香15 g，炙没药15 g，红花20 g，白芷15 g，血竭20 g，苍术20 g，炙龟甲20 g，当归30 g，共为细末，兑入麝香3 g，装入胶囊，每次服2 g，每天服3次，1付为1个疗程)。骨折不愈合是指骨折愈合的功能停止，骨折端已形成假关节。X线片显示骨折断端有明显硬化，骨髓腔封闭，骨质疏松，骨折端分离，虽有骨痂存在，但无骨连接。临床体征有局部压痛，负重痛，异常活动。

造成骨折不愈合的病因主要是内因。骨折过多地粉碎，甚至有骨缺损；骨折严重移位，对位不良，断端有软组织嵌入或血供受阻；开放性骨折合并感染。外因是对骨折处理不当，牵引过度或内固定时造成骨折端分离，手术时骨膜广泛剥离，或伴有神经、血管的损伤。内外固定不恰当亦可造成不愈合。骨折愈合功能已停止的不愈合，应及时采取有效的手术治疗。如有感染伤口，需在伤口愈合后2～4个月才能手术。术中要切除骨折断端之间的纤维瘢痕组织及硬化的骨质，凿通髓腔，使骨折端成为新鲜骨折。矫正畸形，正确复位，坚强固定。植骨要松质骨和坚质骨并用。骨缺损多的，可选用同侧腓骨带肌蒂移位胫腓融合。术后采取适合的外固定，鼓励患者做踝、膝关节功能锻炼。配合补肾接骨的中药内服，有助于骨折早日愈合。

(五)骨折畸形愈合

胫骨骨折的畸形容易发现，也便于及时纠正，发生率比较低。但也有因粉碎性骨折致软组织损伤严重者易并发畸形愈合，若早期发现应及时处理。在胫骨骨折复位后成角超过5°者，旋转超过5°，短缩超过2 cm者，都应进行矫正。矫正治疗根据骨折畸形的轻重、部位及愈合的坚固程度，可采取手法折骨、手术截骨、重新切开复位内固定加植骨术等方法。

手法折骨治疗方法适应于骨折虽已愈合，但还不坚固，可用手法将骨折处重新折断，把陈旧性骨折变为新鲜骨折，然后按新鲜骨折处理。手法折骨时不可用暴力，用力稳妥，不可造成新的不必要的损伤。若骨折已超过3个月，骨折部位已有骨性愈合，不能用手法折断者，可通过手术方法，将骨性愈合凿开，将骨髓腔打通。如骨干周围新生骨痂不多者，应植入松质骨，按鲜骨折处理。

(六)失用性骨萎缩

绝大多数发生骨萎缩的患者为长期固定、卧床、不能持重者,其病因主要为缺乏应力刺激,骨质吸收、脱钙所致 X 线上表现为骨质大面积疏松,以近折端为重。较轻的骨萎缩患者可通过增加持重功能锻炼得以恢复或改变,严重的骨萎缩患者则需植骨,术后配合积极的持重功能锻炼。

(七)创伤性关节炎

膝、踝关节均可发生,多见于踝关节,且多继发于胫骨远端骨折。主要原因为骨折后复位不精确,固定不确实,以致膝、踝关节的运动轴面不平行。久之使关节功能紊乱,引起疼痛。预防创伤性关节炎最好的方法是确保骨折的良好复位。

(赵际童)

第十章　脊柱疾病

第一节　上颈椎骨折与脱位

一、寰枕脱位

（一）概述

寰枕关节是枕骨大孔两侧备具一枕骨髁，其表面隆凸与寰椎侧块的上关节凹面互相咬合，构成枕寰关节。寰枕关节脱位在临床上极为罕见，据推测，该部发生脱位而能存活者甚少，可能在遭受损伤的同时毙命。

（二）病因

高速行进的车辆和高处坠落伤是寰枕脱位的主要致伤原因。

（三）病理

就其解剖特点而言，枕骨大孔两侧的枕骨髁表面隆凸与寰椎侧块的上关节凹面互相咬合构成的枕寰关节，它属于椭圆关节，头部可借助此关节作俯、仰和侧屈活动。枕寰关节借助于寰枕前、后膜及关节囊韧带加强其稳定性，由于该部深在，又有诸多骨和肌肉保护，不易招致外伤。在遭受外力作用，头面部遭受突然打击，而颈和躯干的惯性继续向前，可能在枕骨和寰椎联结处造成剪切作用，导致寰枕关节脱位，临床上寰枕关节脱位不多见，也可因暴力骤停后肌肉猛烈收缩而复位，致临床上 X 片查不出。

新生儿分娩创伤寰枕脱位的重要原因，多见于臀位产或暴力器械引产致颈椎在产程中屈伸、旋转等致伤。

（四）临床症状

绝大多数患者伤后立即死亡，有幸存者多有极为严重的高位颈髓损伤征象。四肢瘫痪和呼吸困难是主要临床表现。

（五）体征

寰枕脱位幸存者多有极为严重的高位颈髓损伤征象。四肢瘫痪和呼吸困难是主要临床表现。Bohlman报告 2 例，均因呼吸困难致呼吸衰竭在创伤发生后短期内死亡。经过尸检发现枕骨和寰椎完全分离，颈脊髓完全横断。

(六)诊断

(1)明确外伤史如高处坠落、交通事故致伤史。

(2)临床症状与体征。

(3)影像学检查(X 颈椎光片及 CT 扫描)。

根据外伤史、临床表现、体格检查及影像学等辅助检查可确诊。

(七)治疗

病例罕见,尚无统一治疗程序和方法。根据一些学者报告,采用非手术治疗可获成功。损伤初期,必须采用一系列的改善呼吸功能的措施,同时处理寰枕脱位,例如气管切开及颈椎牵引复位,但必须密切观察复位情况和全身状况的变化。对于复位后仍不稳定者可进行枕颈融合,以达到永久性稳定。

(八)预防

避免交通损伤及其他意外损伤。

二、寰椎骨折

(一)病因

因高处重物落下打击头顶,暴力由头颅传至枕骨孔,穿过寰椎,使寰椎两个脆弱部前弓与后弓断裂。

(二)临床表现

急症病员往往用双手托住头部,欲将头部固定,不使其转动。

(三)诊断

(1)有典型的外伤史。

(2)颈部压痛,颈部肌肉痉挛,头部旋转屈伸活动受限。

(3)击顶试验阳性,枕大神经分布区可有感觉障碍。

(4)特殊检查,X 线摄片可发现骨折的移位方向,特别是颏下颅顶位的投照,显示更为清楚。

(四)治疗

1.非手术疗法

(1)无神经症状者,可采用牵引复位,头颈胸石膏固定。

(2)有神经症状者,可行颅骨牵引,头颈胸石膏固定。

2.手术疗法

复位不满意者,晚期应行枕骨与枢椎融合术。

三、齿状突骨折

(一)概述

枢椎齿状突骨折常容易累及寰枢椎区域稳定性,是一种严重的损伤,发生率约颈椎损伤的10%。由于具有特殊的解剖学结构,其不愈合发生率也较高,因有不稳定性因素的存在,有可能导致急性或延迟性颈椎脊髓压迫并危及患者的生命。

(二)病因

齿状突骨折多因头颈屈曲性损伤所引起。

（三）病理

枢椎上接寰椎，下连第三颈椎，无典型椎体，只是与第三颈椎椎体连接部呈椎体形态，其上部为一骨性柱状突起，形若牙齿状，故称齿状突，长约 1.5 cm。与寰椎前弓内侧形成关节，借助坚强的横韧带带及翼状韧带等维持其稳定，并限制齿状突的活动范围。

当外力突然作用头部屈曲时，齿状突与寰椎前弓和横韧带组成的牢固解剖结构向前冲击，齿状突即可与椎体分离造成骨折。外力也可能是剪切和撕脱联合作用，造成不同类型骨折。

Anderson 根据齿状突骨折的 X 线解剖部位分三种类型。

Ⅰ型：属于齿状突尖部斜行骨折，有时也表现为撕脱骨折。这是由于附着在其尖部的翼状韧带牵拉后引起的齿状突尖端一侧性骨折。

Ⅱ型：齿状突与枢椎椎体连接部骨折。

Ⅲ型：骨折线波及枢椎椎体的松质骨，是一种通过椎体的骨折。

顶韧带和翼状韧带分别从齿状突的顶部和尾部的两侧呈扇形分散，前面与前寰枕膜混合一起，翼状韧带的后面附着在枕骨大孔的前缘及枕骨髁部，横韧带的两端附着在寰椎两侧块内侧缘并自齿状突后面绕过，二者被一个小滑液囊分开并形成关节。当齿状突根部骨折时，这些韧带都附着或绕过近侧骨段上，如果采用颅骨牵引，将使寰椎和齿状突二者因韧带联结成一体，因寰枢关节囊和颈部肌肉方法限制，故可使枢椎锥体与寰椎齿突分离。翼状韧带主要是传导扭曲外力并引起Ⅰ型头段骨片的旋转移位。Ⅲ型骨折后虽也有韧带牵拉作用，但骨折的接触面积较大，引起损伤如是屈曲外力，骨质段具有互相嵌压作用，故认为它是稳定骨折，因此，这些韧带附着和牵拉作用说明了Ⅰ型骨折具有内在稳定作用，Ⅱ型是不稳定骨折的原因。

寰枢区椎管的前后内径约 30 mm，预测和齿状突的直径各约 10 mm。因此，在寰枢区的脊髓有一定自由活动的缓冲间隙，即寰枢间有不超过 10 mm 的前后移位变化范围，如果超过 10 mm 就有可能引起脊髓压迫。但对各病例也不都如此。寰枢不稳定时脊髓有潜在危险。但是如果齿状突骨折并与寰椎椎弓一并向前移位，则这种危险大为减少；相反，如齿状突没有骨折而寰椎向前移位，则齿状突或寰椎后弓可能对脊髓造成压迫。

（四）临床症状

颈项部（上颈椎）疼痛。四肢无力，神经症状早期有四肢无力，枕部感觉减退或疼痛。

（五）体征

上颈椎压痛，头颈活动受限，以旋转运动受限最明显。肢体深反射活跃，枕部感觉减退。严重者四肢瘫痪和呼吸困难，可在短期内死亡。迟发性脊髓病多见。损伤后不立即发病，未获治疗或治疗不当，寰枢椎逐渐移位。相对而言，缓慢减少缓冲间隙，在一定限度内，脊髓有一定适应能力，但超出了脊髓的适应极限就会出现相关的脊髓受压迫症状。包括痉挛性半瘫、大小便失禁、脊髓半侧损伤、单肢瘫、四肢瘫、吞咽困难和枕大神经痛。神经损害症状可表现为渐进性加重或间歇性发作，有些病例于伤后数年、数十年后出现症状与体征。

（六）诊断

（1）明确外伤史致伤史。

（2）临床症状与体征。

（3）影像学检查（X 颈椎光片及 CT 扫描）。

清晰的开口位片可显示齿状突骨折及其骨折的类型，侧位片看齿突和寰椎前弓的距离能够提示寰枢椎是否脱位。必须注意齿状突骨折可能合并寰椎骨折。有时由于开口及拍片角度不合适,齿状突骨折处显示不清或多重骨影掩盖。必要时,多次拍开1∶3片,或侧位伸屈位片,对可疑者必要时还可作CT扫描检查。根据外伤史、临床表现、体格检查及影像学等辅助检查可确诊。

(七)治疗

1.保守治疗

治疗方法包括牵引复位,持续牵引或外固定。

(1)牵引复位:牵引方法应用枕颌牵引,取正中位,牵引重量3~4 kg。时间为1~3周,直到骨折已经复位,即行头颈胸石膏固定,固定时间3~4个月。

(2)颅骨牵引:通常不宜采用,只有在移位严重,或伴有下颈骨折脱位时方可采用,但牵引重量也不宜太大,以避免牵引过大引起齿状突骨折部分离影响愈合。

(3)头环石膏固定:它即可调节复位又具有能够保持高度的稳定作用,但这种装置的安装给患者带来一定不便,由于穿钉和固定其并发症不少见,这种装置和技术也比较复杂。

2.手术治疗

目的是稳定寰枢椎,防止因不稳定造成迟缓性脊髓压迫。适应证:齿状突骨折不愈合合并寰枢椎不稳定者。

手术方法有寰枢椎固定术和枕颈固定术,对合并神经损伤者行寰椎后弓减压并寰枢椎固定,必要时还应将枕骨大孔后缘压迫脊髓部分切除,再施行枕颈融合。

3.功能锻炼

牵引固定期间,应鼓励患者加强四肢关节的屈伸活动。解除牵引和固定后,逐渐进行颈部屈伸、侧屈及旋转活动。早期应避免做与受伤暴力相同方向的运动,以防止骨折愈合不坚固而发生再次骨折等损伤。

(八)预防

避免外伤,积极预防避免并发症的发生。

四、枢椎椎弓骨折

(一)历史发展

自公元10世纪开始,绞刑进入西方社会,是理想的处死犯人的刑法。经过一系列的改进,绞刑终于可以使犯人在不发生挣扎的情况下致死,但是也有不满意的情况。1866年Reveren和Haughton在医学书刊中最早描述Hangman骨折发生脊髓损伤的机制,并给出根据犯人身高计算下落高度的方法,即恰好造成颈椎骨折,而又不会发生头颅躯体分离的严重后果,最终英联邦国家根据犯人的体质量,决定罪犯需要下落的高度,以达到人道处死犯人的目的。

1888年,Marshell研究发现头颈部过伸所致分离是致死的原因,他指出颌下绳结是保证过伸的重要机制。

在解剖标本时发现死者双侧椎弓有骨折、关节脱位、脊髓横断,所以又称枢椎双侧椎弓根骨折、神经弓骨折。发生交通事故时汽车突然减速时可以发生这种过伸分离性颈椎骨折脱位,通常情况下立即致死。

(二)临床分型

1.Effendi分型

Effendi分型(图10-1)可分为3型。其强调稳定性概念。

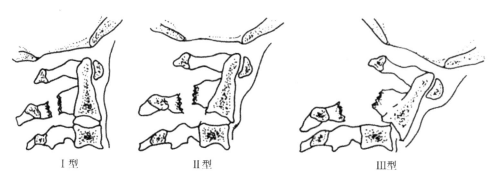

图 10-1　Effendi 分型

（1）Ⅰ型：稳定骨折，骨折线可在椎弓任何部位，$C_2 \sim C_3$ 椎体间结构是正常的。

（2）Ⅱ型：不稳定骨折，枢椎椎体显示屈曲或伸展的成角或明显的向前滑脱，$C_2 \sim C_3$ 椎体间结构已有损伤。

（3）Ⅲ型：移位的骨折，枢椎椎体向前移位并有屈曲，$C_2 \sim C_3$ 小关节突发生脱位或者交锁。

2.Levine 和 Edwards 分型

Levine 和 Edwards 分型（图 10-2）可分为 4 型。

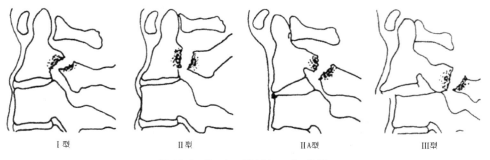

图 10-2　Levine 和 Edwards 分型

（1）Ⅰ型：骨折有轻微的移位（＜3 mm），韧带损伤轻微，是稳定的骨折，占 28.8％。

（2）Ⅱ型：骨折有超过 3 mm 的前移和不显著的成角，是不稳定骨折，占 55.8％。枢椎椎体显示屈曲或伸展的成角或明显的向前滑脱，$C_2 \sim C_3$ 间结构已有损伤。

（3）ⅡA 型：有明显成角而无移位，$C_2 \sim C_3$ 间结构已有损伤，是不稳定骨折。

（4）Ⅲ型：双侧椎弓根骨折伴小关节突损伤，通常移位严重，枢椎椎体向前移位并有屈曲，$C_2 \sim C_3$ 小关节突发生脱位或者交锁，占 9.6％。

（三）诊断

（1）诊断内容：①骨折属何种类别。②有无神经损伤。③有无伴随损伤。④是否为多发损伤。在整个颈椎骨折脱位中，创伤性枢椎前脱位占 4％～7％，如果缺乏准确的外伤史或对该损伤特点认识不足，会导致漏诊。

（2）常规检查：X 线平片、CT 扫描三维重建和磁共振检查。

（3）创伤性前滑脱：常见于车祸，多无神经系统症状，这不同于"绞刑者"骨折，后者常常因绞榨、窒息或脊髓损伤而立即死亡。Fanics 评价大宗病例，仅 6.3％患者有神经系统并发症。在不同骨折类型中，Ⅲ型骨折中出现神经系统损伤最多。

（四）治疗

1.治疗前准备工作

在治疗前应该充分认识创伤性前滑脱的损伤机制，正确评估骨折后的稳定性，因此应该对创伤进行正确的分型。对于Ⅰ、Ⅱ型骨折，通过影像学检查，动态评估其稳定性；Ⅲ型骨折是不稳定、不可复性骨折，必须手术复位。

2.治疗过程

治疗过程应该分为急诊处理和后续治疗两个阶段。

（1）急诊处理内容。

如果无神经系统症状，无论脱位程度如何，急救时应给予患者佩戴颈围，或者临时枕颌带持续牵引，等待后续治疗。

如果有神经系统症状，合并齿状突骨折等情况，确诊后必须立即进行颅骨牵引术，等待后续治疗。

（2）后续治疗内容。

非手术治疗：包括颈围固定、颅骨牵引和Halo支架固定。通常建议卧床牵引3～6周后改行外固定（石膏、Halo支架）3个月。对于没有移位或者移位非常轻微的Ⅰ型骨折，也有建议短时间牵引1周后选择外固定3个月。非手术治疗的骨融合率达95%。

手术治疗：具体方法详见下文。

3.手术方式及其适应证选择

（1）后路C_2椎弓根松质骨螺钉固定术。

适应证：主要适用于Hangman骨折Ⅰ型与ⅡA型，C_2～C_3椎间盘前半部和前纵韧带基本完好（通过MRI片判断）。

禁忌证：①伴有C_2～C_3椎间盘和前后纵韧带损伤、C_2～C_3小关节脱位和C_2椎体骨折等的Hangman骨折。②牵引无法复位或维持复位有困难的Hangman骨折。③C_2椎弓根发育畸形或结构破坏者。

优点：①采用半螺纹松质骨螺钉固定技术，同时具有复位固定作用，可达到骨折解剖复位；螺钉有加压固定牢固，有利于骨折愈合。②不破坏关节，不累及椎体，避免后路融合术后颈椎活动功能的丢失。③术后无须长期卧床休息或外固定。

（2）后路C_2椎弓根钉棒+后路短节段固定融合术。

适应证：伴有明显成角及移位的Hangman骨折Ⅱ型、Hangman骨折Ⅲ型。

（3）后路C_2椎弓根螺钉固定术+前路C_2～C_3椎体间固定融合术（常用方法）。

适应证：Hangman骨折Ⅲ型，由于Ⅲ型骨折常伴有C_2～C_3椎间盘纤维环的破裂和前后纵韧带的断裂等。治疗上不仅应考虑骨折的复位、固定，还应考虑椎间盘等软组织对脊髓的压迫。这种前后路手术可以达到颈椎牢固的固定，同时减除脊髓前方的压迫。

缺点：手术难度大，技术要求高，具有损伤面神经、舌下神经、喉上神经、颈外动脉分支和颈动脉鞘的风险。

（五）预后

Ⅰ型骨折并发症少，治疗较容易，愈合率接近100%，约10%患者远期出现局部椎间关节创伤性关节炎。Ⅱ、Ⅲ型骨折治疗后如果术后遗留有10°以上畸形，患者将有颈部的长期疼痛。

五、创伤性寰枢关节脱位

(一)定义和临床解剖要点

1.定义

寰枢关节在外伤或者其他因素的作用下出现骨或韧带结构断裂,使关节的活动范围超过正常限度,即称为寰枢关节脱位。绝大多数病例是由外伤造成,少部分是由先天性畸形(如游离齿突)、炎症(如类风湿关节炎)、结核等引起。

2.解剖要点

寰椎和枢椎构成的寰枢关节,具有独特的解剖功能,是脊柱诸关节中旋转活动范围最大的关节,因而也是稳定性相对薄弱的关节。

主要稳定韧带:寰椎横韧带、寰枢侧块关节囊韧带、翼状韧带、齿突尖韧带、椎弓间黄韧带。其中寰椎横韧带最粗大、最坚韧,是起最主要作用的韧带。

3.局部解剖的临床意义

寰枢关节脱位有3种情况:前脱位、后脱位和旋转脱位。

当寰椎横韧带断裂,横韧带失去限制齿突后移的作用,会出现寰椎前脱位。当寰弓两端骨折,前弓失去对齿突的约束,会出现寰椎后脱位。当齿突骨折后,寰椎可以出现前脱位,也可以出现后脱位。当寰椎在枢椎上旋转超过正常范围时,损伤翼状韧带和寰枢关节囊韧带,使得寰枢椎关节旋转固定于正常范围外即称为旋转脱位。

严重或者完全的急性寰枢椎前后脱位,由于患者高位颈髓损伤而出现呼吸肌麻痹,来不及抢救而立即死亡。

临床上见到的外伤后寰枢椎脱位均为半脱位,多没有脊髓神经症状或者仅有极其轻微的神经症状。如果脱位程度是缓慢逐渐加重的,则会出现慢性脊髓压迫症状。在这种情况下,如果是横韧带断裂导致的脱位,压迫脊髓的是枢椎齿突;如果是齿突骨折导致脱位,压迫脊髓的是枢椎椎体的后上缘。故对寰枢椎前脱位病例行寰椎后弓切除+颈枕融合术并不能起到椎管减压目的。

(二)临床表现和诊断

寰枢关节脱位后可以仅表现为颈痛、活动受限而没有或少有任何髓神经损伤症状,也可以有严重脊髓损伤呈现四肢瘫痪,但是临床常见的脊髓损伤症状以脊髓中央管综合征等不全瘫表现最为多见,更加严重的脊髓损伤常导致患者立即死亡。

对于有头颈部外伤病例首先应该拍摄颈椎X线片,包括颈椎正侧位、动力位和张口位片。侧位片观察寰齿前间隙,张口位片观察齿突根部骨的连续性,以排除寰椎横韧带断裂和齿突骨折。

CT三维重建可以更清晰观察到脱位程度和是否有横韧带附着区撕脱性骨折碎片,MRI扫描可以显示局部关节囊等韧带损伤情况。上述全面检查有助于明确诊断和制订正确的治疗方案。

(三)可复性寰枢关节脱位治疗原则

(1)原则上寰枢关节脱位大多数需要手术治疗,只有一部分新鲜齿突骨折(Anderson Ⅲ型)可以在头颈胸外固定下自然愈合。

(2)后路寰枢椎关节融合术是必要的治疗手段,新鲜齿突骨折(Anderson Ⅱ型)可以选择前路手术方式。

(四)后路手术方式

1.寰枢椎后弓钢丝固定植骨融合术

寰枢椎后弓钢丝固定植骨融合术即传统燕尾骨块法。

2.后路经关节突螺钉寰枢椎固定融合术

后路经关节突螺钉寰枢椎固定融合术即 Magerl 螺钉技术。

适应证：①适用于急性或慢性寰枢椎不稳者，不要求后弓完整。②术前要求复位良好，手术相对简单。

3.寰枢椎椎弓根螺钉系统内固定技术

(1)1994 年 Goel 采用寰椎侧块螺钉＋枢椎椎弓根螺钉内固定；国内 2003 年有临床报道。

(2)关于枢椎椎弓根螺钉内固定术：LeconLe(1964 年)首先应用枢椎椎弓根螺钉治疗枢椎创伤滑脱。Bome(1984 年)应枢椎椎弓根螺钉内固定治疗 18 例枢椎椎弓根骨折。国内有医师 2002 年应用枢椎椎弓根螺钉治疗 Hangman 骨折。

4.寰枢椎椎弓根技术

寰枢椎椎弓根技术临床应用定位标识、角度和螺钉长度。

(五)目前寰枢椎内固定发展趋势

(1)短节段融合、坚韧内固定及一期完成复位和内固定是寰枢椎手术发展的趋势。

(2)在选择各种内固定方式的同时，还要注意到即时稳定性和永久稳定性的关系，因为生物力学测试结果都是代表即时稳，而永久稳定性是靠术后植骨块爬行替代来完成。

(3)如后路 Brooks、Apofix 等其植骨块在爬行替代过程中，死骨吸收和新骨形成过程，必然会出现一时性不稳定因素，所以临床外固定不可废除。

(4)同时还要强调，植入物和植骨融合技术，均不可偏废，植骨床的设计、植骨量要足够，是永久稳定性的保证。

(六)各种寰枢椎后路内固定方法生物力学评价

(1)由于上颈段运动功能强大(寰枕关节和寰枢关节占整个颈椎屈伸和旋转的 1/2)，过多的融合一方面明显减少了颈椎的运动范围，造成患者术后明显不便，另一方面导致相邻关节退变失稳。

(2)强弱依次为：Magerl 螺钉、寰枢椎椎弓根螺钉钢板、Brooks 钢丝、Halifax 或 Apofix 椎板夹和 Gallie 钢丝。

(3)采用螺钉固定(Magerl 螺钉或寰枢椎椎弓根螺钉内固定技术)，术后无外固定或仅需简单的外固定，而其他则必须有坚强的外固定。因此，寰枢椎椎弓根螺钉系统内固定术固定融合效果最高，预后良好。

六、难复性寰枢椎关节脱位

(一)定义

创伤造成的寰枢关节脱位如果病程很长，在关节脱位的位置上软组织挛缩，此时即使采用大重量颅骨牵引也不能复位，即成为难复性寰枢关节脱位。绝大多数难复性寰枢关节脱位都是寰椎前脱位。

（二）处理原则和适应证选择

（1）术前 CT 重建显示寰枢侧块关节有骨性融合和齿状突严重畸形、动力位 X 线片不能复位病例，需要进行前路松解复位术（包括软组织松解和骨性松解），成功后再进行后路固定融合术。由于松解后仍然有一些不能横断的挛缩肌肉软组织，寰椎存在很大的弹性回缩力，最好选择具有三维稳定性的牢固内固定方式，如寰枢椎弓根螺钉内固定系统固定方式。钢丝和椎板夹固定术均不能满足这种要求。

（2）术前动力位 X 线片和术中大重量颅骨牵引可以部分复位病例，条件允许时可选择后路寰枢椎椎弓根钉板系统复位内固定术。

（3）如果前路松解失败或者后路复位固定失败，宜选择寰椎后弓切除减压＋枕颈融合术或选择前路经口齿状突切除减压＋后路枕颈固定融合术。

（三）预后

（1）据研究，绝大多数难复性寰枢椎脱位经过前路松解（经过口腔或者颌下切口术式）复位术后再进行后路寰枢椎椎弓根螺钉内固定术而达到满意复位固定效果。

根据我们的临床经验，绝大多数难复性寰枢椎脱位，采用后路寰枢椎椎弓根螺钉板系统能够达到有效复位。

（2）选择后路枕颈融合术病例术后恢复差，头颈活动受到严重限制。目前这种手术方式已经极少被脊柱外科医师所选择。

七、寰枢关节旋转脱位

1968 年 Wortzman 首先报道此病，并将其命名为"寰枢关节旋转脱位和固定"。目前认为寰枢椎旋转半脱位是陈旧性脱位。

（一）发病机制

1.解剖基础

由于侧块关节的上下关节面均为凸面，这使得寰枢关节的轴向旋转范围在脊柱所有关节中最大（80°），整个颈椎大约 55％ 的旋转动作发生在寰枢关节。在正常情况下侧块关节韧带起到限制活动的作用，当过度活动时，翼状韧带和关节囊韧带发生断裂损伤，导致寰枢侧块关节旋转脱位。寰枢椎关节以齿状突为轴心旋转，在旋转过程中颈椎管变窄，有脊髓损伤的可能。然而临床上极少有脊髓损伤病例，原因是寰枢椎的椎管矢状径分别为 22 mm 和 20 mm，明显大于下颈椎矢状径 12 mm，脊髓组织不容易受到寰枢椎脱位压迫。

2.发生原因

有多种学说，其中以感染和创伤学说为多数学者认同。上呼吸道感染可发生寰枢关节充血炎症，导致其附着的韧带松脱，从而造成关节脱位。外伤可以引起脱位，但临床多见的是轻微创伤，少见骨性损伤。如果长时间不能恢复正常解剖位置，导致韧带和关节囊在异常位置上发生挛缩，就形成旋转脱位与固定。

（二）临床表现及诊断要点

（1）头颈部轻微外伤史或者扭伤史，主要发生于少年儿童，成人通常发生于交通事故。

（2）典型表现是特发性斜颈、颈部僵硬、头痛及活动受限，患者头颈旋转功能受限最明显。具体表现为下颌转向一侧，头向对侧倾斜 20°，并有轻度屈曲，主动或者被动活动困难（转头不能超过中线）。

（3）极少伴有脊髓和神经根损伤。

（4）影像学及其分型：X线张口位片可以发现齿突两侧不对称，CT三维重建可清晰显示旋转脱位。

（三）临床分型

Fielding 将寰枢关节旋转与固定分为 4 型（图 10-3）。

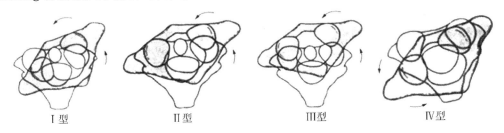

图 10-3　Fielding 将寰枢关节旋转与固定分型

（1）Ⅰ型：不伴有寰枢前脱位的旋转与固定（移位距离不超过 3 mm），表示横韧带没有损伤，寰枢椎旋转运动范围正常。

（2）Ⅱ型：旋转固定移位在 3～5 mm，可能合并横韧带损伤，一侧的侧块有移位，而对应的侧块无变化，寰枢椎运动超出正常范围。

（3）Ⅲ型：严重移位，为加重的Ⅱ型，双侧侧块关节移位明显，寰齿前间隙超过 5 mm。

（4）Ⅳ型：为一侧寰椎侧块向后旋转移位，通常伴有齿状突骨折，临床少见。

（四）治疗原则及其方法

发病初期可以试行手法复位，但有一定的风险，卧床休息或者牵引复位治疗是安全有效的方法，绝大多数病例随着炎症的消退而疼痛缓解，旋转固定会自然恢复。

如果发生在 1 周以内可以适当固定颈椎或者卧床休息即可复位；如果发病在 1 周以上 1 个月以内，就应该住院牵引治疗，复位后应制动 4～6 周；如果持续 3 周以上则可能牵引也不能复位，即使复位后也容易再发脱位；如果牵引也不能复位，则需要手术切口复位。

综上所述，治疗原则如下。

（1）急性期均以牵引复位及石膏固定为主。枕颌带牵引足以达到复位目的，只有失败者方考虑颅骨牵引术。

（2）经过牵引复位失败而又有不稳者需要行寰枢椎融合术。

（五）预后

少年儿童患者基本上都可以通过牵引复位，预后好；成人患者有部分病例需要手术。

（杨振雷）

第二节　下颈椎骨折与脱位

下颈椎损伤在颈椎损伤最多见，各种暴力，包括屈曲、伸展、旋转、压缩、侧屈等都可导致下颈椎的骨折与脱位，通常合并不同程度的脊髓损伤。

一、单纯颈椎椎体压缩骨折

单纯颈椎椎体压缩骨折常因屈曲暴力与垂直压缩暴力相互作用,导致受力节段椎体前柱压缩而成楔形改变,好发于 $C_4 \sim C_6$,大都为稳定性骨折。

(一)发生机制

通常因屈曲暴力与垂直压缩暴力协同作用,上下椎体终板前缘相互挤压,导致椎体前侧骨皮质碎裂,椎体前柱松质骨随之塌陷,中柱一般无受累,因此椎管形态无改变,脊髓不易受到压迫,但有时因椎间盘突出向后方压迫颈髓或脊髓前中动脉,导致四肢瘫。严重压缩骨折是在屈曲暴力作用下,椎体后柱出现撕裂骨折、关节突骨折脱位及韧带断裂等,属不稳定骨折,多伴有神经症状。

(二)临床表现

主要表现为颈部疼痛、运动受限,颈呈前屈状态,脊髓受压时出现四肢感觉、运动和括约肌功能障碍;脊髓前中动脉受压导致脊髓前 2/3 缺血,出现四肢瘫,具有上肢瘫痪重于下肢,感觉功能障碍轻等特点;颈神经根受压时出现上肢相应支配节段感觉、运动障碍等。

(三)诊断要点

颈椎侧位 X 线片可明确椎体呈楔形改变、颈椎生理屈度是否正常、椎管前后壁是否连续等,颈椎斜位片可了解后方关节突是否有骨折、脱位、神经管是否有骨性狭窄等;CT 平扫可判断椎体中后柱是否受累、椎管容积是否有改变等。MRI 可了解是否合并椎间盘突出、脊髓是否受压、脊髓信号是否有改变等。

(四)治疗选择

1.非手术治疗

轻度压缩骨折行头颈胸石膏外固定 3 个月,严重压缩骨折无神经症状者行枕颌带或颅骨牵引,利用椎体前后纵韧带张力牵拉复位,床旁 X 线复查,牵引 3 周后改用头颈胸石膏外固定 3 个月。

优点:治疗方法简单易行,可在基层医院广泛开展。

缺点:外固定时间长,患者难于坚持;因外固定时间过长而引发的精神行为异常等疾病。

2.手术治疗

严重压缩骨折经非手术治疗后仍有颈椎不稳者、有神经症状、影像学检查脊髓有明确压迫者需行手术减压和固定,通常采用颈前路减压、植骨融合、钢板内固定。

优点:减压直接彻底,防止脊髓迟发性损伤的出现,有利于脊髓损伤的恢复;内固定牢靠,有利于早期功能锻炼,防止并发症的出现;缩短住院时间。

缺点:手术相关风险及手术创伤。

(五)康复指导

非手术治疗患者早期开展四肢抗阻力锻炼,瘫痪者勤翻身防压疮、辅助排尿、四肢被动活动等;手术治疗患者,早期戴颈托下床活动,瘫痪者开展四肢被动活动。3 个月后 X 线观察骨折愈合情况。

(六)预后

稳定性骨折常无脊髓损伤,预后好,严重压缩性骨折出现脊髓损伤症状者预后不一定,与其损伤程度、时间及损伤性质有密切关系。MRI 脊髓信号是否改变不能作为判断预后的唯一依据。骨折后颈椎后凸畸形可引起颈部及双上肢疼痛。

(七)研究进展

自 Dennis 脊柱三柱理论创立以来,颈椎压缩性骨折的概念更趋清晰,与椎体爆裂骨折的区别就在于椎体中柱是否有受累。Cloward 首创颈前路椎间盘摘除植骨融合术以来,颈前路技术取得了飞速发展,适合不同人种体格的颈前路钢板的研制工作如雨后春笋般出现,其在生物力学、人体组织相容性及颈部器官匹配性能方面都取得了满意效果;手术技术方面,普遍的观点认为直接减压是颈椎手术的金指标,前方的压迫主张前路减压,后方的压迫主张后路减压。前路切开内固定植骨技术已在国内推广数十年,取得了良好疗效,为广大脊柱外科、骨科医师广泛接受。周跃等应用腰椎间盘镜系统(MED)实施微创颈前路椎间盘摘除、植骨及内固定,取得初步成果,为颈前路手术微创化积累了宝贵经验。颈椎骨折后后凸畸形的治疗引起了许多学者的关注,颈椎前柱压缩后不能很好复位,生理前凸较少,甚至形成后凸,形成的病理改变主要体现在几个方面。

(1)运动节段蜕变加速,椎间盘突出或颈椎不稳。

(2)原有先天性或退变性椎管狭窄者,后凸畸形可导致脊髓受压。

(3)椎间孔变窄,椎后小关节创伤性关节炎导致难以忍受的颈痛和上肢疼痛。因此,多数学者主张对后凸畸形行积极的外科干预,椎间撑开植骨内固定是当前采用较多的术式,且有满意的中远期疗效。

二、颈椎椎体爆裂骨折

颈椎椎体爆裂骨折是一种少见而严重的骨折,CT 扫描技术的应用大大提高了该型骨折的诊断水平。

(一)发生机制

颈椎中立位时垂直暴力自头顶向下经椎间盘传导至椎体,导致前后纵韧带破裂,骨折块自椎体中央向四周分离移位,与单纯椎体骨折损伤病理不同的是前中柱同时受累,骨折碎块突入椎管或椎间孔,引起脊髓和神经根损伤;椎体高度变低或后突过度时后柱也会发生骨折脱位。

(二)临床表现

颈部疼痛、活动受限,压痛广泛,以损伤节段的棘突压痛明显,脊髓损伤时导致完全或不完全性四肢瘫,损伤平面以下出现感觉、运动和括约肌功能障碍,在 C_2 损伤则表现为呼吸困难。

(三)诊断要点

颈部外伤后疼痛、活动受限,伴有不完全或完全性四肢瘫时可考虑颈椎爆裂骨折,X 线片是诊断的重要依据,侧位 X 线片可显示椎体高度、颈椎生理曲线改变,正位 X 线片显示椎体变低、增宽;CT 扫描可清楚显示椎体爆裂骨折,中柱结构严重破坏,椎管容积变小;MRI 可明确颈髓损伤的程度、性质,对预后的判断有指导作用。

(四)治疗选择

1.颅骨牵引

此型损伤多伴有脊髓损伤,经急救和处理危及生命的合并损伤后,立即行颅骨牵引以纠正成角畸形,恢复颈椎的正常序列,牵引重量通常为 2～3 kg,不可过大,以免加重颈髓损伤,持续牵引期间,每天床旁X线检查颈椎畸形的恢复程度。颅骨牵引仅仅作为颈椎爆裂骨折治疗的一个步骤,不应单独应用。

（1）优点：操作简单、便捷，有一定作用。

（2）缺点：不可能达到解剖对位甚或解决根本问题。

2.手术治疗

多数学者主张在患者全身情况允许的条件下，应行手术治疗。根据此类损伤的脊髓压迫来自椎管前方的骨块，应行颈前路径，清除粉碎的椎体骨块，彻底减压，骨折椎体上下的椎间盘必须一一清除，取自体髂骨条植骨，髂骨条的长度必须略长于减压区域的高度，置入减压区后起一定支撑和固定作用，术后头颈胸石膏固定3个月以上。主张在植骨的同时采用前路钢板内固定，术后仅需颈托制动3个月，国内外学者的研究表明，颈前路内固定对提高植骨融合率和术后生活质量、减轻早期颈部不适、预防损伤后并发症等具有积极的作用。

（1）优点：有利于尽早解除压迫，挽救、恢复脊髓功能。

（2）缺点：手术风险大，病死率较高。

对于颈椎爆裂骨折的手术时机的选择一直存在争议，急诊手术的观点认为骨折块直接压迫脊髓早期手术能在脊髓各种病理变化出现之前减压，有利于最大限度地挽救和恢复脊髓功能，防止脊髓继发性损伤的出现；反对急诊手术的观点认为在脊髓损伤出现相应病理改变之前，脊髓损伤自发性加重，此期间实施手术有加重损伤之嫌，且早期手术的并发症和病死率较高，易激发医疗纠纷。目前，已有较多的文献支持晚期手术后脊髓功能恢复较早期手术无显著性差异。

（五）康复指导

颈前路手术内固定后早期进行四肢主动功能锻炼，鼓励排痰，早期如有明显颈部不适多因颈部手术牵拉所致，可行雾化吸入，一般数天后即可恢复，完全性四肢瘫患者应在家属帮助下进行四肢关节被动锻炼，鼓励早期采用半坐卧位。

（六）预后

预后与颈髓损伤的程度及性质关系密切，颈段MRI可初步判断脊髓损伤的程度与性质，一般不完全性四肢瘫在早期手术后往往有不同程度的脊髓功能恢复；完全性四肢瘫恢复的可能性不确定；部分病例因脊髓损伤平面上移导致呼吸抑制，需人工辅助呼吸。

（七）研究进展

自Cloward首创颈前路减压术以来，颈椎爆裂骨折的治疗措施发展已相当成熟，近10年以来的研究成果体现在以下几个方面。

（1）颈前路低切迹内置物的研究发展迅速，置入物的材料由不锈钢至钛合金，组织相容性与细胞相容性更好；医学的研究成果使内置物形态与生物力学越来越适应不同人种，术后对吞咽的影响越来越小。

（2）组织工程与基因工程的研究成果使植骨融合率大大提高，传统的自体髂骨条与腓骨条植骨在内固定辅助下可分别达到90%以上，但毕竟是一种有创的植骨材料准备方法，组织工程型植骨材料包括骨传导载体与骨生长因子复合体植入、转基因型细胞与载体复合体植入的研究方向未艾，已有诸多报道显示其融合率相当可靠；国内外较多学者采用钛网填塞原位碎骨块的方法融合取得良好融合率，从而避免了有创取骨法带来的取骨区并发症。

三、颈椎过伸性损伤

颈椎过度伸展暴力造成的颈髓损伤往往较隐匿，最常见的如挥鞭样损伤，为乘车者在紧急刹车时，颈椎在惯性作用下屈曲后猛烈反弹造成过伸性损伤，X线检查往往无明显骨折脱位，易漏诊,影响治疗。此类损伤常见于高处坠落、交通事故,头面部撞击障碍物产生过伸性暴力致伤。

(一)发生机制

颈椎过伸性暴力作用下,后柱结构作为支点,承受压力,前部结构受到张力作用,椎间盘与前纵韧带可被撕裂,损伤发生的瞬间,在遭受外力最强的平面,同时伴有向后的剪切外力发生,使上位颈椎向后移位,下位颈椎相对向前移位,黄韧带皱褶内陷入椎管,椎体下缘因前纵韧带的牵拉造成撕脱骨折,颈髓在移位的瞬间,损伤即已形成,脱位在颈部肌肉作用下自行复位,但突出的椎间盘往往无法自行复位,因而大部分病例因移位后椎间盘突出持续压迫颈髓造成损伤。颈髓在前部椎体后缘与椎间盘、后部黄韧带皱褶的压迫下,以脊髓中央管与脊髓前部损伤多见,相应的临床表现称之为脊髓中央综合征和前脊髓综合征。

(二)临床表现

颈椎过伸性损伤的临床表现根据损伤严重程度的不同差异较大,额面部、鼻部皮肤擦裂伤常提示颈椎遭受过伸性暴力作用,对诊断具有较高价值。损伤节段后部偶有压痛及活动受限,较多见的症状是颈前部疼痛,吞咽时加重,部分可有吞咽困难。神经损伤多表现为脊髓中央综合征和前脊髓综合征,极少数表现为完全性损伤或脊髓半截综合征,脊髓中央综合征的典型表现为上肢瘫痪重于下肢,手部重于臂部,触痛觉重于深感觉;前脊髓综合征表现为损伤平面以下运动功能丧失,括约肌功能障碍,浅感觉减退或消失,深感觉存在 $C_7 \sim T_1$ 节段损伤时通常会出现上睑下垂、眼裂变窄、瞳孔变小等症状,少数患者伴有喉返神经损伤,出现发声困难。

(三)诊断要点

根据损伤机制及临床表现可初步诊断,X 线表现不显著,常易于漏诊,侧位片显示颈前部软组织肿胀、椎体前下缘撕脱骨折提示颈椎过伸性损伤的存在,陈旧性损伤颈椎动力位 X 线片显示颈椎不稳;颈段 MRI 是诊断该型损伤最有力的手段,T_1 相可见前纵韧带断裂、颈椎间盘突出,压迫脊髓,T_2 相显示脊髓高信号改变,提示脊髓挫伤出血或水肿。

(四)治疗选择

颈椎过伸性损伤的机制及伤后病理变化提示该损伤并不存在需复位的明显骨折脱位,治疗方法的选择依赖于患者的临床表现及其进展和影像学检查结果。

1.非手术治疗

采用较多的治疗方法,主要适用于神经症状无明显进展、影像学检查显示无明确致压物及颈椎无明显不稳的病例,一经确诊,即采用枕领带牵引,重量为 1.5～2.5 kg,牵引位置取颈椎略屈曲位,也可采取中立位,持续牵引 2～3 周,后改头颈胸石膏外固定,损伤较轻者也可采用颈托制动2～3 个月,牵引期间,配合静脉给予脱水剂及激素以减轻脊髓水肿,促进恢复。

(1)优点:方法简单,有一定的效果。

(2)缺点:难以解剖对位,而且需持续牵引,时间较长。

2.手术治疗

颈椎损伤后神经症状进行性加重、影像学检查提示有明显致压物存在或明显颈椎不稳者采用手术治疗,治疗的目的在于减压、重建脊柱稳定。通常采用颈前路减压、植骨、内固定的方法,术后同样需配合脱水及激素治疗以促进脊髓水肿消退及恢复。尚需辅助颈托制动3 个月。

(1)优点:可快速解除脊髓压迫,为恢复功能创造条件。

(2)缺点:手术风险大,技术要求高,成功与否,决定于脊髓损伤的程度。

（五）康复指导

颈椎过伸性损伤患者很少出现脊髓完全性损伤,治疗早期应积极开展四肢大关节的主动锻炼,辅助手部功能锻炼;手术患者应早期下床活动,括约肌功能锻炼也应早期开展,鼓励自主排尿或间歇导尿。

（六）预后

过伸性损伤导致的脊髓中央综合征预后通常较好,症状越轻恢复越快,通常下肢症状在伤后3小时即开始恢复,其次为膀胱功能恢复较快,上肢症状恢复较慢,最迟恢复的是手部功能,常因脊髓前角运动神经元损伤致手内在肌萎缩,残留功能障碍。

（七）研究进展

近年来对颈椎过伸性损伤的认识逐步深入,MRI的应用使其诊断变得相对容易,治疗方面的进展源于对脊髓损伤机制的认识,多数学者认为过伸性损伤的机制在于暴力作用瞬间,上下位椎体位置的相对改变使脊髓挫伤,因此,有文献支持采用颈前路减压、植骨、内固定来稳定脊柱,为脊髓损伤的修复创造条件,且采用非手术治疗需长时间头颈胸石膏固定,对患者生活质量的影响太大,持积极手术治疗观点的文献近年来较多;亦有文献进行了非手术治疗与手术治疗的疗效比较,发现二者在促进神经症状的恢复方面无显著性差异,且手术治疗的成本高,因此主张应以非手术治疗为主。争议并不意味着矛盾,大多数学者在非手术治疗与手术治疗的适应证是一致的,即对损伤后节段不稳、症状进行性加重、影像学显示明确压迫的病例应采用手术治疗。

四、颈椎骨折脱位

颈椎骨折脱位是一种较严重的下颈椎损伤,指椎体骨折与小关节脱位同时发生,多伴有颈髓损伤,常见于颈部。

（一）发生机制

颈椎骨折脱位系屈曲暴力致伤,强烈屈曲暴力作用下,垂直分力足以导致椎体骨折,椎管形态发生改变,水平剪力导致小关节完全脱位,椎管容积进一步减小,除少数病例外,大多数患者发生不完全或完全性四肢瘫,损伤平面在 C_2 以上时导致呼吸中枢受损。

（二）临床表现

损伤局部疼痛剧烈,椎前及后部结构均有明显压痛,此外还出现不同程度的神经损伤症状,如四肢瘫、呼吸困难、大小便失禁等。

（三）诊断要点

依据临床表现与影像学检查可确诊,X线侧位片可显示颈椎椎体骨折、小关节脱位、颈椎排列异常;CT扫描可明确椎体骨折的类型、移位程度与方向、小关节交锁的状况及椎管容积的改变等;MRI检查有助于了解脊髓损伤程度、性质等,且对预后的判断具有指导意义。

（四）治疗选择

此类损伤系严重颈椎损伤,多数伴有颈髓的压迫与损伤,颈椎前中后三柱均受累,为不稳定性骨折,治疗以手术减压、内固定为主。但手术治疗只是治疗过程的一个组成部分,术前的牵引、药物治疗也是重要的组成部分。

1.非手术治疗

一经确诊,需行颅骨牵引,牵引的目的是复位,通常采用的方法有两种:一种为持续牵引,牵引重量为 2～3 kg,持续牵引 2～3 周,期间反复床旁 X 线检查复位情况,此法适用于脱位较轻者;另一种为大重量牵引法,Crutchfield 建议在第 1 颈椎用 4～5 kg 牵引重量,每向下增加一个节段,牵引重量增加 2.0～2.5 kg,第 7 颈椎脱位时,最大重量可达到 15～18 kg,与持续牵引法不同的是,此种方法风险较大,床旁需医护人员看护,持续心电、血氧饱和度监测,备气管切开包、呼吸机等,每半小时床旁摄片 1 次,一旦复位就改用维持重量牵引。牵引期间,配合使用脱水剂与激素治疗,以减轻脊髓水肿,促进修复。部分关节突交锁严重。牵引无法复位者应果断采用手术复位、减压。

(1)优点:方法简单,有一定的效果。

(2)缺点:难以解剖对位,而且需持续牵引,时间较长。

2.手术治疗

术前 CT 及 MRI 明确致压物与颈椎三柱损伤状况,根据颈髓受压来源与颈椎的稳定状况决定手术方案。

颈髓致压物来源于椎体粉碎骨块或椎间盘应行颈前路骨折椎体次全切、椎间盘摘除、植骨、前路钢板内固定。严重骨折脱位,前方骨折块压迫伴后方关节突交锁无法牵引复位或伴后方椎板骨折压迫颈髓者,应行前后路联合手术,单纯前路内固定辅助头颈胸石膏固定 3 个月或直接采用前后路联合内固定,可获得良好的稳定性重建。单纯后方关节突交锁无法牵引复位者,采用后路关节突切除复位、后路内固定、椎板间植骨融合术。

(1)优点:可快速解除脊髓压迫,为恢复功能创造条件。

(2)缺点:手术风险大,技术要求高,成功与否,决定于脊髓损伤的程度。

(五)康复指导

颈椎骨折脱位除少数"幸运性损伤"外,大多数伴有脊髓损伤,康复治疗应在外科处理的同时进行,损伤早期即开始四肢主动功能锻炼,完全性四肢瘫者应进行被动四肢大关节功能锻炼,膀胱功能的锻炼也应早期开始,通常采用排尿训练或间歇导尿的方法。鼓励早期咳嗽、排痰,防止肺部并发症。

(六)现场急救

颈椎骨折脱位是一类较严重的损伤,现场的急救处理相当重要,早制动、早运送是救治的基本原则。需重视的是需快速采用气管切开、呼吸机辅助通气。

(七)预后

此类损伤多数伴有严重脊髓损伤,少数幸运者可无神经症状,颈椎 MRI 对判断预后有指导意义,脊髓挫裂严重、完全性四肢瘫者恢复的可能性相当小;不全性脊髓损伤可望恢复部分脊髓功能。颈$_4$平面损伤或严重骨折脱位有引起瘫痪平面上升的可能,有呼吸抑制的风险,长时间卧床可导致坠积性肺炎、压疮等并发症,积极的外科处理是防止并发症出现的基本保证,正确的康复治疗可显著改善患者生活质量、杜绝各种并发症的发生。

(八)研究进展

下颈椎骨折脱位的诊断相对容易,近年来该领域的研究进展主要体现在治疗方面,传统的观点认为颅骨牵引复位、外固定是安全有效的治疗手段,毛兆光等通过观察单纯颅骨牵引治疗下颈椎骨折脱位的远期疗效,发现疗效不佳的比率达到 47.5%,分析其原因与外伤性颈椎间盘突出、退变性椎管狭窄、颈椎不稳及硬膜神经根粘连有关,因此主张更积极的颅骨牵引复位和手术减压、内固定。颈椎椎体爆裂骨折及外伤性椎间盘突出,脊柱中柱的损伤及脱位椎体后上缘的压迫是造成损伤的主要病因,大多数学者主张前路减压、植骨、钢板内固定,手术技术的好坏与疗效密切相关。对颈椎中后柱损伤伴脊髓后方受压者及前后柱均有损伤、脊髓前后受压者宜采用后路减压,侧块钢板螺钉内固定,AXIS颈椎侧块钢板螺钉系统能较好重建下颈椎稳定性,且不影响椎板减压,是一种安全有效的后路手术方法。

(杨振雷)

第三节　胸腰椎骨折与脱位

一、概述

胸腰椎骨折与脱位占脊柱损伤的首位,伤情严重,治疗比较复杂,严重者常造成残废。胸椎遭受损伤的机会相对较少,胸廓的支撑、固定作用,将胸椎联合成一个整体,较小的暴力,由于胸廓的吸收作用而衰减,不至于引起明显损伤,因此临床所见的胸椎骨折,多由严重的直接暴力所致。巨大的暴力,往往同时造成胸廓损伤,治疗比较复杂,应首先处理直接威胁患者生命的合并伤,病情稳定后,再着手胸椎骨折的治疗;胸椎椎管较小,其内容纳脊髓,骨折块突入椎管或发生骨折脱位,脊髓缓冲空间有限,容易损伤,加之胸段脊髓血供不丰富,伤后神经功能的恢复可能性极小。腰椎椎管较胸椎椎管大得多,加之其容纳的主要为马尾神经,因而腰以下的腰椎骨折,发生完全性截瘫者少见,多保留下肢部分神经功能,早期减压复位,有望取得明显的手术效果。胸腰椎损伤最常发生在胸椎和腰椎交界处,因此临床上把 $T_{11}\sim L_2$ 称为脊椎的胸腰段。胸腰段具有较大的活动度,又是胸椎后凸和腰椎前凸的转折点,在脊柱屈曲时以胸腰段为弯曲的顶点,因此最易由传导暴力造成脊椎骨折。胸段骨折合并截瘫通常是脊髓圆锥与马尾神经混合伤,伤后主要神经症状表现为以双下肢瘫痪、括约肌功能障碍为主。

二、胸椎骨折

(一)发生机制

造成胸椎骨折的主要暴力包括间接暴力和直接暴力,常见于坠落伤、车祸和重物打击伤后。根据暴力的类型、方式和体位,损伤各不相同,常见的暴力类型有以下数种。

1.屈曲暴力

屈曲暴力致伤,脊柱的前部承受压应力,脊柱后部承受张应力。主要造成椎体的前缘压缩骨折,当暴力很大时椎体前缘压缩超过其高度的1/2,常伴有椎体后上缘骨折块突入椎管。椎体后缘高度往往无明显改变。

2.压缩暴力

在轴向压缩载荷的作用下椎体产生爆裂骨折,横断面上整个椎体的各径线均增大。骨折块向椎体左右和前后碎裂,椎体后部碎骨块突出进入椎管,造成脊髓神经不同程度的损伤。

3.屈曲分离暴力

屈曲分离暴力常见于车祸中,又名安全带损伤。高速行驶的汽车发生车祸时,由于安全带的作用,下肢和躯干下部保持不动,上半身高速前移,造成以安全带附近脊椎为支点,脊柱后部结构承受过大的张力而撕裂,受累的结构以后柱和中柱为主。

4.屈曲扭转暴力

屈曲和扭转两种暴力同时作用于脊柱,损伤严重,椎体旋转、前中柱骨折,单侧或双侧小关节突交锁。

5.水平暴力

水平剪力往往较大,造成上下位椎体前后脱位,对脊髓和马尾神经的损伤严重,预后差。

6.伸展分离暴力

在胸腰椎比较少见,此种主要造成脊柱前部张力性破坏,黄韧带皱褶突入椎管,压迫脊髓。

(二)分类

根据 Dennis 的脊柱三柱理论,脊柱的稳定性依赖于中柱的形态,而不是后方的韧带复合结构。三柱理论的基本概念:前纵韧带、椎体及椎间盘的前半为前柱;后纵韧带,椎体和椎间盘的后半构成中柱,而后柱则包括椎弓、黄韧带、关节突、关节囊和棘间、棘上韧带。椎体单纯性楔形压缩骨折,不破坏中柱,仅前柱受累为稳定性骨折。爆裂性骨折,前、中柱均受累,则为不稳定骨折,屈曲牵张性的损伤引起的安全带骨折,中柱和后柱均破坏,亦为不稳定损伤,而骨折脱位,由于前、中、后三柱均破坏,自然属于不稳定损伤。

1.根据暴力类型分类

(1)爆裂骨折:以纵向垂直压缩暴力为主,根据暴力垂直程度分下列几个类型:非完全纵向垂直暴力;椎体上下方终板破裂;椎体上方终板破裂;椎体下方终板破裂;合并旋转移位;椎体一侧严重压缩粉碎骨折。

非完全纵向垂直暴力。

A 型:一般上、下终板均破裂。

B 型:略前屈终板损伤,多见。

C 型:略前屈终板损伤,少见。

D 型:伴旋转损伤。

E 型:略带侧弯伴一侧压缩。

爆裂骨折特点:两椎弓根间距增宽;椎板纵裂;CT 示突入椎管的骨块往往比较大,多数病例之椎体后上骨块突入椎管,椎管受压较重。严重爆裂骨折,脊柱三柱损伤,椎管狭窄严重,截瘫发生率高。

(2)压缩骨折:根据压缩暴力的作用方向,可分屈曲压缩性骨折和侧向压缩骨折,前者椎体前柱压缩,中柱无变化或轻度压缩,椎弓根间距正常,棘突无分离,属稳定性骨折,可用非手术方法治疗;后者造成椎体一侧压缩骨折,多伴有明显脊柱侧弯,临床比较少见。

(3)分离骨折:常见的主要有 Chance 骨折,椎体楔形变,椎后韧带复合结构破坏,棘突间距离增宽,关节突骨折或半脱位,而椎弓根间距正常。不论损伤是经骨-骨、骨-软组织,还是软组织,此种损伤均为三柱破坏,属不稳定骨折,需手术内固定。受压往往较轻,不伴脱位的病例,截瘫发生率较低;过伸分离骨折比较少见,由过伸暴力作用引起,严重者因后方黄韧带皱褶突入椎管压迫脊髓造成不全性截瘫。

(4)水平移位型骨折:引起本类骨折的暴力有水平暴力与旋转暴力。暴力主要集中于椎间盘,故多数为经椎间盘损伤,椎体之间的联结破坏,极易发生脱位,截瘫发生率高。根据暴力的特点,本类骨折又可分为两种类型。

剪力型:由水平暴力引起。水平移位型骨折脱位发生率高,多经椎间隙发生,椎体无压缩骨折,有时可伴有椎体前上缘小分离骨折,棘突间距不增宽,后凸畸形较轻,如伴有旋转脱位,往往有旋转移位、横突、肋骨和关节突骨折,脱位纠正后,损伤椎间隙变窄,截瘫恢复差。

旋转型:椎间隙变窄,可合并肋骨、横突骨折,并伴有脊椎骨折和关节突骨折,有时在脱位部位下一椎体的上缘发生薄片骨折,此骨折片随上一椎体移位;多数骨折伴有一侧关节突交锁。

2.根据脊柱骨折稳定程度分类

(1)稳定性脊柱骨折:骨折比较单纯,多不伴有中柱和后部韧带复合结构的损伤,骨折发生后,无论是现场急救搬运或是伤员自身活动,脊柱均无移位倾向,见于单纯屈曲压缩骨折。椎体的前部压缩,而中柱高度不变,后柱完整,此种骨折多不伴有脊髓或马尾神经的损伤。

(2)不稳定性骨折:脊柱遭受严重暴力后,发生骨折或骨折脱位,并伴有韧带复合结构的严重损伤。由于参与脊柱稳定的结构大多破坏,因而在伤员的搬运或脊柱活动时,骨折损伤部位不稳定,若同时伴有后纵韧带和纤维环后半损伤,则更加不稳。根据 Dennis 三柱理论,单纯前柱损伤为稳定骨折,如单纯椎体压缩骨折;中柱在脊柱稳定方面发挥重要作用,前柱合并中柱损伤,如椎体爆裂骨折,为不稳定性骨折;前中后三柱同时受累的 Chance 骨折、伴后柱损伤的爆裂骨折、骨折脱位,均为极度不稳定性骨折。

(三)病理变化

1.成角畸形

胸腰椎骨折大部分病例为屈曲损伤,椎体的前部压缩骨折,脊柱的中后柱高度不变,前柱缩短,形成脊柱后凸畸形,前柱压缩的程度越严重,后凸畸形越明显。当椎体前部压缩超过 1/2,后柱的韧带复合结构受到牵张力。较轻者深筋膜、棘上、棘间韧带纤维牵拉变长,韧带变薄,肉眼观察,韧带的连续性尚存在前柱继续压缩,后柱复合结构承受的牵张力超过生理负荷,纤维发生部分断裂,严重者韧带撕裂,裂隙内充满积血,黄韧带和小关节囊撕裂,小关节可发生骨折或关节突交锁;骨折和软组织损伤的出血,渗透到肌组织内形成血肿,血肿机化后产生瘢痕,萎缩和粘连,影响肌纤维的功能,妨碍脊柱的正常活动功能并引起腰背疼痛。在椎体的前部,前纵韧带皱褶,在前纵韧带和椎体之间形成血肿,血肿压迫和刺激自主神经,使胃肠蠕动减弱,致患者伤后腹胀和便秘。

2.椎体后缘骨折块对脊髓神经的压迫

垂直压缩暴力造成椎体爆裂骨折,骨折的椎体厚度变小而周径增加,骨折的碎块向四周裂开并发生移位。X 线片显示椎体左右径与前后径显著增宽,向前移位的骨块,由于前纵韧带的拉拢,除产生血肿刺激神经引起患者胃肠功能紊乱外,无大的危害性,而在椎体的后缘,暴力瞬间,后纵韧带处于牵张状态,破裂的椎体后上部骨块向椎管内移位仅受后纵韧带的张力阻拦,易突破后纵韧带移入椎管内,碎骨块所携带的功能,足以将脊髓摧毁,造成脊髓圆锥和马尾神经的损害。

3.椎间盘对脊髓的压迫

屈曲压缩和爆裂骨折占椎骨折的绝大部分,而此种损伤都伴有椎体的屈曲压缩性改变,前柱的高度丧失均大于中柱,椎间隙呈前窄后宽形态,间隙内压力增高,髓核向张力较低的后方突出,当屈曲压缩的力量大于后纵韧带和纤维环的抗张强度,后纵韧带和纤维环相继破裂,椎间盘进入椎管内,使属于脊髓的有限空间被椎间盘所占据,加重脊髓的损伤。

4.来自脊髓后方压迫

Chance 骨折或爆裂骨折,脊柱的破坏相当严重,黄韧带断端随同骨折的椎板,由后向前压迫脊髓的后部,未发生断裂的黄韧带,张于两椎板之间,有如绷紧的弓弦,挤压硬膜囊。在过伸性损伤中,黄韧带形成皱缩,凸向椎管,同样构成脊髓后部压迫。

5.骨折脱位椎管容积丧失

水平移位性损伤产生的骨折脱位,对脊髓的损伤最为严重。在此种损伤中,暴力一般都比较大,脊柱的三柱均遭到严重破坏,脊柱稳定功能完全丧失。上位椎体向一个方向移位 1 mm,相应下位椎体向相反的方向移动 1 mm。脊髓的上、下部分别受到来自相反方向的压迫,脊髓内部的压力急剧增加,血供迅速破坏,伤后脊髓功能恢复的可能性极小。

6.脊柱成角、脱位导致脊柱损伤

慢性不稳定脊柱骨折脱位或成角,破坏了脊柱正常的负重力线,长期非生理情况下的负荷,导致成角畸形缓慢加重,引起慢性不稳定,对于那些骨折早期无神经压迫症状的患者,后期由于脊柱不稳定产生的异常活动造成迟发性脊髓损伤,此外脊柱成角本身可造成椎管狭窄,脊髓的血供发生障碍。

(四)临床表现

有明确的外伤史,重者常合并脑外伤或其他内脏损伤,神志清醒者主诉伤区疼痛,肢体麻木,活动无力或损伤平面以下感觉消失。检查见伤区皮下淤血、脊柱后凸畸形。严重骨折脱位者,脱位局部有明显的空虚感,局部触痛,常可触及棘突有漂浮感觉。由于损伤的部位及损伤程度不一,故神经功能可以是双下肢活动正常,亦可表现双下肢完全性瘫痪。神经功能检查,临床常用 Frankel 分级法。括约肌功能障碍,如表现为排便无力、尿潴留、便秘或大小便完全失禁。男性患者阴茎不能有意识勃起,被动刺激会阴或阴茎表现为不自主勃起,如脊髓颈胸段损伤而圆锥功能仍存在者;如为脊髓圆锥部的骨折脱位,脊髓低级性中枢遭到摧毁,勃起功能完全丧失。

(五)诊断要点

根据外伤史及外伤后的症状、体征可初步确定为胸腰椎骨折或脱位,并可依感觉、运动功能丧失而初步确定损伤节段,便于进一步选择影像学检查部位。X 线平片是胸腰椎骨折的最基本的影像学检查手段,应常规应用。通常拍正侧位片,根据病情需要可加照斜位或其他位置。单纯压缩骨折正位片可见椎体高度变扁,左右横径增宽,侧位片可见椎体楔形变,脊柱后凸畸形,椎体后上缘骨折块向后上移位,处于椎间水平。爆裂骨折侧位片显示椎体后上缘有大块骨块后移,致伤椎椎体后上部弧形突向椎管内小关节正常解剖关系破坏。骨折脱位者侧位片显示两椎体相对位置发生明显变化,以上位脊椎向前方或前方偏一侧移位摄常见。CT 扫描比普通 X 线检查能提供更多的有关病变组织的信息,因而优越性极大,有条件者应该常规应用。CT 片可以显示骨折的类型和损伤的范围,用于单纯椎体压缩骨折,可以显示椎体后缘有无撕脱骨块,骨块是否对硬膜囊形成压迫,有助于决定治疗方法。爆裂骨折 CT 扫描可以观察爆裂的椎体占据椎管的程度,有助于决定采用何种手术方法减压,并为术中准确解除压迫提供依据。MRI 能够较清楚地显示椎管内部软组织的病损情况,在观察脊髓损伤的程度(水肿、压迫、血肿、萎缩)和范围方面较 CT 优越,对脊柱后柱结构的损伤亦有良好显示,有助于判断脊柱稳定性。

(六)治疗原则

根据脊柱的稳定程度可以采用非手术治疗或手术治疗。非手术治疗主要用于稳定性脊柱骨折,目的在于通过缓慢的逐步复位恢复伤椎的解剖关系,通过脊柱肌肉的功能训练,为脊柱提供外源性稳定,从而避免患者晚期常见的损伤后背痛。手术治疗脊柱损伤的目的:解除脊髓神经压迫,纠正畸形并恢复脊柱的稳定性。手术早期稳定性由内固定材料提供,坚强的内固定可以保证患者早下地活动,防止长期卧床导致的各种并发症,加速创伤愈合,恢复机体的生理功能。脊柱稳定性的远期重建,依赖正规的植骨融合。

(七)治疗选择

1.非手术治疗

(1)适应证:用于稳定性脊柱骨折,如椎体前部压缩＜50％,且不伴神经症状的屈曲压缩骨折,脊柱附件单纯骨折。

(2)方法:伤后仰卧硬板床,腰背后伸,在伤椎的后侧背部垫软垫。根据椎体压缩和脊柱后凸成角的程度及患者耐受程度,逐步增加枕头的厚度,于12周内恢复椎体前部高度。X线片证实后凸畸形已纠正,继续卧床3周,然后床上行腰背肌锻炼。床上腰背肌锻炼为目前临床上较常用的功能疗法,腰背肌锻炼的目的是恢复肌力,为后期脊柱稳定性重建提供动力基础、预防后期腰背痛与骨质疏松症的出现,过早下地负重的做法不宜提倡,因为有畸形复发可能,尤其是老年骨质疏松的患者,临床上出现慢性不稳定者,大多源于此。

(3)优点:治疗方法简单,无须长时间住院,治疗费用较低。

(4)缺点:卧床时间长,老年患者易出现肺部并发症和压疮,部分病例遗留晚期腰背痛和骨质疏松症,适应证较局限等。

2.手术治疗的目标和适应证

(1)手术治疗的目标:为损伤脊髓恢复功能创造条件(减压和避免再损伤);尽快恢复脊柱的稳定性,使患者能尽早起床活动,减少卧床并发症;植骨融合后提供长期稳定性,预防顽固性腰背痛的发生。

(2)适应证:适用于多数不稳定性骨折与伴脊髓有明显压迫的骨折、陈旧性骨折椎管狭窄、后凸或侧凸畸形者,近年来,随着微创脊柱外科技术的发展,适应证已进一步扩大,包括单纯压缩骨折、骨质疏松症所致压缩骨折等。

3.手术方法

(1)对有神经症状者应行脊髓神经减压术:脊柱骨折脊髓压迫的因素主要来自硬膜的前方,包括脊柱脱位,伤椎椎体后上缘压迫脊髓前方;压缩骨折,椎体后上角突入椎管压迫脊髓;爆裂骨折,骨折块向后移位压迫脊髓;单纯椎间盘突出压迫脊髓;脊柱呈锐弧后凸或侧凸畸形＞20°,椎管受到压迫性和张力性两种损伤,故应采用硬膜前方减压,经一侧椎弓根的侧前方减压或经两侧椎弓根的环形减压或侧前方入路下直接减压。

(2)内固定:以短节段为主。Luque棒或Harrington器械固定,由于节段过长,有一定的缺点,目前应用较少。减压完成后,应使患者维持于脊柱过伸位,在此基础上行内固定,可望使椎体达到良好的复位要求。目前应用的内固定器械包括后路与前路两大类,后路多采用短节段椎弓根螺钉系列,前路多采用短节段椎体螺钉钢板系列或椎体螺钉棒系列。

(3)植骨融合内固定只能提供早期稳定,后期的永久性稳定需依赖于植骨融合,因而植骨是处理胸腰椎骨折的一个常规手段,必须保证正规、确实的植骨操作。植骨数量要足够,由于植骨是在非生理情况下的骨性融合,因而骨量少,骨痂生成少,有限的骨痂难以承受生理活动所施加的载荷。植骨的质量要保证,异体骨应避免单独应用于脊柱融合,有不少失败的报道,有的后果相当严重,但在前路大量植骨时,自体骨量不够,可混合少量异体骨或骨传导活性载体。大块髂骨植骨质量可靠,并可起到支撑和承载作用,而火柴棒样植骨增加了生骨面积,能较早发生骨性融合,两者可联合应用。究竟是采用前路椎体间融合还是采用后路椎板、横突间融合应根据具体情况决定,决定因素取决于骨折类型、脊髓损伤程度、骨折时间、脊髓受压的主要来源以及患者的一般状况等。通常后路张力侧能同时做到固定与减压,但在脊柱稳定性方面远不如前路椎体间植骨。

三、单纯椎体压缩骨折

单纯椎体压缩骨折为稳定性骨折,临床比较常见,一般不伴有神经损伤,个别患者有一过性肢体麻木乏力,多能在短时间自行恢复,非手术方法治疗能取得良好的效果。

(一)发生机制

单纯椎体压缩骨折多为遭受较轻微的屈曲暴力作用,老年者骨质疏松多由摔倒臀部着地引起,临床病理改变主要体现为脊柱前柱压缩呈楔形改变,不伴有中柱的损伤,后柱棘间韧带部分损伤,少有韧带断裂及关节突骨折与交锁者;因中柱结构完整,椎管形态无改变,脊髓除少数因冲击作用直接损伤外,一般无明显骨性压迫损伤。如椎体压缩不超过 50%,脊柱稳定性无破坏。

(二)临床表现

伤后腰背部疼痛,脊柱活动受限。伤区触痛和叩痛(+),少数患者可见轻度脊柱后凸畸形,早期双下肢主动抬腿肌力减弱,这是由于髂腰肌、腰大肌痉挛,伤区疼痛等间接原因所致,不应与神经损伤相混淆。

(三)诊断要点

(1)明确外伤史及伤后腰背部疼痛、伤区触痛及叩击痛。

(2)X 线检查:正位片显示伤椎椎体变扁,侧位片示椎体方形外观消失,代之以伤椎前低后高呈楔形变。测量伤椎前缘的高度,一般不低于后缘高度的 50%,个别患者在伤椎后上缘可见小的撕脱骨块,骨块稍向上后移位,脊柱中柱、后柱完整性多无破坏。

(3)CT 扫描:可见椎体前上部骨折,椎体后部多数正常,椎管各径线无变化。

(4)MRI 示骨折区附近硬膜前方有局限性高密度改变,为伤区水肿、充血所致,脊髓本身无异常;后凸严重时可显示椎后软组织区水肿甚至韧带断裂。

(5)青少年患者,就与 Scheuermann 病相鉴别,后者又称青年性驼背、脊椎骨骺炎或脊椎骨软骨炎,其特点为胸椎长节段、均匀的后凸,相邻多个椎体楔形变。老年患者,尤其是老年妇女,应与骨质疏松胸腰椎楔形变相鉴别,后者无外伤史,骨质疏松明显,亦为多个椎体改变;MRI 检查椎体或椎后软组织的信号改变可鉴别。

(四)治疗选择

1.非手术治疗

(1)适应证:单纯椎体压缩骨折。

(2)方法:伤后立即卧硬板床,腰下垫枕,使伤区脊柱前凸以达复位之目的。腰背部垫枕厚度应逐步增加,应以患者能够耐受为度,不可操之过急,尤其是高龄患者,复位过于急促,可导致严重的消化道症状。垫枕开始时,厚度 5~8 cm,适应数天后,再增加高度,1 周后达 15~20 cm。

(3)优点:方法简单,有一定效果。

(4)缺点:不可能达到解剖复位,卧床时间相对较长。

2.手术治疗

少数骨折后腰背部疼痛严重,长时间不能缓解或老年患者不能耐受伤后疼痛和长期卧床者,可采用手术治疗行椎体成形或后凸成形术。

(1)优点:缓解疼痛快,卧床时间短。

（2）缺点：手术有风险，费用开支大。

（五）康复指导

患者伤后 1～2 周疼痛症状基本消失，此时即应积极行腰背肌功能锻炼。具体做法是：开始时采用俯卧位抬高上半躯体和双下肢（燕子背飞）的方法；腰部力量有所恢复后采用双肩（力量较强者头顶）顶住垫在床头板的枕头上，双手扶床，膝关节屈曲，双足着床，挺腹，将躯干中部上举，以获脊柱过伸，使压缩的椎体前部在前纵韧带、椎间盘组织的牵拉下复位，每天 3 次，每次 5～10 下，开始次数和高度要求不过于勉强，循序渐进，并定期摄片，观察骨折复位情况。一般 1 周后，多能获得满意的复位结果。练习间歇期间应坚持腰背部垫枕，维持脊柱过伸位。3 个月后，可下地练习行走。过早下地活动的做法极易造成患者畸形加重并导致远期顽固性腰背疼痛。

（六）预后

单纯胸腰椎椎体压缩骨折无脊髓、神经损伤，且属稳定性骨折，预后较好；但少数患者，特别是老年性骨质疏松症患者，可能遗留后凸畸形及晚期顽固性腰背痛。

（七）研究进展

多年来，胸腰椎椎体单纯压缩骨折的治疗一直主张非手术治疗、卧床为主，但随着人们生活水平的提高，生活质量的要求亦随之提高，近年来，压缩骨折后顽固性腰背痛的报道较多，过去较容易忽略的问题摆上了脊柱外科医师的工作日程，传统手术治疗因其较大创伤难以取得理想的疗效/代价比，微创脊柱外科技术的发展使单纯压缩骨折后期腰背痛的解决成为可能，经皮椎体成形强化、经皮椎体后凸成形等技术较好地解决了晚期后凸畸形和顽固性腰背痛的问题，使早期能够下床活动、防止肺部并发症的出现成为现实。

四、椎体爆裂骨折

椎体爆裂骨折是一类较严重的胸腰椎骨折，因骨折块占据椎管容积，腰以上节段损伤时，通常易出现完全性或不完全性截瘫，腰以下则多数无神经症状，部分出现不同程度的马尾和神经根损伤。

（一）发生机制

椎体爆裂骨折多为垂直压缩暴力致伤，病理改变表现为除前柱骨折外，中柱亦遭受破坏，椎体碎裂，向前后、左右移位，向后方椎管内移位的骨块造成脊髓或神经的损害。

（二）临床表现

损伤部位疼痛剧烈，就诊超过 24 小时者伤区明显肿胀。体查见棘突周围皮下大面积淤血、肿胀，棘突后凸畸形，伤区触痛剧烈。损伤平面以下感觉、运动和括约肌功能不同程度发生障碍。

（三）诊断要点

有严重外伤史及伤后腰背部疼痛、肿胀伴有损伤平面以下感觉、运动和括约肌功能障碍者应考虑胸腰椎爆裂骨折的可能。

1.正位 X 线片

正位 X 线片显示伤椎椎体高度降低，椎体横径增宽，椎板骨折，弓根间距增宽，椎体正常的解剖征象破坏。侧位片见椎体高度降低，以前方压缩尤为明显，伤椎上方之椎体向前下滑脱，椎间隙变窄，伤椎椎体后方向椎管突入，尤以后上方最剧，并常见有骨折块进入椎管内。可能有棘突骨折或关节突骨折，少数患者关节突骨折累及椎弓根。

2.CT 片

CT 片可清晰显示椎体爆裂,骨折块向四周散开,椎体的后缘骨折块向后移位,进入椎管。骨块向后移位严重的一侧,患者神经损伤症状亦重于对侧,如骨块完全占据椎管空间,脊髓神经多为完全性损伤;CT 扫描时应考虑手术治疗的需要,扫描范围应包括上位和下位椎体、椎弓根,以确定是否适合后路短节段内固定物的置入。

3.MRI

MRI 显示脊髓正常结构破坏,损伤区上下明显水肿,对判断预后有指导性意义。

(四)治疗选择

根据胸腰椎爆裂骨折的病理机制:脊柱的前、中柱均受累,稳定性破坏;中柱的骨折碎块对脊髓造成直接损伤而导致完全性或不完全性截瘫。治疗目的应是重建脊柱稳定性,去除脊髓压迫,防止进一步及迟发性损伤,为脊髓损伤的康复和患者早期功能锻炼创造条件。治疗方法首选手术治疗,不能因完全性截瘫无恢复可能而放弃手术。

手术方法可以根据患者的情况、医院的条件和术者的经验,分别采用后路经椎弓根减压、椎弓根螺钉系统短节段固定和前路减压内固定。不论取何种方法均应同时植骨行脊柱融合,以获远期稳定。

1.后路经椎弓根减压、椎弓根螺钉系统内固定

常规后正中显露,显露伤椎横突,于上关节突、椎板、横突连接处行横突截骨。咬除椎弓后侧骨皮质,以椎弓根探子探清椎弓根走向,辨清外侧皮质后咬除,仅保留椎弓根内侧及下方皮质,术中尽量保留上关节突,经扩大椎弓根入口进入椎体,以各种角度刮匙行环形刮除椎体碎骨块及上下间隙椎间盘,自椎体后侧采用特殊的冲击器将椎管内碎骨块挤入椎体,减压完成,行椎弓根螺钉固定,并取松质骨泥行椎间隙植骨,融合的范围应包括上、下正常椎的椎板、小关节和横突。

(1)缺点:受减压通道的限制,减压操作较复杂,尤其是上下两个椎间盘的减压更难完成;植骨面的准备也不如前路充分,因此椎体间植骨的效果不如前路直接减压。

(2)优点:手术创伤小,时间短,尤适用于多处严重创伤的病例,能同样达到前方直接减压的目的。

2.前路减压植骨、内固定术

(1)适应证:胸腰椎骨折或骨折脱位不全瘫痪,影像学检查(CT、MRI、造影)证实硬膜前方有压迫存在,就骨折类型来说,最适用于爆裂骨折。胸腰椎陈旧性骨折,后路减压术后,仍残留明显的神经功能障碍且有压迫存在者。胸腰段骨折全瘫者可酌情采用。

(2)禁忌证:①连续 2 个椎体骨折。②心肺情况差或伴有严重合并不能耐受手术打击者。③陈旧性骨折脱位成角畸形严重者;胸椎骨折完全性截瘫且证实脊髓横贯伤损伤者。④手术区大血管有严重损伤者。

(3)手术要点如下。①全麻:患者侧卧位,手术区对准手术台腰桥,两侧垫枕,通常从左侧进入。②手术步骤:经胸腹膜后途径切除第 10 或第 11 肋,自膈肌止点 1 cm 处,弧形切开膈肌和内侧的弓状韧带,到达伤椎椎体,结扎上下椎体之节段血管,推开腰大肌,可见白色隆起的椎间盘,压之有柔韧感,与之相对应的椎体则稍向下凹陷,触之坚硬。仔细辨认病椎、椎弓根和椎间隙,勿损伤走行于椎间隙的神经根和根动静脉。在椎体后缘椎弓根和椎间隙前部,纵行切开骨膜,骨膜下电刀切剥,将椎体骨膜以及其前部的椎前组织一并向前方推开。在椎体切骨之前宜先切除病椎上、下位的椎间盘,用锐刀顺纤维环的上下缘切开手术侧显露的椎间盘,以尖头咬骨钳切除手

术侧纤维环及髓核组织,显露病椎的上下壁。以小骨刀切除大部分病椎,超薄枪钳将椎弓根及病椎后侧皮质、碎骨块一一咬除,减压完成后,用锐利骨刀切除病椎上、下及其相对应椎间盘的终板软骨,以利植骨融合。放下腰桥,必要时人工牵引以保证无侧凸畸形,用撑开器撑开椎体的前部以纠正后凸畸形,撑开器着力点位于椎体前半,不可使撑开器发生弹跳,避免误伤周围重要解剖结构。后凸畸形纠正满意后,在撑开情况下确定植骨块的长度及钢板(棒)长度,以不影响上下位椎间关节的活动为准,取自体三面皮质骨髂骨块植骨,松开撑开器,拧入椎体钉,安放动力加压钢板或棒,如 Kanaeda 器械。冲洗伤口后常规鼓肺检查有无胸膜破裂,再次检查植骨块位置,并在植骨块前方和侧方补充植入松质骨碎块、壁胸膜,牵回腰大肌。放置负压引流,伤口缝合如切开膈肌,应将膈肌原位缝合。术毕严格观察患者呼吸和口唇颜色,并连续监测血氧饱和度。必要时,患者未出手术室前即行胸腔闭式引流术,以防不测。术后卧床时间根据脊柱损伤程度而定,一般 2~3 个月,并定期拍 X 线片,观察植骨融合情况。

(4)优点:直视下前路椎管减压,操作相对容易;前路内固定更符合植骨的生物力学要求,融合率较高。

(5)缺点:手术创伤较大,伴多处严重创伤者,特别是严重胸腔脏器损伤患者难以耐受手术。

(五)康复指导

胸腰椎椎体爆裂骨折多伴有完全性或不完全性截瘫,康复治疗不应局限于手术恢复后,早期的主动功能锻炼及水疗、高压氧治疗、药物治疗及针灸均占据重要地位。鼓励咳嗽排痰,勤翻身防压疮。

(六)预后

无论前路手术还是后路手术,减压、植骨融合的效果都是可以肯定的,脊柱的稳定性不难重建;预后与原发脊髓损伤的程度及继发病理改变的程度密切相关。通常不完全性脊髓损伤的恢复较好,完全性脊髓损伤较难恢复,圆锥部位的损伤引起的大小便失禁较难恢复。

(七)研究进展

胸腰椎爆裂骨折的诊断不难,治疗方法较统一,大多数学者一致认为首选手术治疗,但在术式的选择上争议较多。后路椎弓根螺钉系统的出现解决了脊柱三柱稳定性重建的问题,术后短期稳定性由坚强内固定提供,虽然通过后路椎弓根途径行椎体减压已不再是问题,但后路内固定的植骨融合效果不确切。有学者认为前路内固定更能满足椎间融合的生物力学要求,传统的侧前方减压植骨内固定创伤较大,采用胸腔镜或腹腔镜下辅助或不辅助小切口技术行侧前方减压、植骨、内固定取得良好疗效,且创伤较小。有学者认为使用后路椎弓根螺钉系统仅仅能撑开爆裂骨折椎体的周围皮质骨,椎体中央塌陷的松质骨不可能复位,残留的骨缺损将由纤维组织替代,在生物力学性能上无法满足要求,他们主张在后路椎弓根螺钉撑开复位的基础上,后路病椎经椎弓根减压,运用自固化磷酸三钙骨水泥行伤椎加强。有学者则采用后路微创技术行经皮椎弓根螺钉系统内固定,利用后路撑开技术使椎体高度在韧带张力作用下恢复,病椎以磷酸钙骨水泥加强;或采用经椎弓根椎体环形减压、椎体加强以重建脊柱稳定性。

总之,胸腰椎爆裂骨折的治疗进展相当快,从脊柱三柱理论的创立、椎弓根螺钉系统的发明到微创技术的具体应用,国内外学者做出了不懈的努力,使得手术过程逐渐向微创、快速化发展,术后疗效更理想。

五、胸腰椎骨折脱位

(一)发生机制

胸腰椎骨折脱位见于严重平移暴力致伤,多合并脊髓完全性损伤,脊柱严重不稳,术后脊髓功能恢复较差。

(二)临床表现

损伤部位疼痛剧烈,就诊超过 24 小时者伤区明显肿胀。查体见棘突周围皮下大面积淤血、肿胀,棘突排列有阶梯感,伤区触痛剧烈。损伤平面以下感觉、运动和括约肌功能不同程度发生障碍,部分患者合并椎前或腹膜后血肿,刺激胸膜或腹膜,引起呼吸困难或腹胀腹痛等症状。

(三)诊断要点

根据患者的临床症状、体征及影像学检查可确诊。X 线检查正侧位片可发现脱位椎体向左右或前后移位,正常脊柱序列严重破坏,伴有小关节、椎板或棘突骨折,有时可见椎体向前严重脱位而后部附件留在原位,伤椎的椎弓部可见很宽的裂隙。脱位超过Ⅱ度者,损伤平面的韧带复合结构均遭完全性破坏。MRI 可见脊髓连续性中断,部分脊髓或马尾神经嵌于椎板间隙间加权显示的高信号狭窄区为脊髓损伤水肿、出血所致。

(四)治疗选择

1.非手术治疗

脊柱稳定性完全破坏,非手术治疗很难重建稳定,不利于康复及损伤并发症的预防。伤后卧硬板床,腰下垫软枕复位或在伤后 4～8 小时行手法复位以利术中在正常的解剖序列下操作,前后移位虽可通过手术器械复位,左右移位术中复位较难,应在术前解决。

2.手术治疗

手术应尽早施行,如拖延时间过长,损伤区血肿机化、粘连形成,复位有一定困难,如反复应用暴力,有误伤血管的可能性。通常采用椎弓根螺钉系统复位内固定术:手术采用全麻,先取大块髂骨条,留作植骨。常规显露并行椎板减压,显露椎板过程中需防损伤暴露于椎板后方的散乱马尾神经,如发现硬膜有破裂应当缝合,不能缝合者,用蒂的骶棘肌瓣覆盖,术中清除椎管内的血肿和骨折块及卷入的韧带组织,切开硬膜,探查脊髓。准确置入椎弓根螺钉,不可完全依靠 RF 或 AF 器械固定,必须依靠体位、重力和手术组医师手法协助才能完全复位。复位时,将手术床头端升高30°～40°,助手根据脱位的方向,用狮牙钳夹持脱位平面上、下椎节棘突,施加外力,协助术者纠正脱位、恢复脊柱的正常排列。将切取的大块髂骨条修整,分别植于两侧椎板关节和横突间。

(1)优点:能及时加强脊柱的稳定性,解除对脊髓的压迫,有利于神经的恢复。

(2)缺点:手术有风险,技术要求较高,费用开支较大。

(五)康复指导

术后早期活动,2 小时翻身 1 次,防止并发症,1 周后半坐位,鼓励咳嗽排痰,同时加强四肢功能锻炼,尽早使用轮椅。

(六)预后

胸腰椎骨折脱位多伴有严重脊髓损伤,MRI 显示脊髓完全横断的病例,即使经过早期手术减压、固定,神经症状基本无恢复,手术内固定后,患者生活质量得到保证,早期可借助轮椅或功能康复器参加一般活动;长期卧床患者,因多种并发症的影响预后不佳。脊髓圆锥部位的损伤,最难恢复的是括约肌功能,马尾神经损伤多引起下肢的不完全性感觉、运动障碍。

(七)研究进展

胸腰椎骨折脱位是一种较严重的损伤,治疗的难度高,单纯后路短节段椎弓根螺钉系统复位内固定往往难以达到重建脊柱稳定性的目的,传统的方法是借助手法或体位复位使用椎弓根螺钉短节段固定,早期重建脊柱稳定性不成问题,但后期矫正度丢失、迟发性脊髓损伤的不良后果屡有报道。有学者使用后路钉钩系统联合复位内固定,取得较好的早期和远期疗效,解决了短节段固定脊柱骨折脱位力学强度不足的问题。与胸腰椎单纯骨折不同的是本类型损伤脊柱三柱均严重损伤,无论内固定的强度多高,远期疲劳无法避免,因此,植骨融合显得尤为重要,远期骨性融合是骨折节段稳定的根本保障。融合的方法包括后外侧横突、关节突、椎板间融合,融合的材料以自体颗粒状或火柴棒式松质骨最好,也可采用大块 H 形单面皮质骨材料。

(杨振雷)

第四节　胸腰椎陈旧性骨折

一、概述

由于胸腰椎骨折的非手术治疗和不恰当的手术治疗常继发晚期(陈旧性)脊柱后凸畸形,从而导致重力线前移及脊柱不稳,引起局部疼痛、畸形和神经功能障碍。因而后凸畸形的手术治疗是脊柱外科医师面临的一个比较棘手和富有挑战性的问题。

二、解剖与生物力学特点

椎体矢状位的正常排列顺序对于人至关重要,由于后凸畸形的力学改变将导致楔形变,椎体至身体重力线的杠杆力臂延长,造成偏心载荷的增加、椎体楔形变和畸形的加重。随着畸形的加重,出现疼痛和神经症状加剧。胸腰椎陈旧性骨折继发后凸畸形可直接压迫脊髓或神经根,同时后凸状态下脊髓或神经根受到牵张,也可造成损伤,从而导致脊髓、神经根损害。胸腰段后凸会导致腰椎持续过度前凸,腰椎负重线后移,矢状面失平衡,引起小关节突关节的运动改变、椎体间剪力加大和潜在的不稳定,从而加速退变。相邻椎间关节慢性损伤、腰背肌过度牵张疲劳、椎间盘损伤等原因可引发严重腰背痛。

三、病理改变与临床表现

脊柱后凸畸形所引起的病理改变主要由于畸形压迫并影响胸腹腔脏器功能和畸形局部不稳定,以及可能发生的进行性椎管狭窄等引起一系列变化。

(1)由于胸椎后凸导致胸廓畸形,限制肺功能而引起限制性通气障碍,甚至引起肺源性心脏病;多数患者活动时即出现心悸、气短等心、肺功能不全的症状体征。由于胸腰椎后凸导致腹腔容积变小,使胃肠道受压和肠道蠕动减慢,从而导致消化吸收不良,食欲减退,形体消瘦。

(2)脊柱的失衡与代偿:脊柱后凸导致脊柱重力线移位,躯体前倾,人体为了克服前倾趋势,颈椎和腰椎前凸必然增大,以保护整个躯干平衡,当后凸严重、胸腰椎前凸代偿不完全时,还会继发髋膝关节屈曲,引起一系列退变症状。此类患者常常合并下腰椎退变性滑脱或不稳即是典型后果。由于脊柱力线前移,引起腹部肌肉软组织广泛挛缩,进一步加重后凸,同时也是导致脊柱动力性不稳的主要原因。此类患者常慢性腰背酸痛,易疲劳,长时站立、坐着和行走活动后疼痛加重,并且随着病情加重逐渐出现继发性腰椎退变、椎管狭窄表现。

(3)脊髓神经系统表现:特别好发于角状后凸畸形病例,脊髓马尾受压时出现大小便无力、会阴部麻木等症状体征。

(4)外观局部后凸畸形,胸腰段局部压痛等。

四、主要检查

(1)X线片:包括正侧位片和过伸、过屈侧位片及前屈正位片。

(2)CT包括平扫及三维重建。

(3)MRI全面了解脊髓神经和周围软组织损伤程度和范围。

五、诊断依据

(1)凡既往有典型的外伤史及手术史。

(2)局部有压痛及后凸畸形者。

(3)有上述症状体征。

(4)明确的影像学检查。

六、治疗原则与适应证

治疗目的是矫正畸形、稳定脊柱、减轻疼痛和改善神经功能。保守治疗大多疗效欠佳。

(一)手术适应证

(1)长期慢性腰背痛。

(2)后凸畸形>30°(也有认为>20°)。

(3)有逐渐加重的神经症状,影像学显示椎管有狭窄或明显骨性压迫。

(二)手术方式

根据畸形和症状的严重性,陈旧性骨折后凸畸形的外科治疗主要分为原位固定和畸形矫正两类手术。

(1)原位固定融合:一般采用单一后路固定融合,由于其没有恢复脊柱正常的矢状面形态,脊柱后部仍然承受过度的负荷,一方面融合的效果不佳,同时后凸畸形还会继续进展,这种术式已逐渐被淘汰。

(2)畸形矫正手术:根据入路可分为前路、后路和前后联合入路。目前针对不同角度的后凸应该采取何种术式尚无定论。

七、手术方式选择

胸腰椎陈旧性骨折后凸畸形的手术治疗方式目前有以下3种。

(一)单纯前路手术

手术内容包括前路椎间松解、有椎管骨性压迫者需椎体次全切除椎管减压、椎间撑开矫形植骨融合钢板内固定。

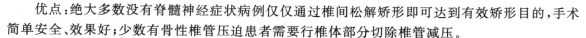

优点：绝大多数没有脊髓神经症状病例仅仅通过椎间松解矫形即可达到有效矫形目的，手术简单安全、效果好；少数有骨性椎管压迫患者需要行椎体部分切除椎管减压。

适应证：脊柱后凸成角≥40°，T_{12} 或 L_1 以下节段无骨质疏松，后方小关节无骨性融合病例。

此手术最大的缺点是后凸矫形效果有限。对于 T_{10} 以上椎间隙松解效果差，前路椎间隙撑开矫形能力有限，故不适宜选择此手术方式。

有学者行单纯前路手术平均手术时间 140～210 分钟，平均 170 分钟，失血量 400～1 200 mL，平均 650 mL；后凸矫正情况：由术前平均后凸 43°（35°～60°），矫正至术后 13°（0°～22°），矫正率为 72%。

（二）单纯后路矫形术

单纯后路矫形术主要有 3 种手术方式：①经椎弓根后路截骨矫形。②后路椎体间张开-后方闭合减压矫形。③后路畸形节段切除减压矫形。

1.经椎弓根后路截骨矫形术式

经椎弓根后路截骨矫形术式可经椎体截骨或经椎间隙截骨，前者不需处理终板，手术相对简单，同时保留了椎间盘的生理功能，不减少椎间孔面积，对神经干扰少，但经椎体截骨矫正度数 1 个椎体只能矫正 30°左右。一般脊柱骨折易伤及椎间盘上终板，截骨同时处理椎间盘及骨折的上终板，增加了融合的机会。椎间隙松解或者截骨其矫正度数较椎体截骨更大，可达 40°以上，但该术式减少了椎间孔面积，增加了神经卡压受伤可能。

此术式优点是只需一次手术，由于不开胸，对患者肺功能无干扰；截骨面或松解椎间隙张口后植入骨块，易于融合；一般短节段固定即可获得良好的畸形矫正，特别适用于胸腰段陈旧性骨折合并中度后凸畸形患者。其缺点是术中在脊髓周围的操作多，二次手术的患者局部瘢痕粘连严重，增加了脊髓损失风险；脊髓侧方及前方的止血相对困难，出血可能较多；矫形程度有限制。Gertzbein 认为后路截骨矫形应限制在 30°～40°。有学者行单纯后路截骨矫形平均手术时间 230 分钟，出血量为 1 780 mL。

2.后入路椎体间张开—后方闭合矫形术式

后入路椎体间张开—后方闭合矫形术式即采用后路松解（包括椎板、双侧神经根管）、侧入路完成1～2个椎间隙松解，通过后路钉棒系统内固定矫形，最后行椎间隙植骨融合。

其优点是只需后路一次手术，不需要开胸，对肺功能无干扰，适应于胸椎陈旧性骨折合并轻中度后凸畸形的矫正，特别是中老年患者；能恢复脊柱前柱的高度，避免了截骨面闭合时脊髓出现过度短缩、堆积的现象，大大提高了单纯后路矫正严重的后凸畸形效率，椎间融合较为确实。但其缺点是手术技术要求高、难度大，对脊髓干扰大，故手术风险高，出血相对较多。有学者采用此法平均后凸矫正 64.7°，最大矫正 82°，总体矫正率达到 88.6%；平均手术时间 4.5 小时，平均出血量为 2 280 mL。

3.后路脊柱节段切除矫形术式

对于严重的后凸畸形，尤其是角度＞90°的畸形及后凸并严重侧凸的病例，畸形局部由多个畸形节段组成，为达到神经彻底减压及畸形矫正，常需切除 1～2 个畸形节段，后路脊柱节段切除矫形术式在单一后方入路的前提下完成了脊髓前方多节段的截骨矫形，避免了前后路联合手术造成的二次创伤，但手术要求高，风险大。有学者采用此法治疗中重度后凸成角畸形，术前平均后凸角度为 89.7°，术后平均为 26.2°，矫正率 71.8%；平均手术时间 6 小时，平均出血量 2 710 mL。有国外报道平均出血量可达 7 000 mL。

(三)前后路联合矫形手术

前后路联合矫形手术式的方法是首先进行前路椎间隙松解、椎管减压,再进行后路小切口松解(必须包括棘突间、椎板间及伤椎上下小关节间和神经根管),最后进行前路撑开矫形植骨融合内固定术。

适应证:前后路联合手术适用于不同程度的后凸畸形,尤其是后凸>45°或再次手术的病例。

优点:前后路脊柱松解彻底,直视下操作相对安全简单,出血少,对脊髓神经组织干扰小,可显著矫正不同程度的后凸畸形;通过前方有效伸展脊柱,达到脊柱矫形椎管减压目的,而不会出现单纯后方压缩而造成的脊髓堆积、皱褶。其缺点是前后同时入路,需2个手术切口,手术创伤大、时间长。有学者行前后路手术治疗后凸畸形患者,平均手术时间5小时,平均出血量为1 500 mL。

总之,后凸畸形矫形的原理是后方短缩和/或前方结构撑开,在矫形中避免过度的脊柱短缩或椎管延长,防止脊髓神经受损。在临床实践中,要根据患者的临床症状、手术耐受程度、畸形的程度等选择最合适的治疗方案。我们的体会:①对于后凸角度不大(<40°)和/或后凸为非僵硬性后凸的患者,尤其后凸顶椎为$L_{1\sim2}$节段病例,适宜选择单纯前路手术。对于后凸顶椎为T_1、T_2的患者,选择后路矫形术可避免干扰胸腔,降低术后肺部并发症的发生。②对于后凸角度较大的患者(>40°且<60°),单纯后路手术操作技术要求较高,手术时间长,出血量往往较大,此时选择前后路(小切口松解)联合手术,前路短节段融合固定,只要技术应用得当,不仅操作简单,而且创伤小,手术风险低,能达到理想的矫形效果。③对于僵硬性且后凸角度大的患者,应列为高危手术,发生并发症的风险较大,后凸角度越大,手术风险越高,矫形效果也相对欠佳。此类手术需详尽的术前计划,尽量选择前后路联合手术松解、后路长节段内固定。前路显露困难病例,则必须选择后路全脊柱截骨矫形内固定术式。

八、预后

合适的手术治疗常可取得理想的临床效果,腰背痛及后凸畸形可得到明显的改善,脊髓神经功能障碍也可得到不同程度的恢复。

(杨振雷)

第五节　胸腰椎骨质疏松性骨折

一、胸腰椎骨质疏松性骨折概念与分类

(一)定义

骨质疏松症是以骨矿物质和骨基质等比例减少和骨组织显微结构退化为特征,致使骨的脆性增高和骨折危险性增加的一种全身性骨病,好发于绝经后妇女。脊柱胸腰段椎体是骨质疏松性骨折最常见的部位,往往外伤较轻,或无明显外伤史,其中约85%有疼痛症状,其余15%可无症状,易漏诊或误诊。

(二)分类

目前国外常用的胸腰椎骨质疏松性骨折有Genant半定量法,Heini分型法,和AO分型

Genant 半定量法单纯地依靠标准侧位 X 线片进行分级,而同等程度的压缩骨折合并的临床症状可能各不相同,因此临床治疗方法的选择意义不大。Heini 分型虽然结合骨质疏松性患者的临床特征及影像学表现,进行了分型,但是并没有提出每一种类型相应的治疗手段,因此,仍未被广泛接受。AO 组织则将椎体骨质疏松性骨折笼统的归纳到 AO 分型中。国内中华医学会骨科分会则仅将胸腰椎骨质疏松性骨折分为压缩骨折和爆裂骨折两种类型。这些分型方法主要侧重于椎体的形态学改变和脊柱局部的稳定性,均没有结合骨质疏松症患者自身特点,对骨折的严重程度进行系统、全面的评估,因此,无法有效的指导临床治疗。

我们提出的胸腰椎骨质疏松性骨折评分分型系统(表 10-1),从伤椎形态学改变,MRI 检查,骨密度检查,临床表现(疼痛和神经症状)四个指标进行综合评分,综合考虑了脊柱局部稳定性,临床症状,骨质疏松的严重程度,以及神经功能情况,根据不同的分值选择相应治疗方式,为胸腰段椎体骨质疏松性骨折的治疗方法的选择确立客观、科学的判定标准。

表 10-1 胸腰椎骨质疏松性骨折评分分型系统

评估项目	分值
形态学改变	
正常	0
压缩骨折(单凹改变或者双凹改变)	1
爆裂骨折	2
MRI 检查	
正常	0
长 T_1 长 T_2 信号改变	1
椎体内真空现象或者积液征	2
骨密度	
T 值>−2.5	0
−2.5>T 值>−3.5	1
T 值<−3.5	2
临床表现	
无明显痛	0
腰背痛(体位改变诱发痛)	1
持续明显痛/脊髓损伤	2
总分	0～8

注:T<4 分者可采用保守治疗:正规抗骨质疏松＋卧床＋支具保护;T=4 分者应首先根据患者生命体征能否耐受手术,其次患者对手术的意愿和对生活质量的要求,采用保守治疗,或者手术治疗(椎体成形术或椎体后凸成形术);T≥5 分者建议采用手术治疗(椎体成形术、椎体后凸成形术或开放手术即钉道骨水泥强化附加伤椎骨水泥成形术)。

二、胸腰椎骨质疏松性骨折诊断

诊断标准:①腰背痛病史;②腰部活动受限;③X 线与 CT 表现:椎体楔形压缩(包括上、下终板双凹塌陷);椎体爆裂骨折(以椎体前中柱崩裂,椎体后壁骨折为特征);④MRI 检查提示椎体内信号改变;⑤骨密度 T 值<−2.5。

三、胸腰椎骨质疏松性骨折治疗

（一）椎体成形术

国内外研究报道，椎体成形术或椎体后凸成形术是治疗胸腰段骨质疏松性骨折切实、可靠的方法，其创伤小，能有效地恢复椎体高度，增强伤椎强度，具有明显的止痛效果，患者可以早日下地，生活质量明显提高。但是该术式的并发症也不容忽视，主要包括肺栓塞、骨水泥热损伤、骨水泥渗漏（椎管内渗漏、椎旁渗漏和硬脊膜渗漏），以及神经损伤。骨水泥渗漏是最常见的并发症，发生率为 4%～65%，神经损伤是最严重的并发症，发生率为 2.52%。目前大部分学者认为骨水泥的注入量和术后并发症关系较为密切，胸腰段椎体建议注入为 5～8 mL，我们建议骨水泥的注入量达到伤椎体积的 25%，效果最佳。

（二）固定融合

对于椎体严重变形，或者伴有明显的神经症状，或存在潜在神经损伤可能的时候，椎体成形术可能无法满足临床的需要，此时，需行后路固定融合术。为了增加螺钉的把持力，我们建议植钉内倾角度应适当增大，行双皮质固定，固定节段最好包括伤椎上下各两个节段。

（三）常规方法

对于胸腰椎骨质疏松性骨折传统常采用后路切开复位融合内固定术，由于骨质条件差，往往固定节段长，术中出血多，创伤大，术后内固定松动、移位发生率高。

（四）骨水泥强化钉道

研究表明骨水泥钉道强化能有效地改善固定界面，增加螺钉的把持力，稳定性维持术后脊柱的稳定性。实际操作中为了获得良好的骨水泥弥散，应该在钉道的不同部位进行注入，保证骨水泥尽量弥散在钉道周围。制备钉道时，尽量保证一次成功，避免多次反复穿刺，破坏局部的骨性结构。

（五）膨胀螺钉

椎体骨质疏松已成为导致椎弓根螺钉固定能力下降、螺钉松动，融合失败的一个重要原因。有学者提出，膨胀式椎弓根螺钉的设计在膨胀后其纵轴切面成三角形，不增加椎弓根螺钉的基础上，使椎体内的螺钉直径增大，使抗拔出能力增加。特别是其膨胀后产生张开的"爪"状鳍，潜入周围的骨质，可以有效地对抗轴向拔出负荷产生的旋出扭矩，达到螺钉固定稳定性的效果。膨胀式椎弓根螺钉能在不断增加螺钉长度和在椎弓根内直径，降低椎弓根处骨折风险的前提下，提供更加可靠的固定强度，是老年骨质疏松性胸腰椎骨折的较理想的固定器，但是不能耐受手术或严重的骨质疏松的患者不适用。

（六）前路手术

有学者提出，后路椎弓根钉复位，融合固定是治疗胸腰段脊柱骨折的常用方法，但对于骨质疏松患者往往复位不理想，固定不牢，后期常有假关节形成，矫正度丢失。采用前路空心螺钉固定也是一种较好的选择。该方法采用左侧前外侧入路，用自体髂骨植于上下椎间隙，融合上下椎体，在骨折椎体的上下位椎体中心定点插入定位针，安装 2 枚装有自体骨的空心螺钉，进行复位固定。手术资料显示，此方法并发症少，内固定良好，患者恢复情况好，效果满意。

（杨振雷）

第六节　尾骨骨折

尾骨骨折常发生于滑倒臀部着地或坐位跌下时,在临床上以女性为多见,往往因为忽视治疗而遗留长时间的尾痛症。尾骨在人类的发生学上是一个退化的骨头,在婴幼儿时期尾骨由4～5块骨组成,后随发育最后融合成一块尾骨,也可能为3节。尾骨在坐位时并不负重,而是由坐骨结节负重,尾骨上端为底、较宽,有卵圆形的关节面和骶骨相关节,其间有纤维软骨盘,尾骨后上部的凹陷和骶骨相连的部分为骶尾间隙。在关节面的后部有一个尾骨角,相当于第1尾骨的椎弓和上关节突,尾骨的侧缘是韧带和肌肉的附着处。尾骨的形状可以有很多的变异,长短不一,两侧可以不对称,其屈度可以前弯,可以侧屈,尾骨的各节可以成角。尾骨尖一般为圆形,可以呈分歧状,尾骨可以改变骨盆出口的形状,在妇女分娩的时候有重要意义。骶尾关节可以发生融合,而使尾骨和骶骨愈合成一块骨骼。

一、病因、病理

多由于不慎跌倒时,臀部着地,尾骨尖直接撞击于坚硬的物体,致使尾骨骨折或是脱位,并由于提肛肌和尾骨肌的牵拉作用,使骨折端向前方或是侧方移位。

二、临床表现与诊断

有明显的外伤史,伤后局部的疼痛剧烈,尤其是坐位时疼痛加重,由于臀大肌的部分纤维附着于尾骨上,故患者在坐位、站位或者是在行走、跨台阶时,由于肌肉的牵拉而出现疼痛加重。检查时局部有明显的压痛,但是肿胀不明显,肛诊时可以触及尾骨的前后错动。尾骨骨折脱位后,由于附着于其上的提肛肌、尾骨肌和肛门外括约肌以及韧带的张力发生变化,患者往往出现肛门的坠胀感,里急后重等症状。X线片可以确诊,侧位片可以看到尾骨向前移,正位片上可以见到尾骨的远端向侧方移位。

三、治疗

(一)非手术疗法

1.中药治疗

早期可以内服七厘散,元胡伤痛宁等消肿止痛药物,中后期可以口服接骨丹,配合外敷膏药。

2.手法复位

对于骨折无移位或是有移位但是没有肛门坠胀感和大便异常者,不作特殊的处理,仅需卧床1～2周,坐位时可以用气垫保护;对于移位较多而且伴有肛门坠胀和大便次数改变者,要用肛内手法复位胶布固定。

具体方法:患者取胸膝位或者是侧卧位,医师戴手套,一手的示指或中指插入肛门,抵住骨折或是脱位的远端向后顶挤,另一手用示指和拇指向前挤按骨折或是脱位的近端,双手协作配合,即可复位。复位后可以用宽2～3 cm,长20～30 cm 的胶布,一端从中间劈开,劈至离另一端约

10 cm 左右,将未劈开的一端固定于尾骨尖和骶骨部,劈开的两条分别向后外上方绕过臀部拉向双侧髂前上棘加以固定,固定后患者休息2~3周,避免骶尾部的直接坐位,疼痛缓解后应用舒筋活血中药坐浴熏洗。少数患者日后可遗留顽固的尾痛症,可用醋酸泼尼龙 25 mg,加透明质酸酶 1 500 U 及适量利多卡因行局部封闭,也可以行骶管封闭,每周1次,3~4次为1个疗程。

(二)手术疗法

病情严重者可以采取尾骨切除术。患者俯卧位,骶尾处的纵行或是"人"字形切口,注意显露骶尾韧带并切断,用骨膜剥离器剥离尾骨,用长钳持住,取出尾骨。术中注意保护肛门周围的括约肌和它的支配神经不受损伤。

四、并发症

尾骨骨折的主要并发症是直肠的损伤,往往有会阴部的坠胀感,肛门指诊可见到手套的血迹及饱满感,应采取直肠修补和造瘘,以防并发弥漫性腹膜炎,引起中毒性休克。

（杨振雷）

第七节　骶尾关节脱位

骶尾关节由骶骨尖与尾骨底组成微动关节,其间有甚薄的椎间盘。骶尾关节前侧有前纵韧带,各附着于骶骨和尾骨盆面,骶骨后韧带为脊柱后纵韧带和棘上、棘间韧带及骶棘肌筋膜延续部分,位于两侧的骶尾韧带,相当于横突间韧带,骶尾角之间还有骨间韧带相连。

该关节通常有轻微的屈伸活动,其活动度取决于肛提肌的紧张与松弛,有部分正常人也可由于骶尾关节骨性融合而不活动。临床上骶尾关节脱位常见于女性。单纯脱位较少,常合并骶尾交界处的骨折脱位。

一、病因、病理

骶尾关节脱位与直接暴力、产伤有密切关系。

(一)直接暴力

滑倒仰坐摔伤,尾骶部直接撞击坚硬的地面或硬物,引起骶尾关节脱位。如摔坐楼梯台阶边沿,椅凳角上,尾骨往往因受背侧暴力的作用和肛提肌、尾骨肌的收缩而向前脱位。如伴有侧向暴力时,可合并侧方脱位。有的暴力来自尾尖垂直方向,可发生后脱位或骨折脱位。

(二)产伤

胎儿大、育龄高、产程长,可引起骶尾关节脱位。胎儿过大、胎头径线大、过熟,颅骨较硬头不易变形,形成相对头盆不相称,兼有育龄高,韧带松弛退变,激素分泌异常,韧带松弛弹性变差,加之产程长,造成分娩时韧带撕裂,发生骶尾关节后脱位。

二、分类

按脱位的时间分为新鲜脱位和陈旧性脱位;按尾骨脱位的方向可分为前脱位、后脱位和侧方脱位,前脱位较多见。

三、诊断

患者有滑倒仰坐摔伤史和产伤史。患者骶尾部疼痛,不能坐位,常以半侧臀部坐在椅凳上,弯腰下蹲等活动受限,甚则疼痛。骶尾部局部软组织肿胀,皮下瘀血及压痛明显。骶尾交界区有台阶样感,或凹陷感。按压尾骨尖时,骶尾区有过度的伴有疼痛的异常活动。肛诊时前脱位可触及骶尾前侧有凸起,压痛。后脱位可触及尾骨向后凹陷,压痛。X线侧位片可显示尾骨向前脱位,或向后脱位,或骨折脱位。正位片可能显示有侧向移位,但应除外变异。

四、治疗

(一)复位方法

1.肛内复位法

患者侧卧位屈膝屈髋,或胸膝位,在局部麻醉或不需麻醉下,术者戴手套,以示指或中指伸入肛门内,于骶尾前方触及高起的压痛区,施以向背后挤压力,与此同时,术者拇指抵于骶尾末端,作与中指或示指相对的推压力,使骶尾交界区变得光滑,且疼痛明显减轻或消失,即告复位。此法适用于骶尾关节前脱位。

2.肛外复位法

患者术前准备同肛内复位法,术者戴手套,用拇指在尾骨后凸的压痛区,向前挤压脱位的尾骨,此时可感到有向前的滑动感,复位即成功。此法适用于骶尾关节后脱位。

3.过伸复位法

患者俯卧于床,双膝关节并拢尽量屈曲,术者位于患者左侧,左手按于骶骨尖处向下压,右手臂托持膝部和小腿向上搬提同时用力使髋关节向后过伸,连续3~5次。体质肥重者,可让一助手站在远端,双手握住患者双踝向上提拉双下肢,术者用拇指或手掌小鱼际向下按压骶骨尖处,使髋关节向后过伸,连续3~5次。术后让患者站立,做下蹲站起动作,如疼痛缓解,复位成功。1周后可用此方法再治疗1次。此法适用于骶尾关节前脱位,且不宜行肛内复位者。

(二)固定方法

复位后,可局部贴用膏药,并用宽胶布将两臀部靠拢贴牢,并嘱卧床休息2~3周。

(三)药物治疗

固定期间除局部贴用活血止痛膏外,在解除固定后,应用活血祛瘀中药熏洗或坐浴,如仍有疼痛,可配合局部封闭。

(四)其他疗法

对仍有移位但无症状,可不予以处理;如有顽固性尾痛症状,经保守治疗无效时,可考虑尾骨切除术。

(杨振雷)

第八节 脊柱附件骨折

一、胸腰椎关节突跳跃征和关节突骨折

(一)发生机制

胸腰椎关节突跳跃,见于两种以上暴力致伤。单纯关节突跳跃在胸腰椎并不多见,多合并椎体的骨折或骨折脱位。可发生于一侧,也可双侧同时脱位,或一侧骨折,对侧脱位。由于脱位的关节突移位入椎管内,直接压迫脊髓,早期恢复正常解剖关系至关重要。关节突骨折主要见于旋转暴力致伤,以车祸多见。下部胸椎一侧上关节突骨折,骨折的上关节突可侵入椎管内,造成脊髓压迫。汽车撞于腰部是引起腰椎下关节突骨折的常见原因。由于受到下位椎节的上关节突自前外向后内半包绕,因而腰椎下关节突骨折很少有引起神经症状者。

(二)临床表现

外伤后背部疼痛、肿胀大部分患者伴有完全性或不完全性截瘫。腰椎下关节突骨折后腰部的症状往往相当明显,腰部屈伸活动可引起严重疼痛。

(三)诊断要点

1.X线正位片

显示椎间隙增宽,关节突正常解剖关系破坏。侧位片显示上位椎下关节突位于下位椎上关节突的前方,对侧关节突骨折。

2.CT

向前方跳跃的下关节突位于椎管内,脊髓受压。

3.MRI

MRI可明确脊髓受压的程度及初步估计预后。

(四)治疗选择

胸腰椎关节突跳跃征多伴有脊髓或神经根压迫症状,手法很难复位,且有加重脊髓损伤的嫌疑,因此主张尽早手术复位,术中将下位椎节的上关节突上部切除,助手用狮牙钳夹持脱位椎节棘突向后上方提起,术者将骨膜剥离器伸入绞锁的两关节突之间,将脱位椎节的下关节突向上后方撬拨,另一助手双手于棘突部压迫下位脊椎,恢复关节突的正常解剖关节,复位后行后路椎弓根螺钉系统内固定,并植骨融合。合并有椎体爆裂骨折的患者尚需同时完成硬膜前方的减压手术,可采用一期侧前方减压、植骨内固定,也可采用后路经椎弓根环形减压、椎体加强或融合的办法。

1.优点

能及时解除对脊髓的压迫,尽早复位。

2.缺点

手术有风险,条件要求高。

无神经症状的腰椎关节突骨折或交锁,可采用屈伸复位、卧床及腰椎牵引的方法缓解腰部剧烈疼痛。

（五）康复指导

胸腰椎关节突跳跃征术后的康复治疗与一般胸腰椎骨折脱位相类似,术后早期加强四肢主动功能锻炼,借助轮椅或功能康复器械摆脱长期卧床带来的各种并发症。

此类损伤多伴有关节突对脊髓的压迫,损伤后不恰当的手法复位往往劳而无功,甚至加重脊髓的损伤,因此建议不可轻率地采用手法复位的方法,即使不能接受手术治疗,也应在局部或全身麻醉下缓慢复位,一旦手法无法复位,则应果断采用切开复位,同时行脊髓减压。

（六）预后

与脊髓损伤的程度密切相关,无神经症状者术后恢复较好的部分无神经症状的患者,如采用不正确的复位方法或没有接受正规的治疗,有导致迟发性脊髓损伤的可能。

二、横突骨折与棘突骨折

横突骨折可由直接暴力引起,亦可由间接暴力如汽车撞伤腰部造成横突骨折,直接暴力损伤较多见于腰部弯向一侧的情况下,突然猛力竖直躯干,由于肌肉的强力收缩造成横突的撕脱骨折。伤后腰部剧烈疼痛、翻身困难,咳嗽时疼痛加重,X线正位片可明确横突骨折的数量、移位程度。如果是肥胖患者腹腔内有大量气体存在诊断有困难者,可行灌肠后拍片或行 CT 薄层扫描确诊:单一横突骨折,只需卧床休息 1 个月,多能自愈。多发的横突骨折的治疗,主要是对症处理和卧床休息,卧床时间可适当延长,一般无需外固定。

单纯棘突骨折多发生于第 7 颈椎,如最常见的铲土者骨折,多发生于铲土工或篮球运动员急剧猛烈抬头,第 7 颈椎棘突在肌肉和韧带的牵拉下发生撕脱骨折;在胸腰椎很少见,发生于胸腰椎压缩骨折的棘突骨折,多在治疗胸腰椎损伤的同时,予以适当处理。由于棘突骨折多不影响脊柱的稳定性,无需特殊治疗,卧床休息多能治愈。见于重体力劳动者的陈旧性棘突骨折,可引起腰部无力和疼痛等症状,影响正常劳动,可行局部封闭或骨折棘突骨块切除术。

（杨振雷）

第九节 慢性腰肌劳损

慢性腰肌劳损为临床常见病、多发病,发病因素较多,主要症状是腰部酸痛,日间劳累加重,休息后可减轻,日积月累,可使肌纤维变性,甚至少量撕裂,形成疤痕或纤维索条或粘连,遗留长期慢性腰背痛。治疗上以非手术治疗为主,若各种非手术疗法无效者,可施行手术治疗。

一、病因

腰部肌肉长期紧张,形成损伤性炎症。此外,可因急性腰部外伤治疗不当,迁延形成慢性腰肌劳损。

二、症状

（1）腰部酸痛或胀痛,部分刺痛或灼痛。
（2）劳累时加重,休息时减轻;适当活动和经常改变体位时减轻,活动过度又加重。

（3）不能坚持弯腰工作。常被迫时时伸腰或以拳头击腰部以缓解疼痛。

（4）腰部有压痛点，多在骶棘肌处、髂骨脊后部、骶骨后骶棘肌止点处或腰椎横突处。

（5）腰部外形及活动多无异常，也无明显腰肌痉挛，少数患者腰部活动稍受限。

X 线检查：多无异常，少数和可有骨质增生或脊柱畸形。

三、治疗

（1）避免过劳、矫正不良体位。

（2）适当功能锻炼，如腰背肌锻炼，防止肌肉张力失调。

（3）理疗、按摩等舒筋活血疗法。

（4）药物治疗：主要为消炎止痛药及舒筋活血的中药。

（5）封闭疗法：有固定压痛点者，可用 0.5%～1% 普鲁卡因 5～10 mL 加醋酸泼尼松龙或醋酸氢化可的松 0.5～1.0 mL 作痛点封闭，效果良好。

（6）手术治疗，对各种非手术治疗无效的病例，可施行手术治疗。

有一种最为常见的腰痛，痛在以腰骶关节为中心约一巴掌大的地方，或隐隐作痛，或酸痛不适，早晨起床时减轻，活动后加重，不能久坐、久站，弯腰困难。到医院检查，照 X 光片、验血也大都正常。患腰痛的人虽然大都能正常生活和坚持工作，但时间一长，会影响工作效率，降低生活情趣。这种腰痛，中医常称为肾虚腰痛，也就是腰肌劳损的腰痛。腰部是人体的中点，腰骶关节是人体唯一承受身体重力的大关节，是腰部活动的枢纽，前俯、后仰、左右侧弯、转身都有牵涉，无论是运动还是活动，这里的关节比全身哪个关节承受的力量都大。劳动强度大或活动量大，关节活动就多。关节的活动，都有肌肉的参与，所以这里的肌肉容易发生疲劳和损伤。腰肌劳损就有腰部肌肉积劳成疾的意思。有些人即使体力活动不大，劳动强度也不大，但由于姿势不对，脊柱处于半弯状态，腰背肌肉一直紧绷着，日积月累，也就产生劳损，进一步发展形成无菌性炎症，刺激神经末梢，引起疼痛，于是腰痛就发生了。

四、预防

首先要加强锻炼，提高身体素质。特别是长年坐着的人，腰背肌肉比较薄弱，容易损伤。因此，应有目的地加强腰背肌肉的锻炼，如做一些的屈、后伸、左右腰部侧弯、回旋以及仰卧、起坐的动作，使腰部肌肉发达有力，韧带坚强，关节灵活，减少生病的机会。肥胖者应减肥，以减轻腰部的负担。其次要注意自我调节，劳逸结合，避免长期固定在一个动作上和强制的弯腰动作，如站久了可以蹲一蹲，蹲下不仅使腰腿肌肉得到放松休息，而且减少了体能的消耗。

其次注意生活中的各种姿势，如从地上提取重物时，应屈膝下蹲。另外，避免弯腰加重负担；拿重物时，身体尽可能靠近物体，并使其贴近腹部，两腿微微下蹲；向高处取放东西时，够不着不宜勉强；睡眠时应保持脊柱的弯曲等。另外，避免潮湿和受寒也是很重要的。

（1）急性腰肌扭伤之后，治疗不及时，不正确，不彻底。

（2）腰肌的慢性积累性损伤：腰部肌肉韧带在日常生活和劳动中经常受到牵拉，如工作姿势不良，一侧腰肌紧张一侧松弛，致使两侧腰肌不平衡，久之则发生劳损。这些已劳损的组织，功能差，易受牵拉，常因其压迫内在神经纤维而产生腰痛。

（3）肌筋膜无菌性炎症：长期弯腰或坐位工作，使腰背肌长期处于牵拉状态；或感受寒湿，使腰肌紧张，出现痉挛、缺血、水肿、粘连等；均可引起腰背部疼痛、无力。

(4)先天性的脊柱畸形、下肢功能或结构性缺陷,这些均可引起腰部肌力的不平衡,最终导致腰背部组织的劳损,产生腰背痛。

此外,脊柱骨折之后,伴随韧带损伤,脊柱内在平衡系统破坏,从而引起外源性平衡系统的失调,也会产生腰肌劳损。

五、症状

腰背部及骶部酸胀、疼痛,有无力感。休息时轻,劳累后加重,若适当活动或经常改变体位也有助症状减轻。患者不能久站,不能坚持弯腰工作,常被迫频频伸腰或以拳击腰部以缓解疼痛。仰卧时腰部垫枕可使肌肉放松,保持腰椎生理前凸时则较舒适。腰部疼痛常与天气变化有关,阴雨天气、潮湿环境或感受风寒后,疼痛往往加重。

慢性腰肌劳损的治疗比较困难。对急性腰扭伤者应彻底治疗;对慢性劳损患者,应采取包括改善劳动条件、劳动姿势的综合疗法,不能单靠药物。

(1)功能锻炼:对于慢性腰肌劳损患者,加强腰背肌的功能锻炼是十分必要且行之有效的方法。本法能增强脊柱的外源性平衡系统,充分发挥肌肉动力的作用。

(2)理疗:中药离子导入、频谱照射、超短波等疗法,对本病均有一定疗效。

(3)封闭疗法:对压痛点明确者,可用0.5%普鲁卡因10 mL加强的松龙1 mL做痛点注射。

(4)止痛解痉药物:布洛芬、阿司匹林、吲哚美辛等可在疼痛较重时选用,但不宜长期服用。

另外,平时要注意劳动姿势,改善工作条件,必要时可带腰围加以保护,坚持腰背肌功能锻炼,注意劳逸结合,以利恢复并防再发。

六、锻炼

慢性腰肌劳损往往是多种因素造成的。例如,长时间的体力劳动或运动,可因腰部负荷过重而造成腰肌的损伤。长期缺乏体育锻炼的肥胖者,站立时重心前移,也很容易引起腰部韧带、肌肉的劳损。腰部长时间遭受风寒,也可以引起慢性腰背部僵硬、疼痛。急性损伤处理不当或治疗不彻底,也会发展成慢性腰肌劳损。劳累后加重是慢性腰肌劳损的特点。下面介绍几种效果可靠又简便易行的康复锻炼方法。

(一)腰部前屈后伸运动

两足分开与肩同宽站立,两手叉腰,做好预备姿势。然后做腰部充分前屈和后伸各四次,运动时要尽量使腰部肌肉放松。

(二)腰部回旋运动

姿势同前。腰部作顺时针及逆时针方向旋转各一次,然后由慢到快。由大到小,顺、逆交替回旋各八次。

(三)"拱桥式"

仰卧床上,双腿屈曲,以双足、双肘和后头部为支点(五点支撑)用力将臀部抬高,如拱桥状,随着锻炼的进展,可将双臂放于胸前,仅以双足和头后部为支点进行练习。反复锻炼20～40次。

(四)"飞燕式"

俯卧床上,双臂放于身体两侧,双腿伸直,然后将头、上肢和下肢用力向上抬起,不要使肘和膝关节屈曲,要始终保持伸直,如飞燕状。反复锻炼20～40次。

以上方法于睡前和晨起各做一次。

(1)消除致病因素:如劳损原因为工作姿势关系,应针对原因改变条件和改善劳动体位。

(2)加强锻炼:增加有针对性的体育疗法,如太极拳、保健体操等。

(3)休息与固定:腰骶部慢性劳损患者有剧痛时可卧床休息,也可用围腰制动,或用宽腰带加以保护。工作时可配围腰,以减少腰肌牵拉。

(杨振雷)

第十节　颈椎间盘突出症

与外伤性颈椎间盘突出症不同,目前大家所称谓的颈椎间盘突出症的主要病因和发病机制是颈椎积累性劳损、颈椎退行性病变。除少数患者呈急性发作外,大多数患者病情呈缓慢进行性加重,病理改变最终广泛波及颈椎骨关节与韧带结构,如椎体边缘骨赘形成,钩突关节及小关节突关节增生肥大,项韧带、后纵韧带及黄韧带肥厚,局灶性钙化,甚至骨化,椎间盘突出的椎间隙失稳,椎体退行性滑移等一系列病理改变,进而侵压相邻的神经根、脊髓、椎动脉、或激惹颈交感神经丛,引发一组复杂的多样性临床症状和体征。急性发作者常无颈椎骨质增生等退行性改变,一些专家称之为"软性"突出,而伴有明显骨关节退变者被称为"硬性"突出。颈椎病不仅包括已发生继发改变的颈椎间盘突出症,还包括颈椎管狭窄症、颈椎后纵韧带骨化症、黄韧带骨化症、颈椎退行性不稳等一些明确分类的颈椎退行性疾病,但颈椎病又不包含"软性"颈椎间盘突出症。有人将两者以年龄划分也是不科学的,60岁以上老年人颈椎退变比较严重,但多椎间盘突出造成不全瘫者并非少见,以骨赘形成来划分两者,并以骨赘形成解释颈椎病的发病机制也随着病理解剖和临床研究的深入而被质疑。如过去常以钩突关节增生肥大压迫椎动脉造成供血不全,但近年来人们已认识到,椎间盘突出和颈椎先稳造成椎动脉供血不全的临床表现远比钩突关节增生肥大的概率高得多。颈椎病一词目前仍流行,是习惯的延续。把颈椎间盘突出视为颈椎病同一种疾病的不同病理改变阶段也不准确和科学,因为多节段椎间盘膨出最终演变成"颈椎病"实际上是颈椎管狭窄症,并不少见。

一、病因及发病机制

颈椎间盘位于第2颈椎至第1胸椎间,共6个,呈前厚后薄之盘状,即为使颈椎椎体相连呈生理前凸状,又使颈椎各节有一定的活动度,可视为颈椎最大的关节。由于下位颈椎处于重量较大的头颅和相对固定的胸椎之间,所以颈椎间盘在平衡承重和适应头颅屈伸旋转等活动中比其他部位更容易发生劳损和退行性改变。成年人下位颈椎间盘已没有血液供应,其营养主要通过可控性强的透明软骨板微孔自椎体压力渗透和弥散,并通过透明软骨板微孔将代谢产物再向椎体静脉窦渗出,这种组织液的双向扩散,恰似一安全阀控制,保证了椎间盘的新陈代谢。除此之外由前后纵韧带的血管提供了纤维环表层的营养。髓核是一种由交织成立体网状的胶原纤维及充填其内的丰富的蛋白多糖、少量的软骨细胞所构成的胶冻样物质。蛋白多糖的硫酸软骨素链是亲水基团。椎间盘的弹性和张力取决于透明软骨板的通透性和髓核的含水量,随着劳损和年龄增大,硫酸软骨素逐渐退变成硫酸角质素,含水量自婴幼儿期90%左右下降至60～70岁的

60％左右。一些研究结果表明突出的椎间盘呈一系列组织学、生物化学改变,如早期的纤维环纤维肿胀,细胞数减少且肥大,无核或核坏死,部分弹力纤维横向或纵向断裂,后期椎体边缘软骨细胞增多,钙化等病理改变。随着年龄的增加,小血管渗透能力也下降,纤维环弹力纤维失营养变性,在劳损中不断自内向外断裂,整个椎间盘的弹性及张力下降,髓核破裂或游离,导致椎间盘的突出或膨出。这种退行性病变是潜移默化的,头颈部外伤可加速或促进这种退行性病变的进程,演变成椎间盘的急性和严重的突出,短期内症状加重或突然出现不同程度的瘫痪。若这种退变缓慢发展,慢性椎间盘突出,就会导致颈椎高度降低,相应的椎间关节和钩突关节负重加大,解剖和生物力学关系紊乱,颈椎失稳和异常活动,椎体上下缘骨赘形成和关节肥大增生。前后纵韧带和后方的韧带松弛,并不断被牵拉、撕裂和自骨性组织上分离,不断的出血机化,产生骨赘和后纵韧带及黄韧带的肥厚。慢性椎间盘突出者,术中可见后纵韧带受髓核的免疫化学刺激和撕裂出血,而形成局限性钙化灶甚至骨化、突出的椎间盘、骨赘和肥厚钙化的后纵韧带复合物,会对神经、脊髓等重要功能组织产生机械性压迫或动力性磨损。可随着脊柱前柱的退变演变。后方关节突肥大增生,黄韧带肥厚钙化内突,构成节段性椎管狭窄,从前后左右挤压椎管内神经组织,使之在机械性受压的同时,脊髓血供缺乏或终止,从而产生变性、水肿,严重者产生囊性改变。

颈椎的先天畸形,如融合椎、生理前凸过大等可因应力失衡,导致融合椎节上、下椎间盘的劳损概率增大而过早突出。

颈椎外伤后,颈椎间盘纤维环受暴力直接作用而撕裂破损,髓核组织急性疝出,造成急性脊髓损伤。车祸及坠落伤不仅造成颈椎骨折脱位,而且同时造成急性和亚急性椎间盘突出的灾难性结果已屡见不鲜。

除 Lanurelle 认为颈髓 4～8 节灰质前角基底的外侧中间柱存在交感神经细胞,并发出节前纤维外,一般认为颈髓并无节前纤维发出,而起源于 $T_{1～2}$ 的脊髓灰质的外侧中间柱,出脊髓后升至颈部换元,形成上、中、下颈交感神经节和连接三个节的交感神经干。颈上节发出灰交通支加入第 1～4 颈神经前支并随其分布。还发出灰交通支到面神经、舌咽神经、迷走神经和副神经中,发出的咽支在咽的侧面与喉上神经相汇合,形成咽丛、心支终于心深丛。颈中节发出的灰交通支加入第 5、6 颈神经,发出心支至心深丛,另有锁骨下襻支,沿锁骨下动脉下行,然后再上行止于颈下交感神经节。颈下节位于椎动脉后面,常在第一肋颈处形成星状神经节,发出灰交通支参与第 7、8 颈神经组成。从颈下节还发出较大支在椎动脉周围形成椎动脉丛,发出的心支到心深丛。

交感干发出体壁支随颈神经而行,参与脊膜支返回椎间孔成为窦椎神经的一部分,分布于颈椎间盘纤维环浅层、后纵韧带和硬膜外之间的疏松结缔组织和血管中,同时还供应硬脊膜、椎体后骨膜等。颈椎间盘的巨大突出或多间隙突出均会造成颈源性眩晕和眼、耳、心等功能异常。

二、临床表现

(一)流行病学资料

颈椎间盘突出症多发生于 40～50 岁,突出部位以 $C_{5～6}$、$C_{4～5}$ 为最多。据 5 家医院手术治疗的颈椎间盘突出症共 1 176 例,30～40 岁占 22％,40～50 岁占 41％,50～60 岁占 28％,60 岁以上 9％。单一节段突出者占 18％,2 个节段 37％,3 个节段者 43％,4 个节段者 2％,突出部位:$C_{5～6}$ 约占 98％,$C_{4～5}$ 占 96％,$C_{6～7}$ 占 21％,$C_{3～4}$ 占 9％,$C_{2～3}$ 占 0.9％,$C_7～T_1$ 占 45％。相邻 2～3 个节段突出者占 71％,跳跃型占 11％。首发症状:颈椎间盘突出引起的颈、肩胛角内上区及上肢痛者相当常见,多在门诊处置,无法统计。1 176 例手术病例中 29 例因髓核疝入椎管内上肢剧痛难忍而手术。42例因颈椎间盘突出颈源性眩晕行经皮激光椎间盘减压术。余下1 105例中13％先双手麻木后发展成为四肢麻木，双腿乏力、发紧僵硬笨拙或不能行走。87％先自脚向上逐渐麻木无力步态蹒跚艰难，发展成四肢不全瘫，病程1天至3年，平均6.1个月。

(二)临床分型及表现

目前尚无标准的分类方法，根据突出的部位、方向、位置节段多寡，病理程度等有不同的分类。

1.突出部位

根据突出部位可分为上位颈椎间盘突出和下位颈椎间盘突出，前者指 $S_3 \sim S_4$ 以上椎间盘突出，占18％左右，并常同下位突出并存。

2.突出方向

根据突出的方向可分为前突出、后突出、椎体内突出、侧突出。多节段巨大前突出伴骨赘者可同气管一起前后压迫食管引起吞咽困难，较大的凸入椎管内的椎间盘组织可压迫神经根或脊髓。多节段椎体内突出在颈段少见，但可引起颈椎的不稳定和相应临床症状。

3.突出节段

根据突出的节段多寡可分为单节段突出和多节段(2个节段以上)突出。

4.后突出位置

根据后突出的位置可分为侧方突出、极外侧突出和中央型突出。

5.病理变化

根据病理变化程度可分为突出型、椎体后缘突出型、后纵韧带下突出型和硬膜内突出型。

突出型是指局部纤维环虽完整但变薄，髓核连同变薄的纤维环局部凸起，此型是最常见的；椎体后缘突出型指髓核突出或游离于椎体后缘和后纵韧带前方，向上位椎体后方或下位椎体后方挤压；后纵韧带下突出型指游离的髓核块刺破后纵韧带，部分挤入椎管内，直接挤压神经根或硬膜囊，术中取出游离髓核块后，可见后纵韧带局限性裂口和硬膜，但硬膜完整。游离髓核块突破后纵韧带，硬膜挤入硬膜下腔非常少见，称为颈椎间盘硬膜内突出。迄今国内外文献报道不足50例。其发生机制尚不清楚，可能突出的椎间盘组织长期牵拉顶压后纵韧带，使之变薄，水肿，变脆，当颈部突然活动椎间盘压力骤然升高，脱水坚韧的游离髓核块(一般附有剥脱的软骨板)锐缘刺破薄弱的后纵韧带和与之粘连水肿脆弱的硬膜疝入硬膜下腔，常可导致急性四肢瘫，也有文献报道从侧方进入硬膜囊，导致亚急性神经损害者。

6.临床表现

根据临床表现可分为下列多种类型，由于这种分型易于掌握和指导临床治疗而广为采纳。

(1)神经根型：此型发病率最高，文献报道其发病率约为颈椎间盘突出症的90％，临床症状：颈痛，甚至急性斜颈，反复长时间"落枕"是本型的早期症状。上肢和手麻木疼痛，颈部酸软无力胀痛。或颈痛剧烈不敢转头，伴有肩胛区内上角针刺样、放电样、抽搐样疼痛，30％以上的患者因枕大神经受刺激同时存在枕后耳后疼痛。颈部侧屈过伸、咳嗽、打喷嚏，甚至大声说话时均能诱发颈肩臂的疼痛加剧。严重者手内在肌萎缩，动作笨拙，精细动作困难。体征可见一侧颈肌痉挛，颈部活动受限。患肢浅感觉、肌力和腱反射异常，或存在手内肌(主要为骨间肌、大小鱼际肌等)萎缩，突出的节段不同，所累及的颈神经根各异，临床表现也不同(表10-2)。

表 10-2　颈椎间盘突出症神经根型的症状和体征

突出间隙	受损神经根	疼痛部位	感觉异常	肌力减退	腱反射减弱
$C_{4\sim5}$	C_5	颈肩胛内上缘肩部和上臂外侧	上臂外侧三角肌	肱三角肌和/或二头肌	肱二头肌
$C_{5\sim6}$	C_6	颈、肩、肩胛内缘,上臂外侧,前臂桡侧,偶尔前胸	前臂桡侧拇指	肱二头肌	肱二头肌桡骨膜
$C_{6\sim7}$	C_7	与上相似,前臂背侧	前臂外侧中、示指	肱三头肌桡侧伸腕肌	肱二头肌桡骨膜
$C_8\sim T_1$	C_8	累及前臂尺侧	小指及四指尺测	手内在肌及尺测伸腕肌	无

臂丛神经牵拉试验阳性(或称 Eaton 征)。方法:检查者一手搬压患侧头部,一手握患肢手使其背伸,随着将患侧上肢外展 90°,两手同时向相反方向推拉加压,有上肢放射痛或麻木感者为阳性。

椎间孔加压试验阳性(或称 Spurling 征)。方法:患者坐位,颈部稍后伸向患侧倾斜,检查者站在患者背后,双手合掌于患者头顶缓缓向下加压,出现颈痛和患肢放射痛或肩胛区背部放射痛者为阳性。

椎间孔分离试验阳性。方法:患者端坐,检查者以弯曲的前臂于患者下颌处向上牵引,上肢麻木疼痛消失或缓解者为阳性。

(2)脊髓型:该型以四肢不全瘫,或下肢无力、发紧,行走困难为主要临床体征。占颈椎间盘突出症的 5%～9%,某医院临床统计资料显示,本型多累及中年,40～60 岁者占该型的 80% 以上,30～40 岁者占 11%,60 岁以上者占 7%～8%,男女之比约为 2:1。大多数患者(约 90%),隐匿缓慢发病,无颈痛史和颈部活动受限。先双脚麻木继之膝关节发软、无力,走路似"无根",踏棉花感。麻木渐自足小腿向上蔓延,双腿发紧,平卧时两腿"抽筋",步态蹒跚,双手麻木,持物不能,甚至手屈伸均受限,笨拙。少数人(5%～7%)先颈肩酸痛、双手麻木,握拳乏力,渐累及双下肢,行走困难。个别人无明显外伤史,短期内骤然出现四肢麻痹,呈急性或亚急性发病。颈部按摩或突然转头时诱发四肢全瘫者,偶有发生。该型患者均表现为上运动神经元损害表现,即四肢肌张力增高,屈膝呈折刀样感,髌阵挛和踝阵挛阳性,腱反射亢进,可引出病理反射(Hoffmann 征、Babinski 征等阳性),平胸骨角水平以下躯干及下肢浅感觉迟钝。相当一部分患者在脊髓长索损害的同时,颈神经根也不同程度的受损害和压迫。临床出现上运动神经元损害的体征外,还会出现早期根性神经疼痛症状,晚期手内在肌和上肢萎缩,手指伸屈功能不全,精细动作困难,表现为上下运动神经元损害并存。少数患者颈部过屈或过伸时出现沿颈背部向躯干或上肢的触电样剧痛称为 Lhermitte 征,提示脊髓已有变性。

颈椎间盘突出症所引发的脊髓损害可大致分为以下几种。①脊髓横贯性损害:约占 70%,一般而言脊髓对缓慢进展的中央型突出物机械性压迫有惊人的耐受能力,临床仅表现为程度不一的上运动神经元损害体征,即不完全性痉挛瘫,四肢肌力一般均在 4 级以上,也很少出现括约肌功能障碍。但此种患者遭受头颈部外伤,即使很轻微,也会因颈髓突然受到后纵韧带下突出的游离髓核、硬膜内突出的髓核块钳夹挤压,发生急性颈髓损伤,突发四肢全瘫。②脊髓半横贯损害:(约占 29%),患者通常一侧上下肢肌力减弱,而对侧躯干浅感觉明显迟钝。少数浅感觉障碍和肌力下降同存在一侧,对侧浅感觉和上运动神经元损害体征并不明显,呈不典型的 Brown-

Sequard综合征。③脊髓前角损害：(约1%)仅表现为四肢痉挛瘫,肌无力(3级以下),但无明显的躯干四肢浅感觉异常。这可能与突出物直接侵压脊髓前动脉与大根动脉(Adamkiewiec动脉)吻合交界区造成血管痉挛栓塞所致,脊髓前动脉供血的脊髓前角区发生缺血变性。长期的挤压,多节段巨大的椎间盘突出、颈椎不稳、硬性椎间盘突出伴黄韧带肥厚等会使脊髓发生缺血,变性和萎缩,病情呈渐进性恶化。若病情急骤加重常常提示脊髓髓内水肿、囊性变,MRI表现为受压变细节段呈 T_2 高信号,Wada等研究结果认为这种MRI T_2 高信号影像可能主要表明灰质区的囊腔样变或坏死,其存在与脊髓病严重程度和术后疗效并不相关。多节段线状高信号的患者常常出现上肢肌肉萎缩,故一些学者认为MRI T_2 高信号存在意味着脊髓内病变是不可逆的,例如神经胶质增生或囊腔样变。而另一些研究者则认为是一种可逆性变化,如水肿等。

(3)颈源性眩晕型：多节段椎间盘突出或外侧突出型患者常会出现眩晕、头痛、四肢无力、猝倒等一系列椎-基底动脉供血不全症状。过去过分强调这种颈源性眩晕系由钩突关节增生肥大直接压迫椎动脉所致。近年来研究结果表明椎间盘退变、颈椎失稳和椎间盘突出,激惹椎旁交感神经丛导致椎动脉痉挛是更常见的病因。间歇性发作,牵引可以缓解症状,临床表现也支持和符合颈椎间盘突出的流行病学特点。

(三)影像学检查

1.X线检查

应摄取颈椎正侧、双斜位X线平片,以判定颈椎序列、曲度是否异常,各椎间隙高度的变化,椎体缘骨赘形成与否、钩突关节及小关节突关节增生程度等。发现异常改变部位和临床体征相符者,应加做颈椎CT和MRI。X线平片虽无确诊价值,但可排除颈椎肿瘤、结核等疾病,有一定的鉴别诊断意义。颈椎动力性拍片,即颈椎过屈、中立、过伸位侧位片,用以判定有无颈椎不稳。

2.CT扫描

根据临床表现及X线平片提示的线索,可选择颈椎数个节段进行颈椎CT扫描,CT扫描可清楚地显示椎间盘突出的类型、骨赘形成与否,是否合并后纵韧带骨化和黄韧带钙化或骨化,小关节突的增生肥大程度。根据要求可分别使用软组织窗和骨窗成像来观察椎间盘和骨性结构的异常表现。CT扫描对脊髓损害程度不如MRI清楚,常需做CTM。CT矢状位不能显示椎间盘突出的形态,易因扫描节段不充分而遗漏,但过长的节段不必要的扫描存在放射性损伤的弊病,所以观察矢状位脊髓损害程度常常使用MRI。目前已有椎动脉三维CT血管成像的报道,扩展了CT临床应用价值。

3.MRI检查

MRI可从矢状位、额状位及轴位,三维立体的对椎间盘突出的节段、程度、形态及脊髓受压损害的病理改变进行影像学检测观察,尤其从矢状位揭示椎间盘向椎体后缘上、下、游离突出状态,疝入后纵韧带及硬膜内突出的现象,脊髓髓内出血、水肿、囊变病灶以及脊髓萎缩变细等病理形态,MRI是一种无创性无放射性损伤的有诊断及鉴别诊断意义的直观而清楚的一项检查。

4.磁共振血管成像(MRA)

MRA是一种利用流动效应和相位效应两个基本成家原理的时间飞跃法(TOF)和相位对比法(PC)进行颈部血管成像的一种磁共振新技术。为了更好地获得信噪比,椎动脉MRA多采用颈前表面线圈,并在扫描层面或层块上方设置一预饱和带,以射频脉冲抑制颈部静脉信号。同时应用最大信号强度投影(MIP)和多层块部分重叠技术,使椎动脉形态清晰显影,避免了血管重叠,中断等弊病。目前已成为诊断椎动脉畸形,病理性狭窄迂曲扭变的主要方法,同CT血管造影(CTA)、数字减影血管造影(DSA)相比,MRA不需应用任何含碘造影剂,无放射线损害,无介入性损伤。

5.脊髓造影

脊髓造影是一种利用顺向(小脑延髓池)或逆向(自腰椎穿刺)在蛛网膜下腔注入X线不透性碘剂形成间接影像来判断脊髓受压节段部位、程度,并能区分脊髓受压是否因椎管内肿瘤所致。但对比剂可引起一些副损害、严重不良反应,目前已有被MRI所取替的趋势。

6.肌电图检查

通过肌电图波形、传导速度的异常程度来解释临床表现的辅助性检查。在鉴别运动神经元性疾病与脊髓性颈椎间盘突出症方面有一定的应用价值。

三、诊断与鉴别诊断

典型的颈椎间盘突出症的各型临床表现和颈椎影像学表现相符,诊断即可确立。但需与下列疾病相鉴别。

(一)肩关节周围炎

肩关节周围炎为肩关节周围软组织长期劳损粘连所致,主要表现为肩关节疼痛,主动及被动受限,但上肢运动、浅感觉及腱反射正常。值得提出的是约1/3神经根型颈椎间盘突出症患者,因肩关节失神经营养而合并肩关节周围炎。此种患者除肩关节周围炎表现外,尚有颈痛,上肢神经学检查有异常表现。

(二)胸廓出口综合征

胸廓出口综合征多因前斜角肌肥大、纤维化或颈肋卡压臂丛神经和/或锁骨下动脉所致,偶尔也可由第7颈椎横突过长引起。主要临床表现为尺神经和/或正中神经支配区疼痛、麻木、无力,甚至出现肌肉萎缩、浅感觉异常,皮肤发凉苍白等。患肢血压降低,桡动脉搏动减弱,尤其令患者深吸气后屏气,头转向患侧,上肢高举时桡动脉消失(Adson试验阳性)。此可与颈椎间盘突出症相鉴别,并可经影像学证实。

(三)腕管综合征

腕管综合征主要临床表现为手指和腕部麻木、无力,严重者累及前臂,腕部Tinel征阳性。大鱼肌可能萎缩,但无颈痛和上肢反射异常。

(四)肺癌

肺尖部非典型肺癌可侵袭臂丛,出现肩部和上肢疼痛麻木,疼痛较剧烈。若胸片显示肺癌征象和出现Horner征,鉴别诊断并不困难,颈椎MRI可以区分两类疾病。

(五)椎管内肿瘤

早期可存在神经根刺激症状,后期出现因肿瘤体椎管内占位导致脊髓损害的临床表现。仅凭物理检查难以区分,颈椎MRI可资鉴别。

(六)颈椎后纵韧带骨化(OPLL)

神经根受累,脊髓受损表现同颈椎间盘突出症难以区别。颈椎CT具有诊断及鉴别诊断的价值。OPLL患者颈椎MRI常常显示多椎间盘退变或突出,但脊髓受压变形的前缘和突出退变椎间盘尾端并不直接相触,之间有一不规则低信号或无信号区,应严格地加以识别和区分。

(七)颈椎管狭窄症

其临床症状与体征酷似颈椎间盘突出症,但其多椎间盘退变膨出、后纵韧带及黄韧带肥厚钙化、关节突肥大,脊髓多节段前后受压等。椎管矢状径<10 mm,为其影像学诊断及鉴别诊断的特征。

(八)癌性非转移性脊髓病

癌性脊髓病分为转移性和非转移脊髓病。前者系癌肿直接浸润转移至脊髓。后者病灶处无肿瘤细胞,其脊髓灰白质、后索、侧索均可受累,呈炎症、变性及脱髓鞘改变。可分为侧索变性型、亚急性坏死型及肌萎缩侧索硬化型脊髓病。年龄大,原因不明的脊髓病者,应高度怀疑。脊髓MRI 有助于区分颈椎间盘突出所致的脊髓病抑或是非转移性癌性脊髓病。

(九)肌萎缩性脊髓侧索硬化症

此病系脊髓前角细胞、脑干运动核和皮质脊髓束受损害的一种原因不明性疾病。因其多发生于颈膨大处,不典型者易与颈椎间盘突出导致的脊髓病相混淆,影像学有时亦难以区分。前者仅表现为上运动神经元损害表现,但缺乏躯干部浅感觉障碍,有明显上肢肌萎缩伴肌束震颤,侵犯延髓者吞咽困难,电生理异常。

(十)糖尿病性脊髓病

约 70%糖尿病患者全身小血管及微血管病变,管腔狭窄甚至完全闭塞,若累及脊髓营养血管会导致局限性营养障碍性脊髓病。血尿糖异常者若出现上运动神经元损害症状,应考虑此病的存在。MRI 常有椎间盘退变的影像学改变,故应严格区分两类预后不同的疾病。

(十一)颈脊髓血管畸形

一种先天性疾病,起病于胚胎期,中年以后发病,80%为动静脉瘘,其次为毛细血管瘤,常与其他部位畸形并存。颈段脊髓血管畸形占脊髓血管畸形的 15%～20%,加之胸段达 30%～40%,以髓内病变为主。早期根性疼痛,并逐渐出现四肢无力,上下运动神经元损害的症状与体征,同时存在,表现为程度不一的瘫痪症状。发病极似颈椎间盘突出症,脊髓造影、选择性脊髓血管造影、MRI 有助于诊断和鉴别诊断。

四、治疗

(一)非手术治疗

对单纯外侧性颈椎间盘突出导致的神经根性疼痛和颈源性眩晕型颈椎间盘突出、失稳者应先采取非手术治疗。

非手术治疗的方法有适当休息、卧床、枕头疗法、颈部理疗牵引,应用脱水药、止痛药和神经营养药等,颈源性眩晕者可加用血管扩张剂、中药制剂等。理疗牵引对于根性疼痛的颈椎间盘突出症有良好的疗效,绝大部分患者可经过非手术治疗症状好转或治愈。复发可能性存在,但缺乏复发率的确切统计数字。

(二)手术治疗

手术治疗的适应证:①神经根性疼痛严重、经牵引理疗等非手术治疗无效者。②剧烈的根性疼痛,上肢或手内在肌萎缩者,或 CT 和 MRI 证实为游离髓核疝入后纵韧带或硬膜下腔者。③颈源性眩晕、非手术治疗无效者。④脊髓受压,出现明显的上神经元损害体征者。手术方法有微创和开放性手术两种。开放性手术有经颈前路、经颈后路和经颈侧路三种。

1.经颈前路间盘切除植骨固定术

无论是否伴有骨赘形成的颈椎间盘突出症,经颈前路彻底切除突出的椎间盘组织和骨赘,(包括完全摘除后纵韧带下或硬膜内突出的游离髓核),并同期植骨融合,重建颈椎稳定性。当机械性压迫来自脊髓前方时,行前路减压是合理和有效的。为达到彻底减压的目的,必须切除一切突出物包括增生的椎体边缘骨赘,充分显露出该节段后纵韧带。长期椎间盘突出、失稳和骨质增生物侵压,后纵韧带可发生肥厚和局限性钙化,甚至骨化,前路手术可一并切除,显露硬膜,使减压更充分更彻底。对多间隙椎间盘突出病例,过去因植骨块过长,易塌陷移位或假关节形成,令许多医师却步,而行后路减压术。尤其是多节段椎间盘突出伴颈椎不稳者后路手术不仅进一步加重了颈椎不稳定,而且仅仅让脊髓后移,疗效也不确切。

文献提示,多椎间盘突出后路减压,术后优良率不足 60%,并随时间推移,优良率逐渐下降。目前国内外一些学者采用钛网钛板复合内植物固定的方法获得了满意疗效。优点:①立即获得颈椎节段稳定效应,便于术后患者的护理与术后康复。②植骨愈合率极高,颈椎术后矫正的生理曲度和高度维持不变,从而消除了多节段椎间盘突出前路植骨的种种并发症。③仅一个切口,用取自颈椎的骨松质加压填塞钛网内,避免了取自体髂骨带来的另外创伤和诸多并发症。④大大缩短了手术时间和患者术后卧床制动牵引时间和住院天数。钛网钛板价格昂贵,有无金属遮挡效应,有待观察研究。对合并老年骨质疏松症的患者而言,有无金属切割椎体现象尚需长期的随访观察。单一间隙和大部分两个间隙植骨融合率高,此类患者仍应取自体髂骨移植。

前路单节段或双节段颈椎间盘切除术是否必须植骨融合仍有争论,有人作了前瞻性研究和疗效评定,认为研究结果支持不需植骨融合,椎间盘切除后可自发融合,颈椎稳定性不受影响。一些学者报道不植骨病例比植骨病例疗效好,术后自发性融合率达 28%～75%。但许多学者的长期随访结果表明,不植骨融合者比植骨融合者疗效差,术后椎间高度丢失,后凸成角畸形发病率较高,且术后颈痛较常见,甚至神经功能恶化,故强调必须植骨融合。

理论上植骨融合节段上下间隙可因应力转移导致进行性退变加速,但发病率仍不清楚,目前尚无长期随访的可靠资料报道。一些术后长期随访结果的报道指出,多节段椎间盘切除植骨融合术后,其上下间隙发生异常活动,并有些病例融合椎上一椎体向后滑移,故力劝不要过长节段融合。但切除已经突出的椎间盘,行脊髓彻底减压并植骨融合重建颈椎稳定是治疗的需要。

缓慢突出的颈椎间盘患者,常伴有椎体不同程度的失稳,小关节突关节和钩突关节(Luschka关节)和椎体边缘反复累积性损伤,引起骨赘形成或肥大增生。严重失稳者会导致颈椎退行性前后滑移,黄韧带肥厚钙化并向椎管内凸起,后纵韧带反复被剥起,增生肥厚局限性钙化甚至骨化也较常见。有学者采用前路椎间盘后纵韧带一期切除,直接显露硬膜,并牢固的固定(钛板或植骨),获得近期与远期均满意的疗效,不用再后路减压。前路减压植骨融合后,脊髓前移和节段性融合,肥厚钙化的黄韧带不会在活动中突入椎管,且逐渐会缩小变薄。因此一次性前路手术时可以解除脊髓压迫症状。在过去 100 余例此类手术中,并未发现肥厚钙化甚至骨化的后纵韧带与硬膜粘连,亦并未发生神经系统损伤并发症,术后患者四肢立即轻松,长期随访结果也令人满意。

随着钛板设计工艺的提高,单皮质螺钉已取代了双皮质螺钉,神经损伤的危险性、断钉及松动等并发症已大大降低。生物力学试验结果表明,同时行前路钛板固定,可防止植骨块的松动、移位和脱落,有效地限制椎间隙高度的丢失,提高了融合率。尤其在长节段的植骨融合和外伤性颈椎间盘突出症手术例、合并颈椎不稳的颈椎间盘突出者中附加钛板固定可明显提高颈椎的生物力学强度和稳定性。术后不需强迫患者用外固定支具或牵引来防止颈椎异常活动。慎重挑选优质合适的钛板,精细的手术操作可以避免一些潜在的并发症发生。

2.后路椎间盘切除术

单一节段的后侧方"软性"椎间盘突出导致顽固性颈肩背痛者,伴有神经根管骨性狭窄者,继往已行前路手术但根性症状依然存在者,以及气管切开插管,前路手术无法进行者,均可考虑后路椎间盘切除术。但多节段或中央性突出者不宜选用后路。椎间盘突出伴骨赘形成者后路手术疗效也不显著。过分显露神经根、广泛的小关节切除,过多的椎板减压,势必造成医源性颈椎不稳,并继发后凸畸形,长期随访结果证实,减压上方的节段常出现新的卡压并引起神经功能的恶化。同时操作不当可损伤椎动脉、神经根。术后硬膜外血肿在颈椎后路手术中并不罕见,术后已恢复良好的神经功能再度恶化,需急诊剖开切口,冲洗血肿,寻找并处理活跃的出血点或小血管,神经功能会完全恢复至第一次术后水平。拖延等待期待血肿自然吸收会导致神经功能部分或全部的丧失。后路手术创伤面瘢痕化,与硬膜粘连也是一个令人头痛和棘手的难题。且术后减压节段上下端再出现退变和狭窄,压迫脊髓并不比前路少见。曾有报道术后颈枕压迫致瘫痪加重,再次手术已无改善。

3.侧前方椎动脉减压术

因椎间盘巨大外侧方突出(可伴有或不伴有骨赘),颈椎失稳导致的椎动脉受压牵扯,导致颈源性眩晕者,前路减压固定是一种常常奏效的办法。少数患者因钩突关节增生肥大,直接压迫椎动脉或横突孔狭小时,有人主张行侧前方椎动脉减压术,包括横突孔开大、钩突关节部分切除。侧前方手术显露有多种术式,典型的入路有两种。

(1)按欲显露的椎动脉水平行颈部横切口,沿胸锁乳突肌外缘和颈阔肌内缘间进行剥离,再分离胸锁乳突肌内侧缘,使其完全游离,在副神经穿过该肌的上方(相当于乳突肌起点 3~4 cm 处)横断,并向上翻转,可见到臂丛神经和副神经自前斜角肌中斜角肌间隙,即颈外侧区进入斜方肌深面,分离疏松结缔组织,即可显露椎动脉、横突和钩突关节。

(2)亦可按胸锁乳突肌内侧缘纵行切开颈阔肌,结扎切断二腹肌后,分开气管、食管和颈动脉鞘之间的间隙,将气管等拉向左侧,颈动脉鞘拉向右侧,显露颈长肌,至骨膜下剥离颈长肌或将其结扎切断,向上、下牵拉,既可充分显露椎动脉及横突和钩突关节、椎间盘侧方。根据需要可用咬骨钳切除横突孔前方及部分前结节。亦可用气动钻开大横突孔壁。如若切除部分肥大增生的钩突关节,可选用骨刀切除或气动钻磨削。无论使用何种方法,都要保护好椎动脉及其毗邻的神经。

4.并发症

(1)椎动脉损伤:将是一场灾难,出血凶险不易控制,应选用无损伤线修补,以防术后附壁血栓形成和脱落。椎动脉单侧结扎会产生怎样的后果,尚难预料。曾遇到 1 例椎动脉刀伤病例,出血凶险,后经介入栓塞,患者却无任何神经症状。椎动脉构成脑基底动脉环供应大脑后部及延髓的血液,同时椎动脉变异较大,两侧粗细常不一致,若为粗大主要供血血管损伤就会产生颈及延髓症状,中枢性视力障碍。

(2)交感神经损伤:椎动脉下段有交感神经丛包绕,颈长肌表面也分布走行交感神经干,任何粗暴的操作或牵拉、钳夹、切断、术后都会产生 Horner 综合征。

由于颈源性眩晕的发病机制尚不清楚,颈源性眩晕患者颈椎双斜位 X 线片钩突关节增生肥大并不多见。多数患者是因为多发或巨大颈椎间盘突出,颈椎节段性失稳,前路减压牢固固定使这些患者术后眩晕甚至耳鸣耳聋得以好转。经皮激光椎间盘减压术也获得了良好的疗效,说明因钩突关节增生挤压椎动脉狭窄或横突孔狭小使椎动脉供血不全的病例非常少见。

(李爱国)

第十一节　胸椎管狭窄症

椎管狭窄是导致脊髓、马尾神经和神经根压迫性损害的常见原因之一。发生在腰椎最多,其次为颈椎,胸椎少见。退变性胸椎管狭窄症是近年来才被逐渐认识的一种疾病,主要累及椎间关节-椎间盘水平,该处关节囊、黄韧带、后纵韧带骨化及椎体增生,椎间盘膨隆,造成椎管狭窄和脊髓压迫症状,这些变化与脊椎退行性变是相一致的。有关胸椎管狭窄症的报道较少,欧美文献仅仅有极少数病例报道,日本发病率较高,国内近年来也有不少病例报道。该病相对较为少见,临床较易漏诊和延误诊断。

一、流行病学

黄韧带骨化多见于亚洲人,尤其是日本人,发病率为 5%～25%;黑种人、高加索人也有少量报道,但在白种人中极罕见。该病为老年性疾病,50～70 岁发病率高,并有随年龄增长发病率增高的趋势;男性发病较多,男女比例为(2～3)∶1。

二、发病机制

到目前为止胸椎管狭窄症的确切病因尚不完全明确,几十年来围绕其发病机制不断探索,现认为可能与以下几种因素有关。

(一)慢性退行性变

临床统计研究表明,黄韧带骨化老年人多发,且以下胸段居多,同时常伴其他病理变化如后纵韧带骨化、小关节肥大、椎体增生等,这些特点与脊柱其他部位慢性退变是相一致的;同时发现,部分脊柱退行性变病例中胸椎黄韧带骨化、后纵韧带骨化发生率高。病理学研究也发现,黄韧带退变过程中弹力纤维减少、大量胶原纤维增生,在此基础上逐渐发生软骨样改变、钙化,直至骨化。但是,该观点很难解释为何颈椎黄韧带骨化极为少见。

(二)积累性劳损

另外一些学者认为,由于下胸段活动度较大,黄韧带在附着点处受到较大的反复心力而致慢性积累性损伤。反复的损伤、修复,最终导致黄韧带骨化。临床病理学研究结果显示,黄韧带骨化往往始于黄韧带的头侧,尾侧附着部,长期受力致弹力纤维断裂、胶原纤维增生,甚至在受力明显的部位发生黏液样变性;病变黄韧带显示反复替代及软骨化生过程,继而通过软骨内成骨导致黄韧带骨化。

(三)代谢异常

目前研究较多的是氟与黄韧带骨化间的关系,其可能的作用机制为:氟可激活腺苷酸环化酶,从而使细胞内 cAMP 含量升高,引起细胞质内钙离子浓度显著升高,最终导致软骨细胞钙化、骨化。低磷血症也被认为与黄韧带骨化有关,但机制尚不明确。

(四)其他

炎症、家族性因素等也被认为是本病的发病机制之一,因为临床观察到不少家族聚集现象,但迄今仍缺乏充分证据。

三、病理

根据术前 X 线片、CT、MRI 检查、手术所见及术后病理检查,胸椎管狭窄的病理改变足多种多样的,有先天性的,如椎管发育不良、椎弓根短缩;遗传性的骨代谢异常如 Paget 病;维生素 D 抵抗性骨病;也有后天性的,如肾病性的骨代谢异常,氟骨症。临床上最多见的是反复的应力损伤因素,局部的退行性改变所致胸椎管狭窄是基本病理改变,包括黄韧带肥厚(HLF),黄韧带骨化,关节突肥大,椎板增厚,椎间盘突出,后纵韧带骨化,硬行膜增厚等类型。

从影像学上,退行性胸椎管狭窄的主要病理改变为:黄韧带肥厚,部分出现钙化或骨化。可厚达 1.0～1.5 cm,有的出现双椎板样改变,甚至与上下椎板融成一体;椎板增厚硬化。厚达 1.5～2.0 cm;关节突增生肥大,增生骨赘向椎管内突入;椎体后缘骨赘向椎管突入。椎间盘突小和 OPLL 多并存;椎管矢状径和横径减小,椎管变形,硬膜外脂肪消失,硬膜外粘连紧带、硬膜增厚。脊髓受损、硬膜囊变形或呈节段性环形凹陷,搏动减弱或消失。这些改变与颈、腰椎管狭窄退行性变相似,故退行性胸椎管狭窄应当是脊柱退行性变的一个组成部分,由于胸椎管在正常情况具有相对较窄的解剖学特点。即使其退生程度与颈、腰椎相同,亦可能最先造成胸段椎管脊髓及神经根的压迫性损害,而且由于缺乏有效缓冲空间,与颈、腰段相比,压迫与缩窄程度往往较严重,无缓解期、常呈缓慢的进行性发展,因长期缺血性造成永久性瘫痪。此外,胸椎相对较为固定,韧带及关节囊的病理性骨化倾向较易形成,与颈、腰段相比,除形成更严重的狭窄外、其范围住往较为广泛,常累及 4～6 个脊椎,氟骨症则受累范围更加广泛。

四、临床表现

胸椎管狭窄疾病临床主要表现为脊髓不全压迫造成的胸段脊髓缺血、感觉和运动传导障碍等一系列综合征,大部分患者起病呈隐袭性,少数可有诱因,如腰背部扭伤,受凉、过度劳累,手术麻醉等,症状表现多样:①胸椎压痛,伴或不伴放射痛,后伸受限伴疼痛。②下肢感觉异常,如下肢麻木、无力、脚踩棉花感;下肢肌力减弱,肌张力增高,出现肌紧张、折刀样痉挛,僵硬,无力,行走困难,且进行性加重。③间歇跛行史,行走数十米至数百米或久立后症状加重,平卧时症状减轻。④胸腹部束带紧迫感。⑤大小便功能障碍。⑥痉挛步态,有些患者甚至不能站立。

体格检查方面以胸段脊髓受压表现为主,脊柱相应节段压痛,少数有后凸畸形,胸椎不同平面以下存在不同程度的感觉、运动障碍,出现感觉减退平面,双下肢痉挛步态,大小便异常等不全瘫痪。神经反射亢进,病理反射阳性,腹壁和提睾反射减弱或消失,膝、踝反射活跃或亢进,髌、踝阵挛,Babinski 征阳性;神经根刺激症状,如胸背部束带感,疼痛;脊髓、马尾循环障碍,出现神经源性间歇性跛行,括约肌功能障碍,大小便困难;晚期脊髓完全性压迫,出现截瘫,二便失禁等。

五、影像学检查

影像学检查是胸脊髓压迫症定位、定性诊断的最主要手段,仅依靠感觉平面、反射或棘突叩击痛等临床检查,往往并不确定。

(一)X 线检查

X 线检查是必须的,可排除脊柱肿瘤和骨性病变,疑有胸椎管狭窄症的患者应常规行 X 线检查。一般多表现为胸椎不同部位不同程度的退变征象,正位片病变部位椎间隙变窄,有不同程度的椎体缘唇样骨质增生,椎间隙内多模糊不清,椎板轮廓难以分辨;在侧位 X 线可见胸椎退行性改变,如关节突肥大,椎体骨赘形成,甚至呈竹节样改变,椎间隙可有轻度变窄,椎间孔投影中可见骨化影,可呈钩形或鸟嘴状高密度影。连续几十节段黄韧带骨化时椎管后壁呈锯齿状引起节段性狭窄,这一点从 T_1~L_2 所有平面均可发生,特别是 $T_{9~12}$ 节段。氟骨症病例可见胸椎骨密度明显增高,韧带广泛骨化,结合流行病学及生化可诊断。

（二）CT 检查

对脊柱脊髓疾病的诊断具有定性和定位作用,可清晰显示椎管狭窄的程度、病变的具体部位及骨化形态,更清楚地揭示出椎管、硬膜囊、蛛网膜下腔和脊髓的相互关系,显示病变更为明确。CT 扫描主要表现为起于椎管后外侧壁即椎板下缘或关节突前内侧的单侧或双侧板状或结节状骨化块,突入椎管内,形态表现为棘状、结节状、板块状、隆突状骨化。双侧型的骨化块可相互部分融合并与椎板和后关节囊融合,椎管狭窄程度上比单侧重。但大的单侧骨化块亦可封闭半侧椎管,造成严重椎管狭窄。后纵韧带骨化和关节突肥大可进一步加剧椎管狭窄,严重时,椎管呈二叶草或窄菱形。脊髓横断面上,压迫重的地方脊髓变细,密度增加。图像横扫可显示增生肥大的关节突,由于椎板增厚和黄韧带骨化造成椎管狭窄时,不是每个扫描层面都与椎管垂直,CT 片上显示的椎管狭窄常较实际更严重。

（三）MRI 检查

在无 MRI 截瘫之前,常规做脊髓造影,以观察脊髓受压节段,主要表现在正位片上见束腰状、"V"形或"U"形改变。在侧位片 L 梗阻端表现为"V"形边缘及从椎管的后下方向前上方斜坡样、擦边样而过的改变。造影检查可清晰显示韧带的骨化影,并可见椎管变形、变小、硬膜囊受压,呈搓衣板样、毛刷样或蜡笔样。亦可显示椎间关节、肋结节关节、前纵韧带、后纵韧带的退变、增生、融合、骨化等。椎间关节增生肥大内突,椎板增厚、黄韧带肥厚,OPLL 出现。双层骨样板改变,不完全梗阻,矢状径和横径减小,硬膜外脂肪消失,脊髓受压变形,充盈缺损为多节段性,呈"串珠"状,多见于椎间盘椎间关节平面脂肪消失,脊髓受压变形,充盈缺损为多节段性,呈"串珠"状,多见于间盘-椎间关节平面椎管变形。完全性梗阻时,梗阻端平直或呈斜坡状。

胸椎间盘退行性变和骨赘形成时,可见椎间隙变窄,椎间盘成分减少,信号减弱,有的出现后方椎间盘成分消失,局部信号变弱。受累节段的椎体前、后缘均见低信号的突出物,以后缘为主,后缘突出呈弧形,其信号与皮质骨相似,有的可见"包壳"样改变,即突出物表面信号明显减弱,而中央部传信号增强。黄韧带骨化,黄韧带信号明显减低,矢状面上造成脊髓的节段性压迫,形态似"锯齿样"。比较重的韧带钙化在某些矢状面可占据大部椎管。后纵韧带骨化,可见受累节段的椎体后方正常低密度影增厚,超过正常胸椎后缘"黑线"影,椎管在此部位更显狭窄。胸髓受压和受损时,受累节段的致狭窄因素对胸髓压迫,使胸髓局部弯曲,变扁或呈凹陷向侧移位,多节段狭窄者,脊髓多节段扭曲变细。受压节段的脊髓信号以增强为主,T_2 像较 T_1 像更有利于观察脊髓压迫。

六、诊断

正确的诊断首先依靠详细的病史及全面的神经系统检查。本病相对较少,基层医院常延误诊治,强调早期诊断尤为重要。依据症状和体征,特别是神经学检查和 X 线、CT、MRI 及电生理检查,可以做出诊断并可与胸椎间盘突出症相鉴别。在临床上,胸椎黄韧带骨化多表现为胸椎管狭窄而引起的一系列脊髓、神经根压迫的症状和体征,病程长短不一。其初始症状一般为双下肢麻木、僵硬、无力以及感觉异常,常伴有胸部束带感、胸部扩张受限及背部僵硬,间歇性跛行也是临床常见症状。病变在中、上胸段可有明显的上运动神经元瘫痪的体征,但在下胸段常表现为上、下神经元同时瘫痪的体征,少数患者甚至表现为膝以上痉挛性瘫痪、膝以下软瘫。感觉障碍可为横断性或神经根性。双上肢检查正常可排除颈段病变。

(一)病史和发病年龄

胸椎管狭窄症的病史一般均较长,系慢性发病。多为中年以上发病,发病率男多于女。

(二)症状与体征

多数患者早期表现为进行性双下肢麻木、无力、僵硬不灵活,间歇跛行、胸腹部束带感。X线平片检查多误认为"骨质增生",常行非手术治疗直至病情严重。检查早期 X 线片,除一般退行性变外,多已有明显的黄韧带肥厚,骨化,后纵韧带骨化等。

影像学检查对诊断胸椎黄韧带骨化有重要作用。高质量胸部平片和侧位断层片,CT 或磁共振检查对早期诊断是很必要的。应注意识别黄韧带和后纵韧带骨化,这是椎管狭窄的主要因素。X 线平片有利于鉴别后纵韧带骨化及脊柱炎症、肿瘤等;侧位片可见椎板间隙处形成向椎管内占位的三角形骨化影,但受肩带的重叠及肝脏阴影的影响,常使对上、下胸段的判断受到一定程度的限制,而且对病变早期及板状型骨化的诊断较为困难。椎管造影只能提示梗阻的程度,对病因学诊断无价值,且具有创伤性,目前已很少采用。

(三)鉴别诊断

腰椎间盘突出症患者发病年龄较轻,大多在 20～40 岁,病史较短,很多患者可以明确发病日期,有人在明确的轻微损伤后发病;由于椎间盘突出多偏向一侧,故脊髓受压症状多在一侧肢体,或两侧轻重不一,脊髓受压程度也较胸椎管狭窄者为轻,几乎无全瘫者;影像学检查特别是 MRI 检查可提供重要诊断依据,腰椎间盘突出多累及单个椎间隙,个别有两间隙椎间盘突出者,在 MRI 上显示清楚,无脊髓后方受压的病变,可与胸椎管狭窄症相鉴别。

此外,该病须与黄韧带钙化症相鉴别,多数学者认为,黄韧带钙化症与黄韧带骨化过程中的钙化是两个截然不同的病理过程。黄韧带钙化症仅见于颈段,女性多见,大体观多呈圆形或椭圆形;光镜下可见钙盐沉着于纤维中,钙化灶周围有较多的多核巨细胞、组织细胞及淋巴细胞浸润,表现为肉芽肿样异物反应;与以骨小梁、骨髓结构为特征的骨化完全不同。

七、治疗

通常认为,非手术治疗胸椎管狭窄均无效,手术治疗是目前唯一有效的方法,病情进行性加重,一经确诊应立即手术治疗。

造成胸椎管狭窄症的后方因素主要为肥厚的黄韧带、椎板以及肥大的关节突;而前方因素主要为胸椎间盘突出和后纵韧带骨化(OPLL),但单独的 OPLL 压迫脊髓而无后方病理改变者少见。因此,胸椎管狭窄手术治疗,主要为后路椎板切除减压手术。对于退行性改变为主的,包括黄韧带骨化(OLF)、关节突增生(HAP)、后纵韧带骨化(OPLL)、椎板增厚等类型为主要病理解剖改变的胸椎管狭窄疾病,手术行后路全椎板切除减压是比较简单、直观、彻底的方法,手术的疗效也较满意。对合并有胸椎间盘突出压迫脊髓者宜采用后路减压,再辅以侧前方减压、椎间盘髓核摘除术。

八、术后脊柱稳定性和功能恢复

整块半关节突椎板切除术后,经 2～8 年的随访,未发现胸椎不稳的情况。原因是外半关节突关节仍存在,还有肋椎关节保护,故胸椎的稳定性可以胜任日常生活。一般情况下不需要行内固定。至于术后效果则与术前脊髓本身的情况和手术减压程度有关,术前未完全截瘫、MRI 脊髓信号正常者,手术减压充分,常可获得优良效果。术前截瘫严重,脊髓本身有软化灶者,仅中等恢复,但较术前进步明显;个别未按整块半关节突椎板切除术操作者,脊髓损伤加重。因此,椎板整块切除,可减少或防止脊髓损伤加重的发生。

氟骨症性胸椎管狭窄症是地方性慢性中毒性疾病,动物试验表明氟在异位骨化的化学诱导中起重要作用,氟可激活细胞腺苷酸环化酶、从而使细胞内 cAMP 含量升高,导致细胞质钙浓度升高、软骨细胞变性、钙化。表现为骨质密度增高,椎板及小关节突增生、肥厚。椎板内韧带(特别是黄韧带)肥厚、骨化、从而导致椎管狭窄,造成脊髓受压的症状,临床表现为椎管狭窄症状。

对于胸椎黄韧带骨化引起的椎管狭窄和脊髓损害,至今仍无有效的非手术治疗,一旦诊断已明确,即应尽早手术治疗。黄韧带骨化主要侵犯脊椎的后部结构,胸椎椎板切除减压是比较合理的方法。但是其手术效果往往不如腰椎和颈椎好,这是因为其病理因素较颈腰段复杂,手术操作也困难。

术后效果与术前病程长短、脊髓压迫与脊髓损伤程度、病变累及节段、狭窄程度、是否并发后纵韧带骨化以及手术方法等诸多因素有关。狭窄或瘫痪较重而时间较长者,除了致压物使脊髓直接受压而造成损伤外,还由于局部血液循环障碍、缺血缺氧时间较长,可以导致脊髓组织发生不可逆性的继发性损伤。术前 MRI 上胸髓受压和受损程度越轻,症状进行性加重时间越短,术前生活仍可自理者,术后效果往往越好。而多节段受累,脊髓已有软化、囊变、萎缩变性,症状进行性加重时间长,术前生活需他人照顾者,术后往往效果不理想。

(李爱国)

第十二节　腰椎管狭窄症

各种原因导致腰椎椎管、神经根通道、椎间孔的变形或狭窄而引起马尾神经、腰骶神经根受压而产生临床症状的病症,称为腰椎管狭窄症,又称为腰椎管狭窄综合征。多发生于 50 岁以上的中老年人,男性较女性多见。

一、病因、病理

腰椎管狭窄症的病因可分为原发性和继发性椎管狭窄两大类。原发性椎管狭窄指因先天性和发育性因素,导致腰椎骨性椎管发育异常,椎管狭窄,表现为腰椎管的横径和矢状径均匀一致性的狭窄,多见于侏儒症、椎弓根短缩等患者。此种类型腰椎管狭窄症临床较少见。继发性腰椎管狭窄主要是由于椎间盘退变,腰椎椎体间失稳,关节突关节松动增生、内聚的腰椎退行性变,腰椎骨质增生,椎板继发性增厚,黄韧带松弛、肥厚、内陷等诸多因素共同导致的腰椎椎管、神经根管和椎间孔等内径缩小,椎管容积减少,病变达到一定程度后,可引起硬膜囊、神经根、马尾受压而产生腰腿痛症状。也可能因为椎管容积减少,致椎管内外血液循环障碍,静脉充血,血管丛增生等间接压迫硬膜囊或神经根而产生神经压迫症状。临床上以退行性变致继发性椎管狭窄患者为多见,原发性椎管狭窄症患者少见。

临床上多采用 Nelson 分类法指导腰椎管狭窄症的诊断和分型。

(一)按解剖部位分类

按解剖部位分类,分为中央型(主椎管)狭窄和侧方型(侧隐窝)狭窄。中央型狭窄以硬膜囊及其中的马尾神经受累为主,而侧方型狭窄则以神经根受累为主。

(二)按病因分类

按病因分类,分为原发型椎管狭窄和继发型椎管狭窄。

1.原发型椎管狭窄

原发型椎管狭窄为先天性因素所致,骨性椎管发育障碍,致椎管容积减少,马尾、神经根受压迫而导致。

2.继发型椎管狭窄

继发型椎管狭窄系由于后天退变或其他原因,导致椎管容积继发性减少,按继发性椎管狭窄的主要发生来源,继发性腰椎管狭窄又可分为四个方面。

(1)退行性脊椎骨质增生,黄韧带肥厚,后纵韧带增生钙化,侧隐窝狭窄,椎间盘病变等。

(2)创伤因素所致脊柱骨折脱位遗留的脊柱畸形。

(3)椎弓峡部裂致椎体滑脱。

(4)脊柱侧弯以及其他脊柱骨病如 Paget's 病、氟骨症等。

二、临床表现

(一)症状

本病多见于 40 岁以上的中老年,以男性多见。起病缓慢,常有慢性腰痛史,疼痛常反复发作,一般症状较轻。中央型椎管狭窄主要感觉腰骶部疼痛或臀部疼痛,很少有下肢放射痛。患者常诉直腰行走困难,而弯腰骑自行车无障碍,该型患者最典型的表现是神经性间歇性跛行。侧隐窝狭窄与神经根管狭窄的症状大体相同。表现为相应的神经根受刺激或压迫症状。根性神经痛往往比腰椎间盘突出症严重,可从腰臀部向下放射,常为持续性,活动后加重,体位改变对疼痛影响不如中央型明显,间歇性跛行也不典型。

(二)体征

检查时常可发现患者主诉的症状严重且多,而客观体征少,两者往往不相符。神经未受持续性压迫时,多无明显体征。腰椎无畸形,腰部可无压痛,而后伸或侧屈位时,可诱发症状。前屈时症状消失,直腿抬高试验阴性。发生持续性压迫后,可出现受压的马尾神经或相应神经根支配区的感觉、肌力减退,腱反射减弱或消失。直腿抬高试验可为阳性。

(三)影像学及实验室检查

1.X 线检查

在腰椎正侧位 X 线平片上,常表现为腰椎生理弧度的改变,可以是生理前凸的增大或减少。还可显示椎间隙狭窄、关节突增生内聚,椎体边缘骨质增生等退变表现,部分患者表现为腰椎滑脱、不稳或椎间关节半脱位等。在 X 线片上还可测量椎管的大小,一般认为,椎管横径 <20 mm,矢状径 <12 mm,可以认为有腰椎管狭窄的存在。因为 X 线片存在放大倍率的差异,现多在 CT 片上行椎管各径的测量,更为准确。

2.椎管造影

椎管造影是诊断腰椎管狭窄的有效方法,表现为不同程度的充盈缺损,严重者完全梗阻,完全梗阻者呈幕帘状、笔尖状或弹头状,也有呈毛刷状的充盈缺损。腰椎滑脱引起的椎管狭窄,可在滑脱节段显示台阶状或肘拐状的硬囊形态改变。椎管后侧黄韧带增厚者,表现为锯齿状充盈压迹,有时呈藕节状改变。椎管造影可以显示硬膜囊的整体形态,且可通过体位及投照位的变化,显示出神经根袖的形态和位置变化。但对侧隐窝的显示不理想,也不能显示椎管的断面及神经根形态。

3.CT 检查

CT 检查可以清楚显示椎管的形态和椎板厚度,并能进行比较精确的椎管大小及椎板厚度测量。CT 能显示椎间盘突出的程度、范围和方向,对侧隐窝狭窄、黄韧带肥厚等均可以清楚显示。如结合椎管造影检查,则能提供更多信息。椎板厚度超过 8 mm,黄韧带厚度超过 5 mm,可认为是增厚。CT 片在测量侧隐窝时,侧隐窝前后径应>5 mm,侧隐窝前后径<3 mm,可以认为是侧隐窝狭窄。

4.MRI 检查

MRI 检查可以对脊柱进行矢状面、冠状面、横断面多个方向角度的检查扫描。在 MRI 检查中可以显示出硬膜囊压迫的节段、程度的部位,同时可以有效显示黄韧带的肥厚、硬膜外脂肪的消失减少、神经根的压迫与位置等。所以,MRI 是检查腰椎管狭窄的有效方法。

三、诊断与鉴别诊断

(一)诊断要点

1.症状

长期慢性腰臀部疼痛不适,间歇性跛行,腰过伸受限,且逐渐加重。

2.体征

体格检查早期无明显异常,后期可出现坐骨神经受压的体征。

3.影像学检查

腰椎 X 线片、椎管造影、CT 检查、MRI 检查可明确诊断及椎管狭窄的程度。

(二)鉴别诊断

1.腰椎间盘突出症

腰椎间盘突出症大多见于中青年人,病程相对较短,多以腰痛及下肢放射痛为主要症状,下肢症状单侧者多见,直腿抬高试验阳性。不似腰椎管狭窄症以中老年人为多,主要表现是间歇性跛行,直腿抬高试验多阴性,而腰过伸受限则明显。X 线检查腰椎间盘突出症可见到腰椎疼痛性侧弯,但骨质退变多不如腰椎管狭窄症患者明显,且腰椎管各径的测量在正常范围。CT 或 MRI 检查是鉴别两者的重要手段,腰椎间盘突出症主要表现为椎间隙水平间盘的突出与对硬膜囊和神经根的压迫,而黄韧带厚度、侧隐窝前后径、椎板厚度等多在正常范围,关节突增生内聚也不如腰椎管狭窄症者明显。

2.腰椎滑脱症

部分腰椎滑脱症患者也可表现为腰椎管狭窄症的症状。但在间歇性跛行等典型症状出现之前,腰椎滑脱就已存在,一般是到病程中后期,因腰椎滑脱,导致椎管形态发生扭曲变形,或椎间盘变性突出,或继发性腰椎退变,才发生继发性腰椎管狭窄;后期,腰椎滑脱是腰椎管狭窄的原因,而腰椎管狭窄则是表现形式。

3.血管源性腰背痛

动脉疾病或周围血管疾病可引起下肢痛,有时与坐骨神经痛很相似。但血管源性下肢痛不会因活动而疼痛加重,而腰椎管狭窄症患者的下肢痛多在活动后出现。臀上动脉血流不足引起的臀部间歇性疼痛,行走时出现或加重,站立时减轻,但不会因弯腰或下蹲等减轻。小腿后方肌肉的间歇痛可因周围血管疾病引起,并有坐骨神经刺激症状,也有行走加重、站立减轻的特征,但不会因站立而使疼痛症状完全消除,也不会因下蹲、弯腰等动作而全部缓解。

4.腰背肌、筋膜源性腰背痛

腰背肌筋膜炎、棘上韧带损伤、棘间韧带损伤、第三腰椎横突综合征、臀上皮神经卡压综合征、梨状肌综合征等,系腰背部局限性非特异性纤维织炎,常有反射性腰背痛。腰背肌筋膜炎的腰背部疼痛虽然广泛而散在,但以肌、筋膜损伤劳损处为主,所以多表现为肌、筋膜附着点附近的局限性明显疼痛和压痛,多有外伤史,在局限性压痛点附近行痛点封闭可以止痛。此外,腰背肌筋膜炎经过休息或治疗,大多可以逐渐好转或自愈,这种情况在腰椎管狭窄症是很少见的。

5.腰椎不稳引起的腰腿痛

腰椎不稳或腰椎失稳引起的腰背痛或腰腿痛,腰椎不稳的主要原因有椎间盘、椎间关节、椎间韧带的退变,外伤和脊柱手术后的医源性不稳,峡部裂和滑脱。腰椎不稳常见的症状是局限的腰背痛,伴有一侧或双侧臀部、大腿后侧的牵涉痛,严重的患者可伴有坐骨神经的刺激或压迫症状。多数患者主诉易发生腰扭伤,轻微活动或偶然用力不当,即可出现腰痛、活动受限及僵硬感,经过休息,逐步轻微活动腰痛或经过腰椎牵引、推拿按摩后腰痛及活动受限即可解除。这种腰部轻微活动即可能诱发的腰部突发疼痛及活动受限,有些类似膝关节半月板损伤引起的关节交锁症状,是腰椎不稳的重要临床特征。X线检查可见椎间隙不对称性变窄,脊柱序列排列不良,在腰椎过伸过屈侧位上可能观察到明显的椎体前后滑移,还可见到椎弓根的轴向旋转及棘突正常序列的紊乱中断等。

四、治疗

(一)非手术治疗

1.卧床休息

早中期患者或急性反复发作者,卧床休息可以改善局部静脉回流,有利于炎症反应的消退,有利于缓解椎管狭窄的症状,同时因休息可以缓解腰背肌紧张,也有利于消除肌肉源性疼痛不适。一般休息2～3周可以缓解腰腿痛。这也是其他治疗的基础。

2.腰围保护

戴腰围可以协助缓解肌肉劳累。多在患者下床活动及站立时应用,卧床休息时不用。

3.腰功能锻炼

要注意加强腰背肌、腹部肌肉功能锻炼,以增强脊柱的稳定性。

4.手法推拿按摩

可以通过手法治疗达到舒筋散寒、化瘀止痛、松解粘连、松弛肌肉的作用。一般采用患者俯卧位,行腰痛部按法、揉法、点穴法、擦法等手法,患者平卧主要是行点穴法。同时配合腰部关节活动、牵抖法和双下肢关节活动等手法治疗。因患者大多为中老年人,骨质退变,手法治疗过程中不可使用暴力。

5.抗炎止痛药

在疼痛症状较重时,内服吲哚美辛、布洛芬等消炎镇痛剂有利于病情的好转,但使用这些药物要注意胃肠道及心血管安全性,有可能影响患者的凝血功能。

6.封闭治疗

可应用泼尼松龙 12.5 mg,0.5%～1.0%普鲁卡因 100～200 mg 混合后行腰部痛点封闭或椎管内封闭治疗,术后配合卧床休息、手法推拿按摩或腰椎牵引,每周 1 次,2～3 次为 1 个疗程,对早中期患者有效。

(二)手术治疗

1.手术指征

对于病程长,疼痛剧烈,影响日常生活;或保守治疗无效,反复发作,间歇期明显缩短;并有神经功能损害尤其是马尾神经压迫出现部分或完全瘫痪的患者;以及腰椎间盘突出合并腰椎管狭窄,腰椎峡部裂或腰椎滑脱合并腰椎管狭窄;腰椎 CT、MRI 或造影检查有明确的椎管狭窄,且狭窄压迫部位与临床症状相符合的患者,均应考虑行手术治疗。

2.手术目的

解除椎管内、神经根管、椎间孔等处的致压物,解除硬膜囊、马尾神经和神经根的压迫症状,同时要尽量保留正常的骨与软组织结构,维持和重建脊柱的稳定性。

3.手术方式

常用的手术方式有椎板成形术、椎板切除减压术,多配合内固定及植骨,以重建脊柱的正常生理序列和稳定性。手术要参照术前检查的神经定位、CT 和 MRI 检查显示的狭窄范围来考虑减压范围。术中减压有效的标志之一是硬膜囊的搏动恢复。

(孙　涛)

第十一章　骨与关节炎性疾病

第一节　化脓性关节炎

一、概述

化脓性关节炎是化脓性细菌引起的关节内感染。儿童多见，青少年次之，成人少见。常为败血症的并发症，也可因手术感染、关节外伤性感染、关节火器伤等所致。一般病变多系单发，儿童亦可累及多个关节，发病者男多女少，最常发生在大关节，以髋、膝多发，其次为肘、肩和踝关节。

二、病因病理

(一)病因

现代医学认为本病最常见的致病菌为金黄色葡萄球菌，约占85％。其次为溶血性链球菌、肺炎球菌和大肠埃希菌等。婴幼儿化脓性关节炎常为溶血性链球菌引起。感染途径最常见的是血源性感染，细菌从身体其他部位的化脓性病灶经血液循环播散至关节；或从关节邻近的组织的化脓性感染蔓延而来；也可为关节开放性损伤、关节手术或关节穿刺继发感染。

(二)病理

化脓性关节炎的病理变化大致可分为三个阶段。其病变的发展为逐渐演变过程，而无明显的界限，有时某一阶段可独立存在，每一阶段的长短也不尽一致。

1.浆液性渗出期

关节感染后，首先引起滑膜充血、水肿、白细胞浸润；关节腔内浆液性渗出，多呈淡黄色，内含有大量白细胞。此阶段无关节软骨破坏。如能治疗得当，关节功能可恢复正常。

2.浆液纤维蛋白性渗出期

炎症继续发展，渗出液增多，因细胞成分增加，关节液混浊黏稠，内含脓性细胞、细菌及纤维蛋白性渗出液。关节感染时，滑膜出现炎症反应，滑膜和血管对大分子蛋白的通透性显著增高。通过滑膜进入关节腔的血浆蛋白增加，关节内有纤维蛋白沉积，常附着关节软骨表面，妨碍软骨内代谢产物的释出和滑液内营养物质的摄入，如不及时处理，关节软骨失去滑润的表面，关节滑膜逐渐增厚，进而发生软骨面破坏，关节内发生纤维性粘连，引起关节功能障碍。

3.脓性渗出期

渗出液转为脓性,脓液中含有大量细菌和脓性细胞,关节液呈黄白色,死亡的多核白细胞释放出蛋白分解酶,使关节软骨溶解破坏,炎症侵入软骨下骨质,软骨溶解,滑膜破坏,关节囊和周围软组织发生蜂窝织炎,形成关节周围软组织脓肿。如脓肿穿破皮肤,则形成窦道。病变严重者,虽经过治疗,得以控制炎症,但遗留严重关节障碍,甚至完全强直于非功能位。

三、临床表现与诊断

(一)病史

一般都有外伤史或其他部位的感染史。

(二)症状与体征

1.全身症状

急骤发病,有寒战、高热、全身不适等菌血症表现。

2.局部表现

受累关节剧痛,并可有红肿、热、压痛,由于肌肉痉挛,关节常处于屈曲畸形位,久之,关节发生挛缩,甚至脱位或半脱位。

四、实验室检查

(一)血液检查

白细胞计数增高,中性粒细胞比例增加;血培养可为阳性。

(二)关节穿刺

关节穿刺和关节液检查是确定诊断和选择治疗方法的重要依据。依病变不同阶段,关节液可为浆液、黏稠混浊或脓性,涂片可见大量白细胞、脓性细胞和细菌,细菌培养可鉴别菌种并找到敏感的抗生素。

(三)影像学表现

X线片及CT三维扫描早期见关节肿胀、积液、关节间隙增宽;以后关节间隙变窄,软骨下骨质疏松破坏;晚期有增生和硬化,关节间隙消失,关节呈纤维性或骨性融合,有时尚可见骨骺滑脱或病理性关节脱位。

五、诊断

本病早期根据全身、局部症状和体征,实验室检查及影像学检查,一般可以做出化脓性关节炎的诊断。但某些病例须与风湿性关节炎、类风湿性关节炎、创伤性关节炎和关节结核鉴别。

(一)风湿性关节炎

风湿性关节炎常为多关节游走性肿痛,抗"O"检查常阳性,关节肿胀消退后,无任何后遗症。关节液细菌检查阴性,抗风湿药物有明显效果。

(二)类风湿性关节炎

类风湿性关节炎常见为多关节发病,手足小关节受累,RF检查常为阳性。关节肿胀、不红。患病时间长者有关节畸形和功能障碍。血清及关节液类风湿因子试验常为阳性。

(三)创伤性关节炎

有创伤史,发展缓慢,负重或活动多时疼痛加重,可有积液,关节活动有弹响,休息后缓解,一般无剧烈疼痛。骨端骨质增生。多发于负重关节如膝、髋关节。

（四）关节结核

起病缓慢，常有低热、盗汗和面颊潮红等症状，全身中毒症状较轻。关节局部肿胀疼痛，活动受限，但多无急性炎症症状。早期 X 线片可无明显改变，以后有骨质疏松、关节间隙变窄，并有骨质破坏，但少有新骨形成。必要时行关节液检查或滑膜活检有助于区别。

六、治疗

原则是早期诊断，及时正确处理，内外同治，保全生命，尽量保留关节功能。

（一）全身治疗

全身支持疗法，改善全身状况。患者卧床休息，补充足够的液体，注意水、电解质平衡，防止酸中毒；给予足够的营养，如高蛋白质、多维生素饮食；必要时，少量多次输以新鲜血，以减少全身中毒症状，提高机体抵抗力。

（二）抗生素治疗

抗生素的应用是治疗化脓性关节炎的重要手段。应及早采用足量、有效、敏感的抗生素，并根据感染的类型、致病菌种、抗生素药敏试验结果及患者机体状态选择抗生素，并及时调整。若未找到病原菌，应选用广谱新型抗生素，如头孢菌素等。不可为了等待细菌培养及药物敏感试验结果而延误病情，以免失去有效抗生素治疗的最佳时机。抗生素的使用至少应持续至体温下降、症状消失后 2 周。

（三）局部治疗

早期患肢制动，应用夹板、石膏、支具固定或牵引等制动，限制患肢活动，可防止感染扩散，减轻肌肉痉挛及疼痛，防止畸形及病理性脱位或在非功能位强直，减轻对关节软骨面的压力及软骨破坏。一旦急性炎症消退或伤口愈合，即开始关节的主动及轻度的被动活动，以恢复关节的活动度。关节已有畸形时，可应用牵引逐步矫正。不宜采取粗暴的手法，以免引起炎症复发及病理骨折等并发症。后期 X 线片显示关节软骨面已有破坏及骨质增生，关节强直已不可避免时，应保持患肢于功能位，使其强直于功能位。

（四）手术治疗

根据病变轻重、发展阶段及时选择外科处理。对于关节内脓液形成，应尽早切开排脓。如关节破坏严重，功能丧失，必须使关节强直固定在功能位，以免关节非功能位强直而严重影响功能。对于关节强直在非功能位者，在炎症治愈 1 年后，才可行手术矫形或关节成形术，以防止炎症复发。

1.关节穿刺及冲洗

关节穿刺除用于诊断外，也是重要的治疗措施。其目的为吸出关节渗液，及时冲洗出纤维蛋白和白细胞释出的溶酶体等有害物质，避免对关节软骨造成不可逆的损害，术后局部注入抗生素或行关节腔灌注冲洗。也可用关节镜进行冲洗。

2.关节切开引流术

经过非手术治疗无效，全身和局部情况如仍不见好转，或关节液已成为稠厚的脓液，或较深的大关节，穿刺难以成功的部位，应及时切开引流，用大量的生理盐水冲洗，去除脓液、纤维块和坏死脱落组织，注入抗生素，伤口用抗生素滴注引流或做局部湿敷，以控制感染和防止关节面软骨破坏，缓解疼痛，防止肌肉挛缩和关节畸形。

3.关节矫形术或关节成形术

严重的化脓性关节炎，未及时采取有效的措施，遗留严重畸形，有明显功能障碍者，可以考虑行矫形手术或关节成形术。对于关节强直于功能位无明显疼痛者，一般无须特殊治疗；如果关节强直于非功能位或有陈旧性病理脱位者，须行矫形手术，如关节融合、截骨矫形术或关节成形术等。手术须在炎症治愈1年后才可以进行，以防止炎症复发。

（孙　涛）

第二节　化脓性骨髓炎

一、急性化脓性骨髓炎

急性化脓性骨髓炎是指由化脓性细菌引起的骨膜、骨质和骨髓组织的一种急性化脓性炎症。本病的病变范围不仅涉及骨髓组织，且常波及骨膜、密质骨和松质骨等部位；如不及时正确治疗，可反复发作或转为慢性骨髓炎，遗留畸形、强直、残废等，严重影响功能和健康，甚至危及生命。本病最常见于3～15岁的儿童和少年，男多于女，男女比例约4∶1。好发于四肢长骨的干骺端，尤以胫骨上段和股骨下段的发病率最高（约占60%），其次为肱骨、桡骨及髂骨，桡骨、尺骨、跖骨、指（趾）骨次之，脊柱亦偶有发生，肋骨和颅骨少见。

（一）病因病理

（1）病因：急性化脓性骨髓炎是由化脓性细菌引起的骨与周围组织的感染。最常见的致病菌是金黄色葡萄球菌，占75%以上；其次为乙型链球菌和白色葡萄球菌，偶有大肠埃希菌、铜绿假单胞菌和肺炎球菌等。

化脓性骨髓炎的感染途径主要有三：①血源性感染，细菌从体内其他感染灶，如疖痈、脓肿、扁桃体炎、中耳炎等经血行到达骨组织，在身体抵抗力差或细菌具有高度感染力的情况下发病，这是最常见的途径。此外，不少患者局部骨骼感染灶不明显，但出现脓毒血症，应该注意这可能是脓胸、肺脓肿、心包炎、脑脓肿、肝脓肿、髂窝脓肿等的严重感染的一种表现，应全面检查，防止漏诊。②创伤性感染，细菌从伤口侵入骨组织，如外伤引起的开放性骨折，或因穿透性损伤到骨组织，或因术口感染累及骨组织，造成感染。另外，临床上扭挫伤等闭合性损伤的所致局部组织的损伤，形成血肿，导致局部血流不畅，细菌易于停聚引起感染。③蔓延性感染，由邻近软组织直接蔓延扩散导致，如指（趾）端感染引起的指（趾）骨骨髓炎，齿槽脓肿累及的上、下颌骨等。化脓性骨髓炎的发生，细菌毒力的大小是外在因素，全身情况或局部骨骼抵抗力是内在因素。

血源性骨髓炎：好发于儿童长骨的干骺端，此阶段是人体骨生长最活跃的时期，干骺端有很多终末小动脉，循环丰富，血流缓慢，细菌易于停留、聚集、繁殖，形成栓塞，使血管末端阻塞，导致局部组织坏死，感染化脓。

（2）病理：骨质破坏、坏死和由此诱发的修复反应（骨质增生）同时并存为本病的病理特点。早期以骨质破坏和坏死为主，晚期以增生为主。

病理过程：①脓肿形成，骨内感染灶形成后，因周围为骨质，引流不畅，早期多局限于髓内，随着病情的进展，骨质被侵蚀破坏，脓肿沿着局部阻力较小的方向四周蔓延。脓肿蔓延途径如下

（图 11-1）。脓肿向长骨髓腔蔓延。因骨骺板抵抗感染的能力较强,脓液不易穿破骺板进入关节腔,多向骨髓腔扩散,致使骨髓腔受累。髓腔内压力增高,可再沿中央管扩散至骨膜下层,形成骨膜下脓肿。脓液突破干骺端的坚质骨,穿入骨膜下形成骨膜下脓肿;压力进一步增高时,突破骨膜流入软组织。也可沿中央管侵入骨髓腔,穿入关节,引起化脓性关节炎。成人骺板无抵御能力,脓肿可穿破干骺端骨皮质进入关节,形成化脓性关节炎。②形成死骨,骨膜被脓肿掀起时,该部的骨皮质失去来自骨膜的血液供应(严重影响骨的循环);而进入骨髓腔和中央管的脓液,亦可形成血栓和脓栓,栓塞管内通过的滋养血管,阻断骨内血供;最终造成骨坏死,形成死骨。坏死区的分布和大小,视缺血范围而定,严重时可发生整个骨干坏死。③包壳形成,在脓肿和死骨的形成过程中,由于骨膜剥离,骨膜深层成骨细胞受炎性刺激而产生大量新骨,包裹于死骨外面,形成"骨性包壳",可替代病骨起支持作用,大量骨坏死时,成为维持骨干连续和稳定的唯一保证。通常包壳上有多个小孔与皮肤窦道相通,内有死骨、脓液和炎性肉芽组织,往往由于引流不畅,成为骨性无效腔。小块死骨可被吸收或经窦道排出,大块死骨则不能排出或吸收,导致无效腔不能闭合,伤口长期不愈,成为慢性骨髓炎。

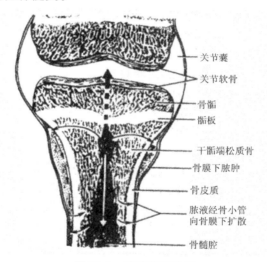

图 11-1 脓肿蔓延途径

(二)临床表现与诊断

1.病史

患者体质常虚弱,有的曾有感染灶,有的曾有局部外伤史。

2.症状与体征

(1)全身症状:起病急,开始即有明显的全身中毒症状,多有弛张型高热,可达 39～40 ℃,有时并发寒战、脉搏快、口干、食欲缺乏,可有头痛、呕吐等脑膜刺激症状,患儿烦躁不安,严重者可有谵妄、昏迷等败血症表现。外伤引起的急性骨髓炎,除有严重并发症或大量软组织损伤及感染外,一般全身症状较轻,感染较局限而少发生败血症,但应警惕并发厌氧菌感染的危险。

(2)局部症状:早期有局部剧烈疼痛和搏动性疼痛,肌肉有保护性痉挛,惧怕移动患肢。患部皮温增高,有深压痛,肿胀不明显。数天后,骨膜下脓肿形成,局部皮肤水肿、发红。当脓肿穿破骨膜至软组织后,压力减轻,疼痛缓解,但软组织受累的症状明显,局部红、肿、热、痛,压痛更为明显,可触及波动感。脓液进入髓腔后,整个肢体剧痛肿胀,骨质因炎症而变疏松,常伴有病理性骨折。

3.实验室检查

白细胞计数及中性粒细胞数明显升高，一般伴有贫血，白细胞计数可高达 $10 \times 10^9/L$，中性粒细胞可占 90% 以上。早期血培养阳性率较高，局部脓液培养有化脓性细菌，应做细菌培养及药物敏感试验，以便及时选用有效药物。如骨穿刺抽得脓液、混浊液或血性液体涂片检查有脓细胞或细菌，即可确诊。

4.影像学检查

X 线片在起病 2 周内多无明显异常，故阴性结果不能排除急性骨髓炎。2 周后，髓腔内脓肿形成，松质骨内可见小的斑片状骨质破坏区，进而累及骨皮质甚至整个骨干。因骨膜被掀起，可出现骨膜反应(层状或葱皮样)及层状新骨形成。

如感染继续向髓腔内和骨干方向扩展，则骨皮质内、外侧面均出现虫蚀样改变、脱钙以及周围软组织肿胀阴影，有时出现病理骨折。CT 检查可提前发现骨膜下脓肿，明确其病变范围。MRI 在骨髓炎早期即可显示病变部位骨内和骨外的变化，如骨髓损坏、骨膜反应等，此种改变要早于 X 线片和 CT 检查。骨扫描对早期诊断骨髓炎有重要价值，但由于其局限性，有时阴性并不能排除骨髓炎诊断。

5.鉴别诊断

(1)软组织炎症：软组织炎症时全身中毒症状较轻，而局部红肿较明显，压痛表浅，且其病变多居于骨骼之一侧，因此压痛只限于一个或两个平面。

(2)急性化脓性关节炎：化脓性关节炎红热、肿胀、压痛在关节间隙而不在骨端，关节活动度几乎完全消失，有疑问时，关节腔穿刺抽液检查可明确诊断。早期 X 线表现为关节间隙增宽，随着病变的发展关节间隙变窄甚至消失。

(3)风湿性关节炎：为风湿病的一部分，起病缓慢，全身情况(如发热)和局部症状(关节肿痛)均较轻，常为多关节游走性，血沉、抗"O"等血液检查呈阳性。

(4)恶性骨肿瘤：特别是尤文肉瘤，常伴发热、白细胞增多、X 线示"葱皮样"骨膜下新骨形成等现象，须与骨髓炎鉴别。鉴别要点：尤文肉瘤常发生于骨干，范围较广，全身症状不如急性骨髓炎重，但有明显夜间痛，表面可有怒张的血管。局部穿刺活检，可以确定诊断。

(三)治疗

早期诊断，及时应用大剂量有效抗生素，中药辨证施治，内服外用和适当的局部处理，全身支持治疗是治疗成功的关键。

1.全身治疗

加强全身支持疗法。对症处理患者的高热，纠正酸中毒，予补液、营养支持治疗，必要时输血，增强患者的抵抗力。出现感染性休克者，积极抗休克治疗。

2.抗生素治疗

早期采用足量、广谱的抗生素，多主张联合用药。常用的抗生素主要有青霉素类、头孢类、氨基糖苷类、喹诺酮类、磺胺类及甲硝唑、万古霉素、克林霉素、利福平等，应根据感染类型、致病菌种、抗生素药敏试验结果及宿主状态选择抗生素，并及时调整。

3.手术治疗

手术治疗的目的：一是引流脓液，减少毒血症症状，二是阻止其转变为慢性。手术方式主要有钻孔引流和开窗减压两种(图 11-2)。一般而言，多数急性化脓性骨髓炎患者，经过早期、及时、有效的治疗,可免于手术。但出现以下情况,应考虑手术治疗:①大剂量应用抗生素2~3天后,全身症状和局部症状仍不能控制,甚至加剧者,或全身症状消退,但局部症状加剧,行诊断性穿刺时在骨膜下或骨髓腔内抽吸到脓液或渗出液者,应早期切开排脓引流。②脓汁已经在骨髓腔内广泛扩散并有死骨形成者,应考虑行开窗排脓和死骨摘除术。

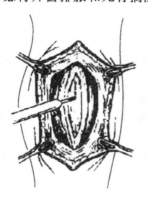

图11-2　开窗减压术

二、慢性化脓性骨髓炎

慢性化脓性骨髓炎是整个骨组织发生的慢性化脓性炎症,多数是由急性感染消退后遗留的慢性病灶或窦道引发,少数一开始呈慢性过程。本病的病理特点是感染的骨组织增生、硬化、坏死、包壳、瘘孔窦道、脓肿并存,反复化脓,缠绵难愈,病程可长达数月、数年,甚至数十年,易造成病残。

(一)病因病理

1.病因

本病的致病因素与急性化脓性骨髓炎相同,大多数慢性骨髓炎是因急性化脓性骨髓炎治疗不当或不及时,病情发展的结果。这是一个逐渐发展的过程,一般认为发病4周后为慢性期,但时间只作参考,若急性炎症消退后,仍有死骨、窦道、无效腔存在,即为慢性骨髓炎。究其发病原因主要有二:一是急性感染期未能彻底控制,反复发作演变成慢性;二是系低毒性细菌感染,在发病时即表现为慢性骨髓炎。慢性骨髓炎的致病菌为多种细菌的混合感染,但金黄色葡萄球菌仍是主要的病原体。此外,革兰阴性菌也占很大的比例。由骶尾部压疮引起者多为葡萄球菌、大肠埃希菌、铜绿假单胞菌及奇异变形杆菌等多种细菌引起的混合感染,在人工关节置换或其他异常存留引起的慢性骨髓炎者,其致病菌多为阴性凝固酶葡萄球菌。近年来,真菌引起的感染也屡有报道。

2.病理

从急性化脓性骨髓炎到慢性化脓性骨髓炎是一个逐渐发展的过程。如在急性期未能得到及时适当的治疗,形成死骨,虽脓液穿破皮肤后得以引流,急性炎症逐渐消退,但因死骨未能排出,其周围骨质增生,成为无效腔。有时大片死骨不易被吸收,骨膜下新骨不断形成,可将大片死骨包裹起来,形成死骨外包壳,包壳常被脓液侵蚀,形成瘘孔,经常有脓性分泌物自窦道流出。

慢性骨髓炎病灶无效腔内含炎性肉芽组织和脓液。无效腔、死骨及附近瘢痕组织等病灶内,由于缺乏血液供应,局部药物的血药浓度低,无法清除病菌导致病菌残留。窦道常时愈时发,因脓液得不到引流,死骨、弹片等异物存在,或因患者抵抗力降低,即出现急性炎症症状。待脓液重新穿破流出,炎症渐趋消退,伤口可暂时愈合。如是反复发作,成为慢性化脓性骨髓炎。骨质常增生硬化,周围软组织有致密瘢痕增生,皮肤不健康,常有色素沉着。

(二)临床表现与诊断

1.病史

多有急性化脓性骨髓炎、开放性骨折、手术史或战伤史。

2.症状与体征

炎症静止期可无全身症状,长期多次发作使得骨失去原有的形态,肢体增粗及变形。皮肤菲薄、色泽暗,有多处瘢痕,稍有破损即引起经久不愈的溃疡;或有窦道,长期不愈合,窦道周围皮肤常有色素沉着,窦道口有肉芽组织增生。有时有小块死骨片自窦道排出。急性感染发作时,局部红肿、疼痛、流脓,可伴有恶寒、发热等全身症状,急性发作约数月、数年一次,反复发作;常由于体质不好或身体抵抗力低下情况下可以诱发。

3.影像学检查

X 线片见受累骨失去原有外形,骨干增粗,骨质增生、增厚、硬化,骨腔不规则、变窄或消失,有大小不等的死骨,如是火器伤偶可见金属异物存留。死骨致密,周围可见一透亮带,为肉芽组织或脓液将死骨与正常组织分离所致,此为慢性骨髓炎特征,死骨外包壳常被脓液侵蚀形成瘘孔。CT 片可以显示出脓腔与小型死骨。部分病例行窦道造影可以充分显示窦道和脓腔。

4.并发症

(1)关节强直:病变侵犯邻近关节,关节软骨被破坏,使关节呈纤维性或骨性强直,或因长期制动固定所致。

(2)屈曲畸形:多因急性期患肢未做制动牵引,软组织瘢痕挛缩所致。

(3)患肢增长或短缩:多见于儿童患者,因炎性刺激骨骺,或骺板破坏,导致过度生长或生长障碍。

(4)关节内外畸形:多为儿童患者因骨骺或骺板受累致使发育不对称所致。

(5)病理性骨折或脱位:感染造成骨质破坏可致骨折,慢性骨髓炎的受累骨质虽粗大但脆弱,易发生骨折,局部肌肉牵拉又可导致脱位。

(6)癌变:窦口皮肤长期不愈,反复的炎性刺激可致癌变,常为鳞状上皮癌。

5.鉴别诊断

(1)硬化性成骨肉瘤:一般无感染史,X 线片示恶性膨胀性生长、骨质硬化并可见放射状骨膜反应,病变可穿破骨皮质进入软组织内。

(2)骨样骨瘤:以持续疼痛为临床特点的良性骨肿瘤。位于骨干者,皮质上可见致密阴影,整段骨干变粗、致密,其间有小的透亮区,即"瘤巢"1 cm 左右,肿瘤可见小死骨,周围呈葱皮样骨膜反应。位于骨松质者,也有小透亮区,周围仅少许致密影,无经久不愈的窦道。病理检查有助于鉴别。

(3)骨结核:发病渐进,可有结核中毒症状,X 线片示以骨质破坏为主。一般不易混淆,结合病史、病程、症状体征及 X 线片等可以鉴别。但当慢性骨髓炎和骨结核合并混合感染时,两者均有经久不愈的窦道,X 线片均可见死骨和骨质增生硬化,不易区分,有时须靠细菌学和病理学检查加以鉴别。

(三)治疗

慢性骨髓炎的治疗原则是尽可能彻底清除病灶,摘除死骨,清除增生的瘢痕和肉芽组织,消灭无效腔,改善局部血液循环,为愈合创造条件。由于此期患者体质多虚弱,病变部位病理复杂、血供不畅,单用药物不能奏效,必须采用中西医结合、内外同治、手术和药物相结合的综合疗法。

1.药物治疗

根据细菌培养及药物敏感试验,选择大剂量的有效抗生素,进行为期 6～12 周的治疗。并配合全身的营养支持治疗,予高蛋白、高营养、高维生素饮食等,必要时输血。

2.手术治疗

(1)手术指征:凡有死骨、无效腔、窦道流脓,且有充分新骨形成包壳,可替代原有骨干而支持肢体者,均应手术治疗。术前、术后、术中应给予足量有效的抗生素。术前改善全身情况,如予高蛋白饮食、输血等,增强抵抗力。

(2)手术禁忌证:①慢性骨髓炎急性发作期不宜做病灶清除术,应以抗生素治疗为主,积脓时宜切开引流。②大块死骨形成而包壳尚未充分生成者,过早取掉大块死骨会造成长段骨缺损,该类病例不宜手术取出死骨,须待包壳生成后再手术。但近年来已有在感染环境下植骨成功的报告,因此可视为相对禁忌证。

(3)手术方法:①病灶清除术,即碟形凿骨术(图 11-3),切除窦道,摘除死骨,清除肉芽组织、坏死组织及瘢痕组织,然后用骨凿凿除骨腔边缘部分骨质,使骨腔呈碟形。应注意不可去除过多骨质,防止骨折发生。如行病灶清除术后骨腔较大,可将附近的肌肉做带蒂肌瓣填充术(图 11-4)或滴注引流法以消灭无效腔。②骨移植术,对于骨缺损较大的慢性骨髓炎患者可根据骨缺损的情况,选用开放性网状骨移植或带血管的游离骨移植术填充缺损,术后可行闭式持续冲洗或植入用庆大霉素-骨水泥珠链(图 11-5),进行局部抗生素治疗,以消灭骨无效腔。③病灶切除术,病骨部分切除,不影响功能者,可局部切除。如腓骨中上段、髂骨、肋骨、股骨大粗隆、桡骨头、尺骨下端和肩胛骨等部位的骨髓炎。④截肢术,指征为病程较长的慢性骨髓炎患者,受累骨质广泛,肢体严重畸形,患肢失用,功能完全丧失或周围皮肤有恶变者。应用极少,要严格把握指征。

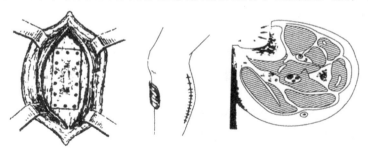

图 11-3　碟形凿骨术

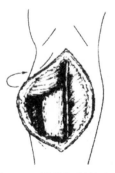

图 11-4　带蒂肌瓣填充术

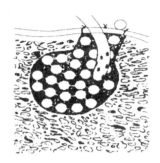

图 11-5　庆大霉素-骨水泥珠链植入

三、慢性化脓性骨髓炎的特殊类型

(一)慢性局限性骨脓肿

慢性局限性骨脓肿是指一种侵犯长骨端松质骨的孤立性骨髓炎。多见于儿童和青年,胫骨上端和下端,股骨、肱骨和桡骨下端为好发部位。

1.病因病理

一般认为是低毒性的细菌感染所致,或因身体对病菌抵抗力强而使化脓性骨髓炎局限于骨髓的一部分。致病菌常为金黄色葡萄球菌、柠檬色葡萄球菌、白色葡萄球菌。脓肿的内容物,初期为脓液或炎性液体,中期脓液逐渐为肉芽组织代替,后期肉芽组织周围因胶原化而形成纤维囊壁。

2.临床表现与诊断

(1)病史:患者可能有肢体干骺端急性炎症发病史。

(2)症状与体征:病程往往迁徙性,持续数年之久。患肢轻度肿胀、疼痛、时轻时重,可有压痛、叩痛,症状可反复发作,长期存在。当劳累或轻微外伤后,可引起急性发作,疼痛加剧,肿胀加重及皮温升高,并可累及邻近关节。罕见有皮肤发红,使用抗生素后炎症表现迅速消退。

(3)实验室检查:血常规可见白细胞计数增高和中性粒细胞核左移。脓液细菌培养常为阴性。

(4)影像学检查:X 线片可见长骨干骺端或骨干皮质显示圆形或椭圆形低密度骨质破坏区,边缘较整齐,周围密度增高为骨质硬化反应,硬化带与正常骨质明显分界。

本病需与干骺端结核相鉴别,结核发于干骺端时,破坏广泛,周围边缘不整齐,密度不增高,骨破坏腔内可见死骨,并易侵犯关节,而本病多不破坏关节。

3.治疗

(1)抗感染治疗:确诊后使用广谱抗生素。

(2)手术治疗:手术时间为在两次急性发作的间歇期。术前术后都需要使用抗生素。手术方法为凿开脓肿腔,清除脓肿,彻底刮除腔壁肉芽组织,缝合伤口,必要时根据病情、部位配合滴注引流。

(二)硬化性骨髓炎

硬化性骨髓炎又称加利骨髓炎,是一种由低毒性感染引起,以骨质硬化为主要特征的慢性骨髓炎。本病多发于长骨的骨干,如胫骨、股骨、腓骨、尺骨等部位,尤以胫骨为好发部位。

1.病因病理

(1)病因:病因尚未完全明确。一般认为是骨组织的低毒性感染,有强烈的成骨反应,产生弥漫性骨质硬化;亦有认为系骨组织内有多个小脓肿,骨内张力很高,因此患者常因病变部位酸胀疼痛而就诊。

(2)病理:本病的主要病理变化过程以骨质硬化改变为主,髓腔变窄甚至消失,没有骨或骨髓化脓、坏死,无死骨形成。在病灶内亦不易发现致病菌。

2.临床表现与诊断

(1)病史:患者可能有损伤病史。

(2)症状与体征:慢性骨髓炎起病多为慢性过程,患处酸胀、疼痛,时轻时重,多有夜间疼痛加重。局部肿胀不明显,多无红肿、发热,症状可反复,劳累或久站、行走多时,疼痛加重。

(3)实验室检查:病灶中细菌培养一般为阴性。白细胞计数可有改变,血沉可有加快。

(4)影像学检查:X线片可见局限或广泛的骨质增生硬化现象。骨皮质增厚,髓腔狭窄甚至消失,病骨密度增高,常呈梭形。在骨质硬化区内一般无透明的骨破坏,病程长的病例中,可见小而不规则的骨质破坏区。多无软组织肿胀。

本病需与硬化性骨肉瘤、尤文肉瘤、畸形性骨炎、骨梅毒等相鉴别。

3.治疗

抗生素抗感染治疗,缓解急性发作所致的疼痛。对于部分病例,非手术治疗难以奏效者。需手术治疗。

(1)抗感染治疗:确诊后使用广谱抗生素。

(2)手术治疗:非手术治疗无效者可行手术治疗,凿开骨皮质,切除增生硬化的骨组织,并清除肉芽组织或脓液,贯通闭合的骨髓腔,以解除髓腔内张力,缓解疼痛。

（孙　涛）

第三节　风湿性关节炎

风湿性关节炎属变态反应性疾病,是风湿热的主要表现之一。多以急性发热及关节疼痛起病,典型表现是轻度或中度发热,游走性多关节炎,受累关节多为膝、踝、肩、肘、腕等大关节,常见由一个关节转移至另一个关节,病变局部呈现红、肿、灼热、剧痛,部分患者也有几个关节同时发病,不典型的患者仅有关节疼痛而无其他炎症表现,急性炎症一般于2～4周消退,不留后遗症,但常反复发作。若风湿活动影响心脏,则可发生心肌炎,甚至遗留心脏瓣膜病变。约80%的患者发病年龄在20～45岁,以青壮年为多,女性多于男性。

一、临床特点

(一)症状

(1)风湿性关节炎的局部典型症状:关节疼痛,多由一个关节转移至另一个关节,常对称发病。

(2)风湿病的全身多种症状:如风湿病处于急性期或慢性活动阶段,则可同时出现其他多种急性风湿病的临床表现,如上呼吸道感染史、发热、心肌炎、皮肤渗出型或增殖型病变、舞蹈病、胸膜炎、腹膜炎、脉管炎、肾炎等;如风湿病处于慢性阶段,则可见到各种风湿性心瓣膜病的改变。

(二)体征

表现为游走性关节炎,多由一个关节转移至另一个关节,常对称累及膝、踝、肩、腕、肘、髋等大关节,局部呈红、肿、热、痛的炎症表现,但永不化脓,部分患者数个关节同时发病,亦可波及手足小关节或脊柱关节等。

急性游走性大关节炎,常伴有风湿热的其他表现如心肌炎、环形红斑、皮下结节等,血清中抗链球菌溶血素"O"凝集效价明显升高,咽拭子培养阳性和血白细胞增多等。

二、诊断要点

(1)病史:发病前1~4周可有溶血性链球菌感染史。

(2)临床症状与体征。

(3)实验室检查:白细胞计数轻度或中度增高,中性粒细胞稍增高,常有轻度贫血。尿中有少量蛋白、红细胞和白细胞。血清中抗链球菌溶血素"O"多在500单位以上。血沉多增快。

(4)X线表现:风湿病伴关节受累时,不一定都有阳性X线征象。有的患者,其关节X线全无异常表现,有的患者则受累关节显示骨质疏松。有时风湿性心脏病患者的手部X线与类风湿关节炎的变化很相似,易出现掌骨头桡侧骨侵蚀面形成钩状畸形。

本病的诊断目前仍采用1965年修订的Jones标准,即以心肌炎、多发性关节炎、舞蹈病、环形红斑及皮下结节为主要诊断依据,以既往风湿热史或现在有风湿性心脏病、关节痛、发热、血沉增快、C反应蛋白阳性或白细胞计数增多及心电图P-R间期延长作为次要依据。凡临床上有以上2项主要表现或1项主要表现加2项次要表现,并近期有乙型链球菌感染和其他证据等而做出诊断,如果抗"O"增高或咽拭子培养阳性者可以明确诊断。

三、治疗思路

现代医学对本病的治疗主要是针对急性风湿病,使用青霉素控制链球菌感染,水杨酸制剂解热消炎止痛改善症状,合并有心肌炎者考虑用肾上腺皮质激素。

(1)一般治疗:急性期应卧床休息,加强护理,加强营养。症状消失及实验室检查正常2周后方可逐渐增加活动。

(2)控制乙型链球菌感染:成人青霉素肌内注射80万单位,每天2次,共10~14天。青霉素过敏者,可改用红霉素、螺旋霉素等治疗。

(3)控制症状药:①非甾体抗炎药。可内服西乐葆(痛博士)、美洛昔康胶囊、尼美舒利、扶他林(双氯芬酸钠)缓释片等。复合制剂:科洛曲片等。②糖皮质激素。消炎作用强,用于有心肌炎或其他抗风湿药无效时。常用量:甲泼尼龙40 mg/d;地塞米松5~10 mg/d;氢化可的松;200~300 mg/d。

(孙　涛)

第四节　银屑病关节炎

一、病因

银屑病关节炎(PsA)是与银屑病相关的一种炎性关节疾病,可见于任何年龄,无性别差异。其发病机制尚未完全明确,目前认为主要与以下因素有关。

(一)遗传因素

此病常有家庭聚集的特点,一级家属内的患病率为 30％,单卵双生子的患病危险性可高达72％。本病在国内外均有家族史的报道,现在认为主要是常染色体显性遗传,并且伴有不完全外显率。目前已经确定的与银屑病关节炎有关的组织相容性抗原有 HLA-A1、B16、B17、B27、B39、CW6、D7 等。

(二)免疫因素

免疫机制异常在银屑病的发病机制中起着重要作用。现已证明 HLA-DR$^+$ 角朊细胞者其银屑病关节炎的发病率较高,HLA-DR$^+$ 角朊细胞常发现于银屑病患者的皮损细胞和滑膜细胞中,而在正常的皮肤细胞中很难见到。另外 HLA-DR4 则和骨破坏的发生相关。

(三)感染因素

细菌、病毒的感染可以引起机体免疫系统发生变化,从而间接参与银屑病关节炎的发生。银屑病在人类免疫缺陷病毒感染人群中的发病率要高于普通人群,另外在银屑病的斑块内发现有抗链球菌抗体的升高。

(四)环境因素

季节变换、寒冷、潮湿、紧张、抑郁、创伤等现已均被认为是银屑病关节炎的促发因素。

二、病理

银屑病关节炎患者的滑膜组织活检,在早期可见细胞轻度增生、肥大,并伴有纤维素样渗出。中期可见细胞水肿、纤维组织增生、小血管生成、淋巴细胞浸润。晚期则出现组织纤维化,残留血管管壁增厚。用免疫荧光法可发现病变的滑膜处有 IgG、IgA 的沉积。

三、临床表现

(一)关节病变

银屑病关节炎除了引起四肢外周关节病变外还可引起脊柱关节病变。根据其临床特点可以大致分为五类,这几种类型可以合并存在,部分类型间能相互转化。

1.单关节炎或少关节炎型

此种类型最多,大约占 70％,常侵犯手、足近端和远端指(趾)间关节,也可累及腕、髋、膝、踝等大关节,不对称分布。由于常伴发滑膜炎及腱鞘炎,所以受累指(趾)会形成典型的腊肠状指(趾),并伴有指(趾)甲的病变。此型可转化为多关节炎型。

2.对称性多关节炎型

这种类型所占比例大约为15％,病变最常累及近端指(趾)间关节,也可累及远端指(趾)间关节和肘、腕、膝、踝等大关节,其中有些患者血清类风湿因子可呈阳性,此时与类风湿关节炎较难鉴别。

3.远端指间关节型

此型占到5％～10％的比例,病变主要累及远端指间关节,是最典型的银屑病关节炎,常伴有银屑病的指甲病变。

4.残毁性关节型

这种类型所占比例较小,为5％,这是银屑病关节炎较为严重的类型。受损的指、掌、跖骨可有溶骨性改变,指节间形成望远镜式的套叠影像,关节可出现强直、畸形。这种类型的皮肤银屑病往往比较严重,而且好发于青壮年。

5.脊柱病变型

此型约占5％,主要为年龄大的男性,病变主要累及脊柱及骶髂关节,常为节段性,伴有韧带骨赘形成。病变严重时会形成脊柱融合、骶髂关节融合等,也可引起寰椎不全脱位。

(二)皮肤病变

银屑病关节炎的皮肤病变最好发于头皮和四肢的伸侧,特别是在肘、膝部位,常呈散在分布。尤其要特别注意隐匿部位的皮损,比如头发、会阴、臀等这些不易检查到的地方。皮损情况主要表现为丘疹或斑块、形状为圆形或不规则形。表面为银白色的鳞屑,去除鳞屑后其下为发亮的薄膜,除去薄膜后可见点状出血。这种特征对诊断银屑病有重要意义。因为存在银屑病与否是和其他炎性关节病最重要的区别,其中35％的患者其皮肤病变的严重程度和关节炎病变的严重程度相关。

(三)指(趾)甲病变

据统计银屑病关节炎患者中有80％伴有指(趾)甲异常,这可为早期诊断提供重要线索。由于甲床和指(趾)骨存在着共同的供血来源,指(趾)甲的慢性银屑病性损害会引起血管改变,而最终累及其下的关节。现已发现骨骼的改变程度与指甲变化的严重程度相关,并且两者常常发生在同一指(趾)。常见的指甲变化有点状凹陷、变色、横断、纵嵴、甲下角化过度、甲剥离等。

(四)其他表现

除了典型的病变,在银屑病关节炎中,还可伴发有其他系统的损害,例如:结膜炎、急性前葡萄膜炎、干燥性角膜炎、巩膜炎;炎性肠病和胃肠道淀粉样病变;以主动脉瓣关闭不全、持久性传导阻滞、心脏肥大为特征的脊柱炎性心脏病;还可伴有发热、消瘦、贫血等全身症状。

(五)并发症

银屑病关节炎可并发肌肉失用性消耗和特发性消耗、胃肠道淀粉样变性、伸侧肌腱积液、主动脉瓣关闭不全、肌病和眼部炎症性改变。还可与其他血清阴性的多关节炎相重叠,如银屑病性关节炎-贝赫切特综合征、银屑病性关节炎-克罗恩病、银屑病性关节炎-瑞特综合征、银屑病性关节炎-溃疡性结肠炎。也可引起致命的并发症,比如严重感染、消化性溃疡及穿孔等。

四、辅助检查

(一)实验室检查

本病尚无特异性的实验室检查,病情活动时有血沉加快,C反应蛋白升高,IgA、IgE增高,补体增高等。滑液性状为非特异性反应,仅有白细胞轻度增加,主要以中性粒细胞为主。类风湿因子常呈阴性,但有 5％～16％患者会出现低滴度的类风湿因子,有 2％～16％患者抗核抗体低滴度阳性。约有半数患者的 HLA-B27 阳性,这种情况常与骶髂关节和脊柱受累显著相关。

（二）影像学检查

1.周围关节炎

影像学上可有骨质破坏和骨质增生的表现。手和足的小关节可呈骨性强直,指间关节破坏常伴有关节间隙增宽,末节指骨茎突的骨性增生和末节指骨吸收改变,近端指骨破坏变尖和远端指骨骨性增生的改变,会形成“带帽铅笔”样改变。受累指间关节间隙会变窄、融合、强直和畸形。长骨骨干出现绒毛状骨膜炎。

2.中轴关节炎

此种影像学多表现为单侧骶髂关节炎,可见关节间隙模糊、变窄、融合等。脊柱椎间隙变窄、强直,不对称性的韧带骨赘形成,以及椎旁骨化,比较典型的是相邻椎体的中部之间的韧带骨化连接形成的骨桥,常呈不对称分布。

五、诊断

银屑病患者若有关节炎的表现即可诊断银屑病关节炎。由于部分患者银屑病变出现在关节炎之后,所以此类患者的诊断相对较为困难,应注意临床和放射学检查,如有银屑病的家族史,要注意寻找隐蔽部位的银屑病变,注意受累关节的部位,以及有无脊柱关节病等。在做出银屑病关节炎的诊断前应先排除其他疾病。

（一）类风湿关节炎

二者均有小关节炎的表现,但银屑病关节炎常伴有银屑病的皮损和特殊指甲病变、指(趾)炎、起止点炎等,常侵犯远端指间关节,类风湿因子多为阴性。有特殊的 X 线片表现,如笔帽样改变和部分患者的脊柱和骶髂关节病变。类风湿关节炎则多为对称性小关节炎,多累及近端指间关节和掌指关节、腕关节。可有皮下结节、类风湿因子多呈阳性,X 线片以关节侵袭性改变为主。

（二）强直性脊柱炎

侵犯脊柱的银屑病关节炎,其脊柱和骶髂关节病变常不对称,可呈现“跳跃”式病变,常发病于年龄较大的男性,症状也较轻,并伴有银屑病皮损和指甲的典型改变。而强直性脊柱炎患者的发病年龄较轻,脊柱和骶髂关节的病变常为对称性,并无皮肤及指甲病变。

（三）Reiter 综合征

此病常有非特异性眼结膜炎、尿道炎、关节炎(特别是下肢大关节)以及皮肤病变。此病患者可伴有蛎壳样的银屑病皮疹,其关节症状也和银屑病关节炎相似。对于这类不典型病例常需一段时期的随访才能进行确诊。

（四）痛风

痛风引起的关节炎多起病较急,常于夜间发作,白天减轻。痛风关节炎常反复发作,形成慢性痛风,最后产生关节畸形。根据临床症状、痛风石排出物、高尿酸血症、滑膜液检出尿酸盐结晶可进行鉴别。

（五）骨关节炎

对于仅有远端指间关节受累的银屑病关节炎常需与骨关节炎进行鉴别。骨关节炎无银屑病皮损和指甲病变,但可有赫伯登结节和布夏尔结节,无银屑病关节炎的典型 X 线改变,而且发病年龄多为 50 岁以上老年人。

六、治疗

(一)一般治疗

适度休息,注意关节功能锻炼,避免过度疲劳和关节损伤,忌烟、酒和刺激性食物。

(二)药物治疗

1.非甾体抗炎药

非甾体抗炎药主要适用于轻、中度活动性银屑病关节炎患者,具有抗炎、止痛、退热和消肿的作用,对皮损和关节破坏无效。治疗剂量需个体化。只有在一种足量使用 1～2 周无效后才可更改为另一种。应避免两种或两种以上同时服用。老年人宜选用半衰期短的药物,对于有溃疡病史的患者,选用选择性 COX-2 抑制剂,减少胃肠道的不良反应。

2.慢作用抗风湿药

(1)甲氨蝶呤:对皮损和关节炎均有效。可口服、肌内注射和静脉注射,每周 1 次,7.5～10.0 mg,若无不良反应、症状加重者可逐渐增加剂量至 20～25 mg,待病情控制后逐渐减量至维持量 5～10 mg,每周 1 次。不良反应是肝毒性、白细胞减低及黏膜损害,服药期间需定期查血常规和肝功能。

(2)柳氮磺吡啶:对皮损和关节炎均有效。治疗量大于类风湿关节炎,逐渐加量,最大可达 3～4 g/d,主要不良反应有消化道不良反应、肝功能异常、男性生殖系统影响等。服药期间应定期查血常规和肝功能。

(3)来氟米特:多用于中重度的患者。

(4)青霉胺:口服适宜量,见效后可逐渐减至维持量。青霉胺的不良反应多,长期大剂量可出现肾损害和骨髓抑制等,及时停药多能恢复。治疗期间应定期复查血、尿常规和肝肾功能。

(5)硫唑嘌呤:对皮损和关节炎有效,按每天常用剂量起服用,见效后给予维持量。服药期间应定期复查血常规和肝功能等。

3.糖皮质激素

糖皮质激素多用于病情严重和一般药物治疗不能控制的患者。因其不良反应多,突然停用可诱发严重的银屑病类型和疾病复发,因此必须严格按照原则使用。

4.阿维 A 酯

阿维 A 酯(依曲替酯)属芳香维 A 酸类。口服适宜剂量,待病情缓解后逐渐减量,疗程为4～8 周,肝肾功能不正常及血脂过高、孕妇、哺乳期患者禁用。由于该药有潜在致畸性和体内长期滞留的特点,所以女性患者在服药期间和停药后至少 1 年内不宜怀孕。用药期间注意复查肝功能及血脂等。另外长期使用可使脊柱韧带钙化,因此中轴病变的患者应避免使用。

5.雷公藤

雷公藤多甙对皮损和关节炎有效,每天分 3 次饭后服。

6.生物制剂

目前最常用的为肿瘤坏死因子 α 抑制剂。如依那西普、英利昔单抗和阿达木单抗,可用于对慢作用抗风湿药反应差或病情中重度的银屑病关节炎。

7.局部用药

(1)关节腔注射糖皮质激素类药物:在急性单关节或少关节炎型可考虑使用,但不宜反复使用,同时避开皮损处,过多的关节腔穿刺容易并发感染,还可并发类固醇晶体性关节炎。

(2)皮损的局部用药:根据皮损的类型、病情等选用药物。如外用的糖皮质激素一般用于轻、中度银屑病,使用不当或滥用特别是大剂量情况下可导致皮肤松弛、变薄和萎缩。焦油类制剂易污染衣物,有异味,一般可在睡眠时使用。外用药除引起皮肤激惹现象,较少有其他不良反应。

(三)外科治疗

对于部分已经出现关节畸形和功能障碍的患者可采用关节成形术,用来恢复其关节功能。目前髋、膝修复术已获成功。但在外科手术后的关节僵硬仍是个尚未解决的问题。

七、预后

本病病程较漫长,可持续数十年,甚至迁延终身,且易复发。银屑病患者的预后一般较好。若关节受累广泛,皮损严重,则致残率高。急性关节炎本身很少引起死亡,但糖皮质激素和细胞毒药物治疗可引起致命的并发症,如严重感染、消化性溃疡及穿孔等。

(孙 涛)

第五节 反应性关节炎

反应性关节炎是指继发于身体其他部位感染的急性非化脓性关节炎。肠道或泌尿生殖道感染后的反应性关节炎最为常见。近年来,对于链球菌感染及呼吸道衣原体感染后反应性关节炎已有不少报道,并被认为是反应性关节炎的两种不同类型。

一、病因

引起反应性关节炎的常见微生物包括肠道、泌尿生殖道、咽部及呼吸道感染菌群,甚至病毒、衣原体及原虫等。许多反应性关节炎患者的滑膜和滑膜白细胞内可检测到沙眼衣原体的 DNA和 RNA,以及志贺杆菌的抗原成分。而衣原体热休克蛋白(HSP)、耶尔森菌 HSP60 及其多肽片段均可诱导反应性关节炎患者 T 细胞增殖。

二、病理

研究表明反应性关节炎患者的滑膜组织、滑膜液及其沉淀物中存在致病微生物。反应性关节炎滑膜的病理改变为非特异性炎症,炎症因子参与其病理过程。韧带及关节囊附着点的炎症病变是病变活动的常见部位。有研究认为,骨骼上的肌腱附着点可能是反应性关节炎最初的免疫及病理反应发生的部位之一,并且是肌腱炎发生的病理基础。

三、临床表现

反应性关节炎是一种全身性疾病。一般发病较急,临床表现轻重不一,可为一过性单关节受累,也可出现严重的多关节炎,甚至伴有明显的全身症状或眼炎及心脏受累等关节外表现。

(一)一般症状

常见的全身症状有疲乏、全身不适、肌痛及低热。少数患者可有中度发热。

(二)关节症状

反应性关节炎的主要表现为关节受累,其程度轻重不一。轻者可仅有关节疼痛,重者则出现明显的多关节炎,甚至活动受限。出现关节局部红肿、疼痛、皮温增高,或伴有皮肤红斑。典型的表现为渐进性加重的非对称性单关节或少关节炎,以下肢关节受累最为常见,如膝、踝和髋关节。肩、肘、腕及手足小关节也可受累,足小关节的腊肠趾比较常见。在部分患者,可出现下腰背及骶髂关节疼痛。

(三)肌腱端炎

肌腱端炎是反应性关节炎的常见症状之一。表现为肌腱在骨骼附着点局部的疼痛及压痛。以跟腱、足底肌腱、髌腱附着点及脊柱旁最易受累。重症患者可因局部疼痛使活动受限或出现肌肉失用性萎缩。

(四)皮肤黏膜

皮肤黏膜病变在反应性关节炎比较常见。最具特征性的表现为手掌及足底的皮肤溢脓性角化症。主要见于淋球菌感染等性交后反应性关节炎。

部分患者可出现漩涡状龟头炎、膀胱炎及前列腺炎,表现为尿频、尿急、尿痛及血尿等相应症状和体征。女性患者尚可有宫颈炎及输卵管炎。结节性红斑仅见于部分患者,以耶尔森菌感染者为主。口腔溃疡是反应性关节炎的另一常见表现,多为浅表无痛性小溃疡,可发生于腭部、舌缘、口唇及颊黏膜。

(五)肠道病变

肠道感染为反应性关节炎的诱发因素之一。患者于发病前数天至数周可有腹泻史,部分病例在出现关节炎时仍有肠道症状。肠镜检查可见肠黏膜充血、糜烂或类似溃疡性结肠炎及克罗恩病样外观。此期患者的便培养多无细菌生长。

(六)泌尿道表现

患者可有尿频、尿急、尿痛等尿路感染的症状,且多发生于关节炎之前。但是,许多患者可无明显自觉症状。

(七)眼损害

眼损害在反应性关节炎常见,可以是首发症状。患者可出现结膜炎、巩膜炎、角膜炎,甚至角膜溃疡。此外,可有内眼炎如虹膜炎及虹膜睫状体炎,可表现为畏光、流泪、眼痛、内眼受累及视力下降。

(八)内脏受累

反应性关节炎偶可引起心脏传导阻滞、主动脉瓣关闭不全、中枢神经系统受累及渗出性胸膜炎。个别患者可出现蛋白尿及镜下血尿,一般无严重肾损害。

四、辅助检查

实验室检查对反应性关节炎的诊断并无特异性。但是,对判断其病情程度,估计预后及指导用药有一定意义。主要的实验室检查项目包括以下几种。

（一）血液学

血沉和 CRP 在急性期反应性关节炎可明显增高，进入慢性期则可降至正常。血常规检查可见白细胞、淋巴细胞计数增高，或出现轻度贫血。在部分患者可见尿中白细胞增高或镜下血尿，很少出现蛋白尿。

（二）细菌学检查

中段尿、便及咽拭子培养有助于发现反应性关节炎相关致病菌。但是，由于培养方法、细菌特性及取材时机的不同，常出现阴性培养结果。因此，测定血清中抗细菌及菌体蛋白质抗体对鉴定细菌类型十分重要。目前，反应性关节炎诊断中，可进行常规抗体检测的微生物包括沙门菌、耶尔森菌、弯曲菌、衣原体、淋球菌、伯氏疏螺旋体、乙型溶血性链球菌。此外，以 PCR 检测衣原体及病毒的方法在反应性关节炎诊断中亦很有意义。

（三）HLA-B27 测定

HLA-B27 阳性对反应性关节炎的诊断、病情判断乃至预后估计有一定参考意义。但是，HLA-B27 测定阴性不能除外反应性关节炎。

（四）自身抗体及免疫球蛋白

反应性关节炎患者的类风湿因子、抗核周因子及抗核抗体均阴性，而血清免疫球蛋白 IgG、IgA、IgM 可增高。这些指标测定有助于反应性关节炎的诊断及鉴别诊断。

（五）关节液检查

关节液检查对反应性关节炎诊断及与其他类型关节炎的鉴别具有重要意义。反应性关节炎的滑液中可有白细胞及淋巴细胞计数增高，黏蛋白阴性。关节液培养阴性。利用 PCR、间接免疫荧光及电镜技术可在部分患者的滑膜及滑液中检测到菌体蛋白成分。

五、诊断

（一）分型

1.典型反应性关节炎

反应性关节炎的诊断主要靠病史及临床特点。实验室及影像学异常，对诊断有参考意义，但不具特异性。对于起病较急的非对称性下肢关节炎应首先考虑反应性关节炎的可能，若结合患者前驱感染史，并排除其他关节炎，一般可确定诊断。

2.不典型反应性关节炎

不典型的病例需仔细询问病史及查体。一过性或轻症患者的肠道及泌尿道感染史或不洁性接触史往往对诊断很有帮助。不少患者无明显膝关节疼痛，但体检却有膝关节积液。

3.链球菌感染后反应性关节炎

乙型溶血性链球菌感染后反应性关节炎已逐渐被多数人认可，它不等同于急性风湿热。本病的特点包括：①乙型溶血性链球菌感染史。②非游走性关节炎/关节痛。③结节性红斑或多形性红斑。④部分患者有一过性肝损害。⑤无心肌炎表现。⑥抗链球菌溶血素"O"及抗脱氧核糖核酸酶 B 增高。⑦咽拭子培养阳性。⑧HLA-DRB1 阳性率增加。

（二）实验室检查

尿、便、咽拭子及生殖道分泌物培养对诊断及鉴定致病菌类型有重要意义。血沉、CRP、关节液及自身抗体检查对反应性关节炎的诊断无特异性，但有助于对病情估计及与其他关节病的鉴别诊断。典型病例的诊断无须 HLA-B27 测定。在不典型患者，HLA-B27 阳性提示反应性关节炎的可能性,但其阴性并不能除外本病的诊断。

六、治疗

反应性关节炎的发病诱因、病情程度及复发倾向因人而异。因此,治疗上应强调个体化及规范化的治疗。

(一)一般治疗

反应性关节炎患者应适当休息,减少受累关节的活动,但又不应当完全制动,以避免失用性肌肉萎缩。外用消炎镇痛乳剂及溶液对缓解关节肿痛有一定作用。

(二)非甾体抗炎药

非甾体抗炎药(NSAIDs)为反应性关节炎的首选药物。但是,用药过程中应定期复查血常规及肝功能,避免药物引起的不良反应。

(三)糖皮质激素

一般不主张全身应用糖皮质激素。对 NSAIDs 无效且症状严重的关节炎患者,可给予小剂量泼尼松短期应用,症状缓解后尽快逐渐减量。在泼尼松减量过程中加用 NSAIDs 有利于症状的控制。关节腔穿刺抽取关节液后,腔内注射倍他米松(得宝松)或醋酸曲安西龙(去炎松),对缓解关节肿痛十分有效。但注射间隔不应少于 3 个月。合并虹膜炎或虹膜睫状体炎的反应性关节炎,应及时口服泼尼松,并给予盐酸环丙沙星滴眼液(悉复明)、可的松滴眼液滴眼。必要时球后或结膜下注射倍他米松等。

(四)慢作用抗风湿药及免疫抑制剂

慢作用抗风湿药(DMARDs)对反应性关节炎有较好的治疗作用。柳氮磺吡啶对慢性关节炎或伴有肠道症状者有较好的疗效。对于柳氮磺吡啶治疗无明显疗效及慢性期患者,可给予甲氨蝶呤。甲氨蝶呤对黏膜损害尤为有效,但应避免用于 HIV 感染后反应性关节炎。

(五)抗生素

目的在于控制感染。对于从尿、便及生殖道分离或培养出细菌的患者,应给予对革兰阴性菌敏感的抗生素或根据药敏试验进行治疗。环丙沙星对衣原体诱导的反应性关节炎有较好的治疗作用。对溶血性链球菌感染引起的反应性关节炎则采用青霉素或红霉素治疗。

七、预后

大多数反应性关节炎患者经及时治疗一般可完全恢复正常。复发见于 15% 的患者,大约还有 15% 的患者有慢性、破坏性、致残性关节炎或肌腱末端炎,还可发生视力障碍或失明。个别反应性关节炎可发生强直性脊柱炎。

(颜　翔)

第六节　肩关节骨关节炎

肩关节一般指肱骨头与肩胛骨关节盂之间的盂肱关节。肩关节由盂肱关节、胸锁关节、肩锁关节及肩胛骨与胸壁之间的连接(肩胛胸壁关节)、肩峰下机制(第 2 肩关节)、喙锁机制(喙锁关节)等 6 个关节彼此共同运动。

一、概述

盂肱关节即通常所说的肩关节。盂肱关节骨关节炎是肩部关节中最常见的骨关节炎,它是一种导致关节软骨变薄,最终导致软骨丧失的慢性进行性病变。

二、流行病学

盂肱关节骨关节炎发病率较低,多发生于老年人群,男女比例接近。

三、病理生理机制

盂肱关节必须依靠静力性和动力性的稳定结构才能获得运动和稳定,其中肩袖起到特别重要的作用,肩袖不仅能稳定盂肱关节并允许关节有极大的活动范围,还是固定上肢的活动支点。各种原因导致肩袖损伤、长期活动、损伤导致关节面软骨损伤,进而发生骨关节炎。骨关节炎常较早累及盂肱关节,包括软骨、软骨下骨、滑膜和周围软组织均有改变。

四、临床表现

(一)既往史

可有既往肩部外伤或疾病史,疼痛为主要症状,呈间歇性伴晨僵,活动后好转。中后期出现肌肉无力,关节活动度减小,功能受限。严重者骨关节炎日常活动受影响,常有关节强直及功能丧失。

(二)体查

病程长者,可有冈上肌、冈下肌和三角肌萎缩。局部可有压痛。晚期时肩关节活动受限,其活动仅靠肩胛骨胸部活动。由于肩胛骨活动不影响盂肱关节旋转活动,因此外旋受限是肩关节骨关节炎的重要体征。此外,需检查颈椎,包括活动度、Spurling 试验,以排除颈椎病。

五、相关检查

(1)X 线检查应包括盂肱关节中立、内旋、外旋前后位,冈上肌出口位 X 线检查。典型 X 线片表现为关节间隙变窄,软骨下骨硬化和囊肿形成,肱骨头和关节盂面变扁。肱骨解剖颈环形骨赘形成。腋状位 X 线片关节盂磨损及肩关节后半脱位。

(2)CT 或 MRI 检查:CT 可评估关节盂骨质和磨损程度、有无盂肱关节后半脱位,MRI 可用于检测有无肩袖损伤及损伤程度。

六、鉴别诊断

肩关节骨关节炎应与颈椎病、肩关节周围炎、感染、肿瘤等鉴别。

七、治疗

(一)非手术治疗

对有症状的早期盂肱关节骨关节炎,可采取综合非手术治疗。

(二)手术治疗

盂肱关节骨关节炎经严格非手术治疗后疼痛无缓解,关节功能丧失者。手术方法有肩关节清理术、肩关节融合术、肩关节置换术等。

1.关节镜下关节清理指征

早期关节面破坏不严重、关节活动度较小、关节内游离体。通过关节清理,切除骨赘,松解关节软组织使肩关节的生物力学恢复正常。可进行灌洗、游离体清除、退行性盂唇撕裂和软骨损伤的清理以及部分肩袖撕裂的处理。也可同时治疗产生症状的原因,如肩峰下撞击等。

2.盂肱关节融合术

盂肱关节融合术适用于三角肌和肩袖麻痹(如有上肢臂丛损伤史)、慢性感染、肩关节置换失败后的补救、无法修复的肩袖损伤和复发性脱位、肿瘤性破坏。极少用于治疗原发性骨关节炎。目前大多数学者认为肩关节融合的理想位置应该是外展、屈曲、内旋均20°～30°。肩内旋的角度是决定功能是否理想的关键因素。

3.肩关节置换术

该术指征包括盂肱关节所致的关节疼痛、功能丧失、非手术治疗无效。禁忌证包括活动性或近期感染及神经源性关节病,三角肌和肩袖均瘫痪且功能完全丧失。

(1)半肩关节置换:半肩关节置换手术操作相对简单、手术时间短,与全关节相比较,出现肩关节不稳的风险较小,必要时还可改为全肩关节置换。半肩关节的目的是把肱骨关节面恢复到正常位置和形状。缺点是有时不能完全解除疼痛,而且存在肩胛盂被进一步破坏的可能。

半肩关节置换的适应证:肱骨头关节面退变、肩胛盂关节面软骨完好、足够的关节盂弧度可以稳定肱骨头(图11-6);无足够的骨质支撑盂侧假体;不可修复的肩袖撕裂合并肱骨头上移;年轻和肱骨头坏死而肩胛盂关节面正常的患者。

(2)全肩关节置换:即同时行肱骨头、肩胛盂关节面的置换。对于肩关节骨关节炎保守治疗无效,需要关节置换但无法接受半肩关节置换。Neer Ⅱ型全肩关节假体是全肩关节成形术中最常应用的关节之一(图11-7)。肩关节置换术的禁忌证为合并肩袖和三角肌功能障碍,活动性感染。

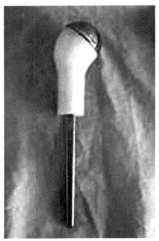

图11-6　人工肱骨头

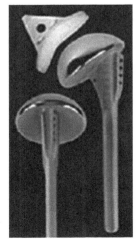

图11-7　NeerⅡ型全肩关节假体

全肩关节置换术治疗盂肱关节骨关节炎优于半肩关节置换并提供了肩关节活动所需的更好的支点,可长期缓解疼痛,增加活动度,改善关节功能,从而提高患者生活质量;其次,全肩关节置换术后肩关节力量和活动较好,稳定性增加,摩擦减小,关节盂疼痛减少等。全肩关节盂置换术的缺点是手术时间延长,失血增多,费用增加,翻修率稍高。

(杨　光)

第七节　肘关节骨关节炎

一、概述

肘关节由肱骨远端及尺、桡关节面组成,属于复合关节,包括尺肱、肱桡及尺桡近侧关节。肘关节的韧带有桡侧副韧带、尺侧副韧带和桡骨环状韧带。肘关节的基本功能是使手处于各个空间位置,肘关节的运动以肱尺关节为主,允许作屈、伸运动,桡骨头在肱骨小头上运动,尺骨在肱骨滑车上运动。

二、病理生理机制

肘关节骨关节炎多为继发性于肘关节创伤、过度负荷、晶体沉着、炎症以及感染、软骨下骨坏死等。基本病理改变同其他骨关节炎,主要为关节面软骨破坏、软骨下骨硬化及囊性变,边缘骨赘形成,滑膜炎性增生,关节囊纤维变性增厚,关节畸形;有时骨赘断裂或关节软骨剥脱,可形成关节内游离体。

三、临床表现

疼痛、肿胀、畸形及功能障碍为主要症状。肘关节活动时可有骨擦感,伸肘活动受限,有时可出现肘管综合征表现,尺神经支配区域感觉异常及肌力减退、握力的减弱。

体查早期可有关节肿胀、疼痛、关节积液;晚期积液吸收,肌肉萎缩,关节强直畸形。肘管综合征可出现 Tunnel 征阳性,尺神经支配区感觉、肌力异常。

四、相关检查

早期 X 线片可以无明显的改变,中、晚期关节间隙变窄,软骨下骨密度增高或囊性变,骨赘形成,有时可以见到关节内游离体,晚期还出现关节强直、畸形(图 11-8)。

五、诊断

根据患者的病史、症状体征及 X 线典型的表现可诊断肘关节骨关节炎。

六、鉴别诊断

肘关节骨关节炎主要与类风湿关节炎鉴别。类风湿关节炎为多发、对称性发病,常累及近端指间关节及腕关节,常伴有全身症状。X 线片表现为关节肿胀,关节间隙破坏严重(图 11-9),类风湿关节炎 RF 阳性。

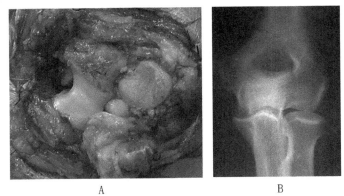

图 11-8　肘关节骨关节炎 X 线表现

A.一例 54 岁老年女性,过去 2 年因肘关节疼痛及僵硬渐影响睡眠而行关节松解,术前活动度屈伸在 45°～120°,术中见外侧关节软骨全层磨损丢失;B.术前 X 线仅仅显示很轻微的退变改变

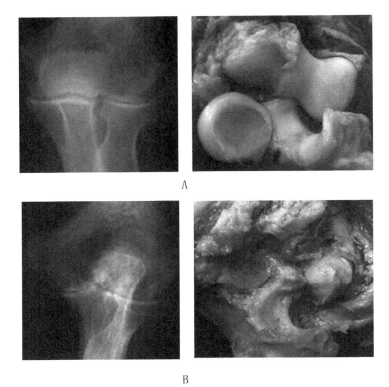

图 11-9　肘关节骨关节炎、肘关节类风湿关节炎影像及大体病理标本

A.肘关节骨关节炎影像及大体病理标本;B.肘关节类风湿关节炎影像及大体病理标本

七、治疗

(一)非手术治疗

肘关节骨关节炎早期应行保守治疗。

(二)手术治疗

外科手术适用于肘关节活动度丧失,骨、软骨游离体,肘关节强直于非功能位,尺神经炎,肘关节重度畸形。

1.肘关节镜下手术

适用于早期、关节游离体取出,肘后撞击病变切除,关节囊松解,桡骨头切除,鹰嘴窝开窗。具有创伤小、恢复快、疗效好、术后有更好的关节外观。缺点是较长的学习曲线,熟练的手术操作技术。

2.全肘关节置换术

适用于中度骨赘及终末伸肘中重度疼痛、活动量较小、老年创伤后肘关节炎、关节强直,以及单纯行桡骨头及滑膜切除无效者。优点是可以解除关节疼痛、重建关节功能。保留骨组织较多时采用表面置换或非限制性假体;肘关节不稳、韧带关节囊广泛损伤、肌肉萎缩、骨组织保留较少用限制性假体。对功能要求不高的老年肘关节骨关节炎患者,行全肘关节置换的效果优于其他术式。全肘关节置换术(图11-10)的绝对禁忌证是肘关节感染。关节置换术后可能发生感染、假体周围骨折、尺神经损伤、假体断裂、肘关节不稳、无菌性松动、磨损、骨溶解的并发症。

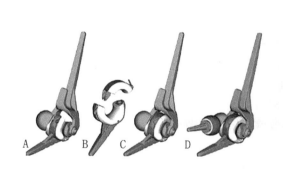
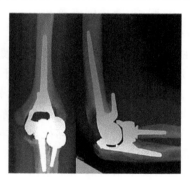

图 11-10　人工肘关节假体及肘关节置换

3.关节切除成形术

关节切除成形术适用于肘关节成形术后顽固性关节感染及人工肘关节置换术后失败补救。

4.肘关节融合术

肘关节融合术适用于肘关节持续感染、体力劳动者、肘关节成形失败。单侧融合,功能位屈曲 90°极少采用,融合后给患者带来生活上很大的不便。

(杨　光)

第八节　髋关节骨关节炎

一、概述

髋关节属杵臼关节,由圆形的股骨头和球窝状的髋臼构成骨性结构,周围有强大的关节囊、肌肉带动关节各个方向的活动。因此,关节对头臼发育匹配关系、力学和生化因素的破坏特别敏感易受到损伤。髋关节骨关节炎的治疗方面两个具有里程碑式的进步分别是 19 世纪 80 年代出现的阿司匹林和 20 世纪 60 年代 Sir John Charnley 倡导的现代髋关节置换技术,为髋关节骨关节炎的临床治疗带来革命性的突破。

二、流行病学

髋关节原发性骨性关节炎好发于 50 岁以后。继发性关节炎的平均年龄较小,一般在 40 岁左右,多继发于髋臼发育不良、股骨头坏死、骨折、脱位或炎症性疾病。在美国,症状性髋关节骨关节炎发病率约占成人的 2%。

三、病理生理机制

(一)病因学

1.原发性髋关节骨关节病

原发性髋关节骨关节病是关节软骨生理性的退行变性,多见于老年人。主要与年龄增加、髋关节过度使用、肥胖、遗传因素等相关。

2.继发性髋关节病

继发性髋关节病是由各种原因导致髋关节软骨损害而发生的髋关节病。常见发病因素有以下几种:①先天性发育异常,如髋臼发育不良、先天性髋关节脱位;②后天性关节面不平整,如扁平髋、股骨头骨骺滑脱;③创伤,髋关节内骨折对位不佳,导致关节面凹凸不平;邻近关节的骨折,对线不良,均可继发髋关节骨关节病,又称创伤性关节炎;④损害关节软骨的关节疾病,如神经性关节炎、关节感染等;⑤股骨头坏死后期导致髋关节骨关节炎。

(二)病理生理学

构成髋关节的关节软骨、骨、滑膜以及韧带均不同程度发生相关病理改变,但以髋关节软骨变性及软骨下骨质病变为主。

四、临床表现

原发性髋关节骨关节病多发生于老年人,继发性髋关节骨关节炎相对年轻。主要表现为髋关节疼痛、僵硬和活动受限。起病缓慢,疼痛呈渐进性加重,早期症状多呈间歇性,多次发作后间歇期逐渐缩短,最后变为持续性。疼痛部位主要表现在腹股沟区或臀部,可向大腿或膝前内侧放射,也可位于臀部及股骨大转子周围,并向大腿后外侧放射。后期关节活动度减小或僵直。

查体早期最常见的体征是髋关节内旋受限、诱发局部疼痛。关节囊纤维化、骨赘、关节面不光滑可使髋关节活动范围缩小,活动时可发出粗糙的摩擦音。关节软骨磨损、边缘骨赘和关节囊挛缩可导致髋关节畸形。晚期可出现髋关节屈曲畸形,步态异常如疼痛步态、摇摆,或 Trendelenburg 征样步态。

五、相关检查

(一)X 线检查

原发性髋关节骨关节炎早期因仅有软骨的退行性变,可无明显的改变。后期因关节软骨丧失,或股骨头外上移,关节间隙变窄、不规则,外上方关节间隙变窄明显,股骨头变扁,关节面不光整,股骨颈变粗短,髋臼外上缘和底部、股骨头-颈交界处骨赘形成明显,在髋臼顶部和股骨头负重区出现大小不等的囊性样变、软骨下骨硬化。继发性髋关节病同时有原发性髋关节骨关节病的 X 线表现。

对部分患者,腰骶椎 X 线检查可有助于帮助缓解下腰部、骶髂关节疾病引起的髋部疼痛。

(二)CT 检查

可发现髋关节骨结构改变,确定有无骨软骨骨折、有无脱落的骨软骨块导致的关节活动疼痛等。

(三)MRI 检查

MRI 检查可发现早期关节软骨、软骨下骨以及周围软组织有无异常,可用于筛查怀疑有早期骨关节炎的患者。其次,MRI 还可以确定或排除有无髋关节应力性骨折、极早期股骨头坏死。

(四)实验室检查

髋关节骨关节炎关节液检查可正常。

六、诊断

髋关节前面或侧方疼痛,疼痛常可放射至同侧膝关节、大腿内侧;晨僵,一般不超过 15 分钟,活动后即缓解。严重的髋关节骨关节炎可出现髋关节屈曲、外旋和内收畸形。结合早期内旋位诱发髋关节疼痛,至中后期关节活动度较小或丧失,以及影像学髋关节间隙变窄、不均,旋转中心外上移,骨赘、软骨下骨硬化、骨囊肿等特异性表现,可诊断髋关节骨关节炎(表 11-1)。

表 11-1 髋关节 OA 诊断标准

序号	条件
1	近 1 个月反复髋关节疼痛
2	血细胞沉降率≤20 mm/h
3	X 线片示骨赘形成,髋臼缘增生
4	X 线片示髋关节间隙变窄

注:满足诊断标准 1+2+3 条或 1+3+4 条,可诊断髋关节 OA。

七、鉴别诊断

髋关节骨关节炎应与类风湿关节炎、髋关节结核、髋关节发育不良、强直性脊柱炎髋关节受累、髋关节滑膜软骨瘤病及 Charcot 髋关节等鉴别。

八、治疗

治疗的目的是缓解或解除髋关节疼痛,改善髋关节活动度及重建髋关节功能。轻、中度骨关节炎,可以采用非手术治疗;非手术治疗无效,疼痛持续或加重,关节功能受限、畸形可采用外科手术治疗。

(一)非手术治疗

非手术治疗主要适用于轻、中度、疼痛较轻的骨关节炎患者。

(二)手术治疗

对于非手术治疗不能解除疼痛、关节功能障碍、畸形,影响患者日常工作生活,可根据具体病情特点、年龄、职业、生活习惯及原发疾病特点选择不同的手术治疗措施。髋关节骨关节炎的手术方式：①关节镜手术；②髋关节融合术；③截骨术；④全髋关节置换术。

1.关节镜手术

关节镜手术的主要指征是早期髋关节骨关节炎有盂唇增生、软骨剥脱、关节内游离体等引起关节疼痛。通过关节镜切除病变的髋臼唇和对股骨头或髋臼的部分软骨缺损病灶进行清创、摘除关节内游离体等。

2.髋关节融合术

髋关节融合术的指征是功能严重受损的晚期严重的髋关节骨关节炎，年龄小于 40 岁，重体力劳动者，无法或存在关节置换禁忌证。关节融合术虽然能有效地缓解髋关节骨关节炎性关节疼痛，但术后关节活动完全丧失，特别是随着现代人工关节技术的进步，目前已很少采用。禁忌证包括其他邻近关节如脊柱、对侧髋关节及同侧膝关节有炎症性疾病、疼痛、活动受限。

接受髋关节融合术时，髋关节应融合在屈髋 20°～25°、外展 5°～10°、外旋 10°位置，便于患者术后坐立。

3.截骨术

截骨术的指征是早期、局部、有限、病情进展较快的年轻髋关节骨关节炎患者；相对年轻的继发性骨关节炎如髋关节发育不良、儿童时期髋部疾病如 Legg-Calve-Perthes 病和股骨头骨骺滑脱等继发早期髋关节骨关节炎但髋臼侧软骨无明显退变。截骨术的目的是延缓髋关节骨关节炎的进展，最大限度保留患者自身关节，避免或推迟接受全髋关节置换。截骨方式包括股骨近断截骨和髋臼截骨。股骨近端截骨可纠正内、外翻、屈曲、旋转单一或多个同时存在的畸形。髋臼截骨术包括 Bernese 截骨术和 Chiari 截骨术。

截骨之前应分析影像学资料如 X 线片、CT 扫面、MRI 检查，以确定邻近受累关节面周围软骨状态、关节包容对合关系等。

4.全髋关节置换术

(1)全髋关节置换术：全髋关节置换术的指征是各种原因导致的晚期髋关节骨关节炎、疼痛明显、功能严重受损、经严格保守治疗无效者。

全髋关节置换术是治疗各种原因导致髋关节晚期疾病最有效的治疗方法，被认为是 20 世纪最成功的外科手术之一(图 11-11)。随着人工假体设计、假体材料和手术操作技术的不断改进，如高交联聚乙烯、添加维生素 E 的高铰链聚乙烯、第二代金属-金属设计、第四代陶瓷等关节材料和设计的应用，使全髋关节置换术后假体生存率大大提高，并发症发生率大大降低，越来越多的晚期髋关节疾病患者接受全髋关节置换后重新获得一个无痛、功能良好的髋关节，而且越来越多的年轻、活动量的晚期髋关节疾病患者接受全髋关节置换治疗。

全髋关节置换的禁忌证：①髋关节或其他部位存在感染病灶；②全身状况差或有严重并存疾病不能耐受手术；③无法配合术后功能康复，如 Parkinson 病、偏瘫等。既往有髋关节化脓性感染或结核病史者，应在感染彻底治愈至少 2 年或以上进行。

(2)全髋关节表面置换术：手术指征是年轻、髋关节畸形程度较轻如 Crowe Ⅰ、Ⅱ型髋关节发育不良继发骨关节炎，肢体长度差<2 cm，股骨头坏死面积<50%。禁忌证同全髋关节置换。

髋关节表面置换可以最大限度保存骨量，采用大直径股骨头增加关节活动度及稳定性，采用金属-金属负重界面，降低负重界面磨损，进而降低假体周围骨溶解等并发症，延长假体使用寿命；手术仅切除髋臼与股骨头的表面病变骨，对髋关节的解剖关系和应力分布均干扰小，接近正常髋关节生物力学环境状态,植入的异物量少,可为以后可能的翻修保留更多骨质(图 11-12)。但术后残留股骨头坏死、假体松动移位、股骨颈骨折等,同时体内金属离蓄积、假体周围炎性假瘤等问题也是关注的焦点。

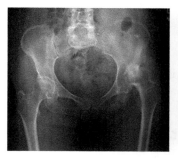
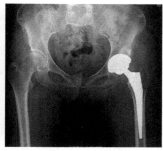

图 11-11　全髋关节置换术前、术后

女性,左髋关节骨关节炎,左侧全髋关节置换

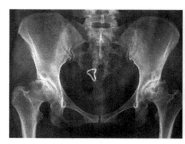
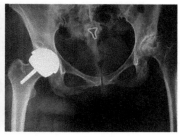

图 11-12　髋关节骨关节炎术前、术后

女性,双髋关节骨关节炎,右髋表面置换

（杨　光）

第九节　膝关节骨关节炎

一、概述

膝关节骨关节炎是骨关节炎中最为常见的一种,也是关节炎最为常见的形式,约有 1/3 的老年人会罹患此病,是一种关节软骨的退行性变。美国风湿病协会将膝关节骨关节炎定义为膝关节疼痛伴影像学上骨赘形成,或膝关节疼痛,大于 40 岁,晨僵小于 30 分钟。它与髋关节骨关节炎一样,都能造成患者不同程度疼痛、下肢功能障碍。

二、流行病学

在 20 世纪,随着人均寿命的不断增加,骨关节炎的发病率也不断增加。膝关节骨关节炎的发病率以及流行情况与年龄关系密切,随着人口老龄化,骨关节炎的发病将继续增加。随着年龄的增大,膝关节骨关节炎的性别差异增大,大约到 80 岁之后男女发病率接近。

膝关节骨关节炎在不同种族之间发病存在差异,美籍非洲裔妇女的体重较大,也具有更高的膝关节骨关节炎发病率。经常从事负重、跪姿工作或蹲位工作者膝关节骨关节炎发病率可以达到正常人的 2 倍。职业运动员的发病率亦高于一般体育运动者。

三、病理生理机制

(一)病因学

膝关节骨关节炎发病相关的因素包括年龄、遗传倾向、高体重指数和女性,其中年龄是最主要的危险因素。

(二)病理生理学

最初的导致膝关节骨关节炎的力学或生物化学危险因素可引软骨受损、缺损,而局部重复性的损伤如机械应力、肥胖或重复性、累积性损伤,积累到一定时候最终导致关节软骨发生退变。

骨关节炎进展至一定时期后,出现关节不稳,或既往损伤已经导致关节不稳存在时,将导致出现关节或内翻畸形,或外翻畸形,一侧软组织、韧带松弛、另一侧挛缩。

关节周围的神经系统在膝关节正常功能维护中发挥重要作用。当出现膝关节骨关节炎时,通过神经反馈机制,可以产生疼痛进而保护关节,避免进一步受到危险因素的作用。当发生骨关节炎时,神经系统功能会发生小的改变,这种小的改变可能是骨关节炎的启动或促进因素。

(三)病理学

膝关节骨关节炎同其他部位骨关节炎一样,病变部位包括构成关节的关节软骨、软骨下骨、滑膜与关节囊以及周围软组织。

四、临床表现

疼痛、肿胀、僵硬、畸形和功能丧失是膝关节骨关节炎最显著的临床表现。疼痛与活动有关,逐渐加重,后期出现关节畸形、功能受限,静息痛见于严重的骨关节炎患者。晨僵现象很常见,时间较短,凭此点与类风湿关节炎等鉴别。关节周围滑囊炎和肌腱炎等常见,并可有肌肉萎缩无力。

膝内翻畸形常出现于晚期膝关节骨关节炎患者。疼痛、僵硬进一步限制膝关节伸、屈活动,导致软组织挛缩、膝关节屈曲畸形。关节积液或滑膜炎相关的肿胀可以间歇或者持续存在。关节内存在游离体时可出现关节交锁。部分病例可能存在关节不稳,内、外应力试验可阳性。

五、X 线检查

膝关节 X 线片包括负重位前后位、侧位片,髌骨轴位片。前后位片观察软组织有无异常及内、外翻畸形、关节间隙改变、骨赘及软骨下骨改变(硬化、囊性变);侧位片除观察以上改变外,还应注意髌骨位置(高位、低位、正常)以及股骨髁是否存在畸形;包括髋、膝、踝关节的下肢负重位全长片,用于评估下肢力线、截骨矫形前或膝关节置换前畸形及矫正评估、计划。

典型的膝关节骨关节炎在 X 线片上可见关节边缘骨赘、关节间隙非对称性狭窄、软骨下骨硬化及囊性变(图 11-13)。膝关节骨关节炎患者症状与影像学改变的程度常不一致。

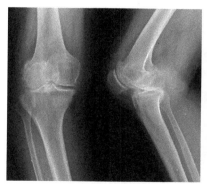

图 11-13 **膝关节骨关节炎,前后位片及侧位片**

显示关节间隙变窄,边缘骨赘,软骨下股硬化

根据病情不同阶段影像学表现,不同的学者将膝关节骨关节炎 X 线影像表现采用不同的分级,以表示病情进的严重程度。常采用的 2 种膝关节骨关节炎影像学分度方法(表 11-2,表 11-3)。

表 11-2 **膝关节骨关节炎** David X **线片分度法**

分度	表现
0 度	未见关节异常
Ⅰ度	关节间隙正常,可疑关节边缘骨赘
Ⅱ度	可疑关节间隙骨赘,关节边缘有骨赘
Ⅲ度	关节间隙狭窄,少量关节内骨赘,软骨下骨硬化
Ⅳ度	关节边缘多发骨赘,硬化、囊性变,关节间隙严重狭窄或狭窄

表 11-3 Kellgren-Lawrence **膝关节骨关节炎** X **线分级法**

分级	骨关节炎描述
0	无骨赘形成,或无骨关节炎征象
1	可疑骨赘形成或可疑的关节间隙狭窄
2	确定的骨赘形成伴可能的关节间隙狭窄及可能囊肿形成
3	确定的骨赘形成伴有中度的关节间隙狭窄及骨囊肿形成
4	确定的大块骨赘形成伴有严重的关节间隙狭窄和软骨下硬化、畸形

六、诊断

当年龄在 40 岁以上,膝关节出现疼痛、晨僵,活动后出现疼痛或加重,休息后缓解或消失,无明显红、肿时,应考虑诊断骨关节炎。膝关节骨关节炎诊断按美国风湿病学会(ARC)1986 年修订的诊断标准诊断。

(一)临床标准

(1)一个月中大多数日子膝关节疼痛。

(2)关节活动时响声。

(3)膝关节晨僵≤30 分钟。

(4)年龄≥38 岁。

(5)膝关节肿胀伴弹响。

(6)膝关节肿胀不伴弹响。

符合(1)(2)(3)(4)或(1)(2)(3)(5)或(1)(6)者可诊断为骨关节炎。

(二)临床加 X 线标准

(1)一个月来大多数日子膝痛。

(2)X 线关节边缘骨赘。

(3)滑液检查符合骨性关节炎(至少符合:透明、黏性、WBC$<2\times10^{6}/L$ 的 2 项)。

(4)不能查滑液者,年龄≥40 岁。

(5)晨僵≤30 分钟。

(6)关节活动时弹响。

符合(1)(2)或(1)(3)(5)(6)或(1)(4)(5)(6)者可诊断为关节炎。

七、鉴别诊断

膝关节骨关节炎应与类风湿关节炎、Charcot 关节、膝关节结核等疾病鉴别。此外,膝关节有 $L_{3\sim4}$ 神经根支配。当这 2 个神经受到刺激时可出现类似膝关节骨关节炎疼痛。但神经性疼痛为烧灼样,神经牵拉试验阳性,同时伴有运动和反射异常。其他膝关节周围肌腱炎、滑囊炎也可出现局部疼痛,但这种情况下局部有压痛、或肿胀,且疼痛为自限性。此外,还应与股骨髁、胫骨平台骨坏死、肿瘤鉴别,骨坏死、肿瘤疼痛通常为持续性、夜间静息痛,与活动无关。

八、治疗

(一)非手术治疗

预防及一般性药物治疗同其他部位关节骨关节炎。

(二)手术治疗

非手术治疗无效、不能缓解疼痛、畸形,影响膝关节功能时,则选择手术治疗。手术方式包括关节镜手术、截骨术和膝关节置换术。

1.关节镜手术

关节镜手术的适应证是关节内游离体导致关节机械性交锁症状;髌骨向外倾斜导致膝前痛。关节镜手术对于存在明显关节畸形、既往右膝关节手术史、关节间隙变窄的晚期膝关节骨关节炎和静息性疼痛者效果差或无效。通过关节镜可清除关节内游离体、可在关节镜下行外侧软组织松解纠正髌骨倾斜。

2.截骨术

膝关节周围截骨术的指征是年龄小于 50 岁,膝关节存在内、外翻畸形的单间室膝关节骨关节炎,关节活动正常或接近于正常,关节屈曲度不小于 90°,截骨前对侧关节间室应正常,无关节不稳。股骨或胫骨截骨术的主要目的是通过截骨纠正疼痛关节胫、股关节不正常的力线关系,并使其恢复至正常 5°~7°生理外翻。常采用的截骨方式:胫骨高位截骨术和股骨远端截骨术。禁忌证包括膝关节屈曲挛缩≥10°,胫股关节半脱位在 1 cm 以上。

术前需拍包括髋、膝、踝关节的下肢负重位全长片,并仔细术前评估、计划精确截骨矫正角度、重建下肢力线。术前 X 线片测量内翻畸形在 10°以内,可选择胫骨高位截骨;术前外翻畸形在 15°以内,可选择股骨远端截骨。股骨远端截骨术更适用于内翻在 5°以上或外翻畸形的矫正。

股骨远端内翻截骨纠正外翻畸形时,应注意避免矫正过度;相反,不论是股骨远端还是胫骨近端外翻截骨,应该有 5°的过度矫正。超过 15°的内、外翻畸形,已经存在软组织松弛、膝关节半脱位,截骨效果较差。

3.膝关节置换术

膝关节置换包括单髁置换和全膝关节置换。膝关节置换术的指征包括是疼痛明显,严重影响患者休息、生活、工作,经非手术治疗无效,影像学上膝关节关节面大部分破坏。膝关节置换的目的是解除关节疼痛、重建关节功能。

(1)膝关节单髁置换术(图 11-14):单髁置换适应证是膝关节单间室骨关节炎(常为内侧间室),影像学检查提示对侧间室正常且髌股关节未受累,术前至少有 90°的活动度,屈曲挛缩小于5°,内翻畸形小于 10°,外翻畸形小于 15°;交叉韧带完整、无膝关节半脱位。髌骨关节疼痛是相对禁忌证,对侧关节间室存在明显骨关节炎病变是绝对禁忌证。

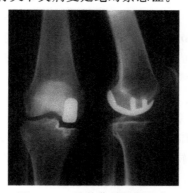

图 11-14 膝关节单髁置换术

(2)全膝关节置换术:全膝关节置换术指征是晚期膝关节骨关节炎经严格保守治疗无效,关节疼痛、畸形,严重影响患者日常生活、工作。禁忌证同全髋关节置换术(图 11-15)。

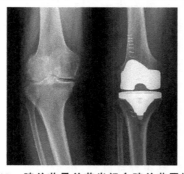

图 11-15 膝关节骨关节炎行全膝关节置换术后

膝关节假体有后交叉韧带保留型和后交叉韧带替代型(后稳定型)。根据平台衬垫固定方式有固定平台和旋转平台假体。根据患者年龄、生活习惯及膝关节状况,选择合适的膝关节假体。

4.膝关节融合术

适应证是全膝关节置换术失败的补救、各种原因无法进行膝关节骨结构重建、伸膝装置破坏无法接受进行全膝关节置换,关节感染。

（杨 光）

第十节　髌股关节骨关节炎

一、概述

髌股关节骨关节炎是指髌股关节软骨面磨损及纤维化范围扩大,相邻骨质出现增生肥大的改变,表现为膝前部疼痛、髌骨轨迹异常和髌股关节软骨的损伤,患者常有髌股关节不稳定或创伤史及过度使用。髌骨关节软骨面和滑车软骨面的退变是引起髌股关节疼痛的常见病因。

二、病理生理学

髌股关节解剖变异、髌股关节运动轨迹不良及滑膜皱襞与髌股关节退变相关,如果同时存在过度使用,则更易造成关节面的退行性变,而半月板和韧带损伤则常累及胫骨和股骨关节面。股骨髁间逆行髓内钉固定会造成股骨滑车的损伤和髌股关节炎。

髌股关节软骨面病理改变分表面型和基底型,表面型病变从表面开始,横行纤维连续性丧失,表面变毛糙,并逐渐向深层发展直至软骨下骨裸露。基底型是从软骨深层软骨成分和胶原病变开始,从软骨、骨界面开始逐渐向浅表发展,表面光滑。根据镜下所见,Outerbridge 将髌股关节软骨改变分为 4 级:1 级,软骨软化、肿胀;2 级,直径小于 1.27 cm 的软骨碎裂和裂隙;3 级,软骨碎裂和裂隙更严重,直径≥1.27 cm;4 级,软骨破损,软骨下骨裸露。其他继发病理改变包括髌骨边缘骨赘等。

三、临床表现

典型症状是膝前疼痛,起病缓慢,常发生于下蹲、上楼梯、骑自行车或上坡等需股四头肌强烈收缩时。其次是髌骨不稳、交锁、打软腿等。髌骨不稳常发生于运动中急停等膝关节轴移扭转动作,交锁常为持续性,部分患者可有关节肿胀。

查体:站立位观察下肢有无内外翻或有扭转畸形造成髌骨偏斜,有无股内侧肌萎缩。髌骨研磨试验阳性,髌骨边缘压痛,膝关节活动时髌骨摩擦感、疼痛。

四、相关检查

(一)X 线检查

膝关节前后位片、侧位片,观察是否存在高位、低位髌骨,轴位片观察髌骨有无偏斜、外移及髌骨对位关系。可以采用 Insall-Salvati 法测量髌骨高度。

(二)MRI 检查

MRI 检查对早期发现髌股关节炎具有较高的灵敏性。

五、诊断

根据患者有膝前痛、不稳,特别是爬坡、上下楼梯等膝前疼痛明显,髌骨研磨试验阳性,边缘压痛,部分病例股内侧肌萎缩;影像学提示髌骨高位、或低位,髌股对合关系异常,可作出诊断。

六、分型

常采用 Merchant 分型。此分型法根据将髌股关节炎病因不同分为：①创伤后髌股关节炎；②髌股关节发育不良；③特异性髌骨软化症；④剥脱性骨软骨炎；⑤滑膜皱襞。

七、治疗

（一）非手术治疗

轻、中度髌股关节炎性疼痛可以采取非手术治疗。

（二）手术治疗

手术指征是经过 3～6 个月非手术治疗无效，疼痛持续、严重影响患者工作生活。

1.截骨术

矫正伸膝装置和关节力线异常如膝内外翻截骨术、胫骨结节移位术，可以调整髌骨位置、改变髌骨应力、恢复髌骨正常运动轨迹。截骨术适应于有内外翻畸形者，胫骨结节移位术可以增加股四头肌力臂，减小髌股关节应力、增加关节接触面积。

2.软组织调节术

外侧支持带松解、内侧支持带紧缩术适应于髌骨运动轨迹异常不良者。可在关节镜下操作。

3.关节镜清理术

手术适应于表面性软骨损害后的修整和清除关节内游离软骨碎片。

4.关节置换术

关节置换包括髌骨关节置换和全膝关节置换。髌骨关节置换的指征是年轻、髌骨单间室病变，软骨破坏严重，大面积软骨剥脱、软骨下骨外露，无明显对线不良。不适宜做髌骨关节置换者，可采取全膝关节置换。髌股关节置换效果较差，失败率较高。

（杨　光）

第十二章　儿童骨科疾病

第一节　儿童孟氏骨折

Giovanni Monteggia 于 1814 年首先报道了尺骨上 1/3 骨折合并桡骨小头前脱位病例。1844 年,Copper 报道了桡骨小头前、后脱位及外侧脱位合并尺骨干骨折病例。1909 年 Perrin 首次将此类骨折命名为孟氏骨折。虽然临床孟氏骨折并不常见,但因其容易漏诊,不及时治疗可产生严重并发症,骨科医师应予以重视。

一、尺桡关节解剖

尺桡骨被远近两端韧带和中间的骨间膜紧密连接在一起。环状韧带将桡骨头固定于尺骨桡切迹内。方形韧带、桡侧副韧带和肘关节囊亦增加了近尺桡关节的稳定性。在过伸型损伤中,随肘关节过伸,肱二头肌将桡骨头牵离肱骨小头,使之向前脱位。在孟氏骨折时,前臂屈肌使尺骨变短并向桡侧弯曲。脱位的桡骨头容易损伤邻近的桡神经和正中神经。因肘前和前臂深筋膜的束缚,骨折容易产生骨筋膜室综合征。

二、分类与受伤机制

Bado 分类法:将孟氏骨折分为真性孟氏骨折及类孟氏骨折(孟氏样损伤)两种类型。

(一)真性孟氏骨折

1. Ⅰ 型

桡骨小头前脱位合并尺骨干骨折,亦称伸直型。此型骨折最多见,占儿童孟氏骨折的 70%~85%。此型特点为尺骨骨折向前成角。其受伤机制为肘关节于过伸位损伤,桡骨小头因肱二头肌的强力收缩而发生前脱位,然后身体的重量移于尺骨造成骨折,并因骨间膜和肱肌的牵拉向前成角。有人认为受伤机制是尺骨后侧直接暴力损伤,尺骨骨折后,应力传导至桡骨头,桡骨头撕裂环状韧带,向前脱位。Bado 认为损伤机制为过度旋前。摔伤时肘关节伸直位前臂旋前位着地,身体围绕患肢旋转,被动过度旋前使尺骨近端骨折,桡骨头前脱位。

2. Ⅱ 型

桡骨小头后脱位合并尺骨干骨折,亦称屈曲型。此型骨折不多见,占孟氏骨折的 3%~

10%。特点为尺骨向后成角并常合并桡骨小头脱位。受伤机制是屈肘位纵向暴力使尺骨骨折，受伤时前臂可在旋前、中立位或旋后位。

3.Ⅲ型

桡骨小头向外或向前外侧脱位，合并尺骨干骺端骨折。此类尺骨骨折在儿童多为青枝骨折，骨折向桡侧成角，也称内收型。此骨折约占孟氏骨折的 23%，仅次于Ⅰ型骨折。上肢处于肘关节伸直位摔倒，手掌着地，在肘关节内翻的应力作用下造成尺骨上端的青枝骨折，使环状韧带撕裂，桡骨小头向外脱出，成角的尺骨骨折断端也可以将桡骨头向外挤出。此型骨折常伴有桡神经损伤症状。

4.Ⅳ型

桡骨头向前脱位合并桡骨中 1/3 骨折及同水平或稍近侧的尺骨骨折（前臂双骨折），也称特殊型孟氏骨折。此型骨折少见，占儿童孟氏骨折的 1% 左右。

(二)类孟氏骨折

1.类Ⅰ型

包括单纯桡骨小头前脱位、尺骨干骨折合并近端无移位的桡骨颈骨折、尺骨干骨折合并肘关节后脱位。

2.类Ⅱ型

包括桡骨小头骺板损伤或桡骨颈骨折及肘关节后脱位。

3.类Ⅲ型

尺骨斜行骨折合并移位的肱骨外髁骨折，此类骨折罕见。

三、诊断

孟氏骨折患儿前臂和肘畸形明显，旋转前臂和屈伸患肘时疼痛，活动范围受限。因脱位方向不同，可在前侧、后侧或外侧扪及桡骨头。触诊尺骨可及压痛和畸形。需对患儿进行全面检查，Bado Ⅱ型骨折常伴同侧患肢的其他损伤。检查皮肤感觉和手指运动功能，尤其注意有无骨间背侧神经损伤。

四、影像检查

发现尺骨骨折时，均应拍肘关节正侧位片，观察肱桡关系。正常情况下，在任何屈曲或伸直角度内，桡骨纵轴线均通过肱骨小头中心。孟氏骨折需同尺骨骨折合并先天性桡骨头脱位相鉴别。先天性桡骨头脱位无明显外伤骨折史，通常为双侧性，并向后脱位。X 线片检查，先天性脱位的桡骨头位于后方、增大，呈椭圆形、轻度不规则。先天性桡骨头脱位桡骨小头上关节面呈凸状与肱骨小头相对应。必要时做关节内造影，正常桡骨头为盘状关节面。

五、治疗

儿童孟氏骨折一旦及时诊断多可采用保守治疗，即手法复位、石膏托外固定而获得满意疗效。治疗的目标是获得并维持桡骨头解剖复位，不强求尺骨解剖对位。若能维持桡骨头同心圆复位，尺骨骨折成角 10° 亦可接受。

(一)Ⅰ型孟氏骨折(伸直型)

在复位过程中，首先在前臂旋后位纵向牵引，纠正成角的尺骨骨折，恢复尺骨的长度。然后屈曲肘关节,使桡骨小头自行复位,或于桡骨小头前方施压协助其复位。复位后维持屈肘 110°～120°位前臂中立位或轻度外旋位石膏托固定,因 110°～120°位可以抵消肱二头肌的牵拉力。

(二)Ⅱ型孟氏骨折(屈曲型)

屈肘 60°位纵向牵引前臂,复位尺骨骨折,此时桡骨小头多可自行复位,或手法协助复位。一旦复位成功后应维持肘关节伸直位,前臂中立位石膏托固定。

(三)Ⅲ型孟氏骨折(内收型)

以手法复位为主,但约有 12%手法复位不成功而需手术治疗。手法复位将肘关节伸直位纵向牵引,在牵引过程中要有向外翻的力量,使尺骨成角得以纠正,以便桡骨小头复位。也可用手按压桡骨小头向尺侧,协助纠正尺骨骨折的成角畸形,以便桡骨小头复位。主要应纠正尺骨的成角畸形才能使桡骨小头复位。复位后石膏托固定于屈肘关节 110°～120°位。如向后外脱位者,固定在屈肘 70°～80°位,前臂固定于旋后位,使骨间膜处于紧张状态,进一步使复位稳定。

(四)Ⅳ型孟氏骨折(特殊型)

首先试用保守治疗,先复尺桡骨骨折,再行桡骨头的同心圆复位。复位失败可手术切开复位。

伤后 3 周内,每周拍片复查了解骨折有无再移位,若患肢肿胀消退,石膏松动,要及时更换石膏托。3～4 周后去外固定,开始练习肘关节活动,尤其前臂的旋转功能。通常在 6～8 周恢复正常活动。

(五)手术治疗

若保守治疗不能获得或维持桡骨头的同心圆复位,则需手术治疗。若尺骨骨折不能维持复位,随尺骨骨折端移位,桡骨头常发生再脱位。大多数情况下,固定尺骨后即可使桡骨头维持复位。固定尺骨的方法包括应用克氏针、螺钉、钢板。尺骨骨折固定后,长臂石膏托外固定,前臂固定于桡骨头最稳定的位置(通常为旋后位,但需术中透视下确定)。术后 2 周拍片复查,术后 6 周去除石膏托。Bado Ⅳ型骨折可能需要同时固定尺骨和桡骨。桡骨可采取切开复位,钢板固定或髓内针复位固定。

有时尺骨桡切迹内嵌入环状韧带、软骨或骨软骨碎片,桡骨头不能闭合复位。环状韧带可能尚完整或破裂。此时需要切开复位桡骨头。手术采用后外侧切口或长的 Boyd 切口。在急诊病例,后外侧切口经肘肌和尺侧伸腕肌间隙进入即可显露,但需注意避免骨间背侧神经损伤。若需广泛显露,则采用 Boyd 切口,由骨膜外剥离旋后肌至骨间膜,可同时显露肱桡关节、环状韧带、尺桡骨近端、骨间背侧神经。显露近尺桡关节,去除阻碍复位的因素。若环状韧带完整,可用神经钩将其勾起复回至桡骨头,不成功则切开,重新修补缝合。若环状韧带断裂,多可一期修补缝合。不可缝合者,清理残端。去除阻碍复位的因素后,复位固定尺骨骨折。固定尺骨后检查桡骨头的稳定性,稳定者不需重建环状韧带,少数情况下桡骨头仍不稳定则行环状韧带重建,术后长臂石膏托固定于最稳定位置 6 周。有学者建议经肱骨小头穿针固定肱桡关节,但克氏针需一定直径,以免折断,有学者认为经肱骨小头固定有发生针折断、关节僵硬和桡骨头缺血性坏死的危险,不建议使用。

六、陈旧性孟氏骨折的处理

陈旧性孟氏骨折多为漏诊所致。为了避免漏诊,在临床上如见到尺骨上 1/3 骨折者,在拍摄 X 线片时,必须包括肘关节,观察桡骨小头有无问题,肱桡关系是否正常。即使肱桡关系无改变,也应按孟氏骨折处理,因为桡骨小头脱位后有自行还纳可能,如不处理有再脱出可能。临床治疗陈旧性桡骨头脱位常常两难。短期内桡骨头持续脱位并无明显症状,但远期效果并不乐观。许多文献报道未经治疗的孟氏骨折患儿至成人时出现疼痛、不稳定、活动受限。长期未治疗的孟氏骨折可出现迟发性尺神经麻痹。但手术复位重建环状韧带并不容易,术后并发症常见且常严重。Fahey建议仅治疗有症状的患儿(屈曲受限,旋前/旋后受限,少数情况下因不美观就诊),成人后出现症状可行桡骨头切除术,术式安全可靠。

陈旧性孟氏骨折切开复位手术,有学者发现在伤后1年内手术者,术后满意率可达到83%,1年以上者只有30%。但手术时间也不宜太早,因为伤后组织有水肿,手术操作有难度,术后也容易粘连,不利于术后功能的恢复,以伤后6周为宜。作者认为手术时间伤后6周至6个月为最佳。

手术方法:取Boyd切口,从肱骨外上髁至尺骨鹰嘴,沿尺骨嵴向下至中上1/3处。切开皮肤后做皮下游离,暴露肘后肌,于尺骨骨膜外将肘后肌向近端剥离,向上牵开,显露关节囊,横形切开关节囊后可以见到环状韧带及周围的瘢痕组织及脱位的桡骨头,此时注意尽量保留一些坚韧的瘢痕组织,不要清除,以备做环状韧带的修补,因为环状韧带与瘢痕有时不易鉴别。用骨膜剥离器沿尺骨骨膜外将旋后肌向桡侧推开,以免损伤桡神经的深支,然后将桡骨小头的周围粘连剥开,此时桡骨头可自行还纳。若还纳的桡骨头稳定,则长臂石膏托固定6周。若桡骨头复位后不稳定,则利用肱三头肌外侧腱膜重建环状韧带。但重建术后环状韧带无活力,有限制桡骨颈部的发育,使旋转功能受限的危险。

如尺骨有成角或尺骨短缩,妨碍桡骨头复位,可在尺骨畸形处行尺骨截骨,截骨有两种方法。

(一)尺骨延长

适用于尺骨短缩者。于尺骨中上1/3段,环状韧带抵止点下方,切开骨膜,骨膜内剥离(注意保护环状韧带抵止点,勿剥下)。尺骨做斜形截骨后将截骨断端纵向拉开延长,用四孔钢板固定。

(二)尺骨上端线状截骨

见于内收型孟氏骨折,尺骨上端骨折向桡侧成角,阻碍桡骨头复位。于尺骨成角处做线状截骨时最好不要完全截断,桡侧留部分骨皮质,以免断端完全移位。将骨折成角处矫正直,再行桡骨头复位。如截骨处稳定,可不用内固定;不稳定时可用克氏针固定。

若尺骨截骨后仍不能复位则行桡骨近端截骨术。复位后评估桡骨头稳定性,若截骨坚强固定,在一定活动范围内桡骨头稳定,无需环状韧带重建,否则重建。因术后并发症多见且严重,术中常规显露桡神经和尺神经,预防性筋膜切开。有学者桡骨头复位后与肱骨头达到同心圆,用克氏针自肱骨小头后于屈肘90°位,将肱桡关节固定(视其复位后稳定程度,也可不用),然后将环状韧带及瘢痕组织进行环状韧带修补。术后石膏托固定3～4周拔针,练习功能活动,以前臂旋转功能为主。应用Ilizarov延长技术复位桡骨头见诸报道,但临床应用不多。

七、并发症

最常见的并发症为漏诊,导致陈旧性孟氏骨折。其他可能的并发症包括复发桡骨头脱位,尺骨畸形愈合,骨节僵硬、骨间背侧神经损伤和缺血性肌挛缩。

(一)复发性桡骨头脱位

多见于闭合复位、石膏托固定治疗者,因不能维持尺骨骨折对位所致。约占孟氏骨折的20%。一旦及时发现,应重新复位,经皮髓内针固定尺骨。若尺骨已愈合,则治疗同陈旧性孟氏骨折。故密切随访,及时发现至关重要。

(二)尺骨畸形愈合

在各平面轻度成角不产生明显症状。虽然向桡侧移位会减少骨间隙,使旋转活动受限,但患儿并不感明显功能障碍。向尺侧偏斜,往往因前臂外观畸形而引起家长和患儿重视。

(三)关节僵硬

关节僵硬可能是单纯固定、关节囊骨化、骨化性肌炎及纤维性或骨性近尺桡骨连接所致。单纯石膏固定所致关节僵硬通常主动活动后 1～2 个月即可恢复。关节周围骨化亦可随时间推移而改善。儿童骨化性肌炎通常在伤后 1 年内可自行改善。暴力被动活动反而会加重骨化性肌炎。近尺桡骨骨性连接是一种罕见并发症,多见于伴明显软组织损伤者。有行骨连接切除置入脂肪等间置物者,但效果不一。

(四)神经损伤

约 20% 的 Ⅰ 型及 Ⅲ 型孟氏骨折合并桡神经骨间背侧支损伤。一般伤后 2～3 个月恢复。桡神经浅支于 Frohse 弓近侧从桡神经主干发出,骨间背侧神经从 Frohse 弓深层走行。桡骨头压迫性损伤多产生运动功能障碍,牵拉性损伤可同时合并运动和感觉功能障碍。一般不会造成神经的断裂伤,一旦桡骨头复位,解除压迫,绝大部分可以恢复,所以要观察 3 个月左右,如 3 个月无恢复反应行肌电图和神经传导速度测定,若神经电生理检查无神经恢复表现,可考虑手术探查。

(五)骨筋膜室综合征

孟氏骨折同时伴有严重肘关节周围软组织损伤,且闭合治疗时常需屈曲肘关节超过 90°,这增加了骨筋膜室综合征的可能性。

（张　　航）

第二节　儿童肱骨髁上骨折

肱骨髁上骨折是最常见的儿童肘部骨折,占全部肘关节损伤的 50%～70%,常见于 3～10 岁的儿童,以 5～7 岁的男孩最多见。肱骨髁上骨折多发生在手的非优势侧。早期处理不当可致前臂骨筋膜室综合征,导致 Volkmann 挛缩,造成终身残疾。骨折畸形愈合形成肘内翻,影响患儿的肘关节外观,需行截骨术矫正。因此,肱骨髁上骨折是儿童肘部的严重损伤。

一、解剖

肘关节有三个显而易见的表面标志:鹰嘴与肱骨内、外上髁。肘伸直时,这三点在同一条水平线上。肘屈曲时,这三点构成一个等边三角形。

肱骨远端向两侧明显增宽,分为内、外侧柱,称为髁。内、外侧柱之间前为冠状窝,后为鹰嘴窝,中间仅为薄层骨质,此处较为薄弱,容易发生骨折。内、外侧柱均由关节内与关节外两部分构成。内、外上髁为关节外结构,髁上嵴终止于此。肱骨小头与滑车为关节面部分。滑车近侧前后的凹陷分别为冠状窝与鹰嘴窝,用以容纳冠状突和鹰嘴。肱骨远端关节面凸向前下,与肱骨干形成约 30°的前倾角。内外髁的旋转中心位于肱骨远端同一水平面,但该轴线并非固定不变。

肱骨远端分别和桡骨与尺骨形成关节,肱骨远端关节面经内外侧柱与肱骨干相连,当肘关被动过伸时,尺骨鹰嘴的杠杆作用可使内外侧柱发生骨折。同样,肘关节屈曲位损伤时,来自后侧的暴力可使鹰嘴窝处发生骨折。可见,不论伸直型或屈曲型损伤,肱骨髁上骨折多为横行骨折,骨折线位于鹰嘴窝处。但大年龄患儿骨折线可为斜行。斜行骨折易产生旋转移位,稳定性差。由于3～10岁时儿童肘关节韧带最松弛,因此肱骨髁上骨折最多见于这个时期的儿童。

肘关节周围的软组织容易受损而产生严重并发症。肱动脉和正中神经走行于肘关节前方,在鹰嘴窝上方桡神经由后向前越过肘关节外侧。尺神经走行于肱骨内上髁后方。伸直型髁上骨折时,通常肱肌可保护肱动脉和正中神经免受损伤。但骨折有明显移位时,骨折近端可穿透肱肌,挫伤或刺破血管神经束。肱动静脉和正中神经也可由于嵌入骨折断端之间,被骨折断端压迫而受损。有时即使无直接损伤,严重的骨折移位还可以对血管神经造成牵拉性损伤。

二、损伤机制

肱骨髁上骨折多由高处跌落时产生的过伸或屈曲暴力引起。跌倒时手掌着地所受暴力传导至薄弱的鹰嘴窝导致骨折。肘关节过伸造成伸直型髁上骨折。跌倒时肘关节屈曲,鹰嘴着地,导致屈曲型髁上骨折。伸直型骨折最多见,占95%～98%,其骨折远端向后上移位。屈曲型骨折仅占2%～5%,骨折远端向前上移位。

三、影像检查

肱骨髁上骨折的诊断以普通X线片检查为主。因肘关节肿胀和疼痛,不能完全伸直肘关节,拍标准的肘关节正侧位片困难。怀疑肱骨髁上骨折时应拍肱骨远端正侧位片。有学者应用Baumann角(肱骨外髁骺板线和肱骨干纵轴线垂线的夹角)判断预后,但其正常值范围大(8°～28°)且受拍照时肘关节位置影响大,临床应用价值不大。侧位片肱骨远端呈钟漏或8字状,肱骨干纵轴和肱骨小头纵轴约呈40°夹角。伸直型骨折时此角度变小,屈曲型骨折时此角度变大。肱骨前侧皮质延长线通过肱骨小头骨骺的中间1/3,尺骨冠状突前缘延长线应恰通过肱骨外髁前缘。若怀疑无移位或轻度移位骨折而正侧位片未发现骨折线,应拍斜位片。

四、分类

根据远端骨折块移位方向,可分为伸直型与屈曲型骨折。远端骨折块向后上移位者为伸直型骨折,向前上移位则为屈曲型骨折;伸直型骨折又可细分为伸直尺偏型(远端向尺侧移位)和伸直桡偏型(远端向桡侧移位)。伸直尺偏型多见(75%),可能与肌肉轴线偏内侧和受伤时多处于伸肘、前臂旋前位有关,易合并肘内翻。伸直桡偏型虽仅占伸直型骨折的25%,但易伴发血管、神经损伤。

Gartland依据骨折块移位程度,将伸直型骨折细分为三型。

Ⅰ型:骨折无移位。

Ⅱ型:仅一侧皮质断裂,通常后侧皮质保持完整,骨折断端有成角畸形。

Ⅲ型:前后侧皮质均断裂,骨折断端完全移位。

五、诊断

严重移位骨折容易诊断,但要注意有无其他伴发骨折和神经损伤。约5%的患儿同时伴发同侧其他骨折(通常为桡骨远端骨折)。因而诊断肱骨髁上骨折患儿时,应做详细检查,以免漏诊。查体可见肘关节肿胀，髁上处有环形压痛，肘伸屈时可及异常活动。肿胀严重者，肘后三点触摸不清。检查时应注意有无合并神经血管损伤，并详细记录。早期检查桡动脉搏动减弱或消失，这是由肱动脉被骨折近端前侧皮质压迫绷紧所致。可试行轻柔手法复位，以解除对动脉的压迫。

六、鉴别诊断

严重移位的肱骨髁上骨折需同肘关节脱位及其他类似损伤相鉴别，如肱骨远端骨骺分离、Milch Ⅱ型肱骨外髁骨折。肘关节脱位相对少见，多见于大年龄儿童，且多伴发肱骨内上髁撕脱骨折。肱骨远端骨骺分离多见于 2 岁以下患儿，国外文献报道约 50％ 为虐待损伤。侧位片肱骨髁上骨折线位于鹰嘴窝，呈横行或短斜行，肱骨外髁骨折线稍远，仅带有小的干骺端骨块。在正位片，Milch Ⅰ型外髁骨折肱桡关系破坏，Milch Ⅱ型骨折肱桡关系可看似正常，但肱尺关节可有半脱位。无明显移位的肱骨髁上骨折肿胀轻微，有时难于同轻度移位的肱骨外髁骨折、内上髁骨折和桡骨颈骨折相鉴别。此时需仔细检查，肱骨髁上骨折内外侧均有压痛，外髁骨折和内上髁骨折压痛部位分别位于外侧和内侧，桡骨颈骨折压痛部位在桡骨颈后外侧。

七、治疗

（一）无移位骨折

单纯前臂中立位长石膏托固定 3 周即可。伤后 48 小时内抬高患肢，使手高于肘，肘高于心脏水平。伤后 3～7 天拍片复查骨折有无再移位。固定 3 周后，去石膏托开始功能锻炼。

（二）有移位的Ⅱ型骨折

通常闭合整复即可使骨折复位，屈肘石膏托或经皮克氏针固定。

（三）完全移位骨折

目前，对此类骨折的首选治疗方法是闭合复位、经皮克氏针固定，这在国外学者已达成共识。完全移位的肱骨髁上骨折，整复困难，骨折近端常向前刺过肘前筋膜、肱肌、肱二头肌腱膜，位于肘前皮下组织内。骨折断端之间嵌入软组织甚至血管、神经束，国外有学者将其称为"不可复性"肱骨髁上骨折，认为此种骨折手法复位困难，反复整复可能会加重血管神经损伤，须行切开复位。

作者注意到，对"不可复性"的完全移位骨折不宜采用肘关节伸直位牵引、整复的方法。伸直位牵引会使肱二头肌腱及肱肌等肘前结构处于紧张状态，更加锁紧了向前移位的骨折近端，同时也会使骨折近端下方的软组织受到更严重的挤压，反而不能获得复位，采用屈肘 30°～50°位逐渐牵引，可使骨折近端向后移动，退出肘前软组织的束缚，能成为可复性骨折，不需行切开复位。

完全移位肱骨髁上骨折的远端呈三维畸形，即矢状面有向前或向后移位，冠状面有尺偏或桡偏移位，水平面有旋转畸形。因此，对完全移位的肱骨髁上骨折复位方法应为三维手法整复：先纠正尺偏或桡偏移位，再矫正旋转畸形，最后整复前、后方移位。

1.三维手法复位方法（以伸直型为例）

麻醉生效后，患儿平卧位。助手握持肱骨近端，另一助手握持前臂近端。在轻度屈肘下，行缓慢、持续的纵向牵引。复位时先纠正侧方（尺偏或桡偏）移位，恢复冠状面的力线之后，于牵引下使前臂旋前或旋后，矫正远端的旋转畸形。当侧方移位和旋转畸形纠正后，牵引的同时逐步屈肘，术者双手 4 指向后拉近端，双拇指向前推远端，纠正向后的移位。屈肘 120°，维持整复后的稳定性。尺偏型骨折应使前臂旋前，桡偏型骨折使前臂旋后（患儿拇指指向骨折初始移位方向）。

术前如骨折远端为桡偏移位者整复时要达到解剖对位；尺偏移位者，整复时可将健侧携带角作为参照指标。如健侧携带角小，整复时要矫枉过正维持在轻度桡偏位；如健侧携带角大，整复时达到解剖对位即可。复位时避免暴力整复和多次整复，以免加重软组织损伤。

2.经皮克氏针固定

骨折复位后，术者以左手或由助手维持复位。在 C 型臂电视 X 线机透视下用电钻先由肱骨外髁经皮穿入第一枚克氏针，方向与肱骨干纵轴呈 45°角，向后 25°。在穿入内侧第二枚克氏针之前，先检查肘部肿胀情况。如肿胀不明显，可以触及内上髁，则用左手拇指沿内上髁向下方滑动至尺神经沟处，以拇指保护尺神经后再由内上髁顶点进针；如肿胀明显，为避免医源性尺神经损伤，则先外旋肩关节 30°，在 C 型臂透视下清晰地显示内上髁后，在内上髁顶点的前方进针穿入第二枚克氏针，方向同前。肿胀明显时亦可将患肘稍伸直，这样尺神经向后滑动，然后在内上髁的前下方进针。这些都能有效地预防因内侧穿针造成的尺神经损伤。注意两枚克氏针的交叉点应在骨折线上或鹰嘴窝上方，这样固定最牢靠。

有学者主张两枚克氏针均从外髁穿入，或从外髁以两枚克氏针固定，仅对仍不稳定者再从内上髁穿针固定，以避免穿入内侧针时造成医源性尺神经损伤。但无论内外交叉固定或均从外固定，两针在骨折线平面相距越远则固定越稳固，应避免两针在骨折线平面交叉。

拍正侧位片证实复位和固定满意后，将克氏针尾留于皮外，折弯，剪短，无菌敷料包扎，石膏托固定于屈肘约 60°位。5～10 天后复查，术后 3～4 周去除克氏针和石膏托，开始功能锻炼。

经皮克氏针固定的并发症包括针眼感染、尺神经损伤和骨折再移位。针眼感染发生率为 2%～3%，一般拔出克氏针并应用抗生素治疗后均可治愈。内侧穿针所致尺神经损伤经拔针和观察治疗多可完全恢复。骨折再移位多因克氏针在骨折线平面交叉或克氏针未穿透骨折近端对侧的皮质。

3.石膏托固定

闭合复位后石膏托固定 3～4 周，此法简单易行，不产生感染和医源性尺神经损伤等并发症。但单纯石膏托固定需高度屈曲患肘，加重患肘肿胀，使骨筋膜室综合征危险性增加。此外，石膏固定期间，随患肢肿胀消退，石膏松动，骨折远端可能发生再移位，骨折畸形愈合，后遗肘内翻畸形。因而石膏托固定仅限于 I 型和无内侧柱塌陷的 II 型骨折。

4.尺骨鹰嘴牵引

骨牵引住院时间长，不易解剖对位，且有发生针眼感染的危险。目前仅用于粉碎骨折，或多次整复、肿胀严重的骨折，暂时牵引，待消肿后再行整复和经皮克氏针固定。

5.切开复位

切开复位指征包括血管损伤，骨折复位后血运仍不恢复者，以及开放骨折、不可复位骨折或整复后对位不理想的骨折。复位后残留矢状面轻度成角、冠状面轻度移位及冠状面轻度外翻为可接受的对位。冠状面内翻尤其伴矢状面过伸或健侧携带角小者易产生肘内翻畸形，需重新整复。怀疑血管神经损伤时，取前内侧切口探查，单纯切开复位取侧方切口。

八、并发症

近期并发症包括血管损伤、神经损伤、骨筋膜室综合征；远期并发症包括畸形愈合、肘关节僵硬、骨化性肌炎等。

(一)血管损伤

因对血管损伤定义不同(桡动脉搏动减弱、消失或肢体缺血),文献报道血管损伤发生率为2%～38%,但是造成永久性血管损伤的概率非常低,不足1%。骨折端对血管的直接损伤可使动脉断裂、内膜撕裂或血管嵌入断端之间;肿胀压迫等间接损伤可致一过性缺血、痉挛或永久性损害如内膜撕裂、动脉瘤、血栓形成。但若血管损伤发生在尺侧副动脉分支以下,丰富的侧支循环仍可供应前臂和手的血运。发现患手缺血时,应先伸直患肘,使骨折部分复位,此时多半可恢复血供。对患手末梢充盈可但触不到动脉搏动者宜严密观察,这可能是滑车上动脉固定于骨折远端,肱动脉受压绷紧,血流受阻。复位骨折后通常血流受阻缓解。尽管桡动脉搏动消失,但多能恢复,动脉撕裂罕见。利用超声多普勒检查,可与动脉痉挛、动脉断裂以及动脉阻断鉴别。肘关节周围侧支循环丰富,即使动脉断裂,多数情况下,也能够使患肢获得充分的血液以维持存活。

肱骨髁上骨折常合并骨筋膜室综合征,导致 Volkmann 缺血性挛缩。因此,必须仔细检查早期缺血的征象。典型表现:①出现与损伤程度不成比例的剧烈疼痛,尤其是手指被动牵拉痛;②前臂张力性肿胀;③感觉异常。如有以上发现,应立即行前臂切开减张术,打开浅、深筋膜和肌膜,切断肱二头肌腱膜。待出现典型的苍白、麻木、麻痹症状时,往往神经肌肉已发生不可逆性损伤。

(二)神经损伤

肱骨髁上骨折合并神经损伤发生率相对较高,文献报道为10%～20%。其中,45%累及桡神经,多见于伸直尺偏型骨折;32%累及正中神经,常见于伸直桡偏型骨折。尺神经较少受累,多见于屈曲型骨折及内侧穿针所致的医源性损伤。尽管根据文献报道桡神经最易受累,但作者发现正中神经的骨间掌侧支受累最多。当近侧骨折块向前移位时,正中神经及其骨间掌侧支受牵拉,骨间掌侧支尤其容易受损,这是由于它在旋前圆肌深头的纤维腱弓下绷紧所致。正中神经骨间掌侧支受累时不能主动屈曲拇、示指的远侧指间关节。

由于幼儿检查不配合,有时不易早期确诊。肱骨髁上骨折所伴发的神经损伤大多可自行恢复,一般需观察至少12周。若仍不恢复,经神经传导速度测定和肌电图检查证实神经断裂者需手术探查。

(三)畸形愈合

肘内翻是肱骨髁上骨折最常见的残余畸形。文献报道发生率可高达68%。伸直尺偏型骨折易发生肘内翻畸形。目前多认为肘内翻是骨折畸形愈合的结果,而非生长不平衡所致,因为骨折愈合后一旦形成肘内翻,并不随生长发育而进行性加重。20 世纪 60 年代,邸建德等就提出尺偏畸形和尺侧骨皮质受压塌陷是形成肘内翻的重要原因。因此整复时强调矫正尺偏移位。但在实践中,作者注意到某些病例即使复位后 X 线片显示尺偏移位已经矫正,但在骨折愈合后仍可出现肘内翻。分析其原因可能就是在复位石膏固定数天之后,肿胀消退,骨折远端在石膏托内出现了向尺侧的再移位,导致骨折畸形愈合,形成肘内翻。因此,整复时尺偏移位矫正不足,以及整复后位置丢失产生尺侧的再移位导致骨折畸形愈合,是形成肘内翻的两个主要因素。

测量肘内翻角度时需和健侧肘关节携带角对比。肘关节过伸可使肘内翻角度加大。肘内翻除冠状面成角外还有旋转畸形。肘内翻易发生肱骨外髁骨折及外观不美观,其中关节功能障碍并不常见,有时伴屈曲受限和肘关节不稳。屈曲受限和肘内翻畸形多同时伴肘关节过伸,肘关节总的屈伸活动范围并未减小。肱骨远端生长潜力小,且成角畸形与肘关节运动平面相垂直,故肘内外翻畸形自我塑形改善可能性小。因其最主要问题为外形不美观,故对于畸形角度小者仅观察即可。对畸形明显和伴其他功能障碍确需手术矫正者行肱骨髁上截骨术矫正。

(四)肘关节僵硬和骨化性肌炎

这些并不常见,经观察及功能锻炼、理疗多可恢复,不建议手术松解。

(张　航)

第三节　儿童股骨颈骨折

儿童股骨颈骨折相对少见,约占全部儿童骨折的1%。多由高能量损伤所致,也可见于病理骨折。

近年来,儿童股骨颈骨折的治疗取得了很多新的进展,但并发症如股骨头缺血性坏死、髋内翻、骺板早闭以及不愈合的发生率仍相对较高。

一、解剖

股骨近端在出生时仅有一个骨骺,后来分化成两个独立的骨化中心——股骨头骨骺和转子骨骺。股骨头的二次骨化中心生后4～6个月时出现,大转子的二次骨化中心4岁左右时出现。股骨颈干角在出生时为135°,在1～3岁增加到约145°,在骨骼发育成熟后逐渐变为130°。出生时股骨的前倾角大约为30°,在骨骼发育成熟后减小到平均10.4°。转子骨骺在16～18岁闭合,股骨近端骨骺18岁左右闭合。在骨骼发育成熟之前股骨近端骨骺的生长紊乱可能导致股骨颈干角、前倾角的不正常以及关节转子距离变短。股骨近端骨骺的生长约占下肢长度的15%。因此,股骨近端的生长紊乱可能导致轻度的下肢长短不齐。

由于股骨头坏死的发生率高,因而了解股骨近端的血管解剖很重要。股骨近端的血供主要来自股深动脉的两个分支,分别为旋股内侧和旋股外侧动脉,两个分支起自髂腰肌的腱性部分水平。旋股外侧动脉向后到股骨颈后方,旋股内侧动脉到股骨颈的前方。出生时,旋股外侧动脉供应股骨头骨骺的前外侧、大转子的大部分和股骨头的前内侧。旋股内侧动脉供应骨骺的后内侧、后侧骨骺、大转子的后侧。旋股外侧动脉的横支在转子间线的前外侧发出分支穿入大转子的外侧和前外侧。直到5～6岁,这个分支仍供应着股骨近端骨骺前方的大部分区域。圆韧带动脉供应股骨头内侧的一小块区域。生后血管穿过骨骺,在15～18个月时逐渐消失,没有血管通过骺板。股骨近端的主要血供来自旋股内侧动脉。该血管在髂腰肌腱的后方走行到股骨近端的内侧,位于小转子和关节囊内下方之间。它有两条主要的分支,即后下分支(沿着股骨颈后下缘走行)和后上分支(沿股骨颈的上缘走行)。

3岁时,旋股外侧动脉对股骨近端的血液供应减少。股骨近端骨骺全部血供都来自髂外侧血管,由旋股内侧动脉发出。Ogden认为后下分支和后上分支在股骨头的血供中都有重要作用。供应股骨头的血管很少在关节囊内走行,因此关节囊切开并不危害股骨头的血供。

二、分类

Delbet根据骨折的解剖部位将儿童股骨颈骨折分为四型(图12-1)。

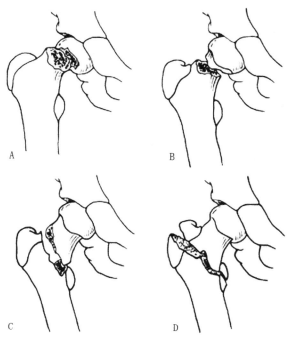

图 12-1　Delbet 儿童股骨颈骨折分类
A.Ⅰ型;B.Ⅱ型;C.Ⅲ型;D.Ⅳ型

(一)Ⅰ型(股骨头骨骺分离)

这种损伤与 Salter-Harris Ⅰ型骨骺损伤相似,占股骨颈的 10%。此型损伤多见于幼儿(小于 2 岁)和 5~10 岁的儿童。新生儿的骨和骨骺分离,常见于臀位分娩之后,易被误诊为先天性髋关节脱位,2 周之后有大量骨痂形成时才能正确认识。

这种损伤通常是由严重创伤所致,如被机动车撞伤或由高处摔下,但也有报道虐待儿童导致骨折发生。60%以上的患儿有伴随损伤,骨盆骨折(常为双侧)最为多见。治疗效果不佳,股骨头坏死的发生率为 20%~100%。

(二)Ⅱ型(经颈型骨折)

骨折通过股骨颈的中部。这是最常见的骨折类型,占儿童股骨颈的 40%~50%。该型骨折由严重的创伤所致,通常就诊时骨折已有明显移位。最常见的并发症为股骨头坏死,文献报道可以达到 50%。近年,随治疗方法的改进,如抽空关节内的血肿,股骨头坏死的发生率有明显下降。其他并发症包括骨折再移位、延迟愈合、不愈合、髋内翻畸形、骨骺早闭等。

(三)Ⅲ型(股骨颈基底型骨折)

骨折通过股骨颈的基底。该型骨折发生率为 25%~35%。合并股骨头坏死为 20%~25%,同损伤时骨折的移位程度有关。

(四)Ⅳ型(股骨转子间骨折)

骨折位于大、小转子之间,发生率为 6%~15%。此型合并股骨头坏死小于 10%,预后最好。

三、损伤机制

儿童股骨颈骨折多由严重创伤(车祸、高处摔下或从自行车跌下)造成。这种损伤机制占所有股骨颈骨折的 85%～90%。大约 30% 的病例有伴发的严重损伤,以腹腔或盆腔内脏器的损伤以及头部损伤最常见。由于这些伴随损伤,任何股骨颈骨折都应当仔细检查。仅少部分患儿的股骨颈骨折由轻度创伤造成,常在骨折部位有原发的病理损害,如单房性骨囊肿、骨纤维结构不良、脊髓脊膜膨出以及成骨不全症。1 岁以下婴儿的股骨颈骨折可由虐待导致。

四、诊断

常在严重创伤后有髋关节的明显疼痛。病史采集应当包括受伤机制和其他部位疼痛的描述。患儿因髋部疼痛严重,可能不能准确描述其他的疼痛部位。因此,必须仔细检查以除外其他的伴随损伤。无移位的股骨颈骨折和应力骨折占大约 30%,可能仅有扭伤或挫伤史,剧烈疼痛不明显。

体格检查时,患肢呈外旋和轻度内收畸形,肢体有短缩。局部有压痛,在股骨颈的后方最明显。被动活动肢体明显受限,尤其屈曲、外展和内旋时。无移位的骨折,髋部检查可能体征不明显,在被动活动患肢时仅有轻度不适。

五、影像检查

髋部正位和侧位 X 线片,可确定骨折的类型、骨折线的方向、移位的程度、内翻角度、股骨头骨骺的位置。无移位骨折或应力骨折能通过放射性同位素骨扫描来确认,骨扫描应在创伤后骨折部位的骨代谢增加再检查,这样可以避免假阴性的结果。MRI 是诊断无移位股骨颈骨折和应力骨折的最好方法,具有准确性高、可以早期诊断、留院时间短、无放射线损害等优点。MRI 的表现为 T_1 加权像低信号以及水肿和出血导致的 T_2 加权像高信号。同时,MRI 还可除外有无骨囊肿等病变。

六、治疗

儿童股骨颈骨折的治疗目的是取得稳定的解剖复位直到骨折完全愈合。治疗方法的选择应考虑患儿的年龄、骨折的类型、骨折移位的程度、骨折线的方向。年龄小于 8 岁的无移位骨折以及Ⅲ型、Ⅳ型骨折的预后较大龄儿童的Ⅰ型和Ⅱ型有移位骨折为好。对小年龄的患儿以及轻度移位的Ⅲ型、Ⅳ型骨折或应力骨折,髋人字石膏裤固定即可取得满意的治疗效果。

(一)Ⅰ型(股骨头骨骺分离)

此型骨折的并发症发生率非常高,包括骨折的再移位、股骨头坏死、骨骺早闭以及内翻成角畸形等。文献报道 35% 的Ⅰ型股骨颈骨折使用石膏固定后再移位可以导致内翻成角畸形。股骨头坏死的发生同受伤时骨折移位的程度密切相关,但骨折的再移位也是导致股骨头坏死的一个因素,应尽量避免。

目前,首选的治疗方法是解剖复位、克氏针或空心钉内固定和髋人字石膏裤外固定。如伤后原始 X 线片显示股骨头骨骺在髋臼内,则先行轻柔的手法复位,操作可在 C 型臂电视 X 线机透视下进行。方法为先屈髋,再轻度外展和内旋髋关节,通常可取得满意的复位。然后通过外侧的小切口进行内固定。4 岁以下患儿宜选用光滑的克氏针;4～7 岁的患儿使用 4.0 mm 的空心钉;大于 7 岁的患儿使用 5.0～6.5 mm 空心钉做内固定。如果股骨头骨骺脱出在髋臼之外,作者建议只尝试一次闭合复位,但是复位成功的可能性很小。多次复位容易导致股骨头坏死,因此不宜采用。Canale 报道了 5 例股骨头骨骺不在髋臼内的患儿,其中 4 例闭合复位失败,5 例患儿最终都合并有股骨头坏死。因此,应行切开复位或只做一次轻柔闭合复位的尝试。

闭合复位或切开复位术后应采用髋人字石膏裤固定。髋关节固定在外展 30°,内旋 10°位至少 6 周,大龄儿童的固定时间应当延迟至 12 周。

(二)Ⅱ型(经颈型骨折)

对所有经颈型骨折(包括无移位型骨折)的儿童都应当稳定内固定以避免骨折再移位、愈合不良、延迟愈合或不愈合。这些并发症在单纯应用石膏固定时更容易发生,因而必须达到解剖复位以避免不愈合和减少股骨头坏死的发生。应当在 X 线透视下行轻柔的闭合复位。复位时首先将健侧髋关节充分外展以固定骨盆,之后将伸直的患髋逐渐外展。在大转子施压并以髋臼上缘作为支点恢复股骨近端的正常解剖关系。在髋关节外展时,下肢内旋 20°~30°来完成复位。复位成功后应将患肢缓慢内收以便从侧方做内固定。如果闭合复位不能解剖复位,应经前侧或前外侧入路切开复位。小年龄患者可以使用带螺纹的克氏针固定,年龄较大患者可以使用空心钉。内固定物应尽量位于骺板以远。但是,骨折的稳定性是最重要的,不要只为了避开生长板而使固定强度减弱。在较大的患儿,至少应当使用两枚平行放置的空心拉力螺钉,骨折近端因螺纹通过而使骨折部位得到加压。手术后用髋人字石膏裤固定 6~12 周直到丰满的骨痂形成。

尽管仍然有争议,但越来越多的证据表明在Ⅱ型骨折通过穿针抽吸髋关节可以减少股骨头坏死的发生率。通过内收肌下针刺抽吸危险性小,应当在复位和内固定之后进行。

(三)Ⅲ型(股骨基底型骨折)

尽管Ⅲ型骨折较Ⅱ型骨折预后好,但移位的骨折同样预后较差。应对所有移位的骨折给予闭合复位和内固定治疗。较大患儿(超过 6 岁)的无移位骨折也应当行内固定治疗。尽管有学者建议闭合复位外展位人字石膏裤固定而不需要内固定,但这样治疗的病例有 65%~85%发生髋内翻畸形。年龄小于 6 岁的无移位骨折患儿或许可以考虑外展石膏裤固定。但对有移位的骨折患儿,仍应行内固定。另外,由于骨折的位置相对距骺板较远,可能影响空心螺钉的把持力,导致再移位和内翻发生,因此应使用人字石膏裤加强固定。

(四)Ⅳ型(转子间骨折)

这种骨折类型的预后最好,在小于 6 岁的患者经常可以非手术治疗。如Ⅱ型、Ⅲ型骨折一样,任何年龄的有移位骨折或较大患儿的无移位骨折可以选择闭合复位内固定。

(张 航)

第四节 儿童股骨干骨折

儿童股骨干骨折相对愈合快,既往多采用保守方法治疗。近年来随着对骨折愈合机制认识的深入和固定技术的进步,渐倾向于手术治疗。

一、解剖

怀孕 4 周时股骨发育为致密的间质组织,8 周时开始软骨化骨。股骨干的发育最早为软骨内化骨,外周骨化而中心血管化因而形成髓腔。最初 18 个月内形成的骨骼为编织骨,以后逐渐成为成人的板层状骨。股骨头骨化中心在生后 4~5 个月时出现,大转子骨化中心 4 岁时出现,小转子骨化中心约在 10 岁时出现。

股骨干的血运来自骨内膜和骨外膜的血管。骨内膜血管来自由后内方进入股骨的两条滋养动脉。骨外膜毛细血管供应皮质的外侧 $25\% \sim 30\%$，多集中于肌肉附着处。此两套血供与干骺端血供彼此相连，供应丰富血液，有利于骨折愈合。

二、分类

同大多数骨干骨折一样，依据 X 线片显示的骨折位置（近 1/3、中 1/3、远 1/3），形状（横行、斜行、螺旋形），成角，粉碎程度，移位和短缩程度进行分类。病理性骨折分类，如骨囊肿、骨发育不良、成骨不全、脑瘫后骨质疏松、脊柱裂。开放骨折按 Gustilo 分类。

三、损伤机制

损伤机制与年龄有关，婴儿可能从床上跌落，学龄儿童和青少年往往发生交通伤或运动伤。高能量多发伤常见于青少年。婴幼儿股骨干骨折，应除外虐待骨折的可能。直接暴力通常造成横行骨折，可伴有蝶形骨块；而成角及扭转暴力可造成螺旋形或斜行骨折。

轻度损伤即致骨折或反复骨折者，应怀疑是否为病理性骨折。因脑瘫、脊髓脊膜膨出症及其他神经肌肉疾病所致广泛的骨质疏松也易发生骨折。仔细阅片，观察有无导致病理骨折的局部病变。最常见的良性病变包括动脉瘤样骨囊肿，单腔性骨囊肿，非骨化性纤维瘤和嗜伊红肉芽肿。恶性病变少见。

儿童股骨干应力骨折罕见，多为运动员诉大腿区长期疼痛，一般无创伤病史，多次诊治无确切诊断。应及时诊治以免骨折变为完全性。

国外学者研究显示伴多发伤的儿童股骨干骨折与成人不同。儿童多发性损伤伴股骨干骨折者罕见肺部并发症，骨折固定时间对肺部呼吸窘迫综合征等并发症发生率影响不大。

四、诊断

患儿有局部压痛、肿胀、短缩畸形，触诊可及骨擦感。仔细检查软组织损伤情况。臀部有淤血者可能提示伴发同侧的股骨颈骨折、转子间骨折或脱位。仔细检查皮肤有无破损，并按 Gustilo 标准分类。

检查患肢神经和血管，并和健侧比较。轻柔复位、夹板固定或骨牵引后神经情况和血运应正常，若出现异常，则立即去除夹板，重新整复。

许多股骨干骨折患儿为高能量损伤，故查体时不应仅局限于主诉部位，应全面检查，对于脑外伤不能交流者更应细致检查，有时需重复检查。

五、影像检查

标准股骨全长正侧位片，应包括髋、膝关节，股骨干骨折可同时伴有股骨颈骨折、转子间骨折或髋脱位。文献报道，漏诊率可达 1/3。在股骨远端，常伴有髌板损伤、韧带和半月板损伤。

阅片时应观察骨折形态、粉碎程度、移位、成角和短缩程度，借以了解损伤机制、制定治疗计划。不同部位的骨折，因周围肌肉软组织的牵拉可产生特定的畸形，如近 1/3 骨折时，骨折近端屈曲（髂腰肌）、外展（外展肌群）、外旋（外旋肌群）。股骨远 1/3 骨折，远端呈过伸（腓肠肌）畸形。

对股骨干骨折一般平片检查即可。少数情况下，如应力骨折需 CT 或 MRI 确诊。股骨头、股骨远端的关节内骨折、骨骺损伤,需行 CT 检查。病理骨折有时需 MRI 或 CT 检查。股骨干骨折动脉搏动减弱,所有膝脱位者及浮膝损伤者需行动脉造影。

六、治疗

儿童股骨干骨折的治疗取决于患儿的年龄和体重的大小。此外,还需考虑损伤机制、伴发损伤、软组织条件及经济状况。

(一)治疗原则

1.0～8 个月

新生儿至 8 个月的婴儿,因有肥厚的骨膜,股骨干骨折通常稳定。对稳定的近 1/3 或中 1/3 骨折,可采用 Pavlik 挽具治疗,疗效满意,平均 5 周即可愈合。对不稳定骨折,短缩超过 2 cm 或成角超过 30°,可应用改良 Bryant 牵引治疗。

2.8 个月至 5 岁

初始短缩小于 2 cm 的稳定或不稳定的股骨干骨折,即刻或早期石膏裤固定为首选的治疗方法。初始短缩大于 2 cm 或成角畸形超过 30°的骨折,可先行皮牵引或骨牵引 7～14 天,待有骨痂生长后,给予石膏裤固定。多发伤患儿,需对骨折行坚强固定,一般采用外固定器或钢板内固定。体形较大的患儿、骨折稳定者,亦可 Enders 钉固定。

3.5～10 岁

先行 90/90 骨牵引,然后给予石膏裤外固定。外固定器适用于开放骨折或多发骨折,普通髓内钉仅用于易发生骨折的代谢性疾病如成骨不全症或多发性骨折。近年来,在 C 型臂 X 线机监视下应用闭合复位、弹性髓内钉固定(Nancy 或 Enders 钉)已成为国外治疗 5 岁以上儿童股骨干骨折的首选治疗方法。弹性髓内钉可应用顺行或逆行穿入方法。国外有报道在儿童应用带锁髓内钉的治疗方法,入口应位于大转子尖而非梨状肌窝,以避免发生股骨头缺血性坏死。

4.11 岁至骨骼成熟

骨折稳定者,可行弹性髓内钉固定。此年龄的稳定骨折亦可行坚强交锁钉固定,但近端进针点应置于大转子尖处,以减少股骨头缺血性坏死的危险。

(二)治疗方法

1.石膏裤固定

此方法适用于 5 岁以下的股骨干骨折、初始短缩小于 3 cm 和大腿肿胀不明显者。不符合以上条件者,先行牵引治疗。骨折复位在全麻下进行。石膏裤固定时要求双侧髋关节屈曲 60°～90°(如为股骨干上 1/3 骨折,应增加髋屈曲角度),髋外展 30°,双膝屈曲 90°。髋外旋 10°～15°有助于矫正骨折远端的旋转畸形。先行小腿石膏固定,石膏稍干后由助手持小腿,维持复位情况下完成石膏裤的其他部分。固定范围应包括患侧足。骨折复位后短缩移位,婴儿不应超过 2 cm,幼儿不应超过 1 cm,如有对线不良,应加衬垫矫正。小于 10 岁的患儿,最佳位置为短缩 1 cm 并轻度外翻以抵消石膏裤固定期间内翻趋势及过度生长(文献报道平均为 0.9 cm)。在青少年,大于 11 岁者,应维持正常长度。冠状面成角小于 15°,矢状面成角小于 25°为可接受的位置。

2.皮牵引

皮牵引主要用于骨折短缩移位超过 3 cm,不能直接用髋石膏裤固定的患儿,可用皮牵引维持力线,直到足够骨痂形成,再予石膏裤固定。年龄小于 2 岁的患儿,Bryant 牵引是最常用的皮牵引方式,要求双髋屈曲 90°,双膝伸直位牵引。虽然皮牵引被广泛应用,但使用不当也可引起严重的并发症。双下肢垂直向上(静脉回流阻力增加)、伸膝(腘动脉受牵拉)、皮牵引绷带的压迫均影响肢体血运,甚至造成肢端缺血坏死;而且皮肤破损的患儿也不适用皮牵引,应严格把握适应证。为避免以上并发症,可改为90°屈髋、45°屈膝位牵引。密切观察下肢血运和皮肤情况,防止皮肤水疱及溃破;而且牵引重量不应超过4 kg,如需更大的重量应改用骨牵引。

3.90/90 骨牵引

骨牵引部位首选股骨远端,因胫骨近端骨牵引有生长阻滞、膝反张的危险,长期慢性的牵引还可能加重已有的韧带或半月板损伤。目前,屈膝、屈髋各90°的(90/90)股骨远端牵引应用较广。股骨髁上牵引时克氏针穿入点是膝关节伸直时,髌骨上一横指或内收肌结节上方,由内向外,可避免伤及股骨远端骨骺。克氏针需垂直于股骨干,与膝关节水平面平行,以防止膝内外翻畸形。骨牵引位置是双侧髋、膝关节各屈曲90°。牵引力通常为体重的1/5。应用骨牵引3～4周后,改用髋石膏裤固定2～3周,然后开始让患儿练习活动,直至完全自行负重行走。当软组织条件及感染禁忌股骨远端骨牵引时,可行胫骨近端牵引,但应除外膝关节韧带损伤。胫骨近端牵引时,进针点应位于胫骨结节骨骺以远,以免损伤骺板而形成膝反张。

4.外固定

外固定适用于5岁以上的股骨干骨折尤其是伴广泛软组织损伤、多发创伤、严重烧伤、头外伤、开放骨折和动脉损伤需立即重建血运者以及骨折不稳定者。目前常用的外固定器有Orthofix Dynamic Axial Fixator(EBZ)和AO Fixator(Synthes)。这些单臂支架易于应用,在随访期间亦可矫正成角畸形。一般需维持10～16周直到骨折的坚强愈合。支架外固定需要在C型臂X线机辅助下操作,根据不同的外固定器可先复位后装支架或反之。Orthofix支架要求先复位骨折端,在骨折端两侧分别做小切口,分别打入钢钉,然后安装外固定系统。近侧钉应置于大转子下2 cm,常与小转子水平相对,远侧钉至少位于骺板近侧2 cm,以防骺板损伤。

有学者报道外固定器术后可立即负重行走,但一般情况下,应根据骨折的类型在1～3周后开始活动。通常术后12周,骨折达到骨性愈合后可去除支架。Blasier报道139例应用外固定器治疗的儿童股骨干骨折,平均年龄9岁,术后逐渐增加负重,平均用外固定器时间11.4周,无不愈合者。

常见的外固定器并发症如骨折不能解剖对位,无加压作用,愈合慢。支架的坚强性阻碍了骨折的动态愈合过程,限制了骨痂生长,与坚强内固定相比,不愈合率、延迟愈合率和成角畸形发生率稍高。文献报道再骨折发生率为1.5%～21.0%。这些并发症最常见于短斜骨折者。再骨折发生于原先骨折处,为骨折未完全愈合所致,故应待X线片证实愈合坚强者才可去除外固定。针道感染常为浅表感染,深层感染少见。

5.切开复位、钢板内固定

对多发伤或伴头部闭合性损伤者应行切开复位坚强内固定。优点为迅速稳定骨折,解剖对位,固定坚强,允许早期活动。缺点是切口较大,需剥离软组织,有钢板折断和再骨折的危险,需二次手术取内固定。解剖对位,可见过度生长,但步态无明显跛行。手术经外侧入路,通常能够达到解剖复位。AO动力加压钢板应用较广,如为粉碎骨折,可用加压螺钉固定骨折块;如有骨缺损,需要植骨。钢板固定后可早期活动患肢,但早期不能负重,术后4～6周骨折骨性愈合后才能开始负重行走。

6.髓内钉固定

Kuntscher钉从1942年开始应用于治疗儿童股骨干骨折。1951年开始和扩髓技术结合使用。因其从梨状窝处进针会影响股骨头血运,导致股骨头缺血性坏死和髋内翻,这种术式已被淘汰多时。直到最近,有学者报道在 10 岁以上儿童,从大转子处或股骨颈与大转子交界处进针可避免股骨头缺血性坏死。主要优点为无需外固定,术后可早期负重。

交锁钉固定已成功用于成人股骨干骨折。其固定坚强,可控制旋转,用于极度不稳定的骨折,允许术后早期负重,减少成角畸形的并发症,并可动力化以促进骨折愈合。最近有文献报道应用坚强交锁髓内钉治疗 55 例儿童股骨干骨折,平均年龄 12.8 岁。所有骨折均愈合,无旋转和成角畸形。肢体不等长平均 0.7 cm。13 例出现并发症:5 例 ATD 值差别大于 1 cm,7 例双下肢不等长大于 2 cm,1 例发生股骨头缺血性坏死。所有的并发症均发生于小年龄患者(平均年龄 11.7 岁),所使用的交锁髓内钉为成人型,直径较粗(14 mm 和 11 mm),近端直径 13 mm。建议使用儿童型髓内钉(8~10 mm),进针点应位于大转子。

坚强交锁髓内钉治疗青少年股骨干骨折少见,但严重的并发症为股骨头缺血性坏死。可能与进针点位于大转子尖内侧损伤了旋股内侧动脉的分支有关。

7.弹性髓内钉固定

应用弹性髓内钉治疗儿童股骨干骨折首先是由法国的 Metaizeau 和罗马尼亚的 Firica 等共同开展的。该技术已在欧洲和北美广泛使用。在远离骨折端的长骨干骺端做小切口,逆行或顺行导入两枚弹性髓内钉。这种方法不干扰骨骺、不介入骨折端血肿、无需剥离骨膜,因此骨折愈合较快。而且由于切口远离骨折端,可降低术后感染的概率。弹性髓内钉固定允许骨折端有轻微的活动,有研究表明微动可促进骨折愈合。弹性髓内钉有足够的抗旋、抗弯及纵向稳定性,因此术后患儿可以早期活动。稳定的股骨干横断骨折,患儿可在术后几天内开始负重;长螺旋形骨折,应 2~3 周后才负重。顺行穿钉的入口在大转子的下方,可避免由梨状肌窝进入造成股骨头缺血性坏死,以及经大转子进入导致的骨生长障碍。

(1)弹性髓内钉固定的原理:预弯成"C"形的弹性钉,每根钉均从三点上产生固定作用,这三点分别是进针点、骨折端处对侧骨皮质和股骨干骺端。当多根钉从不同方向打入骨髓腔,就可在多个方向上固定骨折端。

(2)弹性髓内钉材质与型号:常用的弹性髓内钉有钛合金类(包括 Nancy 钉、ECMES 钉、De Puy等),铬钼合金、镀镍钛合金,Ender 钉等。直径为 1.5~5.0 mm,长度 130~450 mm。弹性髓内钉的直径要求达到骨髓腔直径的 1/3,长度要求从近端干骺端到远端干骺端。

(3)术前准备:手术需在全麻下进行。如患儿年龄小于 5 岁,可在普通的手术床上手术;如患儿年龄大于 5 岁,则需要用牵引床。打入钉之前应先行牵引,牵引时保持患肢内旋约 20°。对侧下肢尽量外展,术者可站在患儿两腿之间,有利于内侧穿钉的操作。根据 C 型臂 X 线机成像决定所需髓内钉的长度。将所需髓内钉预弯成 C 形,使其钝头成 45°角。术前应常规一次性给予抗菌药物。

(4)逆行穿钉:逆行穿钉固定适用于股骨干近端及中 1/3 骨折。C 型臂 X 线机定位股骨远端骨骺后,在大腿内侧骨骺板近端 1.5 cm 处(一般在髌骨上缘处)做一个 2 cm 长的纵行切口,注意此切口要在大腿侧中线偏后,避免术后可能出现钉尾退出进入髌上囊。纵行分离股直肌内侧头到达骨皮质,然后用开路器向股骨近端钻一个孔,用咬骨钳子向股骨近端扩大骨孔,以利导入髓内钉。将预弯过的弹性髓内钉用持钉器导入髓腔,在 C 型臂 X 线机监控下,通过不断旋转的方式继续将钉打入到骨折端,此时适当旋转可使弯曲的钉头进入骨折近端,继续打入髓内钉至股骨大转子处,可使骨折逐步复位。股骨外侧进钉方式和内侧相同。髓内钉头应达到股骨颈处,钉尾留于骨皮质外几毫米,多余的可剪断。如遇进钉困难,可先分别从内、外侧进钉至骨折端处,纵向牵引尽量使骨折达到 50% 复位,在 C 型臂 X 线机监控下确定容易进入骨折近端的一根钉,进钉 2 cm 后旋转患肢,确定进入骨折近端后继续进钉,在此过程中反复旋转可使骨折逐渐复位,然后可顺利打入第二根钉。有些情况下可再打入第三根钉,目的是使髓腔更加充实、增加钉与骨的接触面积,从而提供更好的抗旋、抗弯稳定性。

(5)顺行穿钉:顺行穿钉固定适用于股骨干远端骨折。在股骨大转子下 1~2 cm 处做纵行切口,分离皮下软组织直达骨皮质。用开路器钻一个向下的骨孔,从这一个孔内用以上相同的方式打入两根方向相反的弹性髓内钉。髓内钉的头端要求达到股骨远端骺板近端,进钉时要在 C 型臂 X 线机监控下,注意避免穿透远端骺板。

冲洗、止血、逐层缝合伤口后,酌情放置引流条。搬动患儿时要避免患肢旋转,如有明显旋转应立即在牵引床上复位。注意进钉处的骨孔应足够大,方向朝向骨折端。注意防止髓内钉穿透对侧骨皮质和断钉的发生。在麻醉失效之前再次检查骨折端是否存在旋转移位,如有可通过旋转针尾矫正。

(6)术后处理:术后将患肢下垫枕,无需石膏管型固定。术后第 1 天即可开始不负重的功能锻炼,稳定型的骨折可早期开始负重;而粉碎骨折和其他不稳定型骨折 3 周后才可练习负重。

术后取出内固定的时间取决于临床和影像学表现,一般术后 1 年左右骨折愈合坚强后取出内固定。

(7)弹性髓内钉固定的并发症:术后骨折端经常出现血肿,绝大部分血肿都会自行吸收,并发深部感染的非常罕见。髓内钉尾应留在骨皮质外,钉尾过长将限制膝关节活动,并激惹局部软组织形成滑囊,如钉尾太短则固定不牢固。这些现象在顺行和逆行打钉时均可能出现。

Heinrich 等报道,弹性髓内钉固定后内外翻成角畸形发生率为 11%,向前或向后成角畸形发生率 8%,旋转畸形发生率 8%,随访发现 68% 中双下肢等长。Skak 等比较钢板、坚强髓内钉以及弹性钉治疗 52 例股骨干骨折,随访 16 年,弹性钉治疗组平均短缩约 9 mm,且多见于大年龄患儿。近年,有很多文献比较不同的治疗方法,均认为儿童股骨干骨折的最佳治疗为弹性髓内钉固定。

(张　航)

第十三章　骨科疾病的中医诊疗

第一节　脱位复位手法

一、原理及目的

脱位复位手法是指用指、掌、腕、臂或身体其他部位的劲力,结合器械,随症运用各种手法技巧,作用于患者患部及穴位,以达治病疗伤、整复骨折、脱位、强壮身体的一种治疗方法。

二、适应证

(1)新鲜外伤性脱位。

(2)全身情况较好,无昏迷或其他脏器损伤和危重休克患者。

(3)经 X 线确诊为关节脱位者。

三、禁忌证

(1)开放性关节脱位,创口未经清创手术者。

(2)复合性创伤,患者有进行性出血,生命体征有危象的危重患者。

(3)精神病患者,不能与医师合作时。

(4)诊断未明确,未摄 X 线片检查确诊者。

(5)陈旧性脱位超过 3 个月,关节严重粘连,或已明显有骨化性肌炎的患者。

四、物品准备

(1)复位治疗床,备宽布带。

(2)麻醉药物,如普鲁卡因等。

(3)外敷药物和固定器材,如夹板、绷带等。

五、操作方法

(一)一般方法

(1)拔伸牵引,欲合先离,术者与助手顺势对抗牵引,力度适中恰当。

（2）让脱出之远端从原路返回，在足够的牵引后，用端提等手法，徐徐屈曲关节使其入臼。

（3）利用杠杆原理，以脱位肢体的远端为力点，脱位关节囊为支点，通过旋转、内收、外展或伸屈等活动，利用杠杆作用使其入臼。

（4）入臼后认真检查关节的外形，关节活动功能是否完好，并借助关节的特殊检查体征，确认已入臼，如肩关节之搭肩试验（Duga's征）。

（二）常见关节脱位复位法

（1）颞颌关节脱位口腔内复位法：患者低坐，术者面向患者，用双手拇指伸入患者的口腔内，按于两侧下臼齿上，其余四指在外面托住下颌，两拇指先往下按，待下颌骨移动时再往里推之，余指同时协调地将下颌骨向上端送，听到滑入关节的响声，说明脱位已复位，此时拇指速向两旁滑开，随即从其口腔内退出（图13-1）。

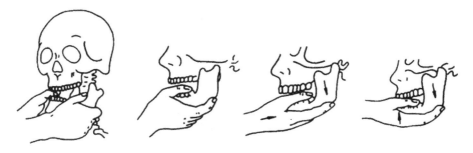

图13-1　颞颌关节脱位口腔内复位法

（2）肩关节脱位拔伸足蹬复位法：患者仰卧，用拳大的软布垫于患侧腋下，以保护软组织，术者立于患侧，用两手握住患肢腕部，并用足（右侧脱位用右足，左侧脱位用左足）抵于腋窝内，在肩外旋、稍外展位置沿伤肢纵轴方向缓慢而有力地牵引，继而徐徐内收、内旋，利用足跟为支点的杠杆作用，将肱骨头挤入关节盂内，当有回纳感觉时，复位即告完成。在足蹬时，不可使用暴力，以免引起腋窝血管神经损伤。若用此法肱骨头尚未复位，可能系肱二头肌长头腱阻碍，可将患肢内、外旋转，使肱骨头绕过肱二头肌长头腱，然后再按上法进行复位（图13-2）。

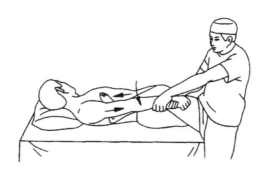

图13-2　肩关节脱位拔伸足蹬复位法

（3）肩关节脱位拔伸托入复位法：患者坐位，术者站于患肩外侧，以两手拇指压其肩峰，其余四指插入腋窝（左侧脱位，术者右手握拳穿过腋下部，用手腕提托肱骨头；右侧脱位，术者用左手腕提托）。第一助手站于患者健侧肩后，两手斜形环抱固定患者，第二助手一手握患侧肘部，一手握腕上部，外展外旋患肢，由轻而重地向前外下方作拔伸牵引。与此同时，术者插入腋窝的手将肱骨头向外上方钩托,第二助手逐渐将患肢向内收、内旋位继续拔伸,直至肱骨头有回纳感觉,复位即告完成(图13-3)。

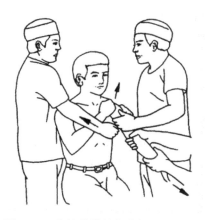

图13-3 肩关节脱位拔伸托入复位法

(4)肘关节脱位拔伸屈肘复位法:患者取坐位,助手立于患者背后,以双手握其上臂,术者站在患侧前面,以双手握住腕部,置前臂于旋后位,与助手相对拔伸,然后术者以一手握腕部继续保持牵引,另一手的拇指抵住肱骨下端向后推按,其余四指抵住鹰嘴向前端提,并慢慢将肘关节屈曲;若闻入臼声,说明脱位已整复。或平卧位,患肢上臂靠床边,术者一手按其下段,另一手握住患肢前臂顺势拔伸,有入臼声后,屈曲肘关节(图13-4)。

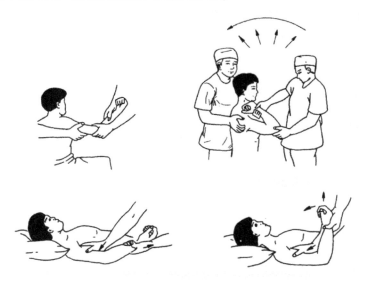

图13-4 肘关节脱位拔伸屈肘复位法

(5)小儿桡骨小头半脱位复位法:不需麻醉,家长抱患儿正坐,术者与患儿相对。以右侧为例,术者左手拇指放在桡骨头外侧处,右手握其腕上部,并慢慢地将前臂旋后,一般半脱位在旋后过程中常可复位。若不能复位,则右手稍加牵引至肘关节伸直旋后位,左手拇指加压于桡骨头处,然后屈曲肘关节,常可听到或感到轻微的入臼声。或可屈肘90°向旋后方向来回旋转前臂,也可复位(图13-5)。

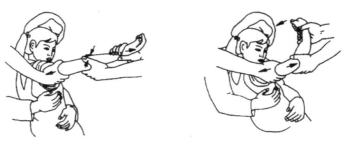

图 13-5 小儿桡骨小头半脱位复位法

(6)月骨脱位拇指整复法:患者在麻醉下(如臂丛麻、局麻),取坐位,肘关节屈曲,两助手分别握住肘部和手指对抗牵引,在拔伸牵引下前臂旋后(即仰掌),腕关节背伸(四指向上一拗),使桡骨与头状骨之间的关节间隙加宽,术者两手握住患者腕部,两手拇指用力推压月骨凹面的远端(捺在骨陷之所),迫使月骨进入桡骨和头状骨间隙,然后逐渐使腕掌屈(掌往下捺,微带拽势),当月骨有滑动感,中指可以伸直时,多数表明已复位(图 13-6)。

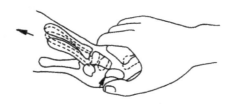

图 13-6 月骨脱位复位法

(7)髋关节脱位回旋复位法:患者仰卧,助手以双手按压双侧髂嵴固定骨盆,术者立于患侧,一手握住患肢踝部,另一手以肘窝提托其腘窝部,在向上提拉的基础上,将大腿内收、内旋,髋关节极度屈曲,使膝部贴近腹壁,然后将患肢外展、外旋、伸直。在此过程中,其髋有响声者,复位即告成功(图 13-7)。因此法的屈曲、外展、外旋、伸直是一连续动作,形状恰似一个反问号"?",亦称划问号复位法。

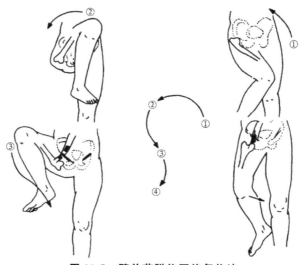

图 13-7 髋关节脱位回旋复位法

回旋法应用杠杆原理整复脱位,当屈髋牵引、内收内旋髋关节时,使股骨头与髋臼上缘分离,然后继续屈髋屈膝,使股骨头向前下方滑移,再外展外旋髋关节,利用髂股韧带为支点,依靠杠杆作用使股骨头移至髋臼下缘,最后伸直大腿,使股骨头向上滑入髋臼。由于回旋法的杠杆作用力较大,施行手法时动作要轻柔,不要使用暴力,以免导致骨折或加重软组织的损伤。

(8)髋关节脱位拔伸足蹬复位法:患者仰卧,术者两手握患肢踝部,用一足外缘蹬于坐骨结节及腹股沟内侧(左髋脱位用左足,右髋脱位用右足),手拉足蹬,身体后仰,协同用力,两手可略将患肢旋转,即可复位(图13-8)。

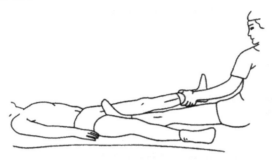

图 13-8 髋关节脱位拔伸足蹬法

六、注意事项

(1)在整复时牵引未充分,关节重叠未牵开,切勿过急屈曲关节,易造成人为的骨折损伤,尤其老年骨质疏松患者。

(2)利用杠杆原理复位法,切忌用力粗暴,以免引起骨折和加重损伤。

(3)一般新鲜脱位,整复操作适当,可不须麻醉,若患者肌肉发达,或复杂性脱位,或患者疼痛难受,可用针麻、臂丛麻醉、硬膜外麻醉等,以减轻患者痛苦。

(4)脱位合并近关节骨折者,原则上先整复脱位,再处理骨折。

（李　慧）

第二节　骨折整复手法

一、原理及目的

骨折整复手法是指用指、掌、腕、臂或身体其他部位的劲力,结合器械,随症运用各种手法技巧,作用患者患部及穴位,以达整复骨折的一种治疗方法。

通过学习掌握骨折复位基本手法及常见骨折复位手法。

二、适应证

(1)绝大多数闭合骨折,特别是四肢骨折。

(2)部分开放骨折,如伤口较小或伤口经清创关闭。

（3）没有手法复位禁忌证者。

（4）估计手法整复效果良好者。

三、禁忌证

（1）年老体弱，对骨折功能恢复要求不高者。

（2）病危或复合伤者，应以抢救生命为首要目的，暂不宜复位。

（3）较严重的开放骨折（包括伤口污染严重者）。

（4）估计手法整复难以成功，或成功后难以维持固定者，如股骨干骨折严重缩短移位，某些斜形的不稳定骨折。

四、物品准备

准备骨折固定器具（如夹板、石膏、绷带、压垫等）、外用药、复位床，麻醉用品等。

五、操作方法

（一）常用骨折复位手法

1.拔伸

主要用于矫正患肢的重叠移位，一般是由术者和助手分别握住患肢的远端近端，对抗用力牵引（图 13-9）。

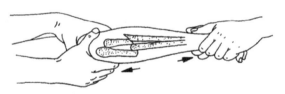

图 13-9　拔伸手法

2.旋转

主要用于矫正骨折的旋转移位，一般是由术者手握骨折远段在拔伸下，围绕肢体纵轴向内或向外旋转以恢复肢体的正常生理轴线。

3.折顶

主要用于单靠牵引不易完全矫正的重叠移位。要点是先做加大骨折成角拔伸，至两断端同侧骨皮质相遇时，骤然将成角矫直，使断端对正。本法要慎用，操作要仔细，以免骨锋损伤重要的软组织（图 13-10）。

4.回旋

主要用于有背向移位（即两骨折面因旋转移位而反叠）的斜形骨折。一般是术者一手固定近端，另一手握住远端，按移位途径的相反方向回旋复位（图 13-11）。

5.分骨

主要用于尺、桡骨、掌、跖骨骨折，骨折端因成角移位及侧方移位而相互靠拢时。方法是术者用两手拇指及示、中、环指，分别挤捏骨折处背侧及掌侧骨间隙，使靠拢的骨折端分开（图 13-12）。

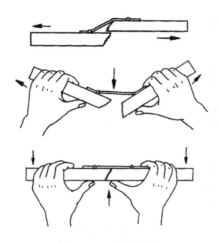

图 13-10　**折顶手法**

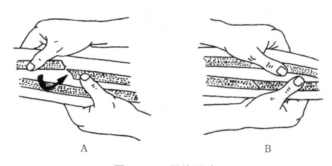

图 13-11　**回旋手法**

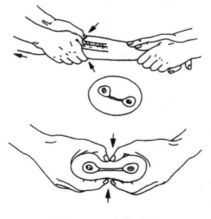

图 13-12　**分骨手法**

6.屈伸

　　用于骨折脱位的整复。方法是术者一手固定关节的近端,另一手握住远端沿关节的冠轴摆动肢体以复位(图 13-13)。

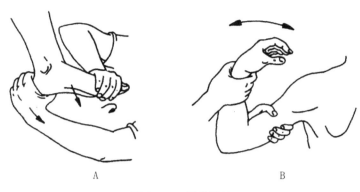

A   B

图 13-13　屈伸手法

7.端提捺正

主要用于重叠成角及旋转移位矫正后还有侧方移位者。方法是在持续手力牵引下,术者两手拇指压住突出的远端,其余四指捏住近侧骨折端,向上用力使"陷者复起,突者复平"。或术者借助掌、指分别按压远端和近端,横向用力夹挤以矫正之(图 13-14、图 13-15)。

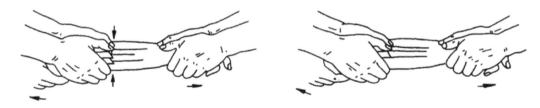

图 13-14　端提手法

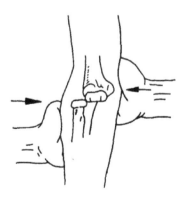

图 13-15　捺正手法

8.纵压

主要用于检查横形骨折的复位效果。方法是术者两手固定骨折部,让助手在维持牵引下稍稍向左、右、上、下摇摆远端,术者双手可感觉到骨折的对位情况,然后沿纵轴挤压,若骨折处不发生缩短移位则说明骨折对位良好(图 13-16)。

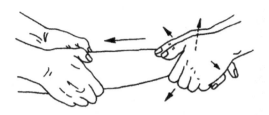

图 13-16　纵压手法

（二）常见骨折复位手法

1.锁骨骨折整复方法

患者坐位,挺胸抬头,双手叉腰,术者将膝部顶住患者背部正中,双手握其两肩外侧向背部徐徐牵引,使之挺胸伸肩,此时骨折移位即可改善,如仍有侧方移位,可用捺正手法矫正。但此类骨折不必强求解剖复位,稍有移位对上肢功能也妨碍不大(图 13-17)。

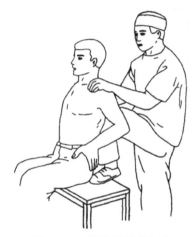

图 13-17　锁骨骨折整复法

2.肱骨外科颈骨折整复方法

患者坐位或仰卧位,一助手用布带绕过腋窝向上提拉,屈肘 90°,前臂中立位,另一助手握其肘部,沿肱骨纵轴方向牵拉,纠正缩短移位,然后根据骨折不同类型再采用不同的复位方法(图 13-18)。

(1)外展型骨折:术者双手握骨折部,两拇指按于骨折近端的外侧,其他各指环抱骨折远端的内侧向外捺正,助手同时在牵拉下内收其上臂即可复位。

(2)内收型骨折:术者两拇指压住骨折部向内推、其他四指使远端外展,助手在牵引下将上臂外展即可复位。如成角畸形过大,还可继续将上臂上举过头顶,此时术者立于患者前外侧,用两拇指推挤远端,其他四指挤按成角突出处,如有骨擦感,断端相互抵触,则表示成角畸形矫正。

3.肱骨干骨折整复方法

患者坐位或平卧位。一助手用布带通过腋窝向上,另一助手握持前臂在中立位向下、沿上臂纵轴对抗牵引,一般牵引力不宜过大,否则易引起断端分离移位。待重叠移位完全矫正后,根据骨折不同部位的移位情况进行整复(图 13-19)。

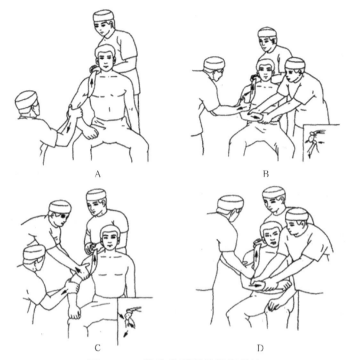

图 13-18　肱骨外科颈骨折复位法

A.纵轴牵引;B.外展型整复法;C、D.取内收型的整复

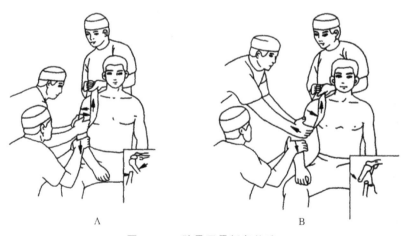

图 13-19　肱骨干骨折复位法

A.上 1/3 骨折复位法;B.中 1/3 骨折复位法

　　(1)上 1/3 骨折:在维持牵引下,术者两拇指抵住骨折远端外侧,其余四指环抱近端内侧,将近端托起向外,使断端微向外成角,继而拇指由外推远端向内,即可复位。

　　(2)中 1/3 骨折:在维持牵引下,术者以两手拇指抵住骨折近端外侧推向内,其余四指环抱远端内侧拉向外,纠正移位后,术者捏住骨折部,助手徐徐放松牵引,使断端互相接触,微微摇摆骨折远端或从前后内外以两手掌相对挤压骨折处,可感到断端摩擦音逐渐减小,直至消失,骨折处平直,表示已基本复位。

（3）下 1/3 骨折：多为螺旋或斜形骨折，仅需轻微力量牵引，矫正成角畸形，将两斜面挤紧捺正。

4.肱骨髁上骨折整复方法

（1）患者仰卧，两助手分别握住其上臂和前臂，做顺势拔伸牵引，术者两手分别握住近段相对挤压，纠正重叠移位。若远段旋前（或旋后），应首先纠正旋转移位，使前臂旋后（或旋前）。纠正上述移位后，若整复伸直型骨折，则以两拇指从肘后推远端向前，两手其余四指重叠环抱骨折近端向后拉，同时用捺正手法矫正侧方移位，并令助手在牵引下徐徐屈曲肘关节，常可感到骨折复位时的骨擦感；整复屈曲型骨折时，手法与上述相反，应在牵引后将远端向背侧按压，并徐徐伸直肘关节。

（2）患者仰卧，助手握患肢上臂，术者两手握腕部，先顺势拔伸，再在伸肘位充分牵引，以纠正重叠及旋转移位。整复伸直型尺偏型骨折时，术者以一手拇指按在内上髁处，把远端推向桡侧，其余四指将近端拉向尺侧，同时用手掌下压，另一手握患肢腕部，在持续牵引下徐徐屈肘。这样，桡偏或尺偏和向后移位可以同时矫正。尺偏型骨折容易后遗肘内翻畸形，是由于整复不良或尺侧骨皮质遭受挤压，而产生塌陷嵌插所致。因此，在整复肱骨髁上骨折时，应特别注意矫正尺偏畸形，以防止发生肘内翻（图 13-20）。

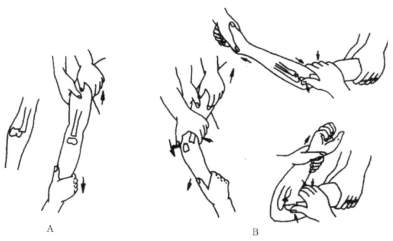

图 13-20　肱骨髁上骨折复位法
A.先矫正侧方移位；B.再矫正前后移位

5.桡、尺骨干双骨折整复方法

患者平卧，肩外展 90°，肘屈曲 90°，中、下 1/3 骨折取前臂中立位，上 1/3 骨折取前臂旋后位，由两助手拔伸牵引，矫正重叠、旋转及成角畸形。桡尺骨干双骨折均为不稳定时，如骨折在上1/3，则先整复尺骨；如骨折在下 1/3，则先整复桡骨；骨折在中段时，应根据两骨干骨折的相对稳定性来决定。若前臂肌肉比较发达，加之骨折后出现血肿，虽经牵引后重叠未完全纠正者，可行折顶手法加以复位。若斜行骨折或锯齿形骨折有背向侧方移位者，应用回旋手法进行复位。若桡尺骨骨折断端互相靠拢时，可用挤捏分骨手法，术者用两手拇指和示、中、环 3 指分置骨折部的掌、背侧，用力将尺、桡骨间隙分到最大限度，使骨间隙恢复其紧张度，向中间靠拢的桡、尺骨断端向桡、尺侧各自分离。

6.桡骨下端骨折整复方法

患者坐位,老年人则平卧为佳,肘部屈曲90°,前臂中立位。整复骨折线未进入关节、骨折段完整的伸直型骨折时,一助手把住上臂,术者两拇指并列置于骨折远端背侧,其他四指置于其腕部,扣紧大小鱼际肌,先顺势拔伸2～3分钟,待重叠移位完全纠正后,将远端旋前并利用牵引力骤然猛抖,同时迅速尺偏掌屈,使之复位;若仍未完全整复,则由两助手维持牵引,术者用两拇指迫使骨折远端尺偏掌屈,即可达到解剖对位;整复骨折线进入关节或骨折块粉碎的伸直型骨折时,则在助手和术者拔伸牵引纠正重叠移位后,术者双手拇指在背侧按压骨折远端,双手余指置于近端的掌侧端提近端向背侧,以矫正掌背侧移位,同时使腕掌屈、尺偏,以纠正侧方移位。整复屈曲型骨折时,由两助手拔伸牵引,术者可用两手拇指由掌侧将远段骨折片向背侧推挤,同时用示、中、环3指将近段由背侧向掌侧压挤,然后术者捏住骨折部,牵引手指的助手徐徐将腕关节背伸,使屈肌腱紧张,防止复位的骨折片移位(图13-21)。

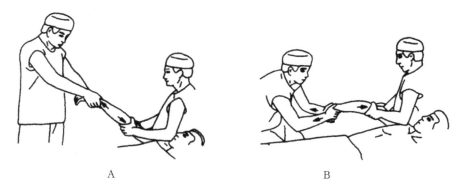

图13-21　桡骨下端伸直型骨折复位法
A.拔伸;B.尺偏掌屈

7.股骨干骨折整复方法

患者取仰卧位,一助手固定骨盆,另一助手用双手握小腿上段,顺势拔伸,并徐徐将患肢屈髋90°,屈膝90°,沿股骨纵轴方向用力牵引,矫正重叠移位后,再按骨折不同部位分别采用下列手法。

(1)上1/3骨折:将患肢外展,并略加外旋,然后由一助手握近端向后挤按,术者握住远端由后向前端提。

(2)中1/3骨折:将患肢外展,同时以手自断端的外侧向内挤压,然后以双手在断端前、后外夹挤。

(3)下1/3骨折:在维持牵引下,膝关节徐徐屈曲,并以紧挤在腘窝内的两手做支点将骨折远端向近端推按(图13-22)。

若股骨干骨折重叠移位较多,手法牵引未能完全矫正时,可用反折手法矫正。若斜行、螺旋骨折背向移位,可用回旋手法矫正,往往断端的软组织嵌顿亦随之解脱。若有侧方移位,可用两手掌指合抱或两前臂相对挤压,施行端提捺正。

8.髌骨骨折整复方法

(1)无移位的髌骨骨折:其关节面仍保持光滑完整,筋膜扩张部及关节囊亦无损伤者,在患肢后侧(由臀皱纹至足跟部)用单夹板固定膝关节于伸直位。

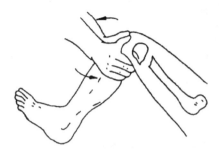

图 13-22　股骨干下 1/3 骨折复位法

（2）有轻度分离移位的骨折：可在局麻下，先将膝关节内的积血吸干净，患肢置于伸直位，术者用两手拇、示、中指捏住断端对挤，使之相互接近，然后用一手的拇、示指按住上下两断端，以另一手，触摸髌骨，以确定是否完整，如完整者可用抱膝环固定或弹性抱膝兜固定，后侧长夹板将膝关节固定在伸直位四周，外敷活血祛瘀、消肿止痛药物。

9.胫腓骨干骨折整复方法

患者平卧，膝关节屈曲 20°～30°，一助手用肘关节套住患者腘窝部，另一助手握住足部、沿胫骨长轴作拔伸牵引 3～5 分钟，矫正重叠及成角畸形。若近端向前内移位，则术者两手环抱小腿远端并向前端提，一助手将近端向后按压，使之对位。如仍有左右侧方移位，可同时用捺正手法推近端向外，推远端向内，一般即可复位。螺旋、斜形骨折时，远端易向外侧移位，术者可用拇指置于胫腓骨间隙，将远端向内侧推挤；其余四指置于近段的内侧，向外用力提拉，并嘱助手将远端稍稍内旋，可使完全对位。然后，在维持牵引下，术者两手握住骨折处，嘱助手徐徐摇摆骨折远段，使骨折端紧密相插。最后以拇指和示指沿胫骨前嵴及内侧面来回触摸骨折部，检查对线、对位情况（图 13-23）。

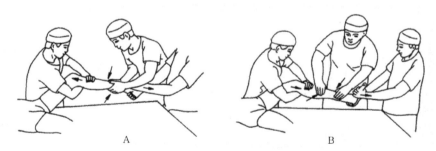

图 13-23　胫腓骨干骨折整复方法

A.拔伸下端提按压；B.捺正手法矫正左右侧方移位

10.踝部骨折整复方法

患者平卧屈膝，助手抱住其大腿，术者握其足跟和足背作顺势拔伸，外翻损伤使踝部内翻，内翻损伤使踝部外翻。如有下胫腓关节分离，可在内外踝部加以挤压；如后踝骨折合并距骨后脱位，可用一手握胫骨下段向后推，另一手握前足向前提，并徐徐将踝关节背伸。利用紧张的关节囊将后踝拉下，或利用长袜套套住整个下肢，下端超过足尖 20 cm，用绳结扎，作悬吊滑动牵引，利用肢体重量，使后踝逐渐复位。若手法整复失败或系开放性骨折脱位，可考虑切开复位内固定，陈旧性骨折脱位则可考虑切开复位植骨术或关节融合术（图 13-24）。

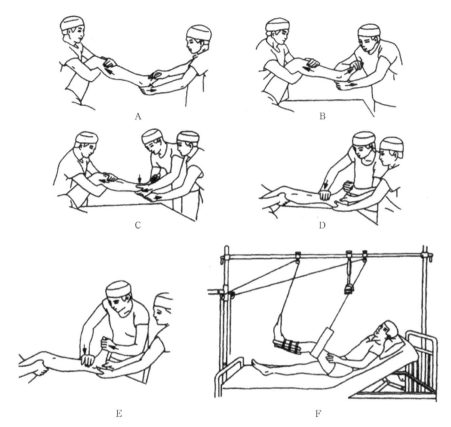

图 13-24　踝部内外翻骨折合并距骨脱位复位方法
A.拔伸;B.翻转;C.挤压;D.推提;E.背伸;F.袜套悬吊牵引

11.肋骨骨折整复方法

单纯肋骨骨折,因其有肋间肌的保护和其余肋骨的支持,所以多无明显移位,且较稳定,一般无需手法整复。

(1)立位整复法:此法令患者站立靠墙,医者与患者相对,并用双足踏患者双足,双手通过患者腋下,相叉抱于背后,然后双手扛起肩部,使患者挺胸,骨折断端自然整复。

(2)坐位整复法:根据上法原理,嘱患者正坐,助手在患者背后,将一膝顶住患者背部,双手握其肩,缓缓用力向后方拉开,使患者挺胸,医者一手扶健侧,一手按定患侧,用推按手法将高凸部分按平。若后肋骨骨折,助手扶住胸前,令患者挺胸,医者立在患者背后,用推按手法将断端矫正。

(3)卧位整复法:用于胸前肋骨骨折,且患者身体衰弱时。患者仰卧,背部垫高,医者仍按坐位时的手法进行整复。

12.脊柱骨折脱位整复方法

(1)屈曲型脊椎骨折:屈曲型脊椎压缩骨折时,椎体前部坚强有力的前纵韧带往往保持完整,但发生皱缩。通过手法整复,加大脊柱背伸,前纵韧带由皱缩变为紧张,附着于韧带的椎体前部及椎间盘有可能膨胀,恢复其压缩前的外形。

双踝悬吊法:此法复位前可给止痛剂(哌替啶 100 mg 肌内注射)或局部麻醉(1%普鲁卡因

40～60 mL注入椎板附近)。患者俯卧,两踝部衬上棉垫后用绳缚扎,将两足徐徐吊起,使身体与床面约成45°角。术者用手掌在患处适当按压,矫正后凸畸形。复位后患者仰卧硬板床,骨折部垫软枕(图13-25)。

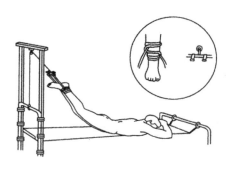

图 13-25　双踝悬吊法

攀索叠砖法:此法是一种过伸位脊椎骨折复位法。先令患者双手攀绳,以砖6块,分左右各叠置3块,双足踏于砖上,然后抽去足下垫砖,让身体悬空(足尖触地),脊柱呈过伸位,医者在患者腰后,将后凸畸形矫正。适用于体格健壮屈曲型单纯性胸腰椎压缩骨折患者。

垫枕法:此法患者仰卧硬板床,骨折部置软枕,垫枕可逐渐加压,使脊柱过伸。此法配合练功疗法效果更好,适用于屈曲型单纯性胸腰椎压缩骨折以及过伸复位后维持整复效果(图13-26)。

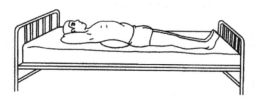

图 13-26　垫枕法

攀门拽伸法:此法令胸腰椎骨折患者俯卧在硬木板上,患者双手攀住木板上缘,用3个人在下腰部与双下肢拔伸牵引,医者用手按压骨折部进行复位。这是一种非过伸位脊柱骨折复位法,适用于不稳定性的屈曲型胸腰椎压缩或粉碎骨折以及年老体弱的患者。

持续牵引法:这是我国古代整复颈椎骨折的拔伸牵引法。近代对于轻度移位、无关节交锁的颈椎骨折,一般采用枕颌布托牵引(图13-27)。将枕颌布托套住枕部与下颌部,通过滑车进行牵引,头颈略后伸,牵引重量2～3 kg,持续牵引4～6周。若颈椎骨折伴有关节交锁者,需用颅骨牵引。牵引重量应逐步增加,并及时摄片了解复位情况,一般采用5～10 kg即可将交锁整复,牵引方向先略加前屈,复位后,牵引方向改为后伸,后换带颈托或石膏围领保护。

(2)伸直型脊椎骨折:伸直型脊椎骨折极少见。颈椎部损伤时,可采用颈椎中立位枕颌布托牵引,必要时可使颈椎稍向前屈曲。无脊髓损伤者,持续牵引4～6周后,换带颈托或石膏围领保护。腰椎部损伤时,应避免脊柱后伸,根据需要将脊柱安置于伸直或略屈曲的位置。

13.股骨颈骨折屈髋屈膝整复方法

患者仰卧,助手固定骨盆,术者握其腘窝,并使膝、髋均屈曲90°向上牵引,纠正缩短畸形,然后伸髋内旋外展以纠正成角畸形,并使折面紧密接触。复位后可做手掌试验,如患肢外旋畸形消失,表示已复位(图13-28)。

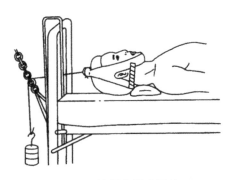

图 13-27　枕颌布托牵引法

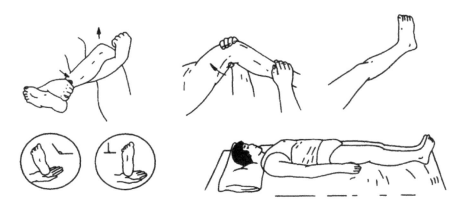

图 13-28　股骨颈骨折复位手法

六、注意事项

（1）复位前应充分了解病情（特别是认真阅读 X 线片），研究确立最佳整复方法，预计和考虑整复过程及整复后可能遇到的困难、问题和相应处理措施。

（2）手法要及时、稳妥、准确、轻巧，避免因反复整复而加重损伤。

（3）复位后监视：①观察体形，触摸肢体轮廓，与健侧对比，初步确认复位满意度。②X 线摄片复查，鉴定复位标准。③血液循环检查。④感觉活动等神经检查。

（张　辽）

第三节　锁　骨　骨　折

锁骨为两个弯曲的弧形管状长骨，横置于胸壁前上方外侧，侧架于胸骨与肩峰之间。内侧与胸骨柄相应的切迹构成胸锁关节；外侧端与肩峰内侧借着关节囊、肩锁韧带、三角肌、斜方肌肌腱附着部和喙锁韧带形成肩锁关节，其下有颈部至腋窝的臂丛神经和锁骨下动、静脉及神经穿过。锁骨略似"S"形，由内向外逐渐变细。外侧 1/3 凸向背侧，上下扁平，横断面呈扁平状椭圆形；锁骨内侧 2/3 凸向腹侧,横断面呈三角形;中 1/3 与外 1/3 交接处,横断面为类似椭圆形。由于其解剖上的弯曲形态,以及各部位横断面的不同形态,在中外 1/3 交接处就形成应力上的弱点而容易发生骨折。如果锁骨骨折移位严重或整复手法不当,手术操作失误,有可能造成其后下方的臂丛神经或锁骨下动脉损伤。

锁骨骨折是常见的上肢骨折之一,约占全身骨折的 3.5%~5.1%,占肩部骨折的 53.1%,尤以儿童及青壮年多见。

一、病因病理与分类

间接与直接暴力均可引起锁骨骨折,但间接暴力致伤较多,直接暴力致伤较少见。直接暴力可以从前方或上方作用于锁骨,发生横断性或粉碎性骨折。粉碎性骨折的骨折片如向下移位,有压迫或刺伤锁骨下神经和血管的可能;如骨折片向上移位,有穿破皮肤形成开放性骨折的可能。幼儿骨质柔嫩而富有韧性,多发生青枝骨折,骨折后骨膜仍保持联系。在胸锁乳突肌的牵拉下,骨折端往往向上成角。患者跌倒,上肢外展,掌心、肘部触地,或从高处跌下,肩外侧着地,传导的间接暴力经肩锁关节传至锁骨,并与身体向下的重力交会于锁骨的应力点,形成剪力而造成锁骨骨折,多为横断形或短斜形骨折。

根据受伤机制和骨折特点,锁骨骨折分为外 1/3 骨折、中外 1/3 骨折和内 1/3 骨折。

(一)中外 1/3 骨折

为锁骨骨折中最多见的一种,多为间接暴力所致。直接暴力引起的是由于锁骨中外端直接受打击或跌倒时锁骨直接撞击所致。骨折常为横断形或小斜形,老人多为粉碎性。骨折移位较大,近侧骨折端因受胸锁乳突肌的牵拉而向上后方移位,远侧骨折端因肢体重量作用与胸大肌、胸小肌及肩胛下肌等牵拉而向前下方移位,并因这些肌肉和锁骨下肌的牵拉作用,向内侧造成重叠移位。儿童一般为青枝骨折,向前上成角。粉碎性骨折由于骨折块的相对移位,常使粉碎的骨折片旋转、分离、倒立,桥架于两骨折端之间,给治疗带来困难。

(二)外 1/3 骨折

多由肩部着地或直接暴力损伤所致。骨折常为斜形、横断形,粉碎性较少。若骨折发生于肩锁韧带和喙锁韧带之间,骨折外侧端由于受肩、前臂的重力作用而与内侧端相对分离移位。若骨折发生在喙锁韧带的内侧,骨折内侧端由于胸锁乳突肌的牵拉,可向上移位;而外侧端受肩锁韧带和喙锁韧带的约束,多无明显改变。若为粉碎性骨折,骨折的移位则无一定规律。如喙锁韧带断裂,又可导致锁骨近侧端向后上方移位,更增重两骨折端的移位(图 13-29、图 13-30)。治疗时必须手术修复此韧带,才能维持骨折端的复位固定。

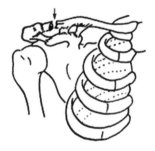

图 13-29　锁骨外端无喙锁韧带断裂骨折

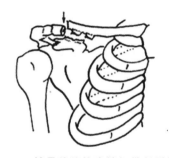

图 13-30　锁骨外端伴喙锁韧带断裂骨折

（三）内 1/3 骨折

临床很少见。其骨折移位与中外 1/3 骨折相同，但外侧端由于三角肌与胸大肌的影响常有旋转发生。在正位 X 线片呈钩形弯曲，两断端不对应。如为直接暴力引起，因胸锁乳突肌及肋锁韧带的作用，骨折端很少移位。

二、临床表现与诊断

锁骨骨折一般有明显的外伤史，并且其典型体征是损伤后患者的痛苦表情：头偏向伤侧，同时用健侧手托住伤侧前臂及肘部。局部压痛及肿胀均较明显，特别是骨折移位严重者，锁骨上下窝变浅或消失，甚至有皮下瘀斑，骨折端局部畸形。若有骨折移位时，断端常有隆起；若骨折重叠移位，患者肩部变窄，肩内收向下倾斜，肩功能明显丧失。检查骨折处：局部肌肉痉挛，完全骨折者可摸到皮下移位的骨折端，有异常活动和骨擦感，患侧上肢外展和上举活动受限。骨折重叠移位者从肩外侧至前正中线的距离两侧不等长，患侧较健侧可短 1～2 cm。合并锁骨下血管损患者，患肢麻木，血液循环障碍，桡动脉搏动减弱或消失；合并臂丛神经损伤者，患肢麻木，感觉及反射均减弱；若合并皮下气肿者，则出现游走性疼痛。

X 线正位片，可以确定骨折的部位、类型和移位的方向。但是，由于锁骨有前后的生理弯曲，X 线正位片不易发现骨折前后重叠移位，所以必要时可拍锁骨侧位片。如果发现骨折近端向前或远端有向下向内弯曲时，则提示骨折有旋转移位的可能，不要误诊为单纯的分离移位，否则就难以达到满意的复位效果。婴幼儿多为青枝骨折，局部畸形及肿胀不明显，但活动伤侧上肢及压迫锁骨时，患儿哭闹。

锁骨外 1/3 骨折，常被局部挫伤的症状所掩盖，容易发生误诊。凡肩峰部受直接暴力撞击者，应仔细对比检查两侧肩部，了解锁骨有无畸形、压痛，并且可用一手托患侧肘部向上推进，了解有无异常活动。

另外，锁骨外 1/3 骨折应与肩锁关节脱位相鉴别，两者均有肩外侧肿胀疼痛及关节活动受限。后者可用力将锁骨外端向下按使之复位，松手后又隆起，X 线正位片可见锁骨外端上移，肩锁关节间隙变宽。

三、治疗

锁骨骨折绝大多数可采用非手术治疗，即使是有明显移位及粉碎性骨折，如无相应的血管、神经症状或其他绝对手术指征，应慎做手术，因手术对患者无疑是一种损伤，而且有一定比例的病例会并发骨折延迟愈合或不愈合（约 3.7%）。对有明显移位的锁骨骨折采用手法复位外固定治疗，有的虽难以维持解剖位置，但均能愈合，愈合后有的局部虽遗留有轻度隆起，但一般不影响功能。有部分医师和患者为了追求骨折的解剖对位而采用手术治疗，亦有部分学者通过手法复位力争解决重叠移位，寻求有效外固定，使骨折复位对位满意率大为提高。对有明确血管、神经压迫症状和开放性骨折，应主张积极的手术治疗。

（一）小儿锁骨骨折

对新生儿及婴儿的锁骨骨折，考虑到小儿生理性可塑性，一般不需复位，也不需固定。在护理时尽量不要移动患肢及肩关节，1 周之后症状多会消失。

幼儿锁骨骨折多为青枝骨折或不完全性骨折，一般不需特殊复位，只需用颈腕吊带限制患肢活动即可。因幼儿锁骨骨折后，由于骨塑形能力很强，一定的畸形可在生长发育过程中自行矫正。年龄较大幼儿(3～6岁)的锁骨骨折,可使用柔软材料的"∞"字形绷带固定,伤后1～2周内患儿多仰卧位休息,肩部垫薄软垫,使两肩后伸。以保持骨折对位良好,骨折愈合后局部隆起畸形多不明显,"∞"字形绷带一般需固定4周左右。

少年儿童锁骨骨折时,对有移位的骨折应施行手法复位,"∞"字形绷带固定。伤后1～2周内患儿局部疼痛等症状较重,令其多卧床休息,患儿一般多能配合,取仰卧位,背部垫薄软枕,使两肩后伸,以保持骨折有较好的对位,1～2周后骨折对位会相对稳定。注意调整"∞"字形绷带的松紧,观察有无血管、神经压迫及皮肤勒伤症状。固定至少4周,伤后2～3个月内避免剧烈的活动。

(二)成人锁骨骨折

1.手法复位外固定治疗

有移位的锁骨中1/3骨折或中外1/3骨折,应首选手法复位外固定治疗;锁骨内1/3骨折大多移位不多,仅用外固定即可;锁骨外端骨折必要时可加用肩肘弹力带固定。

(1)手法复位:方法很多,有膝顶复位法、外侧牵引复位法、仰卧位复位法、穿腋复位法、拔伸牵引摇肩复位法等,其中以膝顶复位法较常用。山东省莱芜人民医院研制锁骨复位器进行复位,胶布"∞"字形绷带固定,取得了满意的效果。此法治疗500例新鲜锁骨骨折,平均临床愈合期为1个月,解剖或近解剖对位达83%,优良率14%。我们认为此法有很强的实用性,可在临床推广应用。

膝顶复位法:患者坐凳上,挺胸抬头,双臂外展,双手叉腰,助手站于患者背后,一足踏在凳缘上,将膝部顶在患者背部后伸,以矫正骨折端重叠移位,并使骨折远端向上后方对接骨折近端。术者面对患者,以两手拇、食中指分别捏住骨折远、近端,用捺正手法矫正侧方移位(图13-31)。

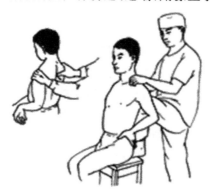

图 13-31 膝顶复位法

外侧牵引复位法:患者坐凳上,一助手立于健侧,双手绕患侧腋下抱住其身;另一助手站于患侧,双手握住患肢前臂,向后上牵引拔伸。术者面对患者,两手拇、食、中指分别捏住骨折近、远端,用捺正手法矫正侧方移位(图13-32)。

仰卧复位法:适合于患者体质瘦弱,或为多发性骨折者。患者仰卧位,在两肩胛之间纵形垫一枕头,助手站于患者头侧,两手按压患者两肩部前方,使患者呈挺胸、耸肩状,以矫正重叠移位和成角,术者站在患侧,用两手拇、食、中指在骨折端进行端提、捺正,使之复位。

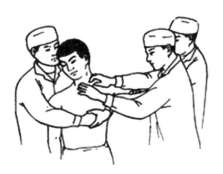

图 13-32　外侧牵引复位法

穿腋复位法：患者坐凳上，术者站患侧背后，以右侧为例，术者右手臂抱绕在患肢上臂，穿过其腋下，手掌抵住患侧肩胛骨，利用杠杆作用，使肩胛后伸，从而将骨折远端向外侧拔伸，矫正骨折重叠移位，术者左手拇、食、中指捏住骨折近端，向前下捺正，接合骨折远端。

手法复位要领：手法的关键是要把双肩拉向上、向外、向后的位置，以矫正骨折的重叠畸形，一般的情况下骨折重叠畸形矫正后，多可达到接近解剖对位。有残余侧方移位者，术者只能用拇、食、中指捏住骨折两端上下捏挤捺正，不宜用按压手法，特别是粉碎性骨折，用手法向下按压骨折碎片，不但难以将垂直的骨片平伏，而且有可能造成锁骨下动、静脉或臂丛神经损伤，故应忌用按压手法。一般情况下垂直的骨片不会影响骨折的愈合，在骨折愈合过程中，随着骨痂的生长，这些碎骨片多能逐渐被新生骨包裹。

（2）固定方法：锁骨骨折的外固定方法很多，有"∞"形绷带固定法、"∞"形石膏绷带固定法、双圈固定法、T形板固定法、锁骨带固定法等。但这些固定方法多存在有稳定性差、断端易重叠移位致突起成角畸形，有的易造成皮肤搓伤等缺点。问题的关键在于难以将锁骨、肩部固定在一个相对稳定的结构状态，因而常遗留有一定的隆起畸形。临床实践中，"∞"字形胶布绷带固定和双圈固定法是一种较为理想的外固定方法。

"∞"字绷带固定法：患者坐位，两腋下各置棉垫，用绷带从患侧肩后经腋下，绕过肩前上方，横过背部，绕对侧腋下，经肩前上方，绕回背部至患侧腋下，包绕8～12层，包扎后，用三角巾悬吊患肢于胸前。也可将绷带改用石膏绷带固定，方法相同。

双圈固定法：患者坐位，选择大小适当的纱布棉圈，分别套在患者的两肩上，胸前用纱布条平锁骨系于双圈上，然后在背后拉紧双圈，迫使两肩后伸，用布条分别在两圈的上下方系牢，最后在患侧腋窝部的圈外再加缠棉垫1～2个，加大肩外展，利用肩下垂之力，维持骨折对位。

"T"形夹板固定法：用与双肩等宽的"T"形夹板，夹板前全部用棉花衬垫，在两肩胛之间置一厚棉垫，再放置"T"形夹板于背部，上下方与两肩平齐，然后用绷带缠扎两肩胛及胸背，将夹板固定妥当。注意观察有无血管、神经压迫症状，如有压迫，及时调整。定期拍X线片复查。

锁骨复位器及使用法：锁骨复位器由把手与丝杠、套筒与挂钩及底座与顶板三部分组成。使用时患者端坐于方凳上，抬头挺胸，双手叉腰，两肩尽量后伸，在患者腋下垫约5 cm厚棉花，用绷带"∞"字形固定3～4圈。再以绷带围绕腋下和肩峰四周做成1个布圈，左右各一。然后将顶板放在两肩胛之间的脊柱上，将双圈挂在钩上，顺时针方向旋转把手，使套筒后移，双钩将双圈牵引向后，从而将双肩拉向外后，一般畸形可随之消失。经X线透视复位尚不满意者，术者可在骨折端施以手法捺正，复位满意后，用5 cm宽胶布作"∞"字形固定，再去除复位器。

外固定的要领：有移位的锁骨骨折，虽可设法使其复位，但实际许多传统的固定方法都难以维持其复位，最终锁骨总是残留有一定的隆起畸形，一般虽不影响功能，但外形不很美观。因此不少学者在外固定方法和固定器具上进行了许多改进和创新，如采用毛巾固定、布带条固定、方巾固定和弹力绷带固定等。有的在骨折断端前上方，放置高低垫、合骨垫或平垫，用扇形纸夹板固定，这些固定方法均取得了一定的效果。固定的要领是要能使固定物置于肩峰和肱骨头的前方，真正能对肩峰和肱骨头产生一种向后、向上、向外的拉力，使机体保持挺胸位，对锁骨、肩部具有较好的约束力。临床上有些固定方法，固定物未能固定到肩峰和肱骨头处，而是直接压在骨折的远端，反而增加了骨折远端向下移位的倾向力，这种固定不但不能对肩部和锁骨起到有效的约束作用，而且还有可能加重畸形的发生。

（3）医疗练功：骨折复位固定后即可作手指、腕、肘关节的屈伸活动和用力握拳，中期可作肩后伸的扩胸活动。在骨折愈合前，严禁抬臂动作，以免产生剪力而影响骨折的愈合。后期拆除外固定后，可逐渐作肩关节的各种活动。必要时配合按摩、理疗，促进肩关节的恢复。

2.手法整复经皮骨圆针闭合穿针固定

随着影像学的进步，经皮穿针内固定技术在锁骨骨折的治疗中已有应用。对锁骨外 1/3 骨折，可行骨圆针从肩峰处经皮顺行穿针内固定。因锁骨为"S"形，对中 1/3 骨折，须从骨折断端经皮逆行穿针内固定。山东省文登整骨医院用自制锁骨钳施行端提回旋复位经皮逆行穿针内固定治疗锁骨骨折 253 例，优良率达 98.42%。

（1）骨圆针经皮顺行穿针内固定法：患者仰卧位，患肩背部垫高约 30°，臂丛阻滞或局部麻醉下无菌操作。按骨折的部位确定好进针点，一般在肩峰的后缘处，将选用的 2.0～2.5 mm 的骨圆针插入皮下，在 X 线的监视下，将骨圆针锤入或钻入骨折远端，骨折复位后再将骨圆针锤入或钻入骨折近端 2～3 cm，勿钻入过深，以防发生意外。一般平行钻入 2 根骨圆针交叉固定，针尾折弯埋入皮下，无菌包扎，颈腕带悬吊前臂于胸前。

（2）骨圆针经皮逆行穿针内固定法：患者仰卧位，患肩背部垫高约 30°，臂丛阻滞麻醉或局部麻醉下无菌操作。方法是用特制锁骨钳，经皮夹持锁骨远折段并回旋提起断端，选用 2.0～2.5 mm 的骨圆针自断端经皮由内向外插入远折段骨髓腔内，然后锤入或钻入骨圆针，使针尖从肩锁关节后方穿出，骨折复位后，再将骨圆针顺行锤入近端骨髓腔内，针尾留在肩后部，折弯后埋入皮下，无菌包扎，颈腕带悬吊于胸前。

骨圆针经皮穿针内固定的要领：必须严格选择适应证，以横断形和短斜形骨折较为适合。手术操作应在 X 线监视下进行，经皮逆行穿针内固定，在操作中应防止锁骨钳夹持过深，一般夹持锁骨前后缘上下径的 1/2～2/3 为宜，骨圆针刺入皮肤时，应严格控制其深度，谨防损伤锁骨下血管、神经。进针深度以超过骨折线 2～4 cm 并进入骨皮质为宜，过浅固定不牢，过深穿破骨皮质易损伤其他组织。

有用小型经皮钳夹抱骨式骨外固定器治疗锁骨骨折的报告，骨外固定器由抱骨钳夹、可调整的双导向装置和撑开杆所组成。经皮钳夹抱骨固定，采用钳夹骨折两端固定骨折，不需穿针固定，钳夹紧贴骨而不深入骨，操作安全，固定可靠。

3.手术治疗

绝大多数锁骨骨折采用非手术治疗可得到满意的治疗结果，但有少数患者不愿接受骨折愈合后隆起的外形，而接受手术，故目前手术的指征有所扩大。从骨伤科的角度来说，锁骨骨折的手术指征主要是粉碎性开放性锁骨骨折，或者合并神经、血管症状，或骨质缺损及骨折不愈合者，或畸形愈合影响功能者，以及一些特殊职业要求者应行手术治疗。

锁骨骨折切开复位内固定应十分慎重，注意防止骨折延迟愈合、不愈合，或仍然是畸形愈合，手术时应注意减少创伤和骨膜的剥离。内固定的方法，有髓内针内固定和接骨板螺丝钉内固定。髓内针固定一般用骨圆针或用前一半带螺纹的骨圆针，常采用骨圆针逆行固定法，固定后针尾必须折弯，以防移位。其优点是切口小、剥离骨膜少、操作简便、骨折易愈合及取出内固定物简单，缺点是抗旋转能力差、固定时间久、针易松动，所以逆行穿针固定，以用 2 枚钢针固定为宜，可增加抗旋转力。接骨板螺丝钉内固定，需用可塑形的动力接触压力钢板。锁骨远端骨折可用锁骨钩钢板，此钢板将钩子插入肩峰下压下钢板，正好将外侧锁骨宽扁的断段敷平固定，再依次打孔旋上螺钉，此钢板特别符合锁骨外侧的解剖特点，使用起来简明可靠，解决了长期以来外侧锁骨固定效果不好的问题。在斜形骨折中，还可在骨折线上打一个螺钉，其优点是固定较牢靠而且可抗骨片旋转，缺点是创伤大、骨膜剥离广泛、不利骨折愈合，而在细小的锁骨上钻有多个螺孔，影响骨的牢固度，还需再次手术取出内固定物。

许多学者指出，施行手术切开复位内固定，最好同时行自体松质骨植骨。术后不可依赖内固定而废弃外固定，患肢仍应用三角巾或吊带制动 8 周，3 个月后 X 线拍片骨折已愈合者，可拔除骨圆针。接骨板螺丝钉内固定者需要更长一些时间，需经 X 线拍片骨折已骨性愈合后，再取出接骨板螺丝钉。

对锁骨远端骨折采用张力带固定也是一种选择，暴露断端后，于锁骨断端或外端 2.5 cm 处用克氏针横行钻一孔穿入 0.8 mm 钢丝备用。将锁骨复位后，经皮从肩峰外缘钻入 2 mm 克氏针 1 枚，距肩锁关节及锁骨骨折远端约 4 cm 为宜，将钢丝行"∞"字形在锁骨上方绕过克氏针尾部收紧扭转。对肩锁、喙锁韧带断裂者，要修补，2 周后练功。但曲志国等学者认为此种固定方法虽然固定牢固，但仍有限制肩关节活动的缺点，主张采用锁骨与喙突间"∞"字钢丝固定治疗锁骨远端骨折。

随着材料科学的进步，利用形状记忆合金特性而设计的各种内固定器很多，如环抱式接骨板可用于锁骨骨折内固定，此法利用记忆合金在常温下的记忆原理，在锁骨骨折整复后，将接骨板置于冰盐水中变软，环抱式接骨板固定锁骨后，再用热盐水湿敷，待恢复体温后，记忆合金恢复原状，使固定更牢固，这种方法比较适合于锁骨中段粉碎性骨折。

4.中药疗法

初期血溢于肌肉筋膜，血瘀气滞，局部疼痛肿胀，治宜活血祛瘀、消肿止痛，可内服活血止痛汤，或桃红四物汤加味。中期仍有瘀凝气滞者，治宜和营止痛，方用和营止痛汤、正骨紫金丹之类。后期筋膜粘连，气血不通，肩关节疼痛、活动障碍者，治宜宣通气血、舒筋活络，方用活血舒筋汤；气血虚弱、血不荣筋、肝肾不足者，治宜补益肝肾法，方用六味地黄丸之类。解除固定后，局部可用中药熏洗或热熨，并加强主动功能锻炼。

四、合并症、并发症

（一）骨折不愈合

手术治疗广泛地剥离骨膜及内固定不牢靠是造成骨折不愈合的重要原因。非手术治疗后出现骨折不愈合者，多是由于固定方法不当或固定时间不足所致。锁骨骨折不愈合，如不引起临床症状，可不必手术治疗；如果局部疼痛、异常活动明显，有臂丛神经及血管刺激症状，X 线片显示有不愈合表现，可见骨端硬化、萎缩或有骨缺损者，可采用手术治疗。手术时切除过度增生骨痂及硬化骨端,用 6 孔动力接触压力钢板固定,骨折端上、下植松质骨。

(二)骨折畸形愈合

因锁骨位于皮下,有移位的锁骨骨折经非手术治疗后,多会有一定的隆起畸形,一般不引起症状,也不影响关节的功能活动。儿童骨折的成角畸形,一般在发育过程中可得到矫正,不需要特殊治疗或手术治疗;但如骨折畸形愈合明显,有骨刺形成或高低不平的骨痂形成,且有锁骨下血管或神经压迫症状者,可考虑手术凿除骨痂或骨刺。对骨折重叠较多、畸形明显、患者提出治疗要求者,可考虑行截骨矫正畸形、内固定加植骨治疗,但截骨治疗有造成骨折不愈合的可能性。

(三)肩锁关节炎、胸锁关节炎

多为早期关节内骨折引起,也有认为可能与锁骨畸形愈合有关,主要表现为相应的关节疼痛并影响关节的活动,X 线片表现为关节囊性改变、骨端增生、关节间隙变窄。可用中药、理疗或关节内封闭治疗。若经非手术治疗无效,且症状严重者,可行锁骨端切除术。

(四)胸膜、血管及神经刺伤

粉碎性骨折由于骨折端的相对移位、复位不当,旋转、侧立的骨折块刺伤胸膜、血管及神经引起呼吸异常及上肢发麻,感觉运动受限,给治疗带来不便,应急行手术摘除碎骨块,以防加重损伤。

(李　　慧)

第四节　肩胛骨骨折

肩胛骨骨折是指肩胛盂、颈部、体部、肩胛冈、肩峰、喙突的骨折。肩胛骨位置浅表,为扁平骨,肩胛冈、肩峰内侧缘及肩胛下角部均易于触摸。肩胛体部呈三角形,形似锹板,扁薄如翅,内侧缘和上缘有菲薄的硬质骨,外侧缘较厚且坚固。肩胛颈从肩胛切迹伸至腋窝缘的上部,几乎与关节盂平行。肩胛骨位于背部第 2～7 后肋的后面,前后两面和内外缘均被肌肉覆盖包裹。肩胛骨参与肩部的活动,其本身可沿胸壁活动,有一定的活动范围,从而大大地增加了上肢的活动范围。肩胛区皮肤较厚,肩胛骨被肌肉覆盖较深,前方又有胸廓保护,其活动较其他四肢关节和脊柱活动范围小,故肩胛骨通常不易发生骨折,其骨折发生率远较长管状骨和脊柱为低。骨折多发生于肩胛体和肩胛颈,其他部位少见。肩胛骨周围肌肉丰厚,血运丰富,骨折较易愈合。

一、病因病理与分类

肩胛骨骨折由直接暴力或间接暴力所致。按骨折部位一般分为肩胛体骨折、肩胛颈骨折、肩胛盂骨折、肩峰骨折、肩胛冈骨折和喙突骨折。临床上,常见的为混合骨折,如肩胛体骨折伴肩胛盂骨折,或肩胛体骨折伴喙突或肩峰骨折。由于猛烈的外力作用,还可在肩胛骨骨折的同时,伴有单根肋骨骨折或多根肋骨骨折。

(一)肩胛体骨折

多由直接挤压、钝器撞击肩胛部或跌倒时背部着地所致。骨折可为横断、粉碎或斜形骨折,但多为粉碎骨折,有多个粉碎性骨块。有的骨折只限于肩胛冈以下的体部,多在肩胛冈以下与肩胛下角附近,有的骨折线呈"T"形,或呈"V"形。由于肩胛骨被肌肉、筋膜紧紧包裹,骨折后一般无明显移位。但若肩峰、肩胛冈和肩胛体多处骨折,则常有肩胛骨的外缘骨折片被小圆肌牵拉向外、向上移位,或骨折片发生旋转。暴力严重者,有时合并第2~3后肋骨骨折,甚至合并胸内脏器损伤。

(二)肩胛颈骨折

多因间接暴力所致。跌倒时肩部外侧着地,或肘部、手掌着地,暴力冲击至肩部而发生肩胛颈骨折。其骨折线自关节盂下缘开始向上至喙突基底的内侧或外侧,也可延伸至喙突、肩胛冈和肩胛体。骨折远端可与骨折近端嵌插。若骨折远端与体部分离,因胸大肌的牵拉,骨折远端可向下、向前移位,并向内侧旋转移位。若合并同侧锁骨骨折,则有"漂浮肩"征。

(三)肩胛盂骨折

多为肱骨头的撞击所致。跌倒时肩部着地或上肢外展时手掌着地,暴力经肱骨头冲击肩胛盂,可造成肩胛盂骨折,骨折块发生移位。有时,此种骨折为肩胛体粉碎骨折所累及。骨折线横过肩胛盂上1/3者,骨折线多往体部延续,或沿肩胛冈上方横向走行;骨折线在盂中或盂下1/3者,骨折线多往体部横行延续,或有另一折线向下纵行达肩胛骨外缘处。尚可由于肩关节前脱位时,肱骨头撞击肩胛盂前缘而发生骨折。

(四)肩峰骨折

肩峰位置表浅,容易遭受自下而上的传达暴力,以及肱骨强力过度外展而产生的杠杆力,均可造成肩峰骨折。当骨折发生于肩峰基底部时,其远端骨折块被三角肌和上肢重量的牵拉而向外下方移位;当骨折发生于肩锁关节以外的肩峰部时,远端骨折块甚小,移位不多。

(五)肩胛冈骨折

肩胛冈骨折为直接暴力所致,常合并肩胛体粉碎骨折,骨折移位不多。

(六)喙突骨折

多并发于肩关节前脱位或肩锁关节前脱位时,由于喙突受喙肱肌和肱二头肌短头牵拉而造成喙突撕脱骨折,骨折块向下移位;或由于肱骨头对喙突的冲击而造成喙突骨折。肩锁关节脱位时,由于锁骨向上移位而喙锁韧带向上牵拉,造成喙突撕脱骨折,骨折块向上移位。喙突骨折在临床上较少见(图13-33)。

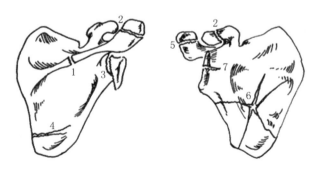

1.肩胛冈骨折;2.肩峰骨折;3.肩胛颈骨折;4.肩胛角骨折;
5.喙突骨折;6.肩胛体骨折;7.肩胛颈骨折
图13-33　肩胛骨骨折的分型

二、临床表现与诊断

骨折后,肩胛部周围疼痛、肿胀、瘀斑,患肩不能或不愿活动,患肢不能抬高,活动时疼痛加剧。患者常用健侧手托持患侧肘部,以固定、保护患部。肩胛体骨折,局部皮肤常有伤痕或皮下血肿,压痛范围较广泛,有移位骨折者可扪及骨擦音,合并肋骨骨折时有相应症状。肩胛颈骨折,一般无明显畸形,移位严重者肩部塌陷、肩峰隆起,外观颇似肩关节脱位的"方肩"畸形。肩胛盂骨折,腋部肿胀青紫,肩关节内、外旋转时疼痛加剧。肩峰骨折,局部常可扪及骨擦音和骨折块异常活动,肩关节外展活动受限。肩胛冈骨折,常与肩胛体骨折同时发生,临床症状与肩胛体骨折难以鉴别。若肩胛颈骨折并同侧锁骨骨折,则有"漂浮肩"的表现。喙突骨折,局部可扪及骨折块和骨擦音,肩关节外展或抗阻力内收屈肘时疼痛加重。

X 线片可以了解骨折类型和移位情况。轻微外力造成的肩胛体骨折,因骨折分离移位不明显,菲薄的硬质骨互相重叠,骨折线表现为条状致密白线,诊断时应注意防止漏诊。肩胛体骨折呈"T"形或"V"形时,骨折线常常看不到,但肩胛骨外缘、上缘有皮质断裂,内缘失去连续性和表现出阶梯样改变。肩胛颈骨折,正位片可见肩胛盂向内移位,肩部穿胸位照片可显示盂前之游离骨折块。

根据受伤史、临床症状、体征和 X 线片,可作出诊断。在诊断肩胛体骨折时,还必须仔细地检查有无合并肋骨骨折和血气胸。

三、治疗

(一)手法复位

根据不同部位的骨折,可采用以下手法复位。

1.肩胛体横断或斜形骨折

患者侧卧位或坐位,术者立于背后,一手按住肩胛冈以固定骨折上段,另一手按住肩胛下角将骨折下段向内推按,使之复位(图 13-34)。

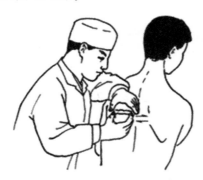

图 13-34　肩胛体骨折复位法

2.肩胛颈骨折

患者仰卧或坐位,患肩外展 70°～90°,术者立于患者外后侧,一助手握其腕部,另一助手用宽布带在腋下绕过胸部,两助手行拔伸牵引。然后术者一手由肩上偏后方向下、向前按住肩部内侧,固定骨折近端;另一手置于腋窝前下方,将骨折远端向上向后推顶,矫正骨折远端向下、向前的移位;再将肩关节放在外展 70°位置,屈肘 90°,用拳或掌叩击患肢肘部,使两骨折端产生纵向嵌插,有利于骨折复位后的稳定和骨折愈合(图 13-35)。

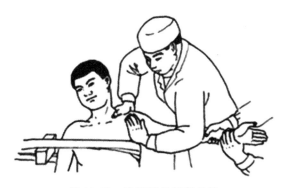

图 13-35　肩胛颈骨折复位法

3.肩胛盂骨折

患者坐位,助手双手按住患者双肩,固定患者使不动摇。术者握患侧上臂将肩关节外展至70°～90°,借肌肉韧带的牵拉,即可使骨折复位。整复时应注意不可强力牵引和扭转。

4.肩峰骨折

肩峰基底部骨折向前下方移位者,患肢屈肘,术者一手按住肩峰,一手推挤肘上,使肱骨头顶压骨折块而复位。

5.肩胛冈骨折

移位不多,一般不须手法复位。

6.喙突骨折

主要以整复肩锁关节脱位和肩关节脱位为主,随着关节脱位的整复,喙突骨折块也可随之复位。若仍稍有移位,用手推回原位。

（二）固定方法

无移位、轻度移位及嵌插移位的各种肩胛骨骨折,用三角巾悬吊患肢 2～3 周。不同部位的有移位骨折,复位后采取不同的固定方法。

1.肩胛体骨折

《救伤秘旨》云:"用纸裹杉木皮一大片,按住药上,用绢带一条,从患处胁下绑至那边肩上"。固定时,可用一块比肩胛骨稍大的杉树皮夹板放置患处,用胶布条固定于皮肤上,然后用绷带从患处胁下开始,在患处敷药,压住上面的夹板,至健侧肩上,再经胸前至患侧胁下,逐渐绕到健侧胁下,经胸背回缠 5～10 层(图 13-36)。

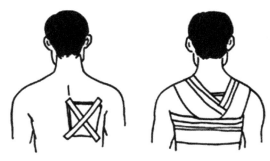

图 13-36　肩胛体骨折固定法

2.肩胛颈及肩胛盂骨折

在患侧腋窝内垫以圆柱形棉花垫或布卷、竹管,使患肢抬起,用斜"8"字绷带进行固定,再用三角巾将患肢悬吊于胸前。亦可用铁丝外展架将上肢肩关节固定于外展80°～90°,前屈30°的位置上,固定3～4周。骨折移位者,复位后还可将上臂置于外旋及外展70°位皮肤牵引,牵引重量2～3 kg,必须使患肩稍抬起离床,牵引3～4周。牵引时必须注意患肢血运情况,血运较差者可适当将患肢放低。

3.肩峰骨折

骨折远端向下移位者,用三角巾兜住患侧上肢,减少肢体下垂的重量,或采用宽胶布自肩至肘向上托起固定,颈腕带悬吊患肢。骨折远端向上移位者,用肩锁关节脱位的压迫固定法固定。必要时,让患者卧床,肩外展90°作上肢皮肤牵引,2～3周后,改用三角巾悬吊。

4.喙突骨折

复位后可仅用三角巾悬吊。骨折固定后,要定期检查固定的松紧度,因三角巾较易松动,应及时给予调整,以起到扶托作用。腋窝内垫以圆柱形棉花垫或布卷、竹管者,必须注意有无神经或血管压迫症状,必要时应重新固定,以解除压迫。

(三)医疗练功

肩胛骨骨折为临近关节骨折或关节内骨折,应强调早期练功活动。肩胛骨与胸壁之间虽无关节结构,但活动范围较广,与肩关节协同作用而增加肩部活动,因此早期进行练功活动,可以避免肩关节功能障碍发生。固定后即应开始进行手指、腕、肘等关节的屈伸活动和前臂旋转的功能锻炼。肩胛颈骨折严重移位者,早期禁止做患侧上肢提物和牵拉动作。2～3周后,用健手扶持患肢前臂作肩关节轻度活动。对老年患者,应鼓励积极进行练功活动。若固定时间延长或过迟进行练功活动,可使肩胛骨周围软组织发生粘连,影响肩关节功能恢复,老年患者尤为明显。肩胛盂粉碎骨折,常易造成肩关节功能障碍。肩胛骨骨折,只要经过恰当处理,早期进行练功活动,即使严重的骨折,仍可恢复较好的功能。

(四)手术治疗

肩胛骨骨折多数情况下采用手法复位或外展牵引治疗,极少需内固定治疗,但对于以下5种情况,均可采用切开复位内固定:①关节盂骨折,盂肱关节不稳定,即关节盂骨折损害关节表面1/4以上时。②肩峰骨折移位明显,向下倾斜或侵入肩峰下间隙,影响肩外展功能。③喙突骨折晚期可致疼痛,合并肩锁关节脱位或臂丛神经损伤。④肩胛颈骨折移位,肩盂倾斜角度大,易致脱位或半脱位。⑤肩胛冈及其下方肩胛骨骨折,骨突顶压胸壁者。

根据骨折部位和类型,采用内侧缘切口、肩胛冈切口或"L"形切口,避免损伤肩胛上神经和动脉、肩胛背神经和颈横动脉降支。对喙突、肩峰部骨折多采取克氏针固定,对肩胛颈、冈部基底及外侧边缘骨折,可采用接骨板、克氏针或钢丝固定。采用重建钢板治疗不稳定性肩胛骨粉碎骨折可取得较好的疗效,采用后侧弯形切口,起自肩峰,平行于肩胛冈外侧2/3,再弧形弯肩胛骨下角,将三角肌起点处切断,沿冈下肌与小圆肌间隙分离,横行切开关节囊,显示骨折处,直视下将骨折复位,AO重建钢板固定,术后3周开始功能锻炼。

(五)药物治疗

早期骨折,气滞血瘀较甚,治疗宜活血祛瘀、消肿止痛,内服药可选用活血止痛汤或活血祛瘀汤加川芎、钩藤、泽兰,外敷消肿止痛膏或双柏散。中期宜和营生新、接骨续损,内服药可用生血补髓汤或正骨紫金丹,外敷接骨膏或接骨续筋药膏。后期宜补气血、养肝肾、壮筋骨,内服药可选用肢伤三方或右归丸等,外敷坚骨壮筋膏或万灵膏。解除固定后宜用舒筋活络中药熏洗或热熨患处,选用海桐皮汤或五加皮汤。

四、合并症、并发症

(一)神经血管损伤

较为常见,因肩胛上神经绕行通过冈上切迹、腋神经和血管绕过肱骨颈,所以术中易伤及此血管神经束。但只要术中注意探清冈盂切迹,钢板不超长以免侵入冈盂切迹压迫或磨损肩胛上神经即可。

(二)骨折延迟愈合

均发生于体部骨折,主要与血运障碍有关。预防方法为术中尽量少剥离骨膜,移位者予可吸收线缝合;内固定不可靠时,吊带保护3周后辅助被动锻炼,而主动锻炼应推迟到12周以上。

(李　慧)

第五节　肩关节脱位

盂肱关节是肱骨头与肩盂构成的关节,通常称为肩关节。肩关节脱位占全身脱位的40%以上,男性多于女性。肩关节脱位分前脱位和后脱位,以前者较多见。新鲜脱位处理不及时或不妥,往往转变为陈旧性脱位,脱位通常可伴有骨折。

一、病因病理与分类

(一)肩关节前脱位

1.新鲜性、外伤性肩关节前脱位

多由间接暴力引起,极少数为直接暴力所致。患者侧向跌倒,上肢呈高度外展、外旋位,手掌或肘部着地,地面的反作用力由下向上,经手掌沿肱骨纵轴传递到肱骨头,肱骨头向肩胛下肌与大圆肌的薄弱部分冲击,将关节囊的前下部顶破而脱出,加之喙肱肌、冈上肌等的痉挛,将肱骨头拉至喙突下凹陷处,形成喙突下脱位。若外力继续作用,肱骨头可被推至锁骨下部,形成锁骨下脱位。若暴力强大,则肱骨头冲破肋间进入胸腔,形成胸腔内脱位。跌倒时,上肢过度上举、外旋、外展,肱骨外科颈受到肩峰冲击而成为杠杆的支点,由于杠杆的作用迫使肱骨头向前下部滑脱,造成盂下脱位,但往往因为胸大肌和肩胛下肌的牵拉,而滑至肩前部,转为喙突下脱位(图13-37)。

肩关节脱位后的病理变化,主要为肩关节囊的破裂和肱骨头的移位,也有破裂在盂唇处不易愈合,可为习惯性脱位的原因。肱骨头由于胸大肌的作用发生内旋,加之肩关节囊及其周围的韧带及肌肉的作用,使肱骨头紧紧抵卡于肩胛盂或喙突的前下方,严重者可抵达锁骨下方,使肱骨呈外展内旋及前屈位弹性畸形固定,丧失肩关节的各种活动功能。

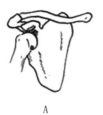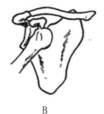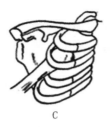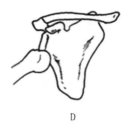

A　　　　　　　B　　　　　　　C　　　　　　　D

图 13-37　肩关节脱位类型
A.喙突下；B.锁骨下；C.胸内；D.盂下

2.陈旧性肩关节前脱位

因处理不及时或不当,超过 3 周以上者为陈旧性脱位。其主要病理变化是关节周围和关节腔内血肿机化,大量纤维性瘢痕结缔组织充满关节腔内,形成坚硬的实质性纤维结节,并与关节盂、肩袖和三角肌紧密相连,增加了肱骨头回纳原位的困难,挛缩的三角肌、肩胛下肌、背阔肌、大圆肌及胸大肌亦阻碍肱骨头复位。合并肱骨大结节骨折者,骨块畸形愈合,大量骨痂引起关节周围骨化,关节复位更加不易。

3.复发性肩关节前脱位

一般是指在首次外伤发生脱位之后,在较小的外力作用下在某一位置使盂肱关节发生再脱位。此类脱位与随意性脱位不同,再次脱位时一般均伴有程度不同的疼痛与功能障碍,并且不能自行复位。

首次盂肱关节脱位常常导致关节囊松弛或破坏,盂唇撕脱,盂肱中韧带损伤。关节稳定复合结构的损伤导致了关节稳定装置的破坏,使脱位容易再次发生。此外骨性结构的破坏,包括肱骨头后上方压缩骨折形成的骨缺损及肩盂骨折缺损,也导致盂肱关节不稳定和复发性脱位倾向。

(二)肩关节后脱位

肩关节后脱位极少见,可由间接暴力或直接暴力所致。直接暴力系从前侧向后直接打击肱骨头,使肱骨头冲破关节囊后壁和盂唇软骨而滑入肩胛冈下,形成后脱位,常伴有肱骨头前侧凹陷骨折或肩胛冈骨折。间接暴力引起者,系上臂强力内旋跌倒手掌撑地,传导暴力使肱骨头向后脱位。

肩关节后脱位的病理变化主要是关节囊和关节盂后缘撕脱,同时伴有关节盂后缘撕脱骨折及肱骨头前内侧压缩性骨折,肱骨头移位于关节盂后,停留在肩峰下或肩胛冈下。

二、临床表现与诊断

(一)前脱位

1.新鲜性、外伤性肩关节前脱位

肩关节前脱位均有明显的外伤史,肩部疼痛、肿胀及功能障碍等一般损伤症状。

体征:因肱骨头向前脱位,肩峰特别突出形成典型的"方肩"畸形,同时可触及肩峰下有空虚感,从腋窝可摸到前脱位的肱骨头。上臂有明显的外展内旋畸形,并呈弹性固定于这种畸形位置。伤侧肘关节的内侧贴着胸前壁,伤肢手掌不能触摸健侧肩部,即"搭肩试验"阳性的表现。测量肩峰到肱骨外上髁长度时,患肢短于健肢(但盂下脱位则长于健肢)。直尺试验阳性。

X 线片检查:可以确诊肩关节前脱位,并能检查有否骨折发生。

2.陈旧性肩关节前脱位

以前有外伤史,患侧的三角肌萎缩,"方肩"畸形更加明显,在盂下、喙突下或锁骨下可摸到肱骨头,肩关节各方向运动均有不同程度的受限。搭肩试验、直尺试验阳性。

3.复发性肩关节前脱位

首次外伤性肩关节脱位史或反复脱位史,肱骨头推挤试验存在前方不稳定征象,被动活动关节各方向活动度一般不受限。向下牵拉,存在下方不稳定表现。肩盂前方存在局限性压痛。恐惧试验阳性,当被动外旋后伸患臂时,患者出现恐惧反应。X线诊断:在脱位时摄取前后位和盂肱关节轴位X线片可以明确显示肱骨头的前方或前下脱位,肱骨的内旋位摄片能显示肱骨头后上方缺损,轴位X线片可显示肩盂前方骨缺损。

（二）肩关节后脱位

临床症状不如肩关节前脱位明显,常延误诊断,最明显的临床表现为肩峰异常突出,从伤侧侧面观察,伤肩后侧隆起,前部平坦,上臂呈内收内旋位,外展活动明显受限制,在肩关节后侧肩胛冈下可摸到肱骨头,肩部前侧空虚。X线正位片示盂肱关节大致正常,但仔细研究可发现,肱骨头呈内旋位,大结节消失,肱骨头与肩胛盂的半月形阴影消失,肱骨头与肩胛盂的关系显示移位。轴位X线片可显示肱骨头向后移位,肱骨头的前内侧变平或凹陷,或肩胛冈骨折。再结合肩部外伤史即可确诊。

三、治疗

（一）非手术治疗

1.新鲜肩关节前脱位

新鲜肩关节前脱位的治疗原则应当是尽早行闭合复位,不仅可及时缓解患者痛苦,而且易于复位。一般复位前应给予适当的麻醉。复位手法分为以牵引手法为主或以杠杆方法为主两种。一般以牵引手法较为安全,利用杠杆手法较易发生软组织损伤及骨折。

（1）牵引推拿法:患者仰卧,用布带绕过胸部,一助手向健侧牵拉,另一助手用布带绕过腋下向上向外牵引,第三助手紧握患肢腕部,向外旋转,向下牵引,并内收患肢。三助手同时徐缓、持续不断地牵引,可使肱骨头自动复位。若不能复位,术者可用一手拇指或手掌根部由前上向外下,将肱骨头推入关节盂内。第三助手在牵引时,应多作旋转活动,一般均可复位。此法简单,效果好,危险性小,最为常用。通过牵引,使脱出的肱骨头逐渐离开锁骨下、喙突下或关节盂下,到达关节囊的破裂口处,通过手法使肱骨头回纳复位（图13-38）。

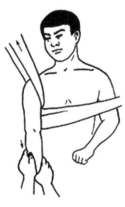

图13-38 牵引推拿法

（2）手牵足蹬法：术者立于患侧，双手握住患侧腕部，用一足背外侧（右侧脱位用右足，左侧脱位用左足）置于腋窝内。术者在双肘、双膝伸直，一足着地，另一足蹬住腋窝的姿势下，在肩外旋、稍外展位，缓慢有力地向下牵引患肢，然后内收、内旋，充分利用足背外侧为支点的杠杆作用，将肱骨头撬入关节盂内。当有回纳感时，复位即告成功。复位时，足背外侧尽量顶住腋窝底部，动作要徐缓，不可使用暴力，以免腋部血管、神经损伤。若复位不成功时，多为肱二头肌长头腱阻碍而不能复位，可将患肢向内、外旋转，使肱骨头绕过肱二头肌长头腱，再进行复位，可获成功（图13-39）。

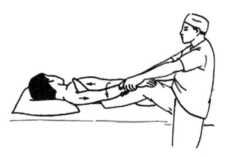

图13-39　手牵足蹬法

（3）拔伸托入法：患者取坐位，第一助手立于患者健侧肩后，两手斜形环抱固定患者作反牵引，第二助手一手握肘部，一手握腕上，向外下方牵引，用力由轻而重，持续2～3分钟，术者立于患肩外侧，两手拇指压其肩峰，其余手指插入腋窝内，在助手对抗牵引下，术者将肱骨头向外上方钩托，同时第二助手逐渐将患肢向内收、内旋位牵拉，直至肱骨头有回纳感觉，复位即告完成。此法安全易行，效果好，适用于各型肩关节脱位，是临床上常用的方法之一（图13-40）。

（4）椅背整复法：让患者坐在靠背椅上，用棉垫置于腋部，保护腋下血管、神经免受损伤。将患肢放在椅背外侧，腋肋紧靠椅背，一助手扶住患者和椅背，起固定作用，术者握住患肢，先外展、外旋牵引，再逐渐内收，并将患肢下垂，内旋屈肘，即可复位成功。此法是应用椅背作为杠杆支点整复肩关节脱位的方法，适用于肌肉不发达、肌力较弱的肩关节脱位者。

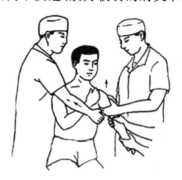

图13-40　拔伸托入法

（5）膝顶推拉法：让患者坐在凳上，以左肩脱位为例，术者立于患侧，左足立地，右足踏在坐凳上，右膝屈曲＜90°，膝部顶于患侧腋窝，将患肢外展80°～90°，并以拦腰状绕过术者身后，术者以左手握其肘部，右手置于肩峰处，右膝顶，左手拉，当肱骨头达到关节盂时，右膝将肱骨头向上用力一顶，即可复位。此法适用于脱位时间短、肌力较弱的患者。此法术者一人操作即可，不需助手协助(图 13-41)。

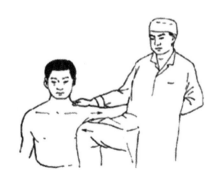

图 13-41　膝顶推拉法

(6)牵引回旋法:患者仰卧位或坐位,术者立于患侧,以右肩关节前脱位为例。术者以右手握肘部,左手握腕上部,将肘关节屈曲,以下分四步进行(图 13-42)。

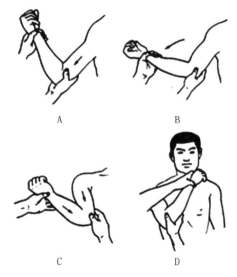

图 13-42　牵引回旋法整复肩关节脱位
A.外展;B.外旋;C.内收;D.内旋

右手沿上臂方向向下徐徐牵引,并轻度外展,使三角肌、喙肱肌、胸大肌等肌肉松弛,将肱骨头拉至关节盂上缘。

在外旋牵引位下,逐渐内收其肘部,使之与前下胸壁相接,使肩胛下肌等松弛,此时肱骨头已由关节盂的前上缘向外移动,至关节囊的破口处。

使上臂高度内收,有时会感到"咯噔"声遂即复位。

将上臂内旋,并将手放于对侧肩部,肱骨头可通过扩大的关节囊破口滑入关节盂内,并可闻及入臼声,复位即告成功。此法适用于肌力较弱的患者或习惯性脱位者。由于此法应力较大,肱骨外科颈受到相当大的扭转力,因此操作宜轻稳、谨慎,若用力过猛,可引起肱骨外科颈骨折,尤其是骨质疏松的老年患者更应注意。

脱位整复成功的表现是"方肩"畸形消失,肩部丰满,与对侧外观相似,腋窝下、锁骨下、喙突下等扪不到肱骨头,搭肩试验阴性,直尺试验阴性,肩关节被动活动恢复正常功能。X线片表现肱骨头与关节盂的关系正常。

若手法复位确有困难,应认真考虑阻碍复位的原因:如肱二头肌长腱套住肱骨头阻碍复位;撕破的关节囊成扣眼状阻碍肱骨头回纳;骨折块阻挡脱位整复;脱位时间较长,关节附近粘连尚未松解;患者肌肉发达,牵引力不够大,未能有效对抗痉挛的肌肉收缩力;麻醉不够充分,肌肉的紧张未松弛,或手法操作不当等因素。当遇到此等情况时,再次施行整复时应更换手法,反复内、外旋并改变方向,切不可粗暴操作、用力过猛。

2.陈旧性肩关节脱位

治疗陈旧性脱位,应以手法复位为首选方法。手法整复疗效虽佳,但必须严格选择病例,谨慎从事,因手法复位时处理不当,还可能发生肱骨外科颈骨折、臂丛神经损伤等严重并发症。故应根据患者的具体情况,认真分析,仔细研究,区别对待。老年患者,脱位时间较长,无任何临床症状者,不采取任何治疗;年龄虽在50岁左右,体质强壮,脱位时间超过2个月以上,但肩关节外展达70°～80°者,亦可听其自然,不作治疗;年龄虽轻,脱位时间超过2～4个月,但伴有骨折,或大量瘢痕组织形成者,不宜采用手法复位,应行手术切开复位。

(1)适应证与禁忌证:陈旧性肩关节前脱位,在3个月以内,无明显骨质疏松者,可试行手法复位;年轻体壮者,可试行手法复位;年老体弱者禁用手法整复。脱位的肩关节仍有一定活动范围,可手法整复;相反,脱位的关节固定不动者,禁用手法复位。经X线照片证实,未合并骨折,或关节内外无骨化者,可试行手法复位。肩关节脱位无合并血管、神经损患者,可手法整复。

(2)准备:持续牵引、脱位整复前,先作尺骨鹰嘴牵引1～2周,牵引重量3～4 kg,以冀将脱出的肱骨头拉到关节盂附近以便于复位。在牵引期间,每天配合中药熏洗、推拿按摩,施行手法时,可暂时去掉牵引,以拇指推揉,拇、食指提捏等手法,提起三角肌、胸大肌、肩胛下肌、背阔肌、大圆肌等,然后,以摇转、扳拉等手法,加大肩关节活动范围,反复操作数次,逐步解除肩关节周围肌肉的痉挛,松解关节周围的纤维粘连,使痉挛组织延伸、肱骨头活动范围加大。若脱位时间短、关节活动范围较大,可以不做持续牵引。

(3)手法松解:粘连松解是否彻底,是整复手法能否成功的关键。患者仰卧于手术台上,在全麻或高位硬膜外麻醉下,助手固定双肩,术者一手握患肢肘部,一手握伤肢腕部,屈肘90°作肩关节的屈、伸、内收、外展、旋转等各方向被动活动。术者须耐心、细致,动作持续有力,范围逐渐增大,使粘连彻底松解,痉挛的肌肉彻底松弛、充分延伸,肱骨头到达关节盂边缘,以便于手法整复。术者在松解粘连时,切不可操之过急,否则,可引起骨折,或血管、神经损伤。

(4)复位:复位一般采用卧位杠杆复位法,患者取仰卧位,第一助手用宽布带套住患者胸廓向健侧牵引;第二助手立于床头,一手扶住竖立于手术台旁的木棍,另一手固定健侧肩部;第三助手双手握患肢腕关节上方,牵引下逐渐外展到120°左右;术者双手环抱肱骨大结节处。三个助手协调配合用力,当第三助手在牵引下徐徐内收患肢时,术者双手向外上方拉肱骨上端,同时利用木棍当杠杆的支点,迫使肱骨头复位(图13-43)。复位前,木棍与患臂的接触部位,用棉花、绷带包绕,以免木棍损伤皮肉。在复位过程中,木棍要紧靠胸壁,顶住腋窝,各方用力要适度,动作要缓慢、协调一致,密切配合,避免造成肱骨外科颈骨折及并发血管、神经损伤。

3.习惯性肩关节脱位

复发性肩关节脱位,一般可自行复位,或轻微手法即可复位,可参考新鲜性脱位复位手法。

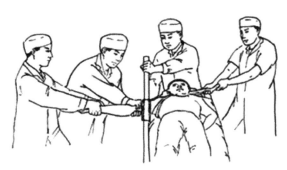

图 13-43　陈旧性肩关节脱位卧位杠杆复位法

4.肩关节后脱位

治疗比较简单，一般采用前脱位的牵引推拿法。将上臂轻度前屈、外旋牵引，肱骨头即可复位。

复位满意后，一般采用胸壁绷带固定，将患侧上臂保持在内收、内旋位，肘关节屈曲 60°～90°，前臂依附胸前，用绷带将上臂固定在胸壁。前臂用颈腕带或三角巾悬吊于胸前。固定时间 2～3 周，固定时于腋下和肘部内侧放置纱布棉垫，将胸壁与上臂内侧皮肤隔开，防止因长期接触而发生皮炎、糜烂。固定宜妥善、牢固，限制肩关节外展、外旋活动。固定时间要充分，使破裂的关节囊得到修复愈合，预防以后形成习惯性脱位。

若是合并肱骨外科颈骨折，则采用肱骨外科颈骨折的治疗方法进行固定，视复位后的肱骨头处于何种位置而采用相应的办法。

若是新鲜性肩关节后脱位，复位后，用肩"人"字石膏固定上臂于外展 40°、后伸 40° 和适当外旋位，3 周后去除固定。

固定后即鼓励患者作手腕及手指练功活动，新鲜脱位，1 周后去绷带，保留三角巾悬吊前臂，开始练习肩关节前屈、后伸活动；2 周后去除三角巾，开始逐渐作关节向各方向的主动功能锻炼，如左右开弓、双手托天、手拉滑车、手指爬墙等运动，并配合按摩、推拿、针灸、理疗等，以防肩关节周围组织粘连和挛缩，加快肩关节功能恢复。但是，在固定期间，必须禁止上臂外旋活动，以免影响软组织修复。固定去除后，禁止做强力的被动牵拉活动，以免造成软组织损伤及并发骨化性肌炎。陈旧性脱位，固定期间应加强肩部按摩、理疗。

（二）手术治疗

习惯性肩关节前脱位的手术治疗，常用的手术方法有以下几种。

1.肩胛下肌及关节囊重叠缝合术

修复关节囊增强关节前壁的方法。患者体位、手术切口及关节暴露途径均与前一手术方法同。当手术显露肩胛下肌时，检查肩胛下肌有无萎缩、损伤及瘢痕形成的情况，于肩胛下肌小结节附着点 2 cm 左右处断开，检查关节囊前壁破裂或损伤情况，并仔细进行修复或重叠缝合。此时将肱骨内收内旋位，以便重叠缝合肩胛下肌。肩胛下肌缝合重叠长度，根据肩胛下肌肌力情况或要求限制肩外展外旋情况而定，一般重叠 1.5 cm，再将喙肱肌腱及肱二头肌短头腱缝合固定于喙突，依次缝合伤口各层组织。术后用外展架将伤肢固定于外展 50°～60°，前屈 45°位，1～2 天拔除负压引流，10 天拆除缝线，3～4 周拆除外展架，开始功能锻炼，并向患者讲清楚以后在工作和生活中要注意伤肢不能过度外展外旋，以防复发。此法效果不佳，故现已很少运用。

2.肩胛下肌止点外移术

肩胛下肌止点外移术亦是修复关节囊增强前壁的方法。肩关节显露途径与前法相同,当手术显露肩胛下肌时,检查肩胛下肌的情况,并自其止点处切下,使肩胛下肌外端游离,进一步检查关节囊,将肱骨内收内旋,在肱骨大结节处切开骨膜,将肩胛下肌外端外移缝合固定于肱骨大结节处,以增强其张力,再将喙肱肌腱及肱二头肌短头腱缝到喙突,逐层缝合,术后处理与前法同。

3.肱二头肌长头腱悬吊术

此手术是增强肱骨头稳定性的方法。患者体位、手术切口和显露同上,将肱骨内收内旋,用拉钩向两侧牵开肱二头肌短头腱、喙肱肌腱和三角肌,显露肱骨小结节、肱二头肌长头腱和肩胛下肌,将喙肱韧带于靠近大结节处切断,并充分分离,再将肱二头肌长头腱在肱骨大小结节下方切断,远端向下牵开,提起近侧端,并沿其走向切开关节囊,直到找出肱二头肌长头腱近端的附着点。将喙肱韧带缝包在长头腱近端的外面,加强其牢固强度,以免以后劳损或撕裂,肱二头肌长头腱的两端各用粗丝线双重腱内"8"字形缝合,并从腱的断面引出丝线备用,然后将肱骨略内收,用骨钻从肱骨结节间沟的大小结节下方,对准肱二头肌长头腱近侧端附着点钻一孔,将肱二头肌长头腱近端及其包绕的喙肱韧带,从钻孔拉出到肱骨结节间沟外,再将肱二头肌长头腱的远近两端缝合在一起,或断端分别缝合在骨膜上,再缝合关节囊,逐层缝合切口各层组织。术后用外展架将伤肢固定于外展 50°～60°,前屈 45°位,其他手术处理与前法同。

4.Bankart 手术

此手术方法是修复盂唇及关节囊的方法。患者体位、手术切口和关节显露方法均与前同。当切断并向内翻肩胛下肌后,外旋肱骨即显露关节囊的前侧,检查后在小结节内 2 cm 左右处弧形切开关节囊前侧壁,显露肱骨头,检查盂唇和关节囊可发现破损。用特制的弯钩形锥,在肩胛盂前内缘等距钻成三四个孔,用粗丝线将切开的关节囊的前外缘缝合固定盂唇部,再将关节囊的前内缘重叠缝合于关节囊上,此法缝合关节囊既紧缩关节囊,又加强了关节囊,也使盂唇稳定。修复肩胛下肌、喙肱肌腱及肱二头肌短头腱,检查冲洗创口,逐层缝合切口各层组织,术后用外展架将伤肢固定于肩外展 50°～60°,前屈 45°位,其他术后处理与前法同,此种手术方法修复病变部位,临床效果较佳。

（三）中药治疗

新鲜脱位,早期患处瘀肿、疼痛明显者,宜活血祛瘀、消肿止痛,内服舒筋活血汤、活血止痛汤等,外敷活血散、消肿止痛膏;中期肿痛减轻,宜服舒筋活血、强壮筋骨之剂,可内服壮筋养血汤、补肾壮筋汤等,外敷舒筋活络药膏;后期体质虚弱者,可内服八珍汤、补中益气汤等,外洗方可选用苏木煎、上肢损伤洗方等,煎水熏洗患处,促进肩关节功能的恢复。陈旧性脱位,内服中药应加强通经活络之品,加用温通经络之品外洗,以促进关节功能恢复。复发性脱位者,应提早补肝肾、益脾胃,以强壮筋骨。对于各种合并症,有骨折者,按骨折三期辨证用药;有合并神经损伤者,应加强祛风通络之品,重用地龙、僵蚕、全蝎等;有合并血管损伤者,应重用活血祛瘀通络之药,或合用当归四逆汤加减。

四、合并症、并发症

肩关节脱位最常见的并发症有创伤性关节炎、肩关节粘连、肱骨头坏死、复发性脱位等,但只要治疗得当,这些并发症均可避免。

（李　慧）

第六节 肩 袖 断 裂

肩袖是由冈上肌、冈下肌、肩胛下肌及小圆肌组成。肩袖肌群起自肩胛骨不同部位,经盂肱关节的前、后、上、下,止于肱骨近侧的大、小结节部位,形成袖套样结构,冈上肌起自肩胛骨冈上窝,经盂肱关节上方,止于肱骨大结节近侧,由肩胛上神经支配。主要功能是上臂外展,并固定肱骨头于肩盂上,使肩肱关节保持稳定。冈下肌起自肩胛骨冈下窝,经盂肱关节的后方止于大结节外侧面中部,也属肩胛上神经支配,其功能是使肩关节外旋。肩胛下肌起自肩胛下窝,经盂肱关节前方止于肱骨小结节前内侧,受肩胛下神经支配,具有内旋肩关节的功能。小圆肌起自肩胛骨外侧缘后面,经盂肱关节后方止于肱骨大结节的后下方,属腋神经支配。其功能也是使臂外旋。

冈上肌和肩胛下肌由于其解剖上的特点,容易受到损伤。肩关节内收、外展、上举及后伸等活动,冈上肌、肩胛下肌的肌腱在肩喙突下往复移动,易受夹挤、冲撞而致损伤。冈上肌腱在大结节止点近侧的终末端 1 cm 范围内是多血管区,即危险区域,是退变和肌腱断裂的好发部位。

一、病因病理与分类

肩袖断裂的病因除了解剖及病理上的因素以外,肩袖的损伤以及肩袖本身的退变也是其主要原因。损伤包括急性创伤和慢性累积性损伤二类。前者多见于青壮年,往往在体育运动或劳动作业中发生。后者则多发生于老年患者,在肌腱退变的基础上,累积性损伤同样导致肌腱断裂。

肩袖损伤按其损伤程度可分为挫伤、不完全断裂及完全断裂 3 类。

挫伤:指肩袖受到挤压、撞击、牵拉造成肩袖肌腱水肿、充血,乃至纤维变性,此种损伤一般是可复性的。其表面的肩峰下滑囊可伴有相应的损伤性炎症反应,滑液囊有渗出性改变。

不完全性肌腱断裂:是肩袖肌腱纤维的部分断裂。可发生于冈上肌腱的滑囊面(上面)、关节面(下面)以及肌腱内。不完全性肌腱断裂如处理不当将发展为完全性断裂。

完全性肌腱断裂:指肌腱的全层断裂,是肌腱的贯通性破裂。可发生于冈上肌、肩胛下肌、冈下肌。小圆肌较少发生,以冈上肌最为多见,冈上肌和肩胛下肌腱同时被累及也不少见。

根据肌腱断裂范围可分成 3 型:①广泛断裂:范围累及 2 个或 2 个以上的肌腱。②大型断裂:单一肌腱断裂,长度大于肌腱横径的 1/2。③小型断裂:单一肌腱,范围小于肌腱横径 1/2。

上述肩袖断裂,其裂口方向与肌纤维方向呈垂直,称作肩袖的横形断裂。若裂口方向与肌纤维方向一致,则属于纵形断裂。肩袖间隙分裂也属于纵形撕裂,是肩袖损伤的一种特殊类型。

一般认为 3 周以内的损伤属于新鲜损伤,3 周以上属于陈旧性损伤。新鲜的断裂肌腱断端不整齐,肌肉水肿,组织松脆,肩肱关节腔内有渗出。陈旧性断裂则肌腱残端已形成瘢痕,光滑圆钝,比较坚硬,关节腔有少量纤维素样渗出物,大结节近侧的关节面裸区被血管翳或肉芽组织覆盖。

二、临床表现与诊断

(一)临床表现

有急性损伤史或重复的损伤及累积性劳损史。肩前方痛,累及三角肌前方及外侧。急性期疼痛剧烈,持续性;慢性期为自发性钝痛。疼痛在肩部活动后或增加负荷后加重。屈肘90°使患臂作被动外旋及内收动作,肩前痛加重。往往夜间症状加重。压痛位于肱骨大结节近侧或肩峰下间隙。

(二)临床检查方法

(1)上举功能障碍:有肩袖大型断裂的患者,上举及外展功能均明显受限。外展及前举范围＜45°。

(2)臂坠落试验(Arm drop sign)阳性。

(3)撞击试验(Impingement test)阳性:患肩被动外展30°,前屈15°～20°,向肩峰方向叩击尺骨鹰嘴,使大结节与肩喙穹之间发生撞击,肩峰下间隙出现明显疼痛为阳性。

(4)孟肱关节内摩擦音:孟肱关节在被动或主动运动中出现摩擦或砾轧音,常由肩袖断端瘢痕引起。少数病例在运动时可触及肩袖断端。

(5)疼痛弧征:患臂外展上举60°～120°范围出现疼痛为阳性。但仅对肩袖挫伤及部分撕裂的患者有一定诊断意义。

(6)肌肉萎缩:病史超过3周,肩周肌肉出现不同程度的萎缩,以冈上肌、冈下肌及三角肌最常见。

(7)关节继发性挛缩:病程超过3个月以上,肩关节活动范围有程度不同的受限。以外展、外旋、上举受限程度较明显。

(三)诊断要点

对肩袖断裂作出正确的临床诊断并非易事。对凡有外伤史的肩前方疼痛伴大结节近侧或肩峰下区域压痛的患者,若合并存在下述4项中任何1项阳性体征,都应考虑肩袖撕裂的可能性。

(1)臂坠落试验阳性。

(2)撞击试验阳性。

(3)孟肱关节内摩擦音。

(4)举臂困难或60°～120°阳性疼痛弧征。

如同时伴有肌肉萎缩或关节挛缩,则表示病变已进入后期阶段。

(四)辅助诊断

1.X线诊断(图13-44)

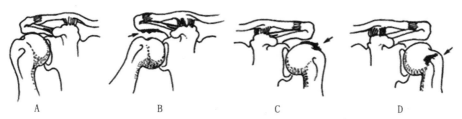

图13-44　肩袖断裂的X线表现示意图
A.肩峰下间隙狭窄;B.肩峰下骨赘;C.大结节骨赘;D.大结节骨质增生

(1)X 线平片对本病诊断无特异性:肩袖断裂可促使肱骨头上移,使肩峰下间隙狭窄。部分病例大结节部皮质骨硬化,表面不规则,松质骨萎缩,骨质稀疏。此外,X 线平片对是否存在肩峰位置异常,肩峰下关节面硬化、不规则,以及大结节异常等撞击征因素提供依据。在上举位摄取前后位 X 线片,可直接观察大结节与肩峰的相对关系。X 线平片检查还有助于排除和鉴别肩关节骨折、脱位及其他骨、关节疾病。

(2)关节造影(图 13-45):穿刺部位:喙突尖的外侧及下方各 1 cm 处,局部浸润麻醉后作盂肱关节腔穿刺。如针尖已进入盂肱关节间隙或注射 1 mL 造影剂,见造影剂均匀弥散于肱骨头及盂肱间隙,穿刺即告成功,把其余造影剂徐徐注入,直至盂肱关节囊的腋下皱襞、肱二头肌长头腱鞘及肩胛下肌下滑液囊均已显影为止。若发现造影剂外溢,出现于肩峰下间隙或三角肌下滑囊内侧说明肩袖存在破裂,造影剂通过肩袖破裂孔从盂肱关节腔溢出,进入肩峰下滑囊或三角肌下滑囊,即可证实肩袖的完全性破裂。该方法是比较直接与可靠的诊断方法。也可采用碘造影剂和空气混合的双重对比造影方法,一般注入造影剂5~6 mL,过滤空气 20~25 mL。双重对比造影对肩袖的关节面侧能更清晰的显示,对肩袖关节面侧部分肌腱断裂的诊断有一定帮助。关节造影术应严格遵循无菌操作,有碘过敏史者禁忌使用碘剂造影。

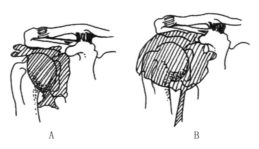

图 13-45 肩袖破裂造影剂外溢示意图
A.进入肩峰下滑囊;B.进入三角肌下滑囊

造影摄片一般摄取臂下垂位的盂肱关节内旋及外旋位,臂外展上举位的内旋、外旋位以及在轴位摄取盂肱关节内旋及外旋位,共 6 个位置。也可在上臂被动运动过程中发现最清晰、最典型的造影图像予以摄录。肩关节造影对确定肩袖完全性破裂,作出鉴别诊断是一种可靠、安全的方法。

2.超声诊断方法

超声诊断属于非侵入性诊断方法,简便、可靠,能重复检查。对肩袖损伤能作出清晰分辨。肩袖挫伤可见肩袖水肿、增厚。部分断裂则显示肩袖缺损或萎缩变薄。完全性断裂能显示断端及裂隙以及缺损的范围。

3.关节镜检查

由后方入路能观察盂肱关节腔的前壁——肩胛下肌腱及上壁——冈上肌腱。能直接观察肩袖破裂的部位及范围,发现关节内的一些继发性病理变化,是一种直接的诊断方法。

三、治疗

对于新鲜和比较小的肩袖断裂采用非手术方法治疗极为有效。一般应以非手术方法治疗 3 周,肩部肌力和外展活动程度均有增加,可不必手术,应再继续治疗 2 个月。若 3 周后肌力和

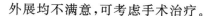

外展均不满意,可考虑手术治疗。

(一)手法与固定

治疗方法的选择取决于肩袖损伤的类型以及损伤时间。手法治疗用于肩袖挫伤,部分性肩袖断裂和完全性肩袖断裂的急性期。

1.肩袖挫伤的手法治疗方法

包括休息、三角巾悬吊、制动 2～3 周,同时进行局部物理治疗。疼痛剧烈的患者可采用 1% 利多卡因加激素作肩峰下间隙或盂肱关节腔内注射,有较好的止痛作用。疼痛减轻之后即开始做功能康复训练。

2.固定方法

肩袖断裂急性期采用卧位,上肢卧位牵引持续 3 周,牵引同时作床旁物理治疗。2 周后,每天间断解除牵引 2～3 次,行肩、肘部功能练习,防止关节僵硬。也可在卧床零位牵引 1 周后,改用零位肩"人"字石膏固定,便于下地活动。零位牵引有利于冈上肌腱在低张力下得到修复和愈合,去除牵引之后也有助于利用肢体重力促进关节功能康复。

(二)医疗练功

早期宜做握拳和腕部练功,解除固定后应积极练习肩部功能。

(三)药物治疗

1.内服药

血瘀气滞证:肩部肿胀,或有皮下瘀血,刺痛不移,夜间痛剧,关节活动障碍。舌暗或瘀点,脉弦或沉涩,治以活血祛瘀、消肿止痛,方用活血止痛汤。

肝肾亏损证:无明显外伤史或轻微扭伤日久,肩部酸困无力,活动受限,肌肉萎缩。舌淡,苔薄白,脉细或细数。治以补益肝肾、强壮筋骨,方用补肝肾汤加减。

血不濡筋证:伤后日久未愈,肌萎筋缓,肩部活动乏力,面色苍白少华。舌淡苔少,脉细。治以补血荣筋,方用当归鸡血藤汤。

2.外用药

可外敷消瘀止痛药膏等。中后期可用外擦剂或腾洗剂。

(四)手术治疗

适应证是肩袖的大型撕裂及非手术治疗无效的肩袖撕裂。经 4～6 周非手术治疗或卧位牵引制动,肩袖急性炎症及水肿已消退,未能愈合的肌腱断端形成了坚强的瘢痕组织,有利于进行肌腱的修复和重建。

肩袖修复的手术方法很多,较常用的方法是 Mclaughlin 修复术(见图 13-46)。在外展位使肩袖近侧断端缝合固定于大结节近侧的皮质骨上或在肩袖原止点部位的大结节近侧制成骨槽,使肩袖近侧断端埋入并缝合固定于该槽内。此方法适应证广泛,适用于大型及广泛型的肩袖断裂。

为防止术后第二肩关节的撞击和粘连,同时切断喙肩韧带、喙肱韧带,并作肩峰前、外侧部分切除成形术。对有第二肩关节撞击综合征者,第二肩关节成形术是绝对手术指征。此手术的远期效果比较满意,关节功能康复程度高。

此外对于冈上肌腱和冈下肌腱广泛撕裂造成的肩袖缺损,也可用肩胛下肌的上 2/3 自小结节附着部游离,形成肩胛下肌肌瓣,向上转移,覆盖固定于冈上肌与冈下肌位的联合缺损部位。

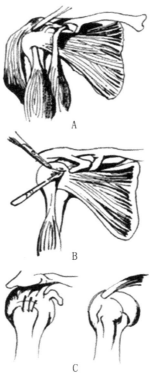

图 13-46 Mclanghlin **肩袖修补手术**
A.肩袖修补手术；B.清除周围坏死组织；C.缝合裂
口,将断端 重新固定于大结节近侧骨槽内

Debeyre 的冈上肌推移修复法对冈上肌腱的巨大缺损也是一种手术选择方法。在冈上窝游离冈上肌,保留肩胛上神经的冈上肌支及血管束,使整块冈上肌向外侧推移,覆盖肌腱缺损部位,重新固定冈上肌于冈上窝内。

对大型肩袖缺损还可以利用合成物移植进行修复。肩袖缺损修复的患者经过术后物理、康复治疗,肩关节功能也可达到大部分或部分恢复。若不进行手术修复,顺其自然发展,往往造成"肩袖性关节病",肩关节出现不稳定或关节挛缩,导致关节功能的丧失。孙常太用新西兰家兔制作的肩袖缺损动物模型,证实较大范围的肩袖缺损,持续 3 个月以上即可造成关节软骨的营养障碍,滑膜的增生、退化等不可逆性病理变化。因此一旦肩袖撕裂确定,并符合手术指征,即应修复缺损,闭合盂肱关节腔,重建肩袖功能,方可避免关节功能的病变。

（李 慧）

第七节 肱骨外上髁炎

肱骨外上髁炎是指因急、慢性损伤而致的肱骨外上髁周围软组织的无菌性炎症。临床上以肘关节外侧疼痛,旋前功能受限为主要特征。本病为劳损性疾病,好发于右侧,并与职业工种有密切关系。常见于从事反复前臂旋前、用力伸腕作业者,如网球运动员、木工、钳工、泥瓦工等。因本病最早发现于网球运动员,故又名"网球肘"。

一、病因病理

肱骨外上髁为肱桡肌及前臂桡侧腕伸肌肌腱的附着处。在前臂旋前位做腕关节主动背位的突然猛力动作,使前臂桡侧腕伸肌强烈收缩,最易造成急性损伤。其病理表现如下。

(1)桡侧腕伸肌肌腱附着处骨膜撕裂、出血、渗出、水肿,引起局部组织发生粘连、机化,或肌腱附着点钙化、骨化等病理改变。

(2)引起前臂腕伸肌群痉挛、挤压或刺激神经导致疼痛。

(3)肘关节囊的滑膜可能嵌入肱桡关节间隙,加剧疼痛。

(4)可能引起桡侧副韧带损伤,从而继发环状韧带损伤,而使疼痛范围扩大,甚至引起尺桡近侧关节疼痛。

(5)由于反复牵拉损伤,使肌腱附着点形成一小的滑液囊,渗出液积聚在囊内,致使囊内压力增高,反射性刺激局部组织和神经末梢,形成固定压痛。

本病属中医伤科"筋节损伤"范畴。肘节外廉为手阳明经筋所络结,其结络之处急、慢性劳伤,累及阳明经筋;或风寒湿邪客犯筋络,致使气血瘀滞,积聚凝结,筋络粘连,壅阻作痛,筋肌拘挛,则屈伸旋转失利。

二、诊断

(一)症状

(1)有急、慢性损伤史。

(2)肘关节桡侧疼痛,牵涉前臂桡侧酸胀痛。轻者症状时隐时现;重者反复发作,持续性疼痛。

(3)前臂旋转,腕背伸、提拉、端、推等活动时疼痛加剧,影响日常生活,如拧衣、扫地、端水壶、倒水等。

(二)体征

(1)肿胀:肱骨外上髁局部肿胀,少数患者可触及一可活动的小滑液囊。

(2)压痛:肱骨外上髁压痛,为桡侧腕短伸肌起点损伤;肱骨外上髁上方压痛,为桡侧腕长伸肌损伤;肱桡关节处压痛,为肱桡关节滑囊损伤;桡骨小头附近压痛,可能为环状韧带或合并桡侧副韧带损伤。可伴有前臂桡侧伸腕肌群痉挛、广泛压痛。

(3)前臂旋前用力时,肱骨外上髁处疼痛明显。

(4)前臂伸肌紧张试验阳性,网球肘试验阳性。

(三)辅助检查

X线摄片检查一般无异常,可排除骨性病变。有时可见钙化阴影或肱骨外上髁处粗糙。

三、治疗

(一)治疗原则

舒筋活血,通络止痛。

（二）手法

擦法、一指禅推法、按法、揉法、拿法、弹拨法、擦法等。

（三）取穴与部位

曲池、曲泽、手三里等穴，肱骨外上髁、前臂桡侧肌群。

（四）操作

（1）患者取坐位或仰卧位，将前臂旋前屈肘放于软枕上。术者站于患侧，用轻柔的擦法从患肘部桡侧至前臂桡外侧往返治疗，可配合按揉法操作。时间3～5分钟。

（2）继上势，在肱骨外上髁部位用一指禅推法和弹拨法交替重点治疗，用拇指按揉曲池、手三里、曲泽、合谷等穴位，手法宜缓和，同时配合沿前臂伸腕肌往返提拿。时间3～5分钟。

（3）继上势，术者一手拇指按压肱骨外上髁处，其余四指握住肘关节内侧部，另一手握住其腕部做对抗牵引拔伸肘关节片刻，然后于肘关节完全屈曲位，前臂旋前至最大幅度时，快速向后伸直肘关节形成顿拉，连续操作3次。目的使滑液囊撕破，以利滑液溢出而吸收。

（4）继上势，在肱骨外上髁部用掌根或鱼际按揉，沿前臂伸腕肌群做按揉弹拨法治疗。时间约3分钟。施术后患者有桡侧三指麻木感及疼痛减轻的现象。

（5）最后，用拇指自肱骨外上髁向前臂桡侧腕伸肌推揉8～10次。以肱骨外上髁为中心行擦法，以透热为度。

四、注意事项

（1）疼痛剧烈者，手法宜轻柔缓和，以免产生新的损伤。

（2）治疗期间应避免做腕部用力背伸动作。

（3）注意保暖，可配合局部湿热敷。

（4）保守治疗无效时，可局部封闭治疗或小针刀治疗。

五、功能锻炼

患者屈患肘，用健侧手拇指按压肱骨外上髁痛点处，做患肢前臂向前向后的旋转活动，使旋转的支点落在肘外侧部。每天2次，每次1～2分钟。

六、疗效评定

（一）治愈

疼痛消失，持物无疼痛，肘部活动自如。

（二）好转

疼痛减轻，肘部功能改善。

（三）未愈

症状无改善。

（李　慧）

第八节　腰椎间盘突出症

腰椎间盘突出症又称腰椎间盘纤维环破裂髓核突出症。它是腰椎间盘退行性变之后,在外力的作用下,纤维环破裂髓核突出刺激或压迫神经根造成腰痛,并伴有坐骨神经放射性疼痛等症状为特征的一种病变。腰椎间盘突出症是临床常见的腰腿痛疾病之一,好发于 20～45 岁的青壮年,男性比女性多见,其好发部位多见于 $L_{4\sim5}$ 和 $L_5\sim S_1$ 之间。

根据本病的疼痛性质应属于中医痛痹范畴,根据本病的疼痛部位应归属于督脉、足太阳经及经筋和足少阳经及经筋的病变。

一、诊断要点

(1)有急、慢性腰部疼痛史。

(2)下腰部疼痛,疼痛沿着坐骨神经向下肢放射,当行走、站立、咳嗽、打喷嚏、用力大便、负重或劳累时疼痛加重,屈髋、屈膝卧床休息后疼痛缓解。

(3)坐骨神经痛常为单侧,也有双侧者,常交替出现,疼痛沿患肢大腿后面向下放射至小腿外侧、足跟部或足背外侧。

(4)检查:①腰部僵硬,脊柱侧弯,腰椎前凸减小或消失。②压痛点:腰椎间隙旁有深度压痛,并引起或加剧下肢放射痛(即腰椎间盘突出的部位);环跳、委中、承山、昆仑等部位压痛。③皮肤感觉异常:小腿外侧及足背部感觉减退或麻木表明第 5 神经根受压;外踝后侧、足底外侧和小趾皮肤感觉减退或麻木,表明 S_1 神经根受压。④直腿抬高试验阳性、屈颈试验阳性、颈静脉压迫试验阳性、踇趾背屈力减弱(L_5 神经根受压)或踇趾跖屈试验性(S_1 神经根受压)、腱反射减弱或消失(膝腱反射减弱或消失表示 L_4 神经根受压,跟腱反射或消失表示骶神经根受压)。⑤X 线摄片检查:X 线平片可见脊柱侧弯或生理前屈消失,椎间隙前后等宽,或前宽后窄,或椎间隙左右不等宽等。⑥CT、MRI 检查:可见腰椎间盘突的部位、大小及与椎管的关系。

二、病因病机

椎间盘是一种富有弹性的软骨组织,位于两个椎体之间。每个椎间盘有髓核、纤维环和软骨板组成。

椎间盘的主要功能是承担与传达压力;吸收脊髓的震荡;维持脊柱的稳定性和弹性。其中髓核是椎间盘的功能基础,纤维环和软骨板均有保护髓核的作用,而软骨板的膜具有渗透作用,可与椎体进行水分交换,以维持髓核正常的含水量,保持髓核的半液体状态。

腰椎间盘容易突出有其生理和解剖的原因,后纵韧带具有保护椎间盘的作用,但下达腰部时逐渐变窄,而腰段椎管比颈段胸段粗大,所以腰部椎间盘的纤维环缺乏有力的保护;椎间盘中的髓核位置偏后外侧,而且纤维环前厚后薄,后面缺乏有力的保护;脊柱腰段是承受压力最大的部位,又是活动量最大的部分,所以椎间盘受到牵拉、挤压的力量较大,而保护的力量较小,所以容易突出。

（一）椎间盘退化变性是产生本病的病理基础

随着年龄的增长，以及不断的遭受挤压、牵拉和扭转等外力作用，使椎间盘发生退化变性，髓核含水量逐渐减少而失去弹性，继而使椎间隙变窄、周围韧带松弛或产生纤维环裂隙，形成腰椎间盘突出症的内因。在外力的作用下，髓核可向裂隙出移动或自裂隙处向外突出，刺激或压迫邻近的软组织（脊神经）而引起症状。中医认为"五八肾气衰"，或由于劳伤过度，肝肾亏损，筋骨失养，不再隆盛，易被外力所伤，易受外邪侵袭而发病。

（二）外力是引起本病的主要原因

腰在负重的情况下突然旋转，或向前外方的弯腰用力，使腰椎前屈，腹部压力增大，合力向后，推动髓核后移，靠近纤维环后缘。此时，如果向后的合力超过了脊柱后方韧带、肌肉的抵抗力，髓核可突破纤维环的薄弱处而凸出。此种情况多见于从事体力劳动的年轻人。中医认为扭挫闪伤筋脉，血溢脉外，瘀血闭阻，压迫阻滞经络气血的运行，不通而痛，发为本病。

（三）腰背肌劳损是引起本病的辅助条件

脊椎的后方主要有后纵韧带、棘上韧带和棘间韧带以及骶棘肌的保护，限制脊柱过度前屈，防止椎间盘后移。长期持续的弯腰工作，容易造成脊柱后侧肌肉韧带劳损和静力拉伤，使肌肉、韧带乏力，保护作用下降。再加上弯腰时髓核后移，长期挤压纤维环后壁而出现裂隙。在某种不大力的作用下，也可导致髓核从纤维环的裂隙处凸出。这种情况多见于40岁后的非体力劳动者，中医认为"五八肾气衰"，腰府失养，易受外力所伤，或劳累过度，耗伤气血，腠理空疏，易受外邪而发病。

（四）受寒是本病的主要诱因

寒冷刺激导致局部血液循环变慢，容易引起肌肉的不协调收缩，使椎间盘压力增大，为本病的发生提供了条件。中医认为感受风寒湿邪，痹阻经脉，气血不通而发病，如《素问·举痛论》曰："寒气入经而稽迟泣而不行，……客于脉中则气不通，故卒然而痛"。

三、辨证与治疗

（一）辨经络治疗

1.主症

疼痛沿足太阳经放射或足少阳经放射。

2.治则

疏通经络，行气止痛。

3.处方

（1）足太阳经证：$L_{2\sim5}$夹脊穴、阿是穴、秩边、环跳、殷门、阳陵泉、委中、承山、昆仑。

（2）足少阳经证：$L_{2\sim5}$夹脊穴、阿是穴、环跳、风市、阳陵泉、悬钟、丘墟。

操作法：针刺夹脊穴时，针尖略向脊柱斜刺，深度在40 mm左右，捻转手法，有针感向下肢传导效果较好。针秩边、环跳进针60 mm左右，行提插捻转手法，得气时，有针感沿足太阳经或足少阳经传导为佳。其余诸穴均直刺捻转平补平泻手法或泻法。

4.方义

本方是根据疼痛的部位辨经论治，循经取穴，旨在疏通经气，达到通则不痛的目的。夹脊穴邻近病变部位，阿是穴是病变的部位，二穴是治疗本病的主穴。秩边、环跳是治疗腰腿痛的主要穴位，《针灸甲乙经》"腰痛骶寒，俯仰急难……秩边主之"。环跳是足少阳、太阳二脉之会，更是治疗腰腿疼痛、麻木、瘫痪的主要穴位,正如《肘后歌》云:"腰腿疼痛十年春,应针环跳便惺惺"。阳陵泉也是治疗本病不可缺少的穴位,因为本穴属足少阳经,为筋之会穴,主治腰腿痛,如《针灸甲乙经》说"髀痹引膝,股外廉痛,不仁,筋急,阳陵泉主之。"且阳陵泉处又有坐骨神经的重要分支腓总神经,本病在此处多有压痛,故阳陵泉是治疗本病的重要穴。其余诸穴均属于循经取穴,疏导经气,通经止痛。

(二)病因辨证治疗

1.瘀血阻滞

(1)主症:多有腰部外伤史,或腰腿痛经久不愈,疼痛如针刺、刀割,连及腰髋和下肢,难以俯仰,转侧不利,入夜疼痛加剧。舌质紫黯或有瘀点,脉涩。

(2)治则:活血化瘀,通络止痛。

(3)处方:腰椎阿是穴、环跳、阳陵泉、膈俞、委中。

(4)操作法:针阿是穴时,先在其正中刺1针,针尖略斜向脊柱,得气后行捻转泻法,然后在其上下各刺1针,针尖朝向第1针,得气后两针同时捻转,使针感向下肢传导。膈俞用刺络拔火罐法,委中用三棱针点刺出血,所出之血,由黯红变鲜红为止。环跳、阳陵泉直刺捻转泻法。阿是穴与阳陵泉连接电疗机,选择疏密波,强度以患者能忍受为度,持续30分钟。

(5)方义:阿是穴位于病变部位,属于局部取穴。膈俞是血之会穴,委中又称"穴郄",对于瘀血阻滞者有活血祛瘀,通络止痛的作用,正如《素问·刺腰痛论》:"解脉会令人腰痛如引带,常如折腰状,善恐。刺解脉在郄中结络如黍米,刺之血射,以黑见赤血而已。"

2.寒湿痹阻

(1)主症:腰腿疼痛剧烈,屈伸不利,喜暖畏寒,遇阴雨寒冷天气疼痛加重,腰腿沉重、麻木、僵硬。舌苔白腻,脉沉迟。

(2)治则:温经散寒,祛湿通络。

(3)处方:腰部阿是穴　肾俞　环跳　次髎　阳陵泉　阴陵泉　跗阳

(4)操作法:阿是穴的刺法同上,加用灸法或温针灸法。肾俞直刺平补平泻手法,加用灸法。其他诸穴均用捻转泻法。

(5)方义:本证是由于寒湿邪气痹阻经脉所致,治当温经散寒,阿是穴的部位是病变的部位,也是寒湿凝结的部位,故温针灸阿是穴除寒湿之凝结。灸肾俞温肾阳祛寒湿。次髎通经利湿,并治腰腿疼,《针灸甲乙经》曰"腰痛快快不可以俯仰,腰以下至足不仁,入脊腰背寒,次髎主之。"阴陵泉除湿利尿,疏通腰腿部经脉,足太阴经筋结于髀,著于脊,多用于治疗湿性腰腿痛的治疗,《针灸甲乙经》"肾腰痛不可俯仰,阴陵泉主之"。跗阳位于昆仑直上3寸,主治腰腿疼痛,《针灸甲乙经》跗阳主"腰痛不能久立,坐不能起,痹枢骨衍痛",本病在跗阳穴处常有压痛、硬结或条索,针灸此穴对缓解腰腿痛有较好的效果。用此穴治疗腰腿痛在《黄帝内经》中即有记载,称之为"肉里脉",《素问·刺腰痛论》"肉里之脉令人腰痛,不可以咳,咳则筋缩急。刺肉里之脉,为二痏,在太阳之外少阳绝骨之后。"

3.肝肾亏损

(1)主症:腰腿疼痛,酸重乏力,缠绵日久,时轻时重,劳累后加重,卧床休息后减轻。偏阳虚者手足不温,腰腿发凉,或有阳痿早泄,妇女有带下清稀,舌质淡,脉沉迟;偏阴虚者面色潮红,心烦失眠,下肢灼热,或有遗精,妇女可有带下色黄,舌红少苔,脉弦细。

(2)治则:补益肝肾,柔筋止痛。

（3）处方：腰部阿是穴、肾俞、肝俞、关元俞、环跳、阳陵泉、悬钟、飞扬、太溪。

（4）操作法：阿是穴针刺平补平泻法，并用灸法；肾俞、关元俞针刺补法并用灸法；环跳平补平泻法；其余诸穴均用捻转补法。偏阴虚者不用灸法。

（5）方义：腰为肾之府，肾精亏损，腰府失养而作痛；肝藏血而主筋，肝血不足，筋失血养而作痛。治取肾俞、肝俞、关元俞补益肝肾濡养筋骨而止痛。太溪配飞扬属于原络配穴，旨在补益肾精调理太阳、少阳经脉以止痛。在飞扬穴处又有小络脉分出，名曰飞扬脉，主治腰痛，《素问·刺腰痛论》"飞扬之脉，令人腰痛，痛上怫怫然，甚则悲以恐，刺飞阳之脉，……少阴之前与阴维之会。"所以说飞扬是治疗肾虚以及肝虚引起腰痛的重要穴位。环跳是足少阳、太阳经的交会穴，位于下肢的枢纽，悬钟乃髓之会穴，阳陵泉乃筋之会穴，三穴同经配合，协同相助，补益精髓濡养筋骨以止痛。

（李 慧）

第九节 慢性腰肌劳损

慢性腰肌劳损是指腰部肌肉、筋膜、韧带等组织的慢性疲劳性损伤，又称慢性腰部劳损、腰背肌筋膜炎等。本病好发于体力劳动者和长期静坐缺乏运动的文职人员。

一、病因病理

引起慢性腰肌劳损的主要原因是长期从事腰部负重、弯腰工作，或长期维持某一姿势操作等，引起腰背肌肉筋膜劳损。或腰部肌肉急性扭伤之后，没有得到及时有效的治疗，或治疗不彻底，或反复损伤，迁延而成为慢性腰痛。或腰椎有先天性畸形和解剖结构缺陷，如腰椎骶化、先天性隐性裂、腰椎滑移等，引起腰脊柱平衡失调，腰肌功能下降，造成腰部肌肉筋膜的劳损。其病理表现为肌筋膜渗出性炎症、水肿、粘连、纤维变性等改变，刺激脊神经后支而产生持续性腰痛。

中医认为，平素体虚，肾气亏虚，劳累过度，或外感风、寒、湿邪，凝滞肌肉筋脉，以致气血不和，肌肉筋膜拘挛，经络阻滞而致慢性腰痛。

二、诊断

（一）症状

（1）有长期腰背部酸痛或胀痛史，时轻时重，反复发作。

（2）天气变化，劳累后腰痛加重，经休息后，或适当活动、改变体位后可减轻。

（3）腰部怕冷喜暖，常喜欢用双手捶腰或做叉腰后伸动作，以减轻疼痛。

（4）少数患者有臀部及大腿后外侧酸胀痛，一般不过膝。

（二）体征

（1）脊柱外观正常，腰部活动一般无明显影响。急性发作时可有腰部活动受限、脊柱侧弯等改变。

（2）腰背肌轻度紧张，压痛广泛，常在一侧或两侧骶棘肌、髂嵴后部、骶骨背面及横突处有压痛。

(3)神经系统检查多无异常。直腿抬高试验多接近正常。

（三）辅助检查

X线检查一般无明显异常。部分患者可见脊柱生理弧度改变、腰椎滑移、骨质增生等；有先天畸形或解剖结构缺陷者,可见第5腰椎骶化、第1骶椎腰化、隐性脊柱裂等。

三、治疗

（一）治疗原则

舒筋通络,活血止痛。

（二）手法

擦法、推法、按法、揉法、点法、弹拨法、擦法等。

（三）取穴与部位

肾俞、命门、大肠俞、关元俞、秩边、环跳、委中、阿是穴,腰背部和腰骶部。

（四）操作

(1)患者取俯卧位,术者用擦法或双手掌推、按、揉腰脊柱两侧的竖脊肌。时间约5分钟。

(2)继上势,用拇指点按或按揉、弹拨竖脊肌数遍。再用拇指端重点推、按、拨揉压痛点。时间约5分钟。

(3)继上势,用双手指指端或指腹按、揉、振肾俞、命门、大肠俞、关元俞、秩边、环跳、委中等穴,每穴各半分钟。

(4)继上势,沿督脉腰段及两侧膀胱经用直擦法,横擦腰骶部,以透热为度。

四、注意事项

(1)保持良好的姿势,注意纠正习惯性不良姿势,维持腰椎正常的生理弧度。

(2)注意腰部保暖,防止风寒湿邪侵袭。

(3)注意劳逸结合,对平素体虚,肾气亏虚者配合补益肝肾的中药治疗。

五、功能锻炼

（一）腰部前屈后伸运动

两足分开与肩同宽站立,两手叉腰,做腰部前屈、后伸各8次。

（二）腰部回旋运动

姿势同前。做腰部顺时针、逆时针方向旋转各8次。

（三）"拱桥式"运动

仰卧床上,双腿屈曲,以双足、双肘和后头部为支点（五点支撑）用力将臀部抬高,呈"拱桥状"8次。

（四）"飞燕式"运动

俯卧床上,双臂放于身体两侧,双腿伸直,然后将头、上肢和下肢用力向上抬起,呈"飞燕式"8次。

六、疗效评定

(一)治愈
腰痛症状消失,腰部活动自如。

(二)好转
腰痛减轻,腰部活动功能基本恢复。

(三)未愈
症状未改善。

(张　辽)

第十节　梨状肌综合征

梨状肌综合征是指由于间接外力,如闪扭、下蹲、跨越等,使梨状肌受到牵拉损伤,引起局部充血、水肿、肌痉挛,进而刺激或压迫坐骨神经,产生局部疼痛、活动受限和下肢放射性痛、麻等一系列症状的综合征。本病又称梨状肌损伤、梨状肌孔狭窄综合征。

一、病因病理

(一)损伤
本病多由于髋臀部闪、扭、下蹲、跨越等间接外力所致,尤其在下肢外展、外旋位突然用力;或外展、外旋蹲位突然起立;或在负重情况下,髋关节突然内收、内旋,使梨状肌受到过度牵拉而损伤。其病理表现为梨状肌撕裂、出血、渗出,肌肉呈保护性痉挛。日久,出现局部粘连,若损伤经久不愈,刺激坐骨神经出现下肢放射性疼痛、麻木。

(二)变异
梨状肌与坐骨神经关系密切。正常情况下,坐骨神经经梨状肌下孔穿过骨盆到臀部,约占62%;而梨状肌变异或坐骨神经高位分支的,约占38%。这种变异表现为一是坐骨神经高位分支为腓总神经和胫神经,腓总神经从梨状肌肌腹中穿出,而胫神经从梨状肌下孔穿出的,约占35%;二是坐骨神经从梨状肌肌腹中穿出,或从梨状肌上孔穿出,约占3%。

由于上述变异,当臀部受风寒湿邪侵袭,可导致梨状肌痉挛、增粗,局部充血、水肿,引起无菌性炎症,使局部张力增高,刺激或压迫穿越其肌腹的坐骨神经和血管而出现一系列临床症状。

本病属中医伤科足少阳经筋病。骶尻部为足少阳经筋所络,凡闪扭、蹲起、跨越等损伤,或受风寒湿邪侵袭,以致气血瘀滞,经气不通,循足少阳经筋而筋络挛急疼痛;若累及足太阳经筋则出现循足太阳经筋的腿痛。

二、诊断

(一)症状
(1)有髋部闪扭或蹲位负重起立损伤史,或臀部受凉史。

(2)患侧臀部深层疼痛,呈牵拉样、刀割样或蹦跳样疼痛,且有紧缩感,可沿坐骨神经分布区域出现下肢放射痛。偶有小腿外侧麻木,会阴部下坠不适。

(3)患侧下肢不能伸直,自觉下肢短缩,步履跛行,或呈鸭步移行。髋关节外展、外旋活动受限。

(4)咳嗽、解便、喷嚏时疼痛加剧。

(二)体征

(1)压痛。沿梨状肌体表投影区深层有明显压痛,有时沿坐骨神经分布区域出现放射性痛、麻。

(2)肌痉挛。在梨状肌体表投影处可触及条索样或弥漫性的肌束隆起,日久可出现臀部肌肉松弛、无力,重者可出现萎缩。

(3)患侧下肢直腿抬高在60°以前疼痛明显,超过60°时疼痛却反而减轻。

(4)梨状肌紧张试验阳性。

(三)辅助检查

X线摄片检查可排除髋关节骨性病变。

三、治疗

(一)治疗原则

舒筋活血,通络止痛。

(二)手法

㨰法、按揉法、弹拨法、点按法、推法、擦法及运动关节类手法等。

(三)取穴与部位

环跳、承扶、秩边、风市、阳陵泉、委中、承山及梨状肌体表投影区及下肢前外侧等。

(四)操作

(1)患者俯卧位。术者站于患侧,先用柔和而深沉的㨰法沿梨状肌体表投影反复施术3～5分钟;然后用掌按揉法于患处操作2～3分钟;再在患侧大腿后侧、小腿前外侧施㨰法和拿揉法2～3分钟,使臀部及大腿后外侧肌肉充分放松。

(2)继上势,术者用拇指弹拨法于梨状肌肌腹呈垂直方向弹拨治疗,并点按环跳、承扶、阳陵泉、委中、承山等穴。以酸胀为度,达通络止痛之目的。时间5～8分钟。

(3)继上势,术者施掌推法或深按压法,顺肌纤维方向反复推压5～8次,力达深层;再以肘尖深按梨状肌1～2分钟,以达理筋整复之目的。

(4)术者一手扶按髋臀部,一手托扶患侧下肢,做患髋后伸、外展及外旋等被动运动,反复数次,以滑利关节,松解粘连,最后在其梨状肌体表投影区沿肌纤维方向施擦法,以透热为度。时间2～3分钟。

四、注意事项

(1)梨状肌位置较深,治疗时不可因位置深而施用暴力,以免造成新的损伤。

(2)急性损伤期手法宜轻柔,恢复期手法可稍重,并配合弹拨法,一般能获得较好效果。

(3)注意局部保暖,避免风寒刺激。

五、功能锻炼

急性损伤期应卧床休息1～2周,以利损伤组织的修复。

六、疗效评定

(一)治愈

臀腿痛消失,梨状肌无压痛,功能恢复正常。

(二)好转

臀腿痛缓解,梨状肌压痛减轻,但长时间行走仍痛。

(三)未愈

症状、体征无改善。

（张　辽）

第十一节　髋关节后脱位

一、病因病理与分类

(一)病因病理

多由间接暴力所致,当髋关节屈曲 90°位,过度的内收并内旋股骨干,股骨颈前缘紧贴髋臼前缘而形成以此为支点的杠杆,当股骨干继续内旋并内收时,关节囊的后部及下部极为紧张,股骨头位于较薄弱的关节囊后下方,如有强大暴力撞击膝前方,即可使股骨头受杠杆作用,穿破关节囊而离开髋臼造成后脱位。另外当髋、膝关节处于屈曲位时,外力由前向后作用于膝部,经股骨干传递到股骨头,在造成髋臼或股骨头骨折后发生脱位;或由前向后的外力作用于骨盆,亦可造成后脱位。髋关节屈曲度数越大,越容易引起单纯性后脱位。例如:驾驶员膝关节受到撞击时,Funsten 等称之为"撞击脱位",如髋关节处于轻度外展位,则易合并髋臼后上缘骨折或股骨头骨折。少数后脱位的患者,向后上移位的股骨头可挤压坐骨神经引起损伤。

脱位后股骨头向后冲击突破关节囊时,造成关节囊后下部广泛损伤,圆韧带断裂,股骨头血运遭到破坏,但前侧的髂股韧带仍保持完整,使患肢产生屈曲、内收、内旋畸形。偶尔髂股韧带同时断裂,则患肢呈短缩内旋畸形,此时易误诊为股骨或转子间骨折。据统计,髋关节后脱位并发髋臼后缘骨折者约占 32.5%,合并股骨头骨折者为 7%～21%。

对关节囊广泛破裂的髋关节后脱位,整复较为容易。若关节囊裂口小,则易将股骨颈卡住,使复位困难。有时股骨头冲出髋臼后缘后方,穿入梨状肌和孖子上肌之间,被梨状肌缠绕,而影响复位。另外,髋臼后缘和股骨头骨折片,髋臼内圆韧带阻塞,均可妨碍股骨头复位。

(二)分型

为了更好地估计预后,正确的选择治疗方法,对髋关节后脱位进行以下分类。

1.根据股骨头脱位后的部位分类

(1)髂骨型:脱位后,股骨头脱向髋臼后上方者为髂骨型,比较多见。

(2)坐骨型:脱位后,股骨头脱向髋臼后下方者为坐骨型,较少见。

2.依据髋关节后脱位合并关节面骨折的程度分为 5 型

Ⅰ型:脱位伴有或不伴有微小的骨折。

Ⅱ型：脱位伴有髋臼后缘的孤立大块骨折。

Ⅲ型：脱位伴有髋臼后缘的粉碎性骨折，有或无大的骨折块。

Ⅳ型：脱位伴有髋臼底部的骨折。

Ⅴ型：脱位伴有股骨头的骨折。

3.Pipkin(1975)将髋关节后脱位合并股骨头骨折，又分 4 个亚型

Ⅰ型：髋关节后脱位伴股骨头中央凹尾端的骨折。

Ⅱ型：髋关节后脱位伴股骨头中央凹头端的骨折。

Ⅲ型：Ⅰ型或Ⅱ型后脱位伴股骨颈骨折。

Ⅳ型：Ⅰ、Ⅱ或Ⅲ型后脱位伴髋臼骨折。

二、临床表现与诊断

有明确的外伤史，伤后髋部疼痛，明显肿胀，髋关节功能完全丧失，呈现屈曲、内收、内旋及下肢短缩的典型畸形并弹性固定，伤膝屈曲并靠在健侧大腿中下 1/3 处，呈"黏膝症"阳性。大转子向后上移位，患侧臀部隆起可触及股骨头，被动活动髋关节时疼痛加重，并引起保护性肌肉痉挛（图 13-47）。

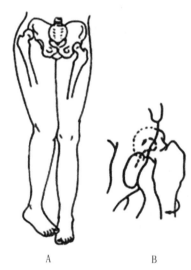

图 13-47　髋关节后脱位时肢体及股骨头位置

A.肢体畸形；B.股骨头所处位置

X 线片上可见股骨头脱出髋臼之外，与髋臼上部重叠。股骨内收，明显内旋，大转子突出，小转子消失，内旋越明显，股骨颈越短。髋关节前后位 X 线片示 Shenton 线中断。髋臼后缘骨折，骨折片常被脱位的股骨头推向上方，顶在股骨头之上。股骨头骨折多发生在股骨头内侧一半，骨块呈刀切状，股骨头脱出髋臼外，骨块留在髋臼内。合并髋臼骨折、股骨头骨折及股骨颈骨折时，宜加照髋关节旋前位片。Urist 主张拍后斜位 X 线片，即髋关节旋后 60°，可显示髋臼后缘。复位前必须仔细观察 X 线片上的 3 个解剖部位：①股骨头骨折。②髋臼骨折的位置及骨折块的大小。③无移位的股骨颈骨折，闭合复位时可能发生移位。近年来，计算机断层（CT）诊断逐渐用于髋部损伤，使诊断水平得到提高。

三、治疗

新鲜髋关节后脱位,应尽早复位,一般不应超过 24 小时。若患者一般情况差,应积极改善,待休克纠正后,再行整复。根据 Thompson 及 Epstein 分类法,对不同类型的脱位应采取合适的治疗方法。单纯髋关节后脱位(Ⅰ型)应在全身麻醉或腰麻下手法整复。合并骨折(Ⅱ~Ⅴ型)或有其他合并症时,则应早期手术切开复位和内固定。将主要的骨折块行内固定后,可恢复关节的平滑和稳定性,同时还可清除关节内的碎小骨片,以利关节功能的恢复。

(一)非手术治疗

1.屈髋拔伸法(Alis 法)

患者仰卧于木板床或铺于地面的木板上,助手用两手按压双侧髂骨固定骨盆,术者面向患者,弯腰站立,骑跨于患肢上,用双前臂、肘窝扣在患肢腘窝部,使其屈髋、屈膝各 90°。顺势拔伸,若内旋、内收较紧,可先在内旋、内收位顺势拔伸,然后垂直向上拔伸牵引,解脱缠绕在股骨颈上的关节囊和肌肉,使股骨头接近关节囊裂口,促使股骨头滑入髋臼,当感到股骨头纳入髋臼的弹响时,再将患肢伸直,即可复位(图 13-48)。

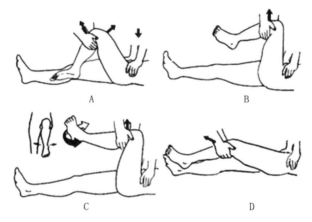

图 13-48 髋关节后脱位复位法(Alis 法)
A.稳定髂骨,向上向前牵大腿;B.向上牵大腿;C.结合踝部内、外旋使股骨头复位;D.牵引下伸髋平置

2.俯卧下垂法(Stimson 法)

此法适用于肌肉软弱或松弛的患者,患者俯卧于床缘或检查台末端,双下肢完全置于床外,患肢屈髋屈膝 90°,助手固定骨盆或健侧下肢,保持在伸直水平位,患肢下垂,术者一手握踝关节上方,屈膝 90°,利用患肢的自身重量向下牵引,另一手加压于腘窝,增加牵引力,同时内旋股骨,使其复位。当股骨头纳入髋臼时,后脱股骨头立即复原,并伴有关节弹响。本法创伤最小,年老体弱病例可以采用此法整复。或取同样体位,只是固定骨盆的助手改为挟持患踝及按压小腿,术者用力按压股骨头向下向内而复位。术者亦可用膝部跪压于患者腘窝,用力向下使之复位,但此法力量较大,使用时要注意(图 13-49)。

3.回旋法(Bigelow 法)

患者仰卧位,助手按住两侧髂前上棘固定骨盆,术者立于患侧,一手握住患肢踝部,另侧前臂置于患肢腘窝部,沿大腿纵轴方向牵引,同时屈髋屈膝并内收、内旋髋关节,使膝部贴近对侧腹壁。此时由于"Y"形韧带松弛,股骨头贴近髋臼前下缘。在继续牵引下,然后将患肢外展、外旋、伸直,股骨头可进入髋臼。因为此法的屈曲、外展、外旋、伸直是一连续动作,形状恰似一个问号,故而也称为问号复位法(图13-50)。

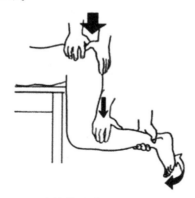

图 13-49　髋关节后脱位复位法(Stimson 法)

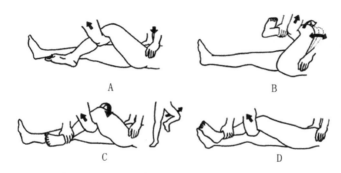

图 13-50　髋关节后脱位复位法(Bigelow 法)
A.稳定髂骨,牵大腿向前;B.牵引下屈髋屈膝并内收,外展
髋关节;C.牵引下外旋髋关节使之复位;D.牵引下伸髋伸膝

回旋法是利用杠杆力,采用与脱位过程相反的顺序进行复位。当屈髋牵引、内收内旋髋关节时,使股骨头与髋臼上缘分离;然后继续屈髋屈膝,使股骨头向前下方滑移,再外展、外旋髋关节;利用髂股韧带为支点,依靠杠杆作用,使股骨头移至髋臼下缘;最后伸直大腿,使股骨头向上滑入髋臼。由于回旋法的杠杆作用力较大,施行手法时动作要柔和,不要使用暴力,以免引起骨折或加重软组织损伤。

(二)切开复位内固定

切开复位内固定适用于:①因软组织嵌入影响复位,手法复位失效者。②合并髋臼或股骨头负重区骨折者。③合并同侧股骨颈或转子间骨折者。④伴有骨盆耻骨体骨折或耻骨联合分离者。⑤合并坐骨神经损伤,需探查坐骨神经者。

手术一般采用髋后外侧(Gibson)切口,若合并坐骨神经损伤或髋臼骨折需手术处理者,应做髋后侧(Moore)切口。术中显露股骨头和髋臼,清除髋臼内的血块和碎骨片。股骨头可穿过外展肌或外旋诸肌,有时发现坐骨神经处于股骨头、颈的前面。为避免损伤坐骨神经,必须仔细从股骨头上切除或分离阻挡股骨头复位的肌肉、关节囊和韧带,扩大关节囊裂口,使股骨头复位;如合并髋臼骨折(Ⅱ～Ⅳ型),可将直角拉钩插入骨盆与大转子之间作牵引,骨膜下向上剥离臀小肌,可见髋臼后上缘大的三角形骨折块,并有旋转或向前、向后移位。将骨折块复位,并用1～2枚螺丝钉固定;合并股骨头骨折(Ⅴ型),股骨头凹下方的骨折片应予切除。如骨块是从股骨头负重面而来的,可用螺丝钉作内固定,切除部分软骨,使螺母略低于关节软骨面。现此种损伤可用可吸收螺丝钉或可吸收棒固定,避免了再次手术取钉而加重损伤;如股骨头、颈均有骨折,除行两处内固定外,股骨颈后侧有缺损者,宜做带股方肌蒂骨瓣植骨术;股骨头、髋臼均有骨折,同时行复位内固定,高龄患者可行人工股骨头或全髋关节置换术。

复位后,可采用皮肤牵引或骨牵引固定,患肢两侧置沙袋防止内、外旋,牵引重量5～7 kg。一般维持在髋外展30°～40°中立位3～4周。如合并臼缘骨折,牵引时间可延长至6周左右,待关节囊及骨折块愈合后再解除牵引。整复后,即可在牵引制动下,行股四头肌及踝关节锻炼。解除固定后,可先在床上作屈髋、屈膝及内收、外展及内、外旋锻炼。以后逐步做扶拐不负重锻炼。9个月后,行X线片检查,见股骨头供血良好,方能下地做下蹲、行走等负重锻炼。

(三)药物治疗

髋关节后脱位多见于青壮年,创伤严重,软组织损伤重,应细心观察病情,观察局部和全身情况,运用中药配合治疗,辨证用药,正确处理扶正与祛邪的关系,以维持机体的动态平衡,下面介绍髋关节后脱位临床上常见的几种证型的辨证用药。

瘀阻经脉证:损伤早期,患肢因肌肉、筋脉损伤,瘀血留内,阻塞经脉,气血流通不畅,则疼痛肿胀,治宜活血祛瘀,行气止痛。方用桃红四物汤加枳实、厚朴、大黄、丹参、乳香、没药、枳壳、牛膝等,使留滞之瘀血和气血结滞疏通。中成药可选用复方丹参片、三七片、云南白药等。

脾胃虚弱证:脾主四肢肌肉,脾胃为后天之本,气血生化之源。脱位整复后,往往需行牵引治疗,患者卧床时间长,纳食差,脾胃虚弱,气血亏损,治宜健脾益胃。方用健脾养胃汤,以促进脾胃消化功能,有利于气血生成。

肝肾不足证:适用于肝肾亏损,筋骨萎弱者,或脱位后期,固定已解除,肿胀消失,但筋骨愈合尚不牢固,筋骨损伤,内动肝肾,肝肾已虚,骨质疏松,筋骨萎软,肢体功能未恢复者,治宜补益肝肾,强壮筋骨,补气养血。常用方剂有补肾壮筋汤、壮筋养血汤、生血补髓汤、六味地黄丸、金匮肾气丸、健步虎潜丸等。

(张 辽)

第十二节 髋关节陈旧性脱位

脱位超过3周,则为陈旧性脱位。随着科学水平的提高和医疗事业的发展,陈旧性脱位的患者日益减少。因此在治疗上更应考虑到其复杂性,不可简单行事,应根据脱位的时间、类型、患者的职业、年龄和要求,综合分析后决定治疗方案。

一、病因病理

当成为陈旧性脱位时,髋部软组织损伤已在畸形位下愈合,主要是周围肌腱、肌肉挛缩,髋臼内有纤维瘢痕组织充填,撕破的关节囊裂口已愈合,血肿机化或纤维化后包绕股骨头,固定于脱臼位置;长时期肢体活动受限,可发生骨质疏松及脱钙。因此,给手法复位增加了一定的困难。

有时,特别强大的暴力,可在造成脱位的同时,造成股骨干骨折,发生时,多是先发生髋关节脱位,然后暴力或杠杆力继续作用于股骨干再造成骨折。此种类型较常见于后脱位。

二、临床表现与诊断

陈旧性脱位症状、体征同上述,但时间已超过 3 周。弹性固定更为明显。X 线片检查可见局部血肿机化,或时间长而出现股骨头、颈部明显脱钙,骨质疏松,或有关节面呈不规则改变。陈旧性脱位以后脱位多见。脱位可合并髋臼缘骨折或股骨干骨折(图 13-51)。臼缘骨折一般在 X 线片上可显示,而临床上不易扪及,可因骨折块大而压迫或直接刺伤坐骨神经。强大暴力造成的股骨干骨折,除髋可见关节脱位症状外,患侧大腿肿胀、疼痛、异常活动和骨擦音,并可出现成角、缩短畸形,患处压痛及纵轴叩击痛明显。X 线片显示:当后脱位合并股骨干上 1/3 骨折时,近折端可呈内收,或折端向内成角,前脱位合并骨折时,近端呈极度屈曲、外展畸形。

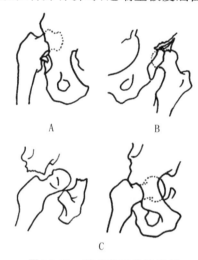

图 13-51　髋关节脱位并骨折
A.合并股骨头部分骨折;B.合并骶骨头部分骨折;C.合并臼底骨折

三、治疗

(一)非手术治疗

陈旧性脱位未超过 2 个月者,可实行手法复位。实行手法复位时,用力应由轻到重,活动范围由小到大,逐步解除股骨头周围的粘连,再按新鲜脱位的手法复位。但要注意掌握适应证,做好复位前的准备工作。若无手法复位适应证,不要强求手法复位,以免加重软组织损伤,或导致骨折及产生其他合并症。

1.适应证

(1)身体条件好,能耐受麻醉及整复时刺激者。

(2)外伤性脱位,时间在 2～3 个月内,同时未经反复手法整复者。

(3)肌肉、韧带挛缩较轻,关节轮廓尚清晰者。

(4)关节被动活动时,股骨头尚有活动者。

(5)X 线片检查,见骨质疏松及脱钙不明显,不合并臼缘骨折,关节周围钙化或增生不严重,或不合并其他骨折者。

2.复位前准备

(1)骨牵引:股骨头长期处于异常位置,肌肉及韧带挛缩;周围软组织瘢痕粘连及血肿机化;关节囊破口修复,都给复位带来一定困难。因此,先用大重量骨骼牵引,把股骨头牵至髋臼平面。一般选用股骨髁上牵引,牵引重量10～12 kg,牵引1～2周。后脱位时,采用下肢内旋内收位;前脱位时,采用稍外展位牵引。抬高床尾,以加大对抗牵引力。待股骨头已下降至髋臼平面,或接近平面附近,方可考虑手法复位。

(2)松解粘连:一助手固定骨盆,术者持患肢膝及踝部,顺其畸形姿势,做髋及膝关节屈、伸、收、展及内、外旋运动,以松解粘连,张开已闭合的关节囊。操作要柔和,范围由小到大,力量由轻到重。当充分松解粘连后,可按新鲜脱位时整复方法进行复位。切忌使用暴力,以防发生股骨头塌陷或股骨颈骨折等并发症。

3.复位及术后处理

复位方法及术后处理与新鲜脱位大致相同。若复位后,股骨头又脱出,可能因为髋臼被瘢痕组织填塞,可在复位后反复研磨,即反复屈伸、收展、内外旋,另一助手可在大转子处用手同时按压,以促进回纳。若为内收肌群或髂胫束挛缩,可用手法弹拨内收肌群或髂胫束。术后可用皮肤牵引1～4周,重量3～5 kg。

4.复位后检查

复位后对患肢进行检查,如复位满意,可用以下几点作标准:①复位后双下肢等长,仰卧位屈膝时,双膝高度相等。②臀部隆起畸形消失。③股骨大转子顶端位于髂前上棘与坐骨结节连线上。④疼痛减轻,髋关节活动障碍消失,畸形消失。⑤髋部正位X线片见股骨头纳回髋臼中,股骨颈内缘和闭孔上缘连线的弧度恢复正常。

(二)切开复位内固定

脱位时间在3～6个月者、手法复位失败者或合并骨折的陈旧脱位,可行手术切开复位。术前应先行骨牵引,以松解软组织粘连。术中将股骨头周围及髋臼内瘢痕组织全部切除,显露关节面,如关节面大部分完整,可行复位;如破坏严重,可改行其他方法进行治疗。

脱位时间在6个月以上者及上述不适合再复位者,应慎重考虑,可选择截骨术。通过截骨矫正畸形,恢复负重力线。后脱位者,可行转子下外展截骨术,由内收、内旋和屈曲位改为功能位。前脱位者,可沿股骨颈基底部行截骨术,以矫正畸形,使截骨近段与股骨干呈90°角,负重线通过股骨头和转子部之间。

对于高龄患者,脱位时间已久,但症状不重者,可不做处理;症状及病残严重者,可考虑行关节成形术。

(三)药物治疗

药物治疗同髋关节后脱位。

(张 辽)

第十三节 髋部扭挫伤

髋部扭挫伤是指髋关节在过度内收、外展、屈曲及过伸活动时,髋关节周围肌肉、韧带及关节囊等,在外力的作用下扭挫造成撕伤、断裂或水肿,引起髋关节功能不同程度的障碍疾病,以青壮年多见。如运动中过度伸展、摔跤、蹲伤或自高处坠下等。临床根据损伤时间分为新鲜性扭挫伤和陈旧性扭挫伤两种,早期诊断和治疗效果迅速良好。

一、病因病理

激烈运动时,髋关节活动范围大,致使肌肉、韧带造成撕裂或离断,局部组织水肿,甚至局部瘀血积滞,产生肿胀、瘀斑,脉络不通而疼痛,同时髋关节功能失调。高处坠落和蹲伤,多髋关节后侧臀部肌肉和腰部肌肉受挫伤,局部组织瘀血、疼痛,不能活动,甚至强迫体位。

二、临床表现与诊断

损伤后局部疼痛、肿胀,甚至产生瘀斑。被动活动时疼痛加剧。如蹲伤后臀部疼痛,轻度肿胀,压痛明显,屈髋时臀部疼痛而受限。腰部和臀部损伤,除局部症状外,偶可出现下肢不等长,也称长腿症或骨盆倾斜症,X线照片只见骨盆倾而无其他异常。患肢呈保护性姿态,如跛行、拖拉步态、骨盆倾斜等。

三、治疗

(一)药物治疗

髋部扭挫伤后患者应卧床休息,并应以内服中药治疗为主。早期因瘀血积滞,脉络不通,应活血化瘀,通络止痛。可选用复元活血汤、桃红四物汤、血府逐瘀汤等。根据多年临床经验,早期常规处方用药是丹参、红花、赤芍、土鳖虫、川膝、当归尾、青皮、丹皮、双花、蒲公英、甘草。体温高者可加紫花地丁、败酱草;臀部疼痛或骨盆倾斜者加桑寄生、川断。时间拖久者应活血通络、温经通络,上方去双花、蒲公英,加独活、鸡内金、木瓜。

(二)手法治疗

患者取俯卧位,术者在髋部痛点采用按揉、弹拨、拔伸等法及配合髋关节被动活动。患者仰卧,医师站在患侧,面对患者,于患处先用按、揉法舒筋,病情减轻后,再用弹拨手法拨理紧张之筋,以解除肌筋的痉挛。

（张　辽）

第十四节　股内收肌损伤

股内收肌损伤是指大腿过度用力或牵拉使内收肌遭受急性损伤,使大腿内侧疼痛,内收、外展活动时疼痛加剧,导致功能障碍的一种临床上较为常见的损伤。过去多见于骑马致伤,故又称之"骑士捩伤"。武术、跳高、跨栏、体操等运动最易造成此类损伤。

一、病因病理

股内收肌群为大腿内侧肌肉,包括大收肌、长收肌、短收肌和耻骨肌等,其作用为使大腿内收。当大腿过度内收,或大腿在外展时负重起立,内收肌强力收缩,超过了肌纤维的负荷能力,导致内收肌群的损伤;骑马、武术、跳高、跨栏、体操等运动,可由于内收肌遭受强力的牵拉而损伤。

损伤常发生在肌腹或肌腹与肌腱交界处。其病理表现为肌纤维部分或大部分撕裂,或肌腱附着处损伤等,如股内收肌群的起、止点损伤,可造成创伤性骨膜炎;肌腹损伤,可造成肿胀、瘀血、肌肉痉挛与粘连。治疗失宜,或日久,可引起血肿机化,甚至成为骨化性肌炎,限制大腿外展和前屈的功能活动。炎性渗出刺激闭孔神经时,则引起反射性肌痉挛,疼痛加剧。

本病属中医伤科"筋肌伤"范畴。股内侧为足太阴经筋所过,过度收缩或强力牵拉,致髋节筋伤,气血瘀滞,拘挛掣痛而发为本病。

二、诊断

(一)症状

(1)有大腿过度用力收缩或强力牵拉损伤史。

(2)大腿内侧疼痛,尤以耻骨部位疼痛为甚,患部感觉僵硬,脚尖不敢着地,走路跛行,站立或下蹲时更痛。

(3)髋关节功能活动受限,不敢做大腿内收、外展活动,患肢常呈半屈曲位的保护性姿势。

(二)体征

(1)肿胀。大腿内侧肿胀,部分患者有皮下出血。

(2)压痛。内收肌广泛压痛,耻骨部内收肌起点处或肌腹部压痛明显,肌紧张,有时可在大腿内侧触摸到肌肉呈条束状痉挛。

(3)功能障碍。髋关节内收功能受限,被动外展时疼痛加剧。

(4)内收肌阻抗试验阳性。患者仰卧,屈膝屈髋,双足心相对平放在床上,术者双手放于膝内侧,压双膝外展,嘱患者内收髋部,疼痛加剧者为阳性。

(5)屈膝屈髋试验、"4"字试验呈阳性。

(三)辅助检查

X线摄片检查一般无明显异常。当有骨化性肌炎时,可显示其转化阴影。

三、治疗

(一)治疗原则

活血祛瘀,解痉止痛。

(二)手法

推法、㨰法、按法、揉法、拿法、擦法等,并配合被动运动。

(三)取穴与部位

阴陵泉、阴廉、箕门、血海、委中等穴及患侧大腿内侧为主。

(四)操作

(1)患者仰卧位,患肢呈屈膝略外旋位。术者在大腿内侧用㨰法、按揉法上下往返治疗。以拇指在内收肌附着处重点按揉,手法宜轻柔缓和。时间5~8分钟。

(2)继上势,以拇指按揉阴陵泉、阴廉、箕门、血海诸穴,每穴1分钟。再沿内收肌用轻柔的拿法与弹拨法交替操作2~3分钟。

(3)继上势,患肢呈屈膝屈髋分腿位,足踝置于健侧膝上部。术者在其大腿内侧肌群用㨰法治疗,边滚动边按压患肢膝部,一按一松,使之逐渐完成"4"字动作。

(4)患者俯卧位,术者在大腿后侧用㨰法,并配合下肢后伸及外展内收的被动运动,继之拿委中穴,并用按揉法于臀部及坐骨结节处治疗。

（5）患者仰卧位,患侧下肢外展位,沿内收肌肌纤维方向施擦法,以透热为度。

四、注意事项

（1）急性损伤有皮下出血者,视出血量多少,在伤后 24～48 小时后才能推拿。

（2）治疗期间应避免大腿过度外展和内收活动。

（3）推拿治疗期间可根据病情需要,配合蜡疗、超声波疗法或中药外敷法治疗。

五、功能锻炼

适当进行功能锻炼,可做侧压腿及髋部外展练习。

六、疗效评定

（一）治愈

肿痛消失,局部无压痛,无硬结,髋关节外展、内收无疼痛,股内收肌抗阻试验阴性。

（二）好转

症状基本消失,髋外展、劳累或剧烈活动后仍有疼痛、乏力,股内收肌抗阻试验（±）。

（三）未愈

症状无改善。

（张　辽）

第十五节　膝关节创伤性滑膜炎

膝关节创伤性滑膜炎主要是指膝关节遭受扭挫等外伤或劳损,导致关节囊滑膜层损伤,发生充血、渗出,关节腔内大量积液积血,临床以关节肿胀、疼痛、活动困难为主要特征的一种疾病。本病又称急性损伤性膝关节滑膜炎,可发生于任何年龄。

一、病因病理

膝关节的关节囊分纤维层和滑膜层,滑膜层包裹胫、股、髌关节。正常情况下,滑膜层分泌少量滑液,有利于关节活动和保持软骨面的润滑。当膝关节由于跌仆损伤、扭伤、挫伤、遭受撞击等急性损伤,或过度跑、跳、起蹲等活动及慢性劳损、关节内游离体等因素,使滑膜与关节面过度摩擦,挤压损伤滑膜,导致创伤性滑膜炎的发生。其病理表现为滑膜充血、水肿、渗出液增多并大量积液,囊内压力增高,影响组织的新陈代谢,形成恶性循环。若滑液积聚日久得不到及时吸收,则刺激关节滑膜,使滑膜增厚,纤维素沉积或机化,引起关节粘连,软骨萎缩,从而影响膝关节正常活动。久之可导致股四头肌萎缩,使关节不稳。

本病属中医伤科"节伤""节粘证"范畴。膝为诸筋之会,多气多血之枢,机关之室。凡磕仆闪挫,伤及节窍;或过劳感寒,窍隙受累,气血疲滞,瘀阻于窍则节肿,筋络受损则痛,拘挛则屈而不能伸,伸而不能屈,久之则节粘不能用。

二、诊断

(一)症状

(1)膝关节有明显的外伤史或慢性劳损史。

(2)膝关节呈弥漫性肿胀、疼痛或胀痛,活动后症状加重。

(3)膝软乏力、屈伸受限、下蹲困难。

(4)急性损伤者,常在伤后 5～6 小时出现髌上囊处饱满膨隆。

(二)体征

(1)膝关节肿大,屈膝时两侧膝眼饱胀。

(2)局部皮温增高,关节间隙广泛压痛。

(3)膝关节屈伸受限,尤以膝关节过伸、过屈时明显。抗阻力伸膝时疼痛加重。

(4)浮髌试验阳性。

(三)辅助检查

1.膝关节穿刺

可抽出淡黄色或淡红色液体。

2.膝关节 X 线片检查

一般无明显异常,但可排除关节内骨折及骨性病变。

三、治疗

(一)治疗原则

活血化瘀,消肿止痛。

(二)手法

摇法、按法、揉法、滚法、拿法、摩法及擦法等。

(三)取穴与部位

伏兔、梁丘、血海、双膝眼、鹤顶、委中、阳陵泉、阴陵泉等穴及患侧膝关节周围。

(四)操作

(1)患者仰卧位、伸膝位。术者立于患侧,以滚法或掌按揉法在膝关节周围治疗,先治疗肿胀周围,然后治疗肿胀部位,并配合揉拿股四头肌。手法先轻,后适当加重,以患者能忍受为度。时间 5～8 分钟。

(2)继上势,术者用拇指依次点按伏兔、梁丘、血海、双膝眼、鹤顶、委中、阳陵泉、阴陵泉等穴,每穴 0.5～1.0 分钟。

(3)继上势,术者以手掌按于患膝部施摩法,以关节内透热为宜。

(4)继上势,术者将患肢屈髋屈膝呈 90°,以一手扶膝部,另一手握踝上,左右各摇晃膝关节 6～7 次,然后做膝关节被动屈伸运动 6～7 次。动作要求轻柔缓和,以免再次损伤滑膜组织。

(5)继上势,在髌骨周围及膝关节两侧用擦法,以透热为度。再用两手掌搓揉膝关节两侧。局部可加用湿热敷。

四、注意事项

(1)急性期膝关节不宜过度活动。可内服活血化瘀的中药,外敷消瘀止痛膏。

（2）对严重积液者，可用关节穿刺法将积液或积血抽出，并注入1‰盐酸普鲁卡因3～5 mL及强的松12.5～25.0 mg，再用加压包扎处理。此法可重复2～3次。

（3）患膝注意保暖，避免受风寒湿邪侵袭。

（4）慢性期应加强股四头肌功能锻炼，防止肌萎缩。

五、功能锻炼

急性期过后，做股四头肌等长收缩练习，每次5～6分钟，并逐渐增加练习次数，以防肌肉萎缩。慢性期做膝关节屈伸活动，防止或解除关节粘连。

六、疗效评定

（一）治愈

疼痛肿胀消失，关节活动正常。浮髌试验阴性，无复发者。

（二）好转

膝关节肿痛减轻，关节活动功能改善。

（三）未愈

症状无改善，并见肌肉萎缩或关节强硬。

（张　辽）

第十六节　膝关节侧副韧带损伤

膝关节侧副韧带损伤是指由于膝关节遭受暴力打击、过度内翻或外翻引起膝内侧或外侧副韧带损伤，临床以膝关节内侧或外侧疼痛、肿胀、关节活动受限，小腿外展或内收时疼痛加重为主要特征的一种病证。膝关节侧副韧带损伤可分为内侧副韧带损伤和外侧副韧带损伤，临床以内侧副韧带损伤多见。可发生于任何年龄，以运动损伤居多。

一、病因病理

（一）内侧副韧带损伤

膝关节生理上呈轻度外翻。当膝关节微屈（130°～150°）时，膝关节的稳定性相对较差，此时，如果遇外力作用使小腿骤然外翻、外旋，牵拉内侧副韧带造成损伤；或足部固定不动，大腿突然强力内收、内旋；或膝关节伸直位时，膝或腿部外侧受到暴力打击或重物挤压，促使膝关节过度外翻，即可造成内侧副韧带损伤。若损伤作用机制进一步加大，则造成韧带部分撕裂或完全断裂，严重时可合并半月板或交叉韧带的损伤。

（二）外侧副韧带损伤

由于膝关节呈生理性外翻，又有髂胫束共同限制膝关节内翻和胫骨旋转的功能，所以外侧副韧带的损伤较少见。但在小腿突然内翻、内旋；或大腿过度强力外翻、外旋；或来自膝外侧的暴力作用或小腿内翻位倒地摔伤，使膝关节过度内翻，导致膝外侧副韧带牵拉损伤。损伤多见于腓骨小头抵止部撕裂。严重者可伴有外侧关节囊、腘肌腱撕裂，腓总神经损伤或受压，可合并有腓骨小头撕脱骨折。

韧带损伤后引起局部出血、肿胀、疼痛,日久血肿机化、局部组织粘连,进一步导致膝关节活动受限。

本病属中医伤科"筋伤"范畴。中医认为膝为诸筋之会,内为足三阴经筋所结之处,外为足少阳经筋、足阳明经筋所络,急、慢性劳伤,损伤筋脉,气血瘀滞,致筋肌拘挛,牵掣筋络,屈伸不利,伤处为肿为痛。

二、诊断

(一)症状
(1)有明显的膝关节外翻或内翻损伤史。
(2)伤后膝内侧或外侧当即疼痛、肿胀,部分患者有皮下瘀血。
(3)膝关节屈伸活动受限,跛行或不能行走。

(二)体征
1.肿胀
伤处肿胀,多数为血肿。血肿初起为紫色,后逐渐转为紫黄相兼。
2.压痛
膝关节内侧或外侧伤处有明显压痛。内侧副韧带损伤压痛点局限于内侧副韧带的起止部;外侧副韧带损伤时,压痛点常位于股骨外侧髁,或腓骨小头处。
3.放散
痛内侧副韧带损伤,疼痛常放散到大腿内侧、小腿内侧肌群,伴有肌肉紧张或有痉挛;外侧副韧带损伤,疼痛可向髂胫束、股二头肌和小腿外侧放散,伴有肌肉紧张或有痉挛。
4.侧向运动试验
膝内侧或外侧疼痛加剧,提示该侧副韧带损伤。
5.韧带断裂
侧副韧带完全断裂时,可触及该断裂处有凹陷感,做侧向运动试验时,内侧或外侧关节间隙有被"拉开"或"合拢"的感觉。
6.合并损伤
合并半月板损伤时麦氏征阳性;合并交叉韧带损伤时抽屉试验阳性;合并腓总神经损伤时,小腿外侧足背部有麻木感,甚者可有足下垂。

(三)辅助检查
X线片检查:内侧副韧带完全断裂时,做膝关节外翻位应力下摄片,可见内侧关节间隙增宽;外侧副韧带完全断裂者做膝关节内翻位应力下摄片,可见外侧关节间隙增宽;合并有撕脱骨折时,在撕脱部位可见条状或小片状游离骨片。

三、治疗

(一)治疗原则
活血祛瘀,消肿止痛,理筋通络。

(二)手法
揉法、按法、揉法、屈伸法、弹拨法、搓法、擦法等。

（三）取穴与部位

1.内侧副韧带损伤

血海、曲泉、阴陵泉、内膝眼等穴及膝关节内侧部。

2.外侧副韧带损伤

膝阳关、阳陵泉、犊鼻、梁丘等穴及膝关节外侧部。

（四）操作

1.内侧副韧带损伤

（1）患者仰卧位，患肢外旋伸膝。术者在其膝关节内侧用㨰法治疗，先在损伤部位周围操作，后转到损伤部位操作。然后沿股骨内侧髁至胫骨内侧髁施按揉法，上下往返治疗。手法宜轻柔，切忌粗暴。时间5～8分钟。

（2）继上势，术者用拇指按揉血海、曲泉、阴陵泉、内膝眼等穴，每穴约1分钟。

（3）继上势，术者做与韧带纤维垂直方向施轻柔快速的弹拨理筋手法，掌根揉损伤处，配合做膝关节的拔伸和被动屈伸运动，手法宜轻柔，以患者能忍受为限。时间3～5分钟。

（4）继上势，术者在膝关节内侧做与韧带纤维平行方向的擦法，以透热为度。搓、揉膝部，轻轻摇动膝关节数次结束治疗。时间2～3分钟。

2.外侧副韧带损伤

（1）患者取健侧卧位，患肢微屈。术者在其大腿外侧至小腿前外侧用㨰法治疗，重点在膝关节外侧部。然后自股骨外侧髁至腓骨小头处施按揉法，上下往返治疗。手法宜轻柔，切忌粗暴。时间5～8分钟。

（2）继上势，术者用拇指按揉膝阳关、阳陵泉、犊鼻、梁丘等穴，每穴约1分钟。

（3）继上势，术者在与韧带纤维垂直方向施轻柔快速的弹拨理筋手法，掌根揉损伤处，配合做膝关节的拔伸和被动屈伸运动，手法宜轻柔，以患者能忍受为限。时间3～5分钟。

（4）患者俯卧位，术者沿大腿后外侧至小腿后外侧施㨰法治疗。然后转健侧卧位，在膝关节外侧与韧带纤维平行方向施擦法，以透热为度。搓、揉膝部，轻轻摇膝关节数次结束治疗。时间3～5分钟。

四、注意事项

（1）急性损伤有内出血者，视出血程度在伤后24～48小时才能推拿治疗。

（2）损伤严重者，应做X线摄片检查，在排除骨折的情况下才能推拿。若损伤为韧带完全断裂或膝关节损伤三联征者宜建议早期手术治疗。

（3）后期应加强股四头肌功能锻炼，防止肌萎缩。

五、功能锻炼

损伤早期，嘱患者做股四头肌等长收缩练习，每次5～6分钟，并逐渐增加锻炼次数，以防肌肉萎缩，然后练习直腿抬举，后期做膝关节屈伸活动练习。

六、疗效评定

（一）治愈

肿胀疼痛消失，膝关节功能完全或基本恢复。

（二）好转

关节疼痛减轻，功能改善，关节有轻度不稳。

（三）未愈

膝关节疼痛无减轻，关节不稳，功能障碍。

（张　辽）

第十七节　髌下脂肪垫劳损

髌下脂肪垫劳损是指膝关节由于急性损伤或慢性劳损引起脂肪垫的无菌性炎症，临床上以两膝眼肿胀、压痛、关节屈伸受限为主的一种病证。本病好发于运动员及膝关节屈伸运动过多的人，如经常爬山、下蹲起立者。肥胖者更易发生。

一、病因病理

髌下脂肪垫位于髌骨下方，是髌韧带后方及两侧与关节囊之间的脂肪组织，呈三角形，充填于膝关节前部间隙，有增加膝关节稳定性和减少摩擦的作用。引起髌下脂肪垫劳损的原因可见于急性损伤、慢性劳损和继发性损伤。急性损伤常因膝关节极度过伸或膝前部遭受外力的撞击损伤；慢性劳损常因膝关节过度屈伸活动，脂肪垫嵌于胫股关节之间受挤压、摩擦，形成慢性损伤；继发性损伤多为髌骨软骨炎、创伤性滑膜炎、半月板损伤等病证所引发。其病理表现为脂肪垫肥厚、充血、水肿，发生无菌性炎症，刺激神经末梢而疼痛；肥厚的脂肪垫在膝关节活动时嵌入关节间隙，出现交锁现象；无菌性炎症反应又促使渗出增多，两膝眼饱满。病史较长者则脂肪垫肥厚，并与髌韧带发生粘连，从而影响膝关节的伸屈活动。

本病属中医伤科"筋伤证"范畴。膝为胫股之枢纽，隙为脂垫之所在，起稳定关节的作用。过度屈伸膝节，脂垫嵌入而伤，或积劳成伤，累及脂垫，气血瘀滞，为肿为痛，以致膝关节屈而不伸。

二、诊断

（一）症状

（1）膝关节有急性损伤或慢性劳损史。

（2）膝前部髌韧带两侧疼痛或酸痛无力，尤以站立或运动时膝关节过伸时明显，可放散到小腿部、足踝部。

（3）膝关节髌韧带两侧饱满，劳累后加重，休息后减轻。

（4）膝关节屈伸活动不灵活，少数患者可有被卡住的感觉。

（二）体征

（1）髌韧带两侧肿胀，两膝眼部可见明显膨隆。

（2）髌韧带两侧关节间隙按之酸胀痛，屈膝活动时有深部挤压痛。

（3）脂肪垫挤压试验阳性。

（4）膝关节过伸试验阳性。

（三）辅助检查

1.X 线片检查

可排除膝关节骨与关节病变。

2.实验室检查

血、尿常规检查,血沉检查,抗"O"及类风湿因子检查未见异常。

三、治疗

（一）治疗原则

舒筋通络,活血消肿。

（二）手法

㨰法、一指禅推法、按法、揉法、擦法及被动运动手法等。

（三）取穴与部位

梁丘、内膝眼、犊鼻、阴陵泉、阳陵泉等穴及髌韧带两侧关节间隙。

（四）操作

（1）患者仰卧位,患膝腘窝部垫枕使膝关节呈微屈(约屈膝 30°)。术者先在其膝关节周围施㨰法往返操作,重点在髌骨下缘部。手法宜轻柔,时间约 5 分钟。

（2）继上势,术者用拇指点、按揉梁丘、内膝眼、犊鼻、阴陵泉、阳陵泉等穴,以酸胀为度,用力不宜过重。每穴约 1 分钟。

（3）继上势,术者以一指禅推法或按揉法在髌韧带两侧的关节间隙重点治疗,手法宜深沉,并配合做髌韧带的左右弹拨操作。时间 5～8 分钟。

（4）被动运动手法。患者仰卧屈膝屈髋 90°,一助手握住股骨下端,术者双手握持踝部,两者相对牵引,术者内、外旋转小腿数次,然后做膝关节尽量屈曲,再缓缓伸直数次。此法对脂肪垫嵌入关节间隙者效果尤著。

（5）患者仰卧位,半屈膝位,沿关节间隙施擦法,以透热为度。搓揉膝关节结束治疗。

四、注意事项

（1）急性期避免膝关节过度屈伸活动,后期宜加强膝关节功能锻炼。

（2）对手法治疗无效者,可行手术切除肥厚的脂肪垫;或局部注射泼尼松 12.5～25.0 mg 加 1‰普鲁卡因 5～10 mL,效果良好,此法可重复 2～3 次。

（3）注意膝部保暖,对伴有膝部其他疾病者,应同时给予治疗。

五、功能锻炼

同"膝关节创伤性滑膜炎"。

六、疗效评定

（一）治愈

膝关节无肿痛,功能完全或基本恢复,膝过伸试验阴性。

（二）好转

膝部肿痛减轻,下楼梯仍有轻微疼痛,膝过伸试验(±)。

（三）未愈

症状未改善，X线摄片可见脂肪垫钙化阴影。

（张　辽）

第十八节　腓肠肌损伤

腓肠肌损伤主要是指小腿后侧肌群因急、慢性损伤，或受风寒湿侵袭引起小腿部肌肉痉挛、疼痛的一种病证。本病又称损伤性腓肠肌炎、腓肠肌痉挛等。多见于运动员或长时间站立者。

一、病因病理

常因弹跳时用力过猛，小腿肌肉强力收缩，或踝关节过度背伸用力牵拉等原因，造成腓肠肌急性损伤。也可因直接暴力撞击小腿后部造成损伤。伤势较轻者多为小腿腓肠肌牵拉损伤；重者则可能引起腓肠肌部分或全部断裂。慢性劳损一般多见于腓肠肌长期反复受牵拉，超过肌肉负荷所致。损伤常发生在肌腹及股骨内、外侧髁附着处和肌与腱联合部。

此外，少数患者可在游泳、睡眠时发生小腿突然抽筋，或某次剧烈运动后引起疼痛、痉挛。前者可能与小腿受凉有关；后者可能由于运动后乳酸积聚所致。

本病属中医伤科"筋伤"范畴，可分气滞筋拘和血瘀筋僵两种证型。小腿为足太阳经筋所过，凡小腿牵拉过度，或直接扭挫筋肌，伤及太阳经筋，致筋肌挛急，气血瘀滞而肿痛。轻者气滞筋拘，重者血瘀筋僵，筋肌硬结，膝屈不能伸。

二、诊断

（一）症状

（1）多数患者有急、慢性损伤史，或小腿受凉史。

（2）急性损伤时即感小腿后部疼痛，不能行走或踮足尖行走；慢性劳损者多为局部酸痛；小腿受凉者常于游泳、睡眠中突然小腿抽筋、疼痛剧烈。

（3）损伤严重者在伤后数小时出现小腿肿胀、疼痛，可见有弥漫性的皮下出血。

（二）体征

（1）患侧腓肠肌痉挛，局部肿胀可有硬结，有明显压痛。

（2）急性损伤者压痛点多在腓肠肌肌腹或肌腱联合部；慢性劳损者压痛点多在股骨内、外侧髁腓肠肌起点处。

（3）作踝关节主动跖屈或被动背伸时，伤处疼痛加重。

（4）肌纤维断裂或部分断裂时，可见皮下广泛性出血和肿胀。可触及纤维断裂处凹陷，断裂两端隆起。

（5）腓肠肌牵拉试验阳性。

（三）辅助检查

X线片一般无明显异常。

三、治疗

(一)治疗原则

舒筋通络,解痉止痛。

(二)手法

揉法、擦法、按揉法、拿捏法、擦法及湿热敷等。

(三)取穴与部位

委中、承山、承筋、昆仑等穴及小腿后侧肌群。

(四)操作

(1)患者俯卧位,术者立于患侧,沿其腘窝部经腓肠肌至跟腱部用擦法往返治疗,手法宜轻柔缓和,并配合做踝关节被动跖屈和背伸运动。时间5～8分钟。

(2)继上势,术者以拇指按揉法在委中、承山、承筋、昆仑等穴施术,每穴约1分钟。

(3)继上势,术者以掌根揉法沿腓肠肌肌腹至跟腱进行按揉。并用拇指按揉腓肠肌内、外侧头附着处,配合五指拿捏腓肠肌数次。时间3～5分钟。

(4)继上势,术者自腘窝至跟腱与腓肠肌平行方向施擦法,以透热为度。局部可加用湿热敷。

(5)患者改仰卧位,屈膝屈髋约45°,术者沿其腓肠肌做轻柔的上下往返的揉拿法,搓揉小腿部结束治疗,时间2～3分钟。

四、注意事项

(1)对于腓肠肌完全断裂者,应及早进行手术治疗。部分断裂或肌肉牵拉、慢性劳损者,应按其损伤的情况进行手法治疗。

(2)治疗期间避免过久行走,小腿不宜用力。局部注意保暖。

(3)急性损伤有内出血者,视出血程度在伤后24～48小时才能推拿。

(4)因受凉、游泳时引起的腓肠肌急性痉挛,可立即采用一手扳踝关节背伸,另一手捏拿腓肠肌的方法使其缓解。

五、功能锻炼

急性炎症期要注意适当休息,以减少炎症渗出,平时应加强提足跟锻炼,以提高腓肠肌的肌力,避免损伤。

(张 辽)

第十九节 踝关节侧副韧带损伤

踝关节侧副韧带损伤是指由于行走时不慎踏在不平的路面上或腾空后足跖屈落地,足部受力不均,踝关节过度内翻或外翻,致使踝关节外侧或内侧副韧带受到强大的张力作用而损伤。临床以踝部肿胀、疼痛、瘀血,关节活动功能障碍为主要特征的一种病证。本病是临床上常见的一种损伤,任何年龄均可发生,尤以青壮年多见。

一、病因病理

(一)外侧副韧带损伤

外侧副韧带损伤是踝关节最容易发生的损伤,约占踝部损伤的 70% 以上。造成踝关节外侧副韧带损伤的主要因素有三个,一是外踝长,内踝短,外侧副韧带较内侧副韧带薄弱,容易造成踝关节在内翻位的损伤;二是足外翻背屈的肌肉(第三腓骨肌)不如内翻的肌肉(胫前肌)强大,因此足部向外的力量不如向内的力量大;三是踝穴并非完全坚固,位于胫腓骨之间的胫腓横韧带纤维斜向下、向外,同时外踝构成踝穴的关节面比较倾斜,因此腓骨下端能向上或向外适度的活动。

由于上述因素,踝关节容易发生内翻位的损伤。当路面场地不平,跑、跳时失足,或下楼梯、下坡时易使足在跖屈位突然向内翻转,身体重心偏向外侧,导致外侧副韧带突然受到强大的张力牵拉损伤。最易造成损伤的是距腓前韧带,其次是跟腓韧带,距腓后韧带损伤则少见。损伤后,轻者韧带附着处骨膜撕裂,骨膜下出血;重者韧带纤维部分撕裂;更甚者韧带完全断裂,可伴有撕脱性骨折或距骨半脱位。

(二)内侧副韧带损伤

内侧副韧带比较坚韧,损伤机会相对较少。损伤常发生在踝关节突然外翻及旋转时。在跑跳运动中,由于落地不稳,身体重心偏移至足内侧,踝关节突然向外侧掰扭,超过了踝关节的正常活动范围及韧带的维系能力,致使内侧副韧带撕裂损伤。如果外翻的作用力继续增强,可造成内侧副韧带撕脱,伴胫腓下联合韧带撕裂,或胫腓骨下端分离,伴内踝撕脱骨折。

本病属中医伤科"筋伤"范畴。踝为足之枢纽,足之三阴、三阳经筋所结。因足跗用力不当,经筋牵抻过度,致使经筋所结之处撕掞,阳筋弛长,阴筋拘挛,气血离经,为瘀为肿,活动牵掣,屈伸不利,伤处作痛。

二、诊断

(一)症状

(1)有足踝急性内翻位或外翻位损伤病史。

(2)踝关节外侧或内侧即出现肿胀、疼痛,多数有皮下出血。肿胀程度与出血量的多少有关,轻者可见局部肿胀,重者则整个踝关节均肿胀。

(3)踝关节活动受限,行走呈跛行或不敢用力着地行走。

(二)体征

(1)肿胀瘀血。损伤部位常见皮下瘀血、肿胀,轻者局限于外踝前下方或内踝下方,重者可扩散到整个踝关节。伤后 2~3 天,皮下瘀血青紫更为明显。

(2)压痛。外侧副韧带损伤时,压痛点主要在外踝前下方(距腓前韧带)或下方(跟腓韧带);内侧副韧带损伤时,压痛点常位于内踝下方。胫腓下联合韧带损伤时,则在胫腓下关节处压痛。

(3)被动活动。外侧副韧带损伤,做足内翻跖屈时外踝部疼痛加剧;内侧副韧带损伤,做足外翻动作时踝内侧疼痛加剧。

(4)伴有撕脱性骨折时,可触及骨折碎片。

(三)辅助检查

X 线摄片可明确是否有骨折、脱位及骨折、脱位的程度。做足部强力内翻或外翻位摄片,可见踝关节间隙明显不等宽或距骨脱位的征象,则提示韧带完全断裂。

三、治疗

(一)治疗原则
活血化瘀,消肿止痛。

(二)手法
揉法、㨰法、按法、拔伸法、摇法、扳法、擦法等。

(三)取穴与部位
1.外侧副韧带损伤

阳陵泉、足三里、丘墟、解溪、申脉、金门等穴及外踝部。

2.内侧副韧带损伤

商丘、照海、太溪等穴及内踝部。

(四)操作
1.外侧副韧带损伤

(1)患者仰卧位,术者沿其小腿外侧至踝外侧用㨰法或按揉法上下往返治疗,手法宜轻柔缓和。并配合按揉足三里、阳陵泉穴。时间3～5分钟。

(2)继上势,术者用鱼际或掌根先在损伤周围按揉,待疼痛稍缓解后再在伤处按揉,手法宜轻柔缓和,时间5～8分钟。

(3)继上势,术者用拇指按揉丘墟、解溪、申脉、金门等穴,每穴约1分钟。

(4)继上势,施拔伸摇法。术者以一手托住患足跟部,另一手握住其足趾部做牵引拔伸,在拔伸的同时轻轻摇动踝关节,并配合做足部逐渐向内翻牵拉,然后再做足部外翻动作。重复3～5次。

(5)继上势,术者在损伤局部施擦法,以透热为度。然后用推抹法自上而下理顺筋肌。局部可加用湿热敷。

2.内侧副韧带损伤

(1)患者取患侧卧位,健肢屈曲,患肢伸直术者自小腿下端经内踝至内侧足弓部施按揉法或㨰法上下往返操作。重点在内踝下方,手法宜轻柔,时间3～5分钟。

(2)继上势,术者在内踝下用掌根或鱼际揉法,配合按揉商丘、照海、太溪等穴,时间5～8分钟。

(3)继上势,施拔伸摇法。术者以一手托住患足跟部,另一手握住其足趾部做牵引拔伸,在拔伸的同时轻轻摇动踝关节,并配合做足部逐渐向外翻牵拉,然后再做足部内翻动作。重复3～5次。

(4)继上势,术者在损伤局部施擦法,以透热为度。然后用揉抹法自上而下理顺筋肌。局部可加用湿热敷。

四、注意事项

(1)急性损伤有出血者,即刻用敷止血。推拿应视出血程度在伤后24～48小时才能进行。

(2)急性期患足宜固定,用弹性绷带包扎固定1～2周。内侧副韧带损伤者应内翻位固定,外侧副韧带损伤者应外翻位固定,以减少损伤韧带的张力,有利于损伤韧带的修复。

(3)恢复期加强功能锻炼,避免重复扭伤。

五、功能锻炼

外固定期间,应练习足趾的屈伸活动和小腿肌肉收缩活动。拆除外固定后,要逐渐练习踝关节的内、外翻及跖屈、背伸活动,以预防粘连,恢复踝关节的功能。

六、疗效评定

(一)治愈

踝关节肿痛消失,关节稳定,踝关节活动功能正常。

(二)好转

踝关节疼痛减轻,轻度肿胀或皮下瘀斑,关节欠稳,步行乏力,酸痛。

(三)未愈

踝关节疼痛无改善,关节不稳定,活动受限。

(张　辽)

第二十节　跟　痛　症

跟痛症是足跟部周围疼痛性疾病的总称,包括跟腱滑膜囊炎、跖筋膜炎、跟骨下脂肪垫炎、跟骨骨骺炎、骨结核、肿瘤等疾病,其中以跖筋膜炎较为常见。该病的发病率较高,以运动人群及中老年人发病多见,男性多于女性。目前,公认的影响因素有肥胖、扁平足、长时间站立行走或不合理的运动方式等。该病主要表现为足跟部疼痛、酸胀,晨起、行走或负重时加重,休息后可有所减轻,亦有不缓解的。传统治疗方式以非手术治疗为主,包括物理治疗、冲击波治疗、口服抗炎药、局部封闭等。中医药在跟痛症的保守治疗中占据重要位置,其治疗简便、疗效持久、花费小、不易复发等优点得到了更多患者的肯定。该文对近年来不同中医疗法治疗跟痛症的文章进行筛选、总结,从中药口服、中药外敷、中药熏洗、推拿、针灸、针刀等不同方面进行介绍,为跟痛症的治疗提供思路。

一、跟痛症的中医认识

中医认为跟痛症属于"骨痹""痹证""筋伤"等范畴。隋·巢元方称本病为"脚根颓",其在《诸病源候论》中描述:"脚根颓者,脚跟忽痛,不得着也……世俗呼为脚根颓。"朱丹溪在《丹溪心法》中明确称本病为"足跟痛"。跟痛症的病因病机可分为虚实两个方面,虚者归因于年老体虚,或久行久立,劳损过度,致肝肾亏虚,精亏血少。肝主筋,肾主骨,肝藏血,肾藏精,又因足少阴肾经斜走足心,从内踝处上行,若肝肾亏虚,则血不养筋,髓不充骨,而作痿痹疼痛,属"不荣则痛"的范畴。实者分为外感邪气、跌仆损伤两个方面,这是足跟疼痛的外在因素。《素问·痹论》言:"风寒湿三气杂至,合而为痹。"寒性收引,易致气血凝滞,经络阻塞;湿性重浊,易趋下行,而足跟部位于人体最低处,易受湿困,若寒湿之邪侵袭机体,足跟部气血最易受阻,经脉不通,发为疼痛;跌仆损伤,筋脉受损,外溢之血凝而成瘀,正常气血不得运行,亦发为疼痛,属于"不通则痛"等范畴。

二、中药内外治法

(一)中药口服

中医认为,肝主筋,肾主骨。足跟部是三阴经循行之所,与肝、脾、肾三脏相关,尤其与肾关系密切,因此中药治疗多从肝、脾、肾论治。依据患者病情,多采取补肾、活血、通络之法。祝震亚等以独活寄生颗粒剂(组成:独活 9 g,桑寄生、杜仲、秦艽、防风、川芎、当归各 6 g,细辛 3 g,干地黄、白芍、肉桂、茯苓、甘草、怀牛膝、太子参各 6 g)为基础方,同时根据辨证分型加减用药,气滞血瘀者加制川乌、制草乌、丹参、红花各 6 g,寒湿痹阻者加附片、干姜、苍术、薏苡仁各 6 g,肝肾亏虚者加枸杞子、山萸肉、菟丝子、肉苁蓉片各 6 g。治疗 4 周后,总有效率达 98.88%,且半年内无复发。孟凯等以独活寄生汤为基础方,同时辨证加减用药治疗跟痛症,以西药依托度酸缓释片作为对照,结果显示中药组总有效率及治愈率方面均优于对照组,且临床愈合时间更短。独活寄生汤主要治疗肝肾亏虚、气血不足之痹证。其中,桑寄生、独活祛风除湿、疏经活络通痹,为君药。杜仲、熟地黄补肝肾、强筋骨,为臣药。赤芍、当归尾、川芎补血,茯苓、肉桂心、人参补脾益气,为佐药,可生气血、除湿。佐以细辛搜风、除风痹,肉桂温里祛寒、通利血脉,怀牛膝引气血下行。秦艽、防风祛周身风、寒、湿邪,甘草调和诸药,为使药。诸药合用,可标本兼顾,既能祛风散寒祛湿,又能补益肝肾气血,扶正祛邪,达到祛邪不伤正气、扶正不留邪的目的。研究发现,该方剂不仅可以抑制炎症因子,影响氧化应激指标,且在抑制基质金属蛋白酶、抑制软骨细胞凋亡、影响微小 RNA 表达等方面发挥作用。

(二)中药外敷

中药外敷可以直接作用于患处,通过皮肤的渗透作用,使药力直达病所,达到治疗疾病的目的。热敷法可以通过热效应打开皮肤腠理,从而使药物更高效地渗透,发挥出最大药效。现代医学认为,热敷法可增强药效,加快药物吸收,扩张局部血管,改善微循环及局部组织代谢,刺激和调节末梢感受器,缓解疼痛。王振宇采用正骨膏外敷治疗 27 例跟痛症患者,每帖药膏(组成:桃仁、红花、赤芍、丹参、生地黄、川芎、当归、牛膝、乳香、没药、血竭、马钱子等)外敷 3 天后更换,连续应用 21 天,治疗后 22 例患者获得满意结果,5 例较为满意。严培军等使用诸方受教授研制的"易层"敷贴治疗 30 例跟痛症患者,该敷贴由三色敷药和三黄油膏组成,可根据患者寒热证型的不同,调整敷药及油膏的用量,与对照组涂抹扶他林乳胶剂相比,收效更好。中药外敷可联合他药合治跟痛症,如黄桂忠等采用自制中药包结合推拿手法治疗跟痛症,中药包(组成:络石藤 30 g,当归、五加皮各 20 g,羌活 15 g,丁香、桂枝、红花、路路通各 10 g)清蒸 20 分钟后,用干毛巾包裹,热敷于患处,每次约 30 分钟,取得了良好疗效。

(三)中药熏洗

中药熏洗治疗是中国传统治疗方法,早在《五十二病方》中便有记载。中药熏洗通过药力和热力共同作用,一方面药液的温热作用能够抑制末梢神经的兴奋,缓解局部软组织紧张,增强机体免疫功能,起到镇痛的作用;另一方面蒸汽具有通透性较强的特点,能够降低神经末梢的兴奋性,缓解痉挛及僵直状态,起到镇痛作用,还能促进局部毛细血管扩张,改善血液和淋巴液循环,促进新陈代谢,加快组织的修复及肿胀的消退,使炎症介质快速排出,达到止痛消肿的目的。陈博鉴等采用自拟中药熏洗方(组成:大黄、透骨消、豆豉姜、伸筋草各 30 g,桂枝、木瓜各 15 g,海桐皮、宽筋藤各 45 g,花椒、生川乌各 20 g)熏洗治疗 53 例跟痛症患者,相较于扶他林乳膏外涂的对照组,有着更高的治疗率,且能明显改善患者的疼痛症状。陈黎明等使用中药熏藤方(组成:红花、秦艽、伸筋草、透骨草、牛膝、鸡血藤各 30 g,乳香、没药、三棱、当归、川芎 15 g)治疗,总有效率达 92.5%,显著高于对照组(口服塞来昔布胶囊)的 67.5%。中药外用多从风、湿、瘀入手,多用祛风除湿、活血化瘀之品。如红花、乳香、没药、大黄等活血化瘀,通则不痛;川芎、三棱活血行气,气行则血行;秦艽、透骨草、伸筋草、海桐皮以祛风除痹、疏经活络;桂枝、花椒温通经脉以止痛。诸药合用,共达祛风除湿、活血舒筋、温经止痛之功。现代研究也证实,红花、乳香、没药等均具有显著的镇痛作用,还可抗炎消肿、扩张血管等。秦艽、透骨草、海桐皮等具有抗炎止痛、抗组胺等效果。此药物组成也符合当前治疗跟痛症所用熏洗方的组方用药规律。

三、推拿手法联合他法

推拿手法可以改善骨与周围软组织的关系,松解粘连,加快新陈代谢,同时促进局部血液及淋巴循环,加速炎症的吸收,改善组织代谢,促进变性组织的改善和恢复,提高局部组织的痛阈值,达到疏通经络、活血散瘀、通则不痛的治疗目的。肌筋膜链理论认为,肌肉不是一个独立的组织,而是由肌肉、韧带及相关软组织按照一定层次连接而成的一个链状体。因此,在跟痛症患者的治疗过程中,不仅仅要针对患者的病灶实施治疗,更要找到引发足底部高张力、高拉力状态的原因和病灶。陈祥铠等采用点按小腿后侧及足底部阿是穴,以及委中、承山、承筋、昆仑等穴位,结合小腿后侧筋膜及足底肌筋膜的拉伸训练,治疗跖筋膜

炎型跟痛症,疗效显著。邝高艳等采用动静结合的推拿手法,包括足底的推法、踝关节的被动屈伸、内翻、外翻,以及牵拉法,局部痛点的点按揉法、拍法、叩法,同时配合适当的功能锻炼,与局部封闭治疗做对照,临床疗效好,且复发率更低。

陈泽林等、赵成利均采取推拿按摩结合中药外洗的方法治疗跟痛症,手法包括按、揉、弹拨小腿及足跟部肌肉,点按阿是穴、太溪、大钟、照海、昆仑、三阴交、涌泉等穴位,再予以中药熏洗 30 分钟,分别取得 95.0%、94.4% 的总有效率。委中、承筋、承山、昆仑为足太阳膀胱经上的重要穴位,是治疗小腿痉挛、腿部转筋的常用效穴。足底部的肌肉、韧带、筋膜和小腿三头肌相互连接。因此,松解小腿三头肌的肌肉、筋膜可以减轻肌肉高张力状态,从而达到缓解患者足底部疼痛的目的。将推拿手法与穴位刺激相结合,局部痛点与远部肌肉松解相结合,推拿治疗与其他治疗方式相结合,能更好地缓解患者疼痛,达到治疗目的。

四、针灸疗法

针灸疗法是中国传统疗法,历史悠久,疗效显著。针灸疗法以经络腧穴理论为基础,通过刺激疾病相关经络的腧穴,调整相关经络气血、脏腑,振奋正气,以抵御、祛除病邪,恢复人体阴阳平衡。现代医学研究认为,针刺的镇痛效果是通过针刺信息的传导实现的,这一过程包括神经传导通路、神经递质、嘌呤信号、免疫炎症因子等多方面共同参与的复杂过程。艾灸具有抗炎、改善循环、调节免疫等作用。艾灸的温热效应可直接使得施灸部位的微血管扩张,增进局部血液循环,缓解肌肉痉挛,增强组织细胞的活性,从而促使炎症、血肿等病理产物分解、消除,还会降低神经系统的兴奋性,起到镇静、镇痛的作用。艾灸还具有红外辐射效应,可直达深层组织,增加血液流动,促进机体代谢。另外,直接灸或隔物灸都具备药用效应,可通过皮肤渗透至病变部位。陈春花等将 60 例患者分为两组,针灸组予以针刺阿是穴、太溪、昆仑,行提插捻转、平补平泻之法,得气后留针 30 分钟,再艾灸阿是穴、女膝,每穴灸 5~7 壮,治疗两周后,针灸组总有效率达 83.3%,显著高于药物组(予以常规止痛药口服)的 53.4%。梁东强以针灸结合的方式治疗跟痛症,选取

承山、三阴交、太溪、然谷、涌泉等穴针刺,同时艾灸疼痛点,与常规口服止痛药相比,治疗效果更优。陆巍采用针刺承山、太溪、昆仑、阴陵泉、阳陵泉穴,每次留针 20 分钟,结合揉、提捏、理筋等手法,放松小腿及局部肌肉,点按太溪、昆仑、三阴交等穴,同时配合患者主动功能锻炼治疗跟痛症,与单纯足跟垫治疗比较,效果更优。针刺治疗跟痛症时,取穴以阿是穴为主,体现了"腧穴所在,主治所在"的原则,太溪为肾经原穴,可补髓壮骨,配合昆仑、承山等穴,可舒筋通络,祛瘀止痛。针刺配合艾灸可温经活血,增强疗效。针灸疗法也可与其他疗法相结合,缓解患者病痛。

五、针刀疗法

针刀疗法是近年来迅速发展的新兴治疗方法。针刀医学以人体弓弦理论及损伤部位的网眼理论为基础,通过在疼痛部位行针刀手法对病变的组织进行松解剥离,破坏疾病的病理构架,促进损伤后再修复,达到恢复组织力学平衡、治疗疾病的目的。针刀对局部的血液循环和淋巴循环能够产生积极作用,促进损伤组织蛋白的分解和炎症的吸收,激发人体的自我修复机制,促进损伤组织中转化生长因子-β(TGF-β)和血管内皮生长因子(VEGF)的表达,减少炎症细胞浸润,抑制组织异常增生,改善局部的血液循环,有利于损伤组织的恢复。在慢性劳损性疾病的治疗中,针刀可以通过调节 PI3K/AKT 信号通路调节骨骼肌细胞的凋亡与自噬,修复劳损,延缓其病理进程。梁亮分别使用针刀及针刺治疗 70 例跟痛症患者,结果显示针刀组的总有效率达 100.00%,明显高于针刺组的 91.43%,且疼痛评分更低。薛利忠使用针刀剥离粘连组织,缓解神经卡压,同时结合中药熏洗以温通经脉、调和气血,改善局部血液循环,与单纯中药熏洗相比,疗效更为显著。黄志明等则将针刀疗法与跖筋膜牵拉训练相结合,在针刀治疗结束后的第 2 天,加入非负重的牵拉训练,每次 5～10 分钟,每天 2～3 次,结果显示治疗后疼痛评分及总有效率均优于单纯封闭治疗。针刀疗法结合了传统针灸的穴位刺激及现代西方医学手术刀的切割剥离的优点,既能达到针灸疏通经络、调节机体、调和阴阳的目的,又能松解局部粘连,缓解筋膜挛缩,改善血液循环,促进病变组织恢复。针刀治疗多以阿是穴为主,体现了"以痛为腧"的原则,可与其他治疗方式相结合,增强疗效。

(包旭佳)

第二十一节 踇 外 翻

踇外翻是由多种原因导致的踇趾向外倾斜,推挤第一跖骨使其内翻,第一跖趾关节失去平衡,逐渐出现脱位等一系列病理变化。治疗应从阴阳辨证,即"审其阴阳,以别柔刚",通过其四项核心技术:微创截骨手法整复术、裹帘外固定法、中药内服外用、中医辨证康复及调护,以恢复和保持第一跖趾关节的阴阳平衡,达到良好的临床效果。

一、病因病机

踇外翻主要病因包含内因与外因两大类,内因主要为先天禀赋不足,肾精亏虚,骨髓空虚,骨骼发生各种先天缺陷;脾失健运致后天失养,肌肉瘦削,关节活动无力;肝血不足,血不荣筋,则筋腱痿弱或挛缩;肾气亏虚致骨软无力,久则关节变形。外因主要为跌扑损伤、湿邪侵袭,以及慢性劳损。各种因素综合,终致局部阴阳失衡,久之气血不足,可引起踇外翻逐渐发生发展,如复有瘀血邪毒留滞于经络关节,畸形和疼痛明显加重。

从中医禀赋不足和肝肾亏虚理论推断,踇外翻遗传相关的基因必为与骨骼和肌肉相关的基因,也必然是与肾、肝功能相关的基因。从第一跖趾关节的解剖和力学分析,踇外翻的发生是踇趾内、外、背、跖侧肌腱肌力的阴阳失衡所致,即踇展肌与踇内收肌、踇长短伸肌与踇长短屈肌2组肌群的阴阳平衡在踇外翻的发生中具有重要作用。踇外翻发生之初,主要为关节受力的轻度不平衡,个别肌腱出现异常,即"筋出槽"。随着不平衡的日渐加重,关节出现脱位,即"骨离缝"。当二者均出现后,"筋出槽"与"骨离缝"两个因素互为因果、互相影响,加重关节的不平衡,促进了畸形的快速发展。所以,对于踇外翻的治疗必须兼顾"筋"和"骨"两方面,因为"筋柔才能骨正,骨正才能筋柔",只有"筋骨并重",使"筋归槽、骨合缝",才能彻底解除疾病发生发展的病理基础。因此,通过中医整复手法和手术等方式将两组肌群矫正到阴阳平衡的中线上,可以达到调节气血、平衡阴阳之目的,踇外翻可彻底矫正,且不易复发。

总之,影响踇外翻的各发病因素不是孤立的,毫无联系的,而是相互影响,相互作用的。易感因素越多,越容易出现踇外翻。

二、功能解剖

第一跖趾关节由两个关节构成。第一跖骨头远端呈椭圆形,与近节趾骨基底的凹形关节面形成关节。跖骨头关节面延伸于跖骨头的跖侧,并被一嵴分为两个斜形关节面分别与内、外侧籽骨成关节。关节囊松弛,上薄下厚。关节两侧有扇形的侧副韧带,起于跖骨头两边的背侧结节,斜向前下止于近节趾骨的基底部。而悬韧带从跖骨头两边的背侧结节向跖侧止于两边的籽骨。跖侧跖骨趾骨韧带分为两部分,即内、外侧跖骨籽骨韧带和籽骨趾骨韧带,经过籽骨从跖骨头到近节趾骨基底,两个籽骨间由籽骨间韧带连接。跖侧有厚韧的足底韧带(又称为跖板),参与构成关节囊并起到屈肌腱的滑行面的作用。深部的跖横韧带连接着足底韧带及跖骨头相邻部分。

踇趾籽骨是组成第一跖趾关节的重要结构,其背面覆盖有关节软骨,滑动于跖骨头关节面上。起着保护屈踇长肌腱和跖骨头的作用,传递前足内侧的负荷,同时类似一个滑车增加了屈踇长、短肌腱的力量。一般腓侧籽骨大于胫侧籽骨。如果骨化中心没有融合,可形成二分籽骨或多分籽骨。胫侧籽骨的二分籽骨发生率为 $7\%\sim11\%$,而外侧则 $<1\%$,其中双足发生率为 25%。

踇趾跖趾关节周围有 6 条肌腱通过或附着。踇长伸肌腱通过关节背侧止于远节趾骨基底背侧。踇短伸肌腱止于近节趾骨基底背侧。踇展肌腱止于近节趾骨基底内侧。在关节囊跖侧,踇长屈肌腱通过内、腓侧籽骨间沟,向远侧止于远节趾骨基底。踇短屈肌腱在跖趾关节跖侧分为内、外侧腱两部分,内侧腱与踇展肌相融合,外侧腱与踇收肌止点相融合,然后分别经籽骨止于近节趾骨基底内、外侧跖面。由此可见,这些肌腱均附着于近节趾骨基底,跖骨头却无肌腱附着,这种肌腱附着结构就像一个吊篮,控制着跖骨头。跖骨头易受外部应力的影响发生移位,尤其是鞋的挤压的影响。一旦跖骨头移位,肌腱之间的平衡将会被打破,这些稳定第 1 跖趾关节的肌腱就会成为促使关节脱位的力量,跖趾关节的畸形也会进一步加重。

第一跖趾关节可主动背伸 $50°\sim60°$,被动背伸最大可达 $90°$;主动跖屈 $30°\sim40°$,被动跖屈 $45°\sim50°$。其运动轴有两个,一个是横轴,可允许跖趾关节在矢状面上伸和屈;另一个是垂直轴,允许跖趾关节在水平面上做内收和外展的活动,但其主动的内收、外展运动基本不能完成。

内侧跖楔关节由第 1 跖骨近端关节面和内侧楔骨远端关节面构成。从矢状面上看,关节面从背侧远端到跖侧近端。这种倾斜使跖骨基底对内侧楔骨有一支撑作用。在水平面上,关节面向内侧倾斜 8°～10°。但从 X 线片上,对此角度的测量由于受到足的位置或投照角度的影响常会有变化。该关节的稳定性是由关节面形态、韧带和肌腱所维持,跖侧和背侧的跖楔韧带对于内侧跖楔关节的稳定有着重要作用。但第 1 跖骨和内侧楔骨之间一般没有或只有薄弱的骨间韧带。1、2 跖骨基底间没有韧带结构。此外,腓骨长肌腱、胫前肌腱、胫后肌腱以及屈𝄞长肌腱对内侧跖楔关节也有稳定作用。

足内侧序列的活动由内侧跖楔关节、舟楔关节和距舟关节的活动共同组成。Ouzounian 和 Shereff 研究发现足内侧序列的背伸和跖屈活动中,距舟关节占 7°,舟楔关节占 5°,内侧跖楔关节占 3°。在旋前和旋后活动中,距舟关节占 17°,舟楔关节占 7°,内侧跖楔关节占 1.5°。内侧序列旋转中心位于舟楔关节的远端。但在临床工作中,很难确定每个关节的活动度。内侧跖楔关节的融合并不能完全限制内侧序列的活动度,对足的功能的影响不大。

当足在负重中期时,正常𝄞趾可背伸 20°～30°。足进入推进期后,第 1 跖趾关节的背伸很快被用尽,随着步态的进展,需要更多的跖趾关节活动,跖骨头背侧关节面于趾骨基底关节面上开始滑动运动,此时需要第 1 跖骨跖屈以充分完成第 1 跖趾关节的背伸。但第 1 跖骨跖屈是通过第 1 跖骨头在籽骨上向后滑动来达到。为了更好地完成这一动作,还需要距下关节旋后,以稳定中跗关节,使腓骨长肌腱发挥有效稳定第 1 跖骨的作用。

如果足保持不正常旋前的位置,前足内侧将会承受过度负荷,使第 1 跖骨背伸。腓骨长肌腱不能有效地发挥作用。跖腱膜的绞盘机制失效。跖趾关节承受更大的挤压力,易于发生𝄞外翻和𝄞僵硬。

三、病理变化

随着𝄞外翻的发展和足部生物力学结构的紊乱,第 1 跖趾关节产生一系列病理改变。第 1 跖骨内翻,跖骨头向内移位,而籽骨在𝄞收肌、𝄞短屈肌和跖横韧带等结构的牵拉下维持原位,籽骨相对于跖骨头向外发生移动,跖骨头跖侧骨嵴被磨平,籽骨失去了跖趾关节在伸屈运动中的滑车作用,籽骨的外移将会牵拉𝄞趾近节趾骨发生旋转。𝄞收肌牵拉𝄞趾向外进一步偏斜,由于𝄞趾的外翻和内旋,𝄞展肌腱被拉长并移位于𝄞趾的跖侧,而𝄞长伸、屈肌腱产生弓弦样作用牵拉𝄞趾外翻。第 1 跖趾关节内侧产生明显的张力,内侧关节囊和侧副韧带被牵拉变长,跖骨头内侧韧带附着部发生骨的重建,骨赘不断增大,和外部鞋面的摩擦形成𝄞囊,局部红肿,表面皮肤形成胼胝体。𝄞内侧皮神经在压力和摩擦下,发生神经炎,引发疼痛和𝄞趾的感觉异常。第 1 跖趾关节外侧关节囊和韧带结构挛缩。第 1 跖骨头外侧在这种向外挤压的应力下出现破骨重建,久而久之,引起跖骨头关节面的外翻倾斜。

𝄞外翻后,第 1 跖骨头下的负重减少,外侧跖骨头负重增加,有人称之为足横弓塌陷。作者认为,解剖学足横弓是指由跖骨基底和足前部的跗骨构成的弓形结构,𝄞外翻时此弓并没有发生改变或改变很小。但正常人前足负重时,表现为第 1 跖骨头负重较大,从负重状态可以认为有一负重横弓存在。𝄞外翻后,由于负重的外移,第 1 跖骨负重压力减少,2、3 跖骨头负重压力增加,原来的负重横弓消失或塌陷。此时患者可表现为第 2 和/或第 3 跖骨痛和跖骨头下的胼胝。对于较严重𝄞外翻,对第二趾的挤压,可引起 2 趾的锤状趾,背伸的跖趾关节对跖骨头进一步形成挤压,跖骨头跖屈,更加重了第 2 跖骨头的负重。久而久之,可引起跖骨头软骨损伤和坏死,最后,形成跖趾关节骨性关节炎。所以,很多𝄞外翻患者,同时伴有第 2 跖骨头下的胼胝和疼痛。

四、病史采集

虽然蹞趾的外翻畸形一目了然,很快就能作出诊断,但相关的病理改变需要仔细的检查方能更加清楚地了解。这些病理改变对治疗方案的选择及治疗的效果有着重要的影响。细致的病史询问、认真的物理查体、全面的放射学评价是我们评估患者的重要依据。

病史的采集包括以下内容:

(1)蹞外翻患者常常是以蹞趾的疼痛和蹞趾外翻畸形就诊。约有70%蹞外翻患者合并有疼痛,需要了解疼痛的部位。在蹞囊,还是位于跖趾关节或籽骨部位;疼痛有无向蹞趾的放射;疼痛的严重程度,疼痛是否影响到运动、工作还是日常生活;疼痛缓解的方式,行走时痛还是静息痛;疼痛和穿鞋的关系,如有些患者只能穿宽松的鞋,严重的患者甚至不能穿任何种类的鞋。疼痛开始的时间,持续的时间和进展的情况。外侧足趾疼痛的情况。

(2)蹞趾外翻畸形和蹞囊形成的时间,加重的过程。对其他足趾影响情况。

(3)既往穿鞋的情况,有无穿过窄小、高跟的鞋。现在穿鞋的变化。

(4)以前治疗的情况,使用过何种药物,用过何种矫形支具。既往手术的时间、手术方式和在哪里做的手术等。

(5)既往蹞趾是否受过创伤,有无类风湿关节炎、糖尿病和痛风性关节炎等全身性疾病。遗传病史。

(6)家庭其他成员有无蹞外翻。

五、临床表现与物理查体

(一)临床表现

从外观上蹞外翻有三个主要表现是:即蹞趾向外偏斜。第一跖趾关节内侧隆起。与蹞趾挤压外侧足趾引起外侧足趾的畸形。蹞外翻后,足的形态改变,不仅影响到足的美观,更不易选择到一双合适的鞋。患者可有蹞趾跖趾关节内侧或伴有跖侧疼痛,及引起外侧足趾锤壮趾畸形与跖侧疼痛等症状。但部分患者可无疼痛等症状。

(二)非负重位的检查

(1)患者第1跖趾关节部位蹞趾向外偏斜,跖骨头内侧或背内侧肿物突出,表面皮肤可有胼胝。

(2)局部皮肤红肿常是蹞囊炎的表现,但一般较为局限,较大范围的红肿,常常为痛风性关节炎的表现。有时蹞囊破溃合并感染。跖骨头背内侧的突出可形成蹞囊炎,也可为无痛性突出。整个关节的肿胀可能为骨性关节炎或类风湿关节炎的表现。

(3)蹞囊部位的压痛最为多见,有时叩击跖骨头内侧突出部位刺激皮神经,可引起疼痛并向蹞趾内侧放射,蹞趾内侧皮肤感觉可能异常。关节周缘的压痛可能是骨性关节炎或滑膜炎的表现。籽骨部位的压痛可能为籽骨软骨损伤或为籽骨的异常增生的刺激。

(4)正常第1跖趾关节的最大被动被伸65°~75°,最大被动跖屈15°以上。最大被动被伸小于65°一般为蹞僵硬的表现。骨性关节炎时跖趾关节在活动过程中可有疼痛和摩擦感。握住近节趾骨在跖骨头上研磨,在蹞僵硬和骨性关节炎患者可引起疼痛。

(5)将外翻的蹞趾内翻被动纠正畸形时,可以感觉到很多患者第1跖趾关节外侧较紧张,不易纠正,表明蹞收肌紧张和/或外侧关节囊有挛缩。对于年轻的患者,畸形可能较容易被动纠正甚至过度纠正。同时感觉伸趾肌腱的张力,判断有无挛缩。

(6)比较跗趾在外翻位置和矫正位置的被动伸屈活动,判断跖趾关节面是否匹配。

(7)内侧跖楔关节稳定性内侧跖楔关节的活动度大于多少才能称为不稳定至今仍然没有一个定量的标准。Myerson 认为在矢状面活动大于 4°和水平面活动度大于 8°就为内侧跖楔关节过度活动。Klaue 发现正常人第 1 跖骨头可向背侧移位 4mm,而跗外翻患者可达到 9mm。但Glasoe 发现使用仪器测量第 1 跖骨头移位和以手动测量所得结果并不相同。目前在临床中判断内侧跖楔关节稳定性的方法主要靠医师的主观判断。检查内侧跖楔关节的稳定性可从两个平面进行,即从矢状面检查,检查者一只手的拇指和食指分别从跖侧和背侧握住第 1 跖骨头,另一只手的拇指和食指以同样方式握住第 2 跖骨头。使第 1 跖骨最大限度地推向背侧,再将第 1 跖骨最大限度地推向跖侧,分别记录跖骨头移位的距离。如果背侧和跖侧移位的距离分别大于1 cm,认为是异常状态。严重不稳定的患者,握住第 1 跖骨远端,使跖骨基底分别向背侧和跖侧移动,另一只手置于内侧跖楔关节,可明显感觉到该关节的移动。在水平位上,握住跗趾近节向后内推挤第 1 跖骨,该关节不稳定的患者可见跖骨间角加大。向外推挤跖骨头,也可使跖骨间角缩小。但跖骨间角的加大或缩小有时难以观察,可采用 Romash 挤压试验来判断,即用胶带加压环绕缠住 1、5 跖骨头,负重位摄平片观察 1、2 跖骨间角,和未固定的负重位平片比较,如果两者有较大差别,说明存在有内侧跖楔关节的水平位不稳定。

跖楔关节过度活动(不稳定)的患者除了可以伴有症状的跗外翻,还可有第 2 跖趾关节和跖楔关节的压痛。长期严重的不稳定可能会引起该关节的骨性关节炎。

(8)跗趾趾间关节远节趾骨可有外翻畸形,测量远、近节趾骨轴线,大于 10°为异常。但在X 线测量时由于跗趾外翻、外旋,趾骨常处于非正常位置,因而不能真实地反映出趾骨外翻。趾间关节屈曲畸形称为跗趾锤状趾。在跗僵硬时,趾间关节活动度也有可能会增大。

(9)较严重的跗外翻,还常伴有跗趾的旋转,趾甲指向背内侧,此时称为外旋或旋前。相对于足的水平位置,可将跗趾旋转分为 4 度:0 度,无旋转;1 度,25°以内的旋转;2 度,25°~45°的旋转;3 度,>45°的旋转。

(10)足趾胼胝出现的部位常反映出局部受到异常压力。第 1 跖骨头跖内侧皮肤胼胝体形成,说明前足在步态的推进期可能存在异常的旋前。此部位疼痛常常是跗趾内侧固有神经炎(Joplin 神经炎或神经瘤)或籽骨病变的结果。第 1 跖骨头跖侧胼胝体形成说明可能有籽骨的异常增生、第 1 跖骨跖屈和固定的前足旋前。跗趾趾间关节跖侧胼胝体的形成可能是由于趾间关节跖侧籽骨或增生的近节趾骨头引起。跗趾近节趾骨头的外侧髁面皮肤由于和第 2 趾摩擦也可形成胼胝或鸡眼。跗趾趾甲由于被第 2 趾挤压,可发生变形或嵌甲。跗外翻患者,跗趾的负重能力减弱,负重外移,常见第 2 跖骨头下出现胼胝,约有 40%的患者第 2 跖骨头下的会出现无痛性或有痛性胼胝。由于负重的外移,部分患者还可以合并有外侧足趾间的趾间神经瘤。由于跗外翻后引起的外侧足趾跖骨头下的疼痛,称为转移性跖骨痛。

(11)轻度跗趾外翻一般对第 2 趾没有影响或影响较小,较严重的畸形可能推挤第 2 趾而引起移位。如果其他趾随着跗趾均向外偏斜,称为"外侧风吹样畸形 lateral wind-swept toes deformity"。而另一些患者跗趾外翻,第 2 趾内翻,两趾形成交叉。跗趾可位于第 2 趾上方,但多位于第 2 趾的下方,形成第 2 趾骑跨并合并有锤状趾畸形。有些患者前足明显增宽,形成扇形足。第 5 跖骨头外侧的挤压,可产生小趾滑囊炎。

(三)负重位检查

(1)如果足趾畸形在负重后加重,可能说明关节存在松弛或足趾不稳定。有些跆外翻患者足负重后出现内侧纵弓的塌陷,前足呈旋前状态,利用足垫的支持纠正前足的旋前,可很好地缓解症状。

(2)跆趾抓持力的检查让患者负重位站立,将一纸片置于跆趾跖面,正常站立时,如不能轻易拉出纸片,说明抓持力很好;如可拉出纸片,重新放置纸片后,让患者将跆指跖屈用力,整个跆趾都可抓住纸片,不能轻易拉出纸片时,说明抓持力一般;如果让患者将跆指跖屈用力,但只有跆趾末节可抓住纸片,用力拉出纸片时,说明抓持力差;如果让患者将跆指跖屈用力也不能控制住纸片,说明没有跆趾抓持力。

(3)腓肠肌或跟腱的挛缩的检查。腓肠肌或跟腱的挛缩可增加步态中前足应力,对前足病变产生影响。检查和区别两者对于制订手术方案非常重要。检查时患者应取坐位,检查者一手握住足跟部,拇指置于内侧的距舟关节,其余四指置于足跟外侧,另一只手握住前足部,对于可复性平足,可将后足纠正到中立位,中足内旋,使距骨头锁定于舟骨下。让患者放松肢体,分别在膝关节伸直和屈曲状态下,被动做踝关节背伸动作,并记录背伸的角度。正常人在步态过程中,跟抬起前,需要踝关节背伸$10°\sim18°$。如果膝关节伸直状态下,踝关节背伸$<10°$,说明腓肠肌可能有挛缩,可能影响足的正常功能。如步态中,足跟抬起较早,前足承受更大的应力。

如果膝关节伸直时,踝背伸受限;而在膝关节屈曲时,踝关节背伸度增加,说明为腓肠肌挛缩。因为腓肠肌同时跨越了踝关节和膝关节,屈膝后放松了腓肠肌。相反,如果无论伸膝还是屈膝,踝关节背伸均受限,说明跟腱有挛缩。此检查又被称为 Silfverskiold 试验。

(4)关节松弛症的检查:关节松弛症患者同样可有足部韧带的松弛。足部韧带的松弛可能是跆外翻的一个病因。可通过 Beighton 评分帮助判断关节韧带松弛。此评分共有9分。如果肘关节过伸超过$10°$,一侧1分;膝过伸超过$10°$,一侧1分;小指背伸达$90°$,一侧1分;屈腕后拇指可达前臂,一侧1分。以上检查双侧都达标准,为8分。伸直膝关节,双手掌可触地面,1分。如果检查总分6分以上,可诊断为关节韧带过度松弛症。

六、影像学检查与测量

跆外翻的影像学检查,主要是足的 X 线测量,这对于进一步了解跆外翻的病理及设计手术方案非常重要。负重是足的基本功能,很多足的畸形在负重状态下可以表现得更为明显。一些测量指标在负重和非负重状态下存在明显的不同。足部各种 X 线测量一般都是在足负重位摄片下完成。手术前常规需要拍摄患足负重位前后位和侧位,根据需要拍摄足的非负重位内旋斜位和籽骨轴位。

(一)前后位观察和测量

应观察第1跖骨头颈部的宽度,判断是否适合在此处做截骨以及截骨后可以移位的量。观察第1跖趾关节间隙有无狭窄,跖骨头有无囊性变,关节边缘有无骨赘形成以及骨质疏松的程度。同时应做以下一些测量。

1.跆外翻角(HAA)

跆趾跖骨中轴线与近节趾骨中轴线之夹角。正常$<15°$。

2.第1、2跖骨间夹角(intermetatarsal angle,IMA)

第1、2跖骨中轴线之夹角。正常$<9°$(有报道$<10°$)。跆外翻时此角通常大于正常。当比

较足负重位和非负重位 X 线片时,很多人此角度都会有变化。IMA 也并不总能反映实际足的畸形状态,比如受到第 2 跖骨位置的影响,有时畸形很明显,但 IMA 并不大。1925 年,Truslow 引进了第一跖骨内收的概念。它是指第 1 跖骨相对于中足的关系。它和 IMA 可能同样反映了第 1 跖骨向内倾斜,但当伴有外侧跖骨内收时,两者则表现出较大差别。

3.近端关节面固有角(DMAA)

第 1 跖骨远端实际关节面内、外两点引一连线的垂直线,跖骨中轴线与上述连线有一交点,经此交点做关节面连线的垂线,该垂线与跖骨中轴线的夹角,为 DMAA。正常人一般<7.5°。此角度的异常增大可能需要 Reverdin 手术予以纠正,但手术前的测量常常并不准确,需要术中进行再次评价。

4.远端关节面固有角(DASA)

通过近端趾骨中线与趾骨近端关节面连线交点引关节面连线的垂线,该垂线与近端趾骨中线之夹角,为 DASA。正常人一般<7.5°。当㘬趾有旋转时,此角的准确测量可能受到影响。此角的异常可能需要做趾骨截骨矫正。

5.趾骨间角(IPA)

㘬趾远、近节趾骨中轴线交角,为 IPA。正常一般<10°。此角异常增大时,可能反映远节趾骨基底和近节趾骨头的异常。其中以近节趾骨头的异常更为常见。如果㘬趾有旋转或趾间关节有屈曲畸形时,可能不能真实地反映出该角的变化。

6.跖骨内收角(MAA)

跖楔关节和舟楔关节内侧缘连线中点与第 5 跖骨、骰骨关节和跟骰关节外缘连线中点相连,通过该线与第 2 跖骨中线交点做一垂线,此垂线与第 2 跖骨中线夹角,为 MAA。正常人一般<15°。此角反映了跖骨相对于中足部的关系,并对第 1、2 跖骨夹角(IMA)有影响。有些患者㘬外翻畸形从外观看很严重,但测量 IMA 并不大。

7.第 4、5 跖骨夹角

第 4、5 跖骨中轴线的夹角。此角一般<5°。如果此角>5°,同时 IMA>10°,并伴有前足增宽,称为扇形足。可能会同时伴有㘬外翻和小趾滑囊炎。

8.跖骨伸出长度(MPD)

以第 1、2 跖骨轴线交点为圆心分别向第 1、2 跖骨远端关节面画弧,两弧之间距为第 1、2 跖骨相对长度。如第 1 跖骨长于第 2 跖骨,记为正数,相反,记为负数。

如相等,记为 0。正常 MPD 为+2 mm～−2 mm。第 1 跖骨过长可能为㘬外翻的致病因素,过短则有可能引起第 2 趾的跖骨痛。

还有一种评价第 1、2 跖骨长度的方法,分别测量第 1、2 跖骨中轴线与远、近关节面交点的距离,作为第 1、2 跖骨的绝对长度。第 1 跖骨的绝对长度与第 2 跖骨的绝对长度的比值,作为第 1 跖骨突出度。Schemitsch 等发现,若第 1 跖骨突出度<0.825,第 1 跖骨短缩截骨后,50%的患者会出现第 2 跖骨头下的疼痛。

9.胫侧籽骨位置(TSP)

观察胫侧籽骨相对于第 1 跖骨中轴线的关系,将籽骨从跖骨头颈部的胫侧缘向腓侧缘划分为七个部位,位置 7 并不表示胫侧籽骨位于跖骨基底部,而是表示其位于跖骨腓侧缘。籽骨位于 1～3 位置为正常,位于 4 以上的位置为异常。另一种评价籽骨位置的方法是拍摄籽骨轴位。

10.跖、趾关节面相对关系

分别连接第1跖趾关节跖骨远端关节面内、外侧缘的连线和近节趾骨近端关节面内、外侧缘的连线,根据这两条关节面连线的相对位置,将其划分为三种关系:①两条线平行,称为关节匹配;②两条线不平行,但交点交于关节之外,称为关节不匹配;③两条线不平行,但交点交于关节内,称为关节半脱位。正常的跖趾关节,关节是匹配的,但匹配的关节并不一定是正常的。比如在一些明显的跟外翻畸形中,跖骨的 DMAA 异常增大,此时关节可以是匹配的。此时单纯的软组织手术是不适合的。如果关节表现出不匹配或脱位,就需要软组织手术纠正。

11.第1跖骨远端关节面形态

从前后位 X 线上可以观察到第1跖骨头有着不同的形态。一般可分为三种:①圆形,比较不稳定;②方形,较稳定;③中央嵴形,较稳定。

12.跖楔角(MCA)

从内侧楔骨内侧缘划一连线,内侧楔骨远端关节面作一连线,后者与前者垂线的交角为MCA。MCA 一般为 8°～10°。但从 X 线片上,对此角度的测量由于受到足的位置或投照角度的影响常会有变化。因此,也有人利用第1跖骨和内侧楔骨的轴线夹角作为第1跖骨内翻角。同时还应该观察内侧跖楔关节的形态有无半脱位。

(二)侧位片观察与测量

应观察跖骨头形态,背侧跟囊炎和跟僵硬时,可见跖骨头背侧肥大增生。内侧跖楔关节不稳定时可见跖楔关节跖侧间隙大于背侧间隙。其他测量如下。

1.第1跖骨倾斜角

第1跖骨中轴线和地面水平线的夹角。正常约为 15°。此角对于术前选择手术方式意义不大,可以作为术后判断第1跖骨位置的一个参考。

2.第1跖骨相对于距骨关系

比较距骨中轴线和第1跖骨中轴线的关系。正常两线应当重叠。跖骨线位于距骨线背侧时,表示跖骨头背伸。跖骨线位于距骨线跖侧时,表示跖骨头跖屈。

3.第1、2跖骨关系

分别画出第1、2跖骨干背侧缘,比较两者之间的关系。正常时,两者应重叠或平行。在第1跖骨头背伸或跖屈时,可见两者成角。

七、跟外翻的分类

跟外翻目前尚无统一的分类方法。

(一)按跟外翻的严重程度分类

1.Mann 将外翻分为轻、中、重三度

(1)轻度:第1跖骨头内侧突出并有疼痛。HAA<20°,一部分畸形可由于趾骨间关节外翻引起,跖趾关节一般是匹配的,IMA 通常<11°,胫侧籽骨一般位于正常位置或有轻度移位,位于位置4。

(2)中度:跟指外偏挤压第2趾,跟趾一般有旋前畸形,HAA 20°～40°,IMA 通常 11°～16°,胫侧籽骨有明显脱位,位于位置6～7。

(3)重度:跟指外偏挤压第2趾形成骑跨趾,跟趾有中重度的旋前畸形,HAA>40°,IMA 通常>16°,第2趾跖骨头下形成转移性跖痛症。胫侧籽骨脱位于跖骨头腓侧缘外。

2.Palladino 按照踇外翻的发展过程将其进程分为 4 期

(1)1 期:HAA 正常,IMA 正常,第 1 跖趾关节关系正常。

(2)2 期:HAA 不正常,IMA 正常,第 1 跖趾关节偏斜。

(3)3 期:HAA 不正常,IMA 不正常,第 1 跖趾关节偏斜。

(4)4 期:HAA 不正常,IMA 不正常,第 1 跖趾关节半脱位。

(二)根据踇外翻病理改变分类

1.单纯型踇外翻

指有一个 X 线测量指标超过正常范围并引起症状的踇外翻。此型中包括以下亚型:

(1)单纯踇外翻角(HAA)增大型。根据程度又可分为不同亚型。HAA a 型(轻度):$20°<HAA≤30°$;HAA b 型(中度):$30°<HAA≤40°$;HAA c 型(重度)$HAA≥40°$。

(2)单纯跖骨间角(IMA)增大型。IMA a 型(轻度):$11°<IMA≤13°$;IMA b 型(中度):$30°<IMA≤40°$;IMA c 型:(重度)$IMA≥40°$。

(3)以第一跖骨远端关节固角(DMAA)增大为主型。

(4)以趾骨近端关节固角(DASA)增大为主型。

(5)以趾骨间角(IPA)增大为主型。

(6)以跖楔角(MCA)增大为主型。

2.复合型踇外翻

复合型踇外翻指两个以上 X 线测量指标超过正常范围并引起症状的踇外翻。

3.骨关节炎型踇外翻

骨关节炎型踇外翻指伴有第一跖趾关节骨关节炎的症状性踇外翻。

4.特殊类型踇外翻

包括青少年型踇外翻,跖内收型踇外翻与前足松弛型踇外翻等。

八、辨证分型

(一)禀赋不足型

踇外翻发生较早的患者,约青春期前期或初期出现踇外翻畸形,随年龄增大畸形逐渐加重。部分合并扁平足。X 线显示:第一跖骨内翻角度大,第一跖骨头内侧骨赘增生不明显。本课题组通过一组流行病学调查发现,有明确家族遗传史的踇外翻患者约占总患病数的 69.48%,并以母系遗传为主(占 50.23%),说明禀赋不足即遗传因素为踇外翻的主要病因。足部第 1 跖骨与第 1 趾骨的骨骺出现时间:男性 2~6 岁,女性 7 个月至 5 岁,而骺板闭合时间:男性 16~19 岁,女性 15~18 岁,正是人体骨骼生长、发育至成熟的时间段。可见,先天因素引起骨骼发育不良,会在骨骼成熟时期得以充分体现。约 50% 的踇外翻患者在 20 岁以前出现畸形,进一步表明先天遗传因素是踇外翻重要的原因。

(二)肝肾亏虚型

踇外翻发生略晚的患者,约更年期前后出现踇外翻畸形,随年龄增长畸形逐渐加重,尤其喜穿高跟鞋和尖头鞋的女性患者易发。X 线显示:第一跖骨内翻角度轻度增大,第一跖骨头内侧骨赘增生较重,伴第一跖趾关节间隙狭窄。本型患者年龄较大,故踇外翻的发生受多种因素影响。女性年过七七,男性年过八八,肝肾渐衰,肝主筋肾主骨,故筋骨逐渐痿软,故中老年人的足弓易出现不同程度的塌陷。第一跖趾关节处于足纵弓和前足横弓的交叉点,是前足受力最大的关节,势必受到足弓塌陷的影响，出现关节不平衡，进而出现外翻畸形。而穿鞋习惯、疾病，如类风湿性关节炎、痛风、足部外伤等原因，亦对畸形的发生有不同程度的促进作用。

（三）兼症

踇外翻的发病因素众多，患者体质各异，除以上分型外，尚有许多兼症：①兼气滞血瘀（气虚血瘀）：为外伤后瘀血阻于经络所致，或脑血管病后遗症肢体不利的患者，外伤后急性期可出现肿胀和疼痛，处理不当或久病气血不足导致经脉失养，关节痿软无力，逐渐出现脱位。②兼痰湿热盛：为素体痰湿，多为合并痛风的患者，进肥甘厚味后导致湿热壅盛，流于下肢出现红肿剧痛，痰湿阻于关节，日久关节变形。③兼气虚毒盛：为素体气虚，多为合并类风湿性关节炎的患者，久病气血不足无力抵抗外邪，邪毒较盛，流于关节，导致手足多关节反复出现肿胀疼痛，机体无力抵御毒邪，关节被破坏出现变形。

九、核心技术

（一）微创截骨手法整复术

微创截骨手法整复术是本疗法最核心的技术，手术步骤如下：对被动纠正试验阳性的患者，用15号小圆刀在踇趾背外侧作一纵行0.5 cm切口，松解外侧关节囊。应用手法向内侧牵拉踇趾，纠正冠状位的不平衡。然后取踇内侧踇跖趾关节远端短弧形切口约1 cm，切开皮肤、皮下组织直达关节，用小骨膜剥离器分离关节囊；用削磨钻去除第一跖骨头骨赘，用小骨锉锉平截骨面。取第一跖骨颈内侧横行切口0.5 cm，切开直达第一跖骨颈，用削磨钻做截骨。冠状面：截骨线从远端内侧至近端外侧，呈10°～30°；矢状面：截骨线从远端背侧至近端跖侧，呈10°～15°。截骨后予手法整复：将踇趾拔伸牵引，并应用折顶和端提手法将远端跖骨头向外推2～6 mm，必要时使用按法将截骨远端向跖侧移位，纠正踇外翻畸形及跖趾关节半脱位，最后使用摇摆触碰手法使截骨端嵌合，用理筋手法矫正偏离的肌腱（筋），并使踇趾置于中立位。术毕，用裹帘法固定：4列绷带卷成直径约2 cm的圆形夹垫，置于第一、二趾蹼之间，将绷带从第一、二趾夹垫间通过踝关节作"8"字形包扎，将踇趾固定于中立位，用粘膏从足背内侧通过第一、二趾蹼间，绕过足跖内侧到足背作"8"字形，加强踇趾的固定。在截骨的基础上的手法整复，是根据筋束骨、骨张筋原理，使"筋归槽、骨合缝"，达到彻底消除病因，提高临床疗效的目的。

微创技术中应用小切口加手法松解皮肤、皮下组织、筋膜、跖间韧带、关节囊等挛缩的组织。小切口位于第1、2趾蹼，靠近踇趾关节外侧，通过此切口松解以上组织，然后用手法再次松解，直到被动纠正试验阴性。特别重度的踇外翻患者会因局部皮肤重度挛缩导致松解后皮肤裂开，较大的皮肤裂痕可缝合，较小者可不予特殊处理，均可达到良好愈合。不对传统手术中需要松解的踇收肌进行松解，因为截骨端的外移和第一跖骨的部分短缩本身就可使紧张的踇收肌得到松解。

保证截骨端稳定最重要的是熟练掌握截骨技术和术后外固定技术。只要截骨方向及包扎正确，第一跖趾关节受力达到平衡，截骨端可达到良好的稳定和骨愈合。微创技术治疗踇外翻时，均不需内固定，原因为对软组织破坏小，对紧张的外侧结构进行选择性松解，恢复第一跖趾关节的平衡，平衡的关节和截骨端在良好的术后管理下不会出现移位。对软组织的破坏较小，体现在对踇长伸肌、踇短伸肌、踇长屈肌及踇短屈肌几乎没有损伤，对籽骨和踇内收肌不进行处理，正确的截骨方向不会使截骨端产生背侧为主的移位。第一跖骨远端外移，使踇内收肌松弛，踇展肌向内、向背侧移位，使籽骨得以复位。踇长伸肌的运动轨迹基本垂直于截骨面，其收缩利于截骨端的稳定。

(二)"裹帘"法外固定

"裹帘"法作为外伤固定方法之一,始见于《医宗金鉴·正骨心法要旨》,"裹帘,以白布为之。因患处不宜他器,只宜布缠,始为得法……",取白布绷带为固定材料。"裹帘"法因其以布作为外固定材料,质软,尤适用于既要制动又要早动的骨折、筋伤、脱位类疾病。"裹帘"法符合尚天裕教授提出的"弹性固定准则",与中国接骨学"筋骨并重""动静结合"的理论十分契合,也可认为,中国接骨学是由古至今一脉相承、不断发展的具有极强生命力的理论。

踇外翻术后使用"裹帘"法外固定截骨端时,其稳定性主要与分趾垫、绷带的约束和固定力、软组织的"合页"作用及断端的啮合力有关。经有限元分析,"裹帘"法环行包扎的绷带,为截骨端提供弹性固定力,当保持足趾跖屈、双足负重平衡站立时,肌肉收缩横截面积增加,使"裹帘"外固定发生弹性形变、蓄积弹性势能,环行包扎的绷带弹力增加,因此导致截骨面节点应力增加,从而增加了骨折断端的摩擦力,根据术中截骨线的方向,还可限制截骨远端向背侧移位或向跖侧成角的趋势,有效地保持了截骨端的相对稳定。"裹帘"法外固定在维持截骨端骨折稳定的同时,允许截骨端微动,保持弹性固定。在此种非刚性固定的条件下,调节骨折处的机械应力环境可影响骨愈合的速度和外骨痂生长范围,骨折断端微动可促进骨痂形成与钙化。对中国中医科学院望京医院(骨伤科研究所)20余年3万例患者术后随访,未发现截骨端不愈合情况,从实践角度证实了"裹帘"法的科学性。

(三)围术期用药

1.外用药

术前以清热解毒药物外用,减少足部感染,选用三黄汤加减。术后6周,去除外固定后以活血化瘀药物外用,促进气血运行,减少足部肿胀和疼痛,选用海桐皮汤加减。

2.口服药

术后2周内,以活血化瘀药物口服,适当加用凉血、解毒、利湿药物,促进红肿消退,减少感染概率,采用桃红四物汤加减,兼痰湿者加用二陈汤,兼气虚者加用四君子汤等。术后2~6周,以补益肝肾药物口服,六味地黄汤加减。

(四)术后康复

在踇外翻治疗中,除应重视矫形的外观,按照中医"时时用屈直",否则"日后曲直不得"的观点,强调患肢功能锻炼的重要性。在康复方面,采用《仙授理伤续断秘方》"时时转动""或屈或伸,时时为之方可"的理念,制定循序渐进的康复计划。术后1~3天为术后急性期,局部易出现红肿热痛,宜抬高患肢。因为术后前、中足被绷带缠绕,故宜被动点按患肢各足趾末端的穴位(足经的井穴和荥穴)和踝关节附近、小腿的穴位(足经的经穴和合穴),以促进气血流通、瘀去新生,同时指导直腿抬高练习,避免下肢肌肉萎缩。术后2周内,鼓励患趾进行屈伸练习,练习幅度逐渐加大。并同时指导患者进行小腿三头肌的牵伸。术后2~4周,可适当下地完成基本生活要求的短时间行走。术后5~6周,逐渐增加下地行走的时间。6周以内需每2周到医院复诊一次,医师拆开给予手法治疗,必要时使用手法松解关节粘连,促进关节活动度的恢复。术后6周以后,拆除外固定绷带,指导患者进行步态练习,纠正不正确的步态,如阻止患者以足外侧负重及踇趾上翘的不适宜步态。

十、治未病

踇外翻的内因主要为禀赋不足,肝、脾、肾亏虚,故宜调理饮食、健脾益气、补益肝肾,同时进行足内在肌的肌力练习。脾气充则肌肉有力,肝肾不虚则筋骨坚强,加之足肌练习能够减少因各种原因导致的肌肉萎缩,维持坚强的足纵弓和前足横弓,作为两弓交界处的跗跖趾关节才能保持良好的平衡状态,不发生外翻。有痰湿、热毒等兼症的患者应减少摄入肥甘厚味,坚持清淡饮食等调护方法。跗外翻的外因主要为穿尖头鞋和高跟鞋,故宜少穿不合适的鞋,对于年过"七七"的女性患者,因为肝肾逐渐亏虚,筋骨不坚,尤其不应穿尖头鞋和高跟鞋,避免内外因合二为一,促进疾病的发展。跗外翻的不内外因主要为外伤,包括一次剧烈的外伤或多次轻微外伤累加,因此生活和运动中注意避免外伤。

《素问·三部九候论》曰:"无问其病,以平为期。"人体具有强大的自我调节和修复功能,且人体是一个有机整体,无论是整体还是局部,都时刻处在"失衡—平衡—再失衡—再平衡"的自我调整和修复的过程之中。医师的职责在于认识到不平衡的现象,并通过各种方法帮助患者恢复和维持自身的平衡。跗外翻是较复杂的前足疾病,是跗跖趾关节慢性、进行性脱位,因此纠正跗外翻关键在于通过各种方法帮助跗跖趾关节复位,恢复关节的平衡,并通过康复指导保持关节的平衡状态,提高疗效,避免复发。

(包旭佳)

第十四章

骨科疾病的康复治疗

第一节 脊 髓 损 伤

一、概述

脊髓损伤是由于各种原因引起的脊髓结构、功能损害,导致损伤部位以下运动、感觉、自主神经功能障碍或丧失,大小便失禁,生活不能自理,造成患者终身残疾。发病原因主要是交通事故占 45.4%,高处坠落占 16.8%,暴力占 14.8%,运动损伤占 16.3%,刀枪伤占 1.62%,其他占 1.16%。脊髓损伤的发病率因各国情况不同而有差别。在发达国家,发病率为每年($20 \sim 60$)/1 000 000。在我国因无脊髓损伤的登记制度,无法进行发病率的准确统计。北京的调查资料显示,年患病率为 6.7/1 000 000,明显低于发达国家,但近年来有增加的趋势。从发病年龄上看,脊髓损伤多以青壮年为主,男性发病人数是女性的 4 倍。

二、康复评定

(一)神经损伤平面的评定

神经平面是指脊髓具有身体双侧正常感觉、运动功能的最低脊髓节段。用右侧感觉节段、左侧感觉节段、左侧运动节段、右侧运动节段来判断神经平面。脊髓损伤后感觉和运动平面可以不一致,左右两侧也可能不同。神经平面的综合判定以运动平面为主要依据。但胸口至腰($T_2 \sim L_1$)损伤无法评定运动平面,所以主要依赖感觉平面来确定神经平面。对第 4 颈椎(C_4)损伤可以采用膈肌作为运动平面的主要参考依据。

根据关键肌和关键点的检查,可迅速确定神经平面(表 14-1)。所谓关键肌是指其肌力达到 3 级,而上一节段的另一肌肉的肌力必须达到 4 级以上。感觉检查时应以痛觉和轻触觉为准。

表 14-1　脊髓损伤神经平面的确定

损伤平面	关键肌	关键点
C_2		枕骨粗隆
C_3		锁骨上窝
C_4	膈肌	肩锁关节的顶部

损伤平面	关键肌	关键点
C_5	屈肘肌(肱二头肌、旋前圆肌)	肘前窝外侧面
C_6	伸腕肌(桡侧伸腕长肌及短肌)	拇指
C_7	伸肘肌(肱三头肌)	中指
C_8	中指屈指肌(中指末节指屈肌)	小指
T_1	小指外展肌	肘前窝尺侧面
T_2		腋窝
T_3		第 3 肋间
T_4		第 4 肋间
T_5		第 5 肋间
T_6		剑突水平
T_7		第 7 肋间
T_8		第 8 肋间
T_9		第 9 肋间
T_{10}		脐水平
T_{11}		第 10 肋间($T_{10\sim12}$)
T_{12}		腹股沟韧带中点
L_1		T_{12} 与 L_2 之间的上 1/3 处
L_2	屈髋肌(髂腰肌)	大腿前中部
L_3	伸膝肌(股四头肌)	股骨内上髁
L_4	踝背伸肌(胫前肌)	内踝
L_5	长身趾肌(趾长伸肌)	足背第 3 跖趾关节
S_1	踝跖屈肌(腓肠肌)	足跟外侧
S_2		腘窝中点
S_3		坐骨结节
$S_{4\sim5}$		肛门周围

(二)感觉功能的评定

脊髓损伤患者的感觉功能可以用感觉指数评分进行评定。方法是分别检查肢体两侧各 28 个关键点的轻触觉和针刺觉,并按 3 个等级分别评定打分。0 分为缺失,1 分为障碍(部分障碍或感觉改变,包括感觉过敏),2 分为正常,NT 为无法检查,满分为 $28\times2\times2\times2=224$ 分,分数越高感觉越接近正常。

(三)运动功能的评定

脊髓损伤后运动功能的评定采用运动指数评分(表 14-2),评定时在左右侧肢体分别进行,肌力 0~5 级分别评 0~5 分,满分 100 分。患者评分越高,表明肌肉力量越强。

表 14-2 脊髓损伤患者运动指数评分

左侧评分	损伤平面	代表肌肉	右侧评分
5	C_5	肱二头肌	5
5	C_6	桡侧伸腕肌	5
5	C_7	肱三头肌	5
5	C_8	食指固有肌	5
5	T_1	对掌拇肌	5
5	L_2	髂腰肌	5
5	L_3	股四头肌	5
5	L_4	胫前肌	5
5	L_5	拇长肌	5
5	S_1	腓肠肌	5

(四)损伤严重程度评定

损伤严重程度指的是脊髓完全或不完全性,评定的方法是通过损伤平面以下包括最低位的骶段是否存在部分保留区来确定。部分保留区指的是在损伤水平以下仍有感觉或运动功能残留的节段,或感觉和运动功能均保留但弱于正常区域。骶部感觉包括肛门黏膜与皮肤交界处和肛门深部的感觉;运动功能检查是用手指肛诊确定肛门外括约肌的自主收缩。部分保留区的判断必须在脊髓休克消失之后才能做出。球海绵体肌反射(捏阴茎龟头或阴蒂引起肛门括约肌收缩)或损伤平面以下肌肉痉挛的出现可以作为脊髓休克消失的指征。

不完全性损伤:部分保留区超过 3 个脊髓节段。

完全性损伤:部分保留区不超过 3 个脊髓节段。损伤程度目前常用修改的 Frankel 标准(表 14-3)进行分类。

表 14-3 脊髓损伤程度分类

损伤分级	感觉运动功能
Ⅰ 完全性损害	无感觉、运动功能,亦无骶段残留
Ⅱ 不完全性损害	损伤水平以下存在感觉功能,肛门黏膜反射存在
Ⅲ 不完全性损害	损伤水平以下存在运动功能,肛诊反射存在,但关键肌的肌力<3 级
Ⅳ 不完全性损害	损伤水平以下存在运动功能,肛诊反射存在,但关键肌的肌力≥3 级
Ⅴ 正常	运动及感觉功能正常

(五)日常生活活动能力(ADL)的评定

评定脊髓损伤患者的 ADL 应根据瘫痪的情况,分别用不同的方法评定。

1.截瘫患者 ADL 的评定

可用改良的 Barthel 指数进行评定,即对患者的大便、小便、修饰、用厕、吃饭、转移、活动、穿衣、上楼梯及洗澡 10 项日常生活能力进行评定,依赖别人为 0 分,需要帮助为 5 分,完全自理为 10 分,满分为100分。根据评定的总分确定残疾程度。0~20 分为极度缺陷;25~45 分为严重缺陷;50~70 分为重度缺陷;75~90 分为轻度缺陷;100 分为生活自理。

2.四肢瘫患者的 ADL 评定

对于四肢瘫患者,一般用四肢瘫功能指数(QIF)来进行 ADL 评定。其方法是对患者达到日常生活自理必须完成的 10 大项内容(如转移、修饰、沐浴、进食、更衣、轮椅活动、床上活动、膀胱功能、直肠功能、护理知识)的各项具体动作进行评分。

(六)不同损伤水平患者的功能预后评定

脊髓损伤平面和功能预后有密切关系。理想的预后目标的实现还需要适当的临床和康复治疗。

三、康复治疗

脊髓损伤后,因为在不同的时期存在的主要问题不同,需要达到的目的不同,所采取的康复治疗措施也会不同。

(一)急性不稳定期(卧床期)康复

此期为脊髓损伤后 2~4 周,临床治疗与康复治疗是同时进行的,也是互相配合的。如脊髓损伤患者易发生肺部感染等呼吸系统并发症,而在治疗肺部感染的同时进行呼吸功能谢练是十分有益的。在急性不稳定期,康复训练每天 1~2 次,训练强度不宜过量。早期康复的主要内容包括以下几种。

1.体位和体位变换

脊髓损伤后,为了预防压疮、肢体挛缩及畸形等并发症的发生,应对患者采取正确的体位和体位变换。

(1)正确的体位。①上肢体位:仰卧时,肩外展 90°,肘关节伸展,前臂旋后;侧卧位时,下侧肩关节前屈 90°,肘关节屈 90°,上侧肢体的肩、肘关节伸直位,手及前臂中立;俯卧时,肩外展 90°,屈肘 90°,前臂旋前。②下肢体位:仰卧时,髋关节伸展并可轻度外展,膝关节伸展,踝背伸(应用垫枕)及足趾伸展;侧卧时,屈髋 20°,屈膝 60°,踝关节背伸和足趾伸展。

(2)体位变换:变换体位时应遵守以下原则。①定时变换:急性期应每 2 小时按顺序更换一次体位,恢复期可以每 3~4 小时更换一次体位;②轴向翻身:脊柱不稳定或刚刚稳定时,变换体位时必须注意维持脊柱的稳定。要 2~3 人进行轴向翻身,不要将患者在床上拖动,以防止皮肤擦伤。

2.肌力训练

在保持脊柱稳定的原则下,所有能主动运动的肌肉都应当运动,使在急性期不发生肌肉萎缩或肌力下降。

3.关节活动度训练

瘫痪肢体的被动运动,即被动关节活动度训练应在入院后首日进行,每天 2 次,每次 10 分钟以上。每个关节在各轴向活动 20 次,每个肢体从近端到远端关节方向进行。进行 ROM 时应注意:在脊柱仍不稳定时,对影响脊柱稳定的肩、髋关节应限制活动;颈椎不稳定者,肩关节外展不超过 90°;对胸腰椎不稳定者,屈髋不宜超过 90°;由于患者没有感觉,应避免过度过猛的活动,以防关节软组织的过度牵张损伤;$C_{6~7}$ 损伤的患者,在腕关节背伸时应保持手指屈曲,在手指伸直时必须同时屈腕。

4.呼吸训练和协助咳嗽

颈髓损伤的患者,由于损伤部位以下的呼吸肌麻痹,明显降低了胸廓的活动能力,导致肺活量降低,痰不能咳出,易发生坠积性肺炎。因此每个患者都应进行呼吸训练。

(1)吸气:T_1以上损伤时,膈肌是唯一有神经支配的呼吸肌,应协助患者充分利用膈肌吸气,治疗师可用手掌轻压胸骨下面,使患者全部用膈肌进行吸气。

(2)呼气:患者在呼气期间,治疗师将两手放在患者胸壁上施加压力,并在每次呼吸之后变换位置。

(3)辅助咳嗽:腹肌麻痹者,患者不能完成咳嗽动作,治疗师可以用双手在其膈肌下面施加压力,协助患者咳嗽。

5.膀胱功能训练

脊髓损伤后,直接的膀胱功能障碍有尿失禁和尿潴留。损伤后早期主要为尿潴留,一般采用留置导尿的方式,以后过渡到间歇导尿和自主排尿或反射排尿训练。

(1)留置导尿:在留置导尿管时,要注意卧位时男性导尿管的方向必须朝向腹部。由于膀胱贮尿量在 300～400 mL 时有利于膀胱自主功能的恢复,因此要记录出入量,以便掌握夹放导尿管的时机。留置导尿期每天摄水量必须达到 2 500～3 000 mL,以预防尿路感染的发生。当患者发生尿路感染时,应拔除导尿管,必要时使用抗生素。

(2)间断清洁导尿:与留置导尿相比感染率低,操作方便,特别适用于手功能尚存患者。方法是用较细的导尿管,每次排尿时用生理盐水冲洗后即可使用,用后再用生理盐水冲洗,然后放入生理盐水或消毒液中保存。采用此法导尿患者每天的摄入液体量可减至 1 800 mL,尿量保持在 1 400 mL,每次排尿量300～400 mL。

6.预防直立性低血压的适应性训练

为防止直立性低血压,应使患者逐步从卧位转向半卧位或坐位,倾斜的高度逐渐增加,以无头晕等低血压症状为度。除此之外,还可以用弹性绷带捆扎下肢或用腹带以增加回心血量。适应性训练的时间取决于损伤的平面,平面低则适应时间短,平面高则适应时间长。

(二)急性稳定期(轮椅期)康复

急性不稳定期结束后的 4～8 周为急性稳定期。此期患者经过内固定或外固定支架的应用,重建了脊柱的稳定性。危及生命的复合伤得到了处理或控制,脊髓损伤引起的病理生理改变进入相对稳定阶段。脊髓休克多已结束,脊髓损伤水平和程度基本确定,康复成为首要任务。在强化急性不稳定期的有关训练的基础上增加垫上支撑训练、站立和平衡训练、床或平台上转移训练、轮椅训练和 ADL 训练。每天康复训练的时间总量应在 2 小时左右。在训练过程中应注意监护心肺功能改变。在 PT、OT 室训练完成后,患者可在病房护士的指导下自行训练。在从急性不稳定期过渡到急性稳定期,训练时应注意脊柱稳定性的确定和直立性低血压的防治。

(三)恢复期康复

在早期康复治疗的基础上,进一步强化有关训练,如肌力训练、平衡训练等体能性训练。其康复目标通常是患者能够生活自理、在轮椅上独立和步行。根据损伤平面的不同分别采用不同康复方法。

1.C_4 损伤的患者

此类患者四肢肌、呼吸肌及躯干肌完全瘫痪,离开呼吸机不能维持生命,因此生活完全不能自理。应做以下训练。

由于患者头、口仍有功能,因此可以训练他们用口棍或头棍来操纵一些仪器和做其他活动,如写字、翻书页、打字、拨电话号码或触动一些仪器的键来操纵仪器等。

由于呼吸肌大部分受损,故呼吸功能差,应加强呼吸功能的训练。其方法是做深呼吸,大声唱歌和说话。

另外,为预防四肢关节僵硬,每天应进行关节被动活动,每个关节每次活动 10～15 次,每天至少 1 次。为减缓骨质疏松的发生和有利于大、小便排泄,应每天让患者有一定的站立时间,如采用倾斜床站立。

2.C_5 损伤的患者

这类患者的特点是:肩关节能活动,肘关节能主动屈曲,但伸肘和腕、手所有功能均缺乏;呼吸功能差,躯干和下肢全瘫;不能独立翻身和坐起;自己不能穿戴辅助具;生活不能自理,需要大量帮助。对患者的康复训练内容有以下几点。

(1)学会使用矮靠背轮椅,并在平地上自己驱动。

(2)学会使用轮椅。

(3)学会使用固定于轮椅靠背扶手上的套索前倾减压。

(4)学会使用各种支具,如把勺子固定于患者手上,练习自己进食。

(5)残留肌肉肌力训练:训练肱二头肌、三角肌可以用套袖套在前臂或上臂,通过滑车重锤进行训练,或用 Cybex 等速运动训练仪。

(6)倾斜床站立一般从 30°开始,每天 2 次,每次持续半小时以上。每 3 天增加 15°,直至能直立为止。

(7)关节活动训练同 C_4 损伤患者。

3.C_6 损伤的患者

这类患者缺乏伸肘、屈腕能力,手功能丧失,其余上肢功能基本正常;躯干和下肢完全瘫痪;肋间肌受累,呼吸储备下降。但这些患者已经可以完成身体的转移,通过训练有可能学会独立生活所需要的多种技巧。因此这些患者可以部分自理生活,需要中等量的帮助。以下训练适合此类患者。

(1)驱动轮椅的训练。

(2)单侧交替地给臀部减压(用肘钩住轮椅扶手,身体向同侧倾斜,使对侧减压),每半小时进行 1 次,每次 15 秒钟。

(3)利用床头或床脚的绳梯从床上坐起。

(4)站立、呼吸、关节活动训练同 C_4 损伤的患者。

(5)增强二头肌(屈肘)和桡侧伸腕肌(伸腕)的肌力。

4.C_7 损伤的患者

此类患者上肢功能基本正常,但由于手的内在肌神经支配不完整,抓握、释放和灵巧度有一定障碍,不能捏;下肢完全瘫痪;呼吸功能较差。一般情况下患者在轮椅上基本能完全独立;平地上能独立操作轮椅;在床上能自己翻身、坐起和在床上移动;能自己进食,穿、脱衣服和做个人卫生;能独立进行各种转移。应进行以下训练。

(1)上肢残存肌力增强训练。

(2)坐在轮椅上可用双手撑在扶手上进行减压,30 分钟 1 次,每次 15 秒钟。

(3)用滑板进行转换:在轮椅与床沿或浴盆之间架一滑板,使臀部沿滑板移至床上或浴盆内。

(4)关节活动练习、呼吸功能训练、站立训练同 C_4 损伤患者。

5.$C_8 \sim T_2$ 损伤的患者

此类患者上肢功能完全正常,但不能控制躯干,双下肢完全瘫痪,呼吸功能较差。他们能独立完成床上活动、转移,能驱动标准轮椅,上肢肌力好者可用轮椅上下马路镶边石,可用后轮保持平衡;能独立处理大小便,能独立使用通信工具、写字、更衣;能进行轻家务劳动,日常生活完全自理;可从事坐位工作,可借助长下肢支具在平行棒内站立。对患者应进行下列的训练。

(1)使用哑铃、拉力器等加强上肢肌肉强度和耐力的训练。

(2)坐位注意练习撑起减压动作。

(3)进行各种轮椅技巧练习,以提高患者的适应能力。包括向前驱动、向后驱动,左右转训练,前轮翘起行走及旋转训练,上斜坡训练和跨越障碍训练,上楼梯训练以及下楼梯训练,抬起轮椅前轮,用后轮保持平衡的训练和独立越过马路镶边石训练,过狭窄门廊的训练及安全跌倒和重新坐直的训练。

(4)转移训练仍然必要,可以不使用滑板进行练习。其方法是用两上肢支撑于轮椅与床沿或浴盆之间,通过身体旋转,将臀部移向床沿或浴盆沿。

6.$T_3 \sim L_2$ 损伤的患者

这些患者上肢完全正常,肋间肌也正常,呼吸因而改善,耐力增加,但下肢完全麻痹,躯干部分麻痹。患者不仅生活能自理,可以从事轻的家务劳动和坐位的职业,而且能进行治疗性行走。对患者的训练应着重于站立和步行。

(1)在平衡杠内进行站立平衡训练和迈步训练。①站立:应首先在治疗师的辅助下练习包括头、躯干和骨盆稳定在内的平衡。②迈步:$T_{6 \sim 8}$ 损伤的患者进行迈至步练习;$T_{9 \sim 12}$ 损伤的患者可进行迈至步和迈越步练习。

(2)用双拐和支具训练:在平衡杠中训练完成后,可利用双拐和矫形器在杠外进行同样的练习。

(3)轮椅地面转移的训练:可使患者移到地上或从地上移回轮椅,这个能力可丰富患者的生活。如能使患者在海滩上下水,在地板上与孩子玩耍,这项技术也是一个重要的自救措施。有些患者开始未能预见到这个问题的重要性,但在将来某个时候肯定会发现它是非常有用的。当患者从轮椅上摔下来后,他就能应用此项技术从地面上回到轮椅中。

7.$L_{1 \sim 2}$ 损伤的患者

此类患者上肢完全正常,躯干稳定,呼吸功能完全正常,身体耐力好,下肢大部分肌肉瘫痪,能进行 $T_{3 \sim 12}$ 损伤患者的一切活动,能在家中用长或短下肢支具行走(距离短,速度慢),能上下楼梯,日常生活完全自理。在户外长时间活动或为了节省体力和方便能使用轮椅。应进行下列训练。

(1)训练患者用四点步态行走。

(2)练习从轮椅上独自站起。

(3)使用双拐上下楼梯的训练。

(4)使用双拐安全跌倒和重新站起的训练:步行就有摔倒的危险,特别是运动和感觉功能受损的患者更易摔倒。患者在练习用辅助具和支具行走前应先学安全的跌倒,以减少损伤的危险。当用拐杖步行者摔倒时,有两件事可做,以减少损伤的危险。第一,撒开拐杖,以免摔在拐杖上或拐杖产生过大的力量于上肢上。第二,当患者摔倒时,应用手掌着地,上肢收于胸前,用肘和肩缓冲一下,应避免摔倒时上肢僵硬,造成摔伤。

(5)其他训练同 $T_{3\sim12}$ 损伤的患者。

8.L_3 及 L_3 以下损伤的患者

这种患者上肢和躯干完全正常,下肢仍有部分肌肉麻痹,但可以用手杖或不用任何辅助用品,也可以做社区功能步行。

对患者的训练仍以步行训练为主,早期训练方法同前,只是迈步练习使用肘拐即可。步行练习采用双拐迈四点步。为了提高患者的步行能力,还应注意对下肢的残存肌力进行训练,如可用沙袋等各种方法来提高肌力。

(四)其他康复治疗

1.心理治疗

脊髓损伤后,患者由于在外表、体力、能力、日常生活、工作、经济地位、人际关系等方面处于尴尬的境地,患者往往有着巨大的心理反应,如抑郁、悲观失望、丧失生活的信心等,因此,对患者进行心理康复是必不可少的。医护人员在进行肢体训练时,应针对患者心理过程的不同阶段,采取不同的措施,帮助患者解决心理问题。愤怒期时多予患者以谅解;悲痛期耐心规劝并防止其自杀,并为他们提供必需的社会支持;承受期积极帮助患者重塑自我形象,重新认识世界,重新设计未来,帮助患者在社会中找到自己应有的位置。

2.脊髓损伤的文体治疗

文体活动可以提高患者的自信心和自尊心,增加患者运动系统的活动,使他们能以健全人的方式生活。适合于脊髓损伤患者的文体活动很多,如轮椅篮球、网球、保龄球等。

3.脊髓损伤的中医治疗

中医认为,脊髓损伤的主要病机在于督脉损伤,经脉不通,肾阳虚衰,兼有淤血阻滞。在治疗时,可采用针刺、药物、患肢按摩等措施。

(栗　亮)

第二节　颈　椎　病

颈椎病从词意看应是泛指颈段脊柱病变后所表现的临床症状和体征。目前国际上较一致的看法是指颈椎间盘退行性变,及其继发椎间关节退行性变所致脊髓、神经、血管损害而表现的相应症状和体征。由于颈椎解剖结构精细,所处部位重要,病变时症状复杂,发病率又高,故颈椎病越来越受到重视。颈椎间盘生理性退变、慢性劳损、颈椎先天性畸形、不适当的治疗和锻炼、急性和陈旧性损伤等,是其发病原因。

一、康复评定

(一)诊断标准

(1)临床表现与 X 线平片所见,均符合颈椎病者,可确诊为颈椎病。

(2)有典型的颈椎病的临床表现,而 X 线片上尚未见异常者,在排除其他疾病的前提下,也可诊断为颈椎病。

(3)临床上无颈椎病的症状和体征,而 X 线片上有椎体骨质增生、椎间隙狭窄等颈椎退行性病变者,也应诊断为颈椎病或称隐性颈椎病。

(二)常规检查

1.病史

应注意:①起病原因,着重询问患者有无长期低头或向某一方向转动头颈部的病史,睡眠的体位,床铺与枕头的种类;②外伤史,让患者尽可能追忆既往经历中有无遭受外伤的情况;③首次症状的性质与特点;④症状的演变程序与特点;⑤与各种疗法的关系。

2.体征

除一般体格检查外,尚需注意压痛点和颈椎活动范围检查。

3.特征性试验检查

(1)前屈旋颈试验(Fenz征):先令患者头颈部前屈,之后嘱其向左右旋转活动,如颈椎处出现疼痛即属阳性,提示颈椎骨关节病,表明颈椎小关节多有退行性变。

(2)椎间孔挤压试验(Spurling试验):又称压顶试验。先令患者将头向患侧倾斜,检查者左手掌平放于患者头顶部,右手握拳轻叩击手背部,使力量向下传递。如有根性损害,则由于椎间孔的狭小而出现肢体放射性疼痛或麻木等感觉,此即属阳性。对根性疼痛剧烈者,检查者仅用双手叠放于患者头顶向下加压,即可诱发或加剧症状。

(3)旋颈试验:又称椎动脉扭曲试验。患者头部略向上仰,嘱患者自主做向左、右旋颈动作,如出现椎-基底动脉供血不足征时,即属阳性。因此试验可引起呕吐或猝倒,检查者应密切观察以防意外。

(4)臂丛牵拉试验(Eaten试验):又称颈脊神经根张力试验。患者取坐位(站位亦可),头稍低并转向健侧。检查者立于患侧,一手抵于颞顶部,并将其推向健侧,另手握住患者手腕部将其牵向相反方向,如患者肢体出现麻木或放射痛时,则为阳性。

(5)低头试验:患者站位,双足并拢,双臂垂在体侧,低头看足1分钟。如出现颈、肩、臂痛和手麻等神经根受压症状,或头晕、耳鸣、心慌、胸闷、出汗、站立不稳等椎-基底动脉供血不足和交感神经受刺激症状,或上下肢无力,小腿发紧,足、趾麻等脊髓受迫症状者为阳性。

(6)仰头试验:患者站位,姿势同低头试验,但头后仰,双眼看天花板1分钟,症状及意义同低头试验者为阳性。

4.感觉障碍

尤应注意:①手部及上肢的感觉障碍分布区;②准确判定其程度;③左右对比;④其他感觉:酌情检查其温觉、触觉及深感觉等。

5.运动障碍

酌情对全身或部分肌肉的肌张力、肌力、步态、姿势、肢体运动及有无肌萎缩等有步骤地进行检查。

6.反射

对颈椎病的诊断与定位亦有重要价值。应检查深、浅反射和病理反射。

7.其他检查

自主神经检查、Horner综合征、颅神经检查、视力测定、共济失调之判定等。

(三)影像检查

1.X线平片检查

这是诊断颈椎病的重要依据。要注意观察有无颈椎曲线的改变、椎体前阴影、骨关节畸形、椎间隙改变、骨赘、项韧带和后纵带有无钙化及其钙化特点、椎体有无特发性弥漫性骨质肥大症改变等;测量椎体与椎管矢状径、椎间孔的矢状径与高度、钩椎关节的增生情况等。

2.CT 检查

临床意义甚大,可以确切地判定椎体与椎管矢径的大小,骨刺的大小与部位,后纵韧带钙化的范围,脊髓在椎管内的位置、形态及其与周围,尤其是致压物之间的距离和关系;除外可判定骨质本身破坏性病变。

3.MRI 检查

可了解椎间盘突出程度,硬膜囊和脊髓受压情况,髓内有无缺血和水肿的病灶,脑脊液是否中断,有无神经根受压、黄韧带肥厚、椎管狭窄等,对脊髓型颈椎病的诊断有重要价值。

此外,肌电图检查、运动诱发电位检查、脑脊液检查、脊髓造影、强度-时间曲线检查、体感诱发电位检查、脑血流图检查等也有相应价值。

(四)颈椎病分型及各型诊断要点

颈椎病一般分为神经根型、脊髓型、椎动脉型、交感神经型、混合型 5 种。临床上多见各型症状、体征相互掺杂,故混合型为多。各型诊断要点如下。

1.神经根型

此型发病率最高,临床上十分多见(50%～60%)。它是由于椎间盘侧后方突出,钩椎关节或关节突关节增生、肥大,刺激或压迫神经根所致。临床上开始多为颈肩痛,短期内加重,并向上肢放射。皮肤可有麻木、过敏等感觉异常。同时可有上肢肌力下降、手指动作不灵活。当头部或上肢姿势不当,或突然牵撞患肢,即可发生剧烈地闪电样锐痛。

检查可见颈椎棘突、横突、冈上窝、肩胛内上角和肩胛下角有压痛点,压顶试验阳性,臂丛牵拉试验阳性,手肌肉萎缩,上肢皮肤感觉异常。X 线平片可见颈椎生理前凸消失,椎体前后缘增生,椎间隙狭窄,钩椎关节增生,前纵韧带、项韧带钙化,椎间孔狭窄。CT 或 MRI 可见椎间盘突出、椎管及神经根管狭窄、脊神经受压等情况。

2.脊髓型

脊髓型占 10%～15%,是颈椎病中最重的一种类型。由于起病隐匿、症状复杂;常被漏诊和误诊。脊髓主要受中央后突的髓核、椎体后缘骨赘、增生肥厚的黄韧带及钙化的后纵韧带等压迫。临床上表现为突出的下肢无力,沉酸,步态笨拙,迈步发紧,颤抖,脚尖不能离地,逐渐发展可出现肌肉抽动、痉挛性无力和跌跤,晚期可出现痉挛性瘫痪。

检查可见上下肢肌紧张,肱二头肌、肱三头肌肌腱反射亢进或减弱,膝、跟腱反射亢进,腹壁反射、提睾反射、肛门反射减弱或消失,Hoffmann 征、Rossolimo 征、Babinski 征等病理反射阳性,踝阵挛阳性,屈颈试验阳性。X 线平片与神经根型相似。脊髓造影、CT 及 MRI 检查可显示脊髓受压情况。

3.椎动脉型

椎动脉型占 10%～15%,与钩椎关节增生、椎关节失稳、小关节松动和移位,刺激或压迫椎动脉,致椎动脉痉挛、狭窄有关。临床表现为发作性眩晕、耳鸣、耳聋、头痛、共济失调、一过性黑蒙、突然摔倒等椎-基底动脉供血不足的症状。症状的出现与消失和头部位置有关。

检查可见:椎动脉扭曲试验阳性,低、仰头试验阳性。X 线平片:钩椎关节增生、椎间隙狭窄、小关节增生向前突入椎间孔内。椎动脉造影和 MRI 检查可显示椎动脉受压情况及程度,有重要价值。

4.交感神经型

交感神经型约占 10%,由颈椎椎体或小关节增生、后纵韧带钙化等,刺激了颈交感神经所致。它常与椎-基底动脉供血不足同时存在,两者不易鉴别。临床表现为枕、颈痛,偏头痛,头晕,恶心,心慌,胸闷,心前区疼痛,血压不稳,手胀,手麻,怕凉,视物模糊,易疲劳,失眠等症状。

检查可见:心率过速或过缓,血压高低不稳,低头和仰头试验可诱发症状产生或加重。

5.混合型

上述两型以上的症状和体征同时存在。

二、康复治疗

(一)颈椎牵引疗法

这是常用、有效的治疗方法。

1.作用机制

(1)对颈椎间盘突出症可起到"复位"的作用。

(2)使颈椎后关节嵌顿的滑膜复位。

(3)松解粘连之关节囊及神经根。

(4)有利于突出的颈椎间盘还纳。

(5)使颈部组织得到固定和休息,促使局部的炎症消退。

(6)使椎间隙变大,减轻因椎间孔狭窄压迫、刺激神经根而引起的上肢或头部的放射痛。

(7)解除椎动脉扭曲,改善椎动脉的供血。

2.禁忌证

脊髓压迫严重,体质太差,牵引后症状加重者禁忌应用;交感型急性期、脊髓型硬膜受压或脊髓轻度受压暂不用或慎用。

3.牵引方法

多用枕颌布带牵引法。

(1)姿势:分坐式、卧式和悬吊式 3 种。一般采用简便易行,易于调整牵引重量、角度的坐式。卧式对颈椎病并合急性损伤者,较为方便。悬吊式较少采用。这里主要介绍坐式牵引。

(2)牵引重量:牵引力大小众说不一,个体差异较大,持续牵引力一般按体重的 15%~20% 给予。一般从低重量开始,根据患者的适应情况可以适当加减。持续牵引之后,再给予间歇牵引。间歇牵引力按体重的 10%。一般可使椎间隙达到最大增宽。

(3)牵引时间:牵引总定时一般为 15~20 分钟,其中持续牵引 10~15 分钟,间隙牵引 5 分钟。在间歇牵引中,牵引 20 秒,间歇 10 秒。一般每天 1 次,15 天为一个疗程,共 2~3 个疗程或更长,两个疗程间隔 3~7 天。一般牵引 10 次时效果明显。持续牵引配合间歇牵引效果较佳。

(4)牵引角度:根据生物力学,病变在 C_5、C_6,牵引角度为前屈 5°~10°;病变在 C_6、C_7,牵引角度为前屈 15°;病变在 C_7~T_1,牵引角度为前屈 20°~30°;病变在上颈椎,牵引角度多为后伸 5°~20°。颈椎病一般不仅仅累及 1~2 个椎体,而是多个椎体受累,因此多选择前屈 5°~15°。临床上还要注意根据患者的感觉,颈椎有无侧屈、旋转,而作各方向角度的调整。

4.注意事项

颈牵剂量应按病情决定。同时还应注意患者整体状况。如身体好、年轻,剂量可大些;如体弱、老年人,牵引的时间要短些,重量也要轻些。颈牵引过程中要了解患者的反应,如有不适或症状加重应及时停止治疗,寻找原因或更改治疗方案。

(二)运动疗法

通过医疗体操等运动疗法可增强肌力,增加关节活动度,松解组织粘连,训练平衡协调功能等。

(三)物理疗法

1.超短波、短波疗法

这类高频电疗有明显的改善血液循环作用,剂量得当,可以增加组织的供氧和营养,减少渗出,有促进消炎消肿作用。

2.红外线疗法

红外线疗法的热作用具有明显的缓解痉挛和降低纤维结缔组织张力的作用。

3.直流电碘离子透入法

有直流电和碘的作用,可使瘢痕软化,粘连松解。

4.低、中频脉冲电刺激疗法

适当的低频脉冲或中频脉冲电刺激,可促进病区的血液循环,改善肌肉营养,延缓肌肉萎缩;同时,可以锻炼肌肉,增强肌力,矫治脊柱畸形等。物理因子治疗法很多,各型颈椎病都可根据病情选用适当的物理因子给予治疗,多能收到良好的效果。

(四)中医疗法

1.按摩

按摩深受患者的欢迎,亦逐渐被更多的临床医师所接受。按摩可改善局部血脉循环,加速淋巴的流动,提高新陈代谢,松解粘连,恢复关节的正常,解除痉挛。按摩流派甚多,手法不一,可按病情选择不同手法治疗。

2.针灸疗法

可解痉止痛,调节神经功能,改善局部血液循环,防止肌肉萎缩,促进功能恢复。

3.其他

小针刀疗法、火罐、药枕、中药外敷等亦有一定疗效。

(五)药物治疗

目前尚无治疗颈椎病的特效药物,所用非甾体抗炎药、肌松剂及镇静药均属对症治疗。颈椎病系慢性疾病,如长期使用上述药物,可产生一定的不良反应。因此,只有在症状剧烈、严重影响生活及睡眠时才短期、交替使用。当局部有小痛点时,可行局部封闭。

(六)日常生活活动的指导

1.合理用枕与调节睡眠姿势

合理的枕头对治疗和预防颈椎病十分重要,是药物治疗所不能替代的,应长期坚持应用。枕头不宜过高,亦不宜过低。一般情况下以自己的颌肩线(下颌角至肩峰的距离)或手掌横径作为侧卧或仰卧的高度。枕头应有适当的弹性和可塑性,不要过硬,以木棉或谷物皮壳较好。

睡姿良好对脊柱的保健十分重要。睡眠应以仰卧为主,侧卧为辅。侧卧时要左右交替,左右膝关节微屈对置。俯卧、半俯卧、半仰卧或上、下段身体扭转而睡,皆为不良睡姿,应及时纠正。头应放于枕头中央,以防落枕。脊柱病患者宜睡木板床。

2.工作姿势

坐位工作应尽量避免驼背、低头，不要伏在桌子上写字，看书时不要过分低头，尽量将书和眼睛保持平行。看书、写字、使用计算机、开汽车等时间不宜太长，一般工作 50～60 分钟做 1～2 分钟头颈部活动或改变姿势。

3.日常生活与家务劳动

行走要挺胸抬头，两眼平视前方，坐要坐直，不要躺在床上看书，喝水、刮胡子、洗脸不要过分仰头，手工劳作不要过分低头，看电视时电视机应放在与眼睛同一平面上，且时间不宜太长；切菜、剁馅、擀饺子皮等家务劳动时间不宜太长。由于不良姿势可诱发颈椎病或使颈椎病症状加重，因此，日常生活活动的指导已成为治疗颈椎病的一项不可少的内容。

（栗　亮）

第三节　骨　关　节　炎

骨关节炎（osteoarthritis）是一种常见的慢性关节疾病，也称骨性关节病、退行性关节炎、增生性关节炎、老年性关节炎和肥大性关节炎等。其主要病变是关节软骨的退行性变和继发性骨质增生。多见于中老年人，女性多于男性。好发在膝关节、髋关节、脊柱及手指关节等部位，其中膝关节的发生率最高。受损关节出现不同程度的关节僵硬与不稳定，导致功能减退，甚至功能丧失。因此，早期诊断与早期康复治疗对防止骨关节炎致残有重要意义。

一、临床分类

（一）原发性骨关节炎

病因不清，患者没有创伤、感染或先天性畸形的病史，无遗传缺陷，无全身代谢及内分泌异常。多见于中老年肥胖者。

（二）继发性骨关节炎

可发生于任何年龄，主要原因有：①关节的先天性畸形，如先天性马蹄内翻足；②创伤，如关节内骨折；③关节面后天性不平整，如骨缺血性坏死；④关节畸形引起的关节面对合不良；⑤关节不稳定，如韧带、关节囊松弛等；⑥医源性因素，如长期不恰当地使用皮质激素，可引起关节软骨病变等。

骨关节炎最早的病理变化发生在关节软骨，表现为关节软骨局部发生软化、糜烂，造成软骨下骨裸露，继发滑膜、关节囊及关节周围肌肉的改变，使关节活动受限，关节不稳定。由于关节的应力失调，关节面承受应力大小不均，从而促使关节进一步破坏，形成恶性循环，病变不断加重。

二、临床表现

其主要症状是疼痛，开始时为钝痛，以后逐步加重；由于软骨下骨的充血，患者会感到在静止时有疼痛，稍加活动后疼痛反而减轻，称为"休息痛"。如果活动过多，因关节摩擦，又产生疼痛。

患者感觉关节活动不灵活，特别是晨起或休息后，关节有僵硬感，活动后可逐渐缓解。关节活动时可有摩擦音，有时会发生关节交锁。

体检显示关节肿胀,有中度渗液,关节周围肌肉萎缩,有不同程度自辇活动受限和肌痉挛。

X线片显示关节间隙变窄,关节边缘有骨赘形成,软骨下骨硬化和有囊腔形成。到后期,骨端变形,关节面凹凸不平,边缘骨质明显增生。

三、康复评定

(一)疼痛的评定

可采用视觉模拟评分法进行评定,对治疗前后的评定结果进行比较。

(二)关节活动范围测定

关节活动障碍是骨关节炎的主要临床表现之一,通过ROM测定可了解关节活动受限程度。可利用通用量角器或方盘量角器进行测定。

(三)肌力测定

骨关节炎患者因肢体运动减少,可致失用性肌萎缩,肌力减弱。肌力测定可反映患肢肌肉的状态。常用的测定方法为徒手肌力检查法、等长肌力测定法和等速肌力定可反映患肢肌肉的状态。常用的测定方法为徒手肌力检查法、等长肌力测定法和等速肌力定试法,其中等速肌力测定法可定量评定肌肉功能。

(四)日常生活活动能力评定

严重的骨关节炎患者常影响其日常生活活动能力,应进行ADL评定,以了解患者日常生活活动能力水平。

四、康复治疗

(一)康复治疗目标

骨关节炎康复治疗的目标包括:①缓解关节疼痛;②减轻关节肿胀;③保持关节活动功能;④增强患肢肌力,增加关节稳定性;⑤矫正关节畸形。

(二)康复治疗方法

1.一般治疗

注意休息,保护关节,避免过度活动或损伤。急性期,关节肿胀、疼痛明显应卧床休息,支具固定,防止畸形。

2.运动疗法

应用运动疗法增强肌力,可减少肌肉萎缩,增强关节的稳定性。通过关节活动训练,可改善关节的活动范围,提高患者的日常生活活动能力。运动疗法可通过医疗体操或利用各种康复器械进行。

(1)关节活动训练:适宜的关节活动可以促进关节内滑液循环,改善软骨营养,减轻滑膜炎症,防止关节僵硬。可先进行关节不负重的主动运动,如肩、肘、腕等关节常采用摆动运动训练的方式。下肢宜采取坐位或卧位进行训练,以减少关节的负荷。如关节活动障碍明显,可利用康复器械进行关节连续被动运动(CPM)训练;必要时可做恢复关节活动范围的功能牵引治疗。

(2)肌力训练:常用的肌力训练方法包括等长、等张和等速肌力训练。等长肌力训练是一种静力性肌力训练方法,训练时不伴有关节活动,适用于关节活动过程中有明显疼痛的患者。可起到防止肌肉萎缩,消除肿胀、刺激肌肉肌腱本体感受器的作用。等长肌力训练不需要特殊仪器,比较方便;缺点是训练中关节不活动,对改善肌肉的神经控制作用较少。等张肌力训练是一种动力性肌力训练方法,通过训练可增强全关节活动范围内的肌力,改善肌肉运动的神经控制,促进局部血液、淋巴循环,改善关节软骨营养;其缺点是对急性期疼痛明显的骨关节炎患者不适宜。等速肌力训练也是一种动力性肌力训练方法,但兼有等长和等张肌力训练的优点。等速肌力训练时,等速仪器能提供一种顺应性阻力,容许肌肉在整个活动范围内始终承受最大阻力,产生最大肌力,从而提高训练效率。由于等速肌力训练中,患者所遇到的阻力为一种顺应性阻力,当肌力较弱时,等速仪器提供的阻力相应减少,安全性较好。此外,等速训练还可提供不同的训练速度,可同时训练主动肌和拮抗肌,可进行等速向心及等速离心收缩训练、可进行全幅度及短弧度训练。其缺点是费用较高。肌力训练除可减少肌肉萎缩之外,增强的肌力还能增加关节的稳定性,保护关节,延缓骨关节炎的病程进展。

(3)有氧运动:有氧运动可促进体内脂肪消耗,减轻体重,减少关节负荷,降低罹患骨关节炎的危险,有利于缓解骨关节炎的症状。有氧运动包括游泳、散步、太极拳、园艺以及轻松的舞蹈等。

3.物理治疗

可采用热疗法,如蜡疗法或红外线疗法等,具有镇痛、消肿作用;应用低中频电疗,如音频电疗法、干扰电疗法、调制中频电疗法等,具有促进局部血液循环作用;应用高频电疗法,如短波、超短波、微波疗法,具有消炎、镇痛、缓解肌肉痉挛、改善血液循环的作用。

4.药物治疗

合理的药物治疗可以减轻患者的关节疼痛和炎症,保持关节运动功能,延缓病情的发展。目前常用的药物包括以下几类。①非甾体抗炎药物(NSAIDs):具有消炎、止痛作用,是各种骨关节炎最初治疗的首选药物。目前临床上常用的 NSAIDs 类药物包括:莫比可、万络、西乐葆、诺福丁等。②补充氨基葡萄糖药物:骨关节炎常由于关节软骨蛋白多糖生物合成异常而出现退行性变。维骨力的活性成分是氨基单糖—硫酸氨基葡萄糖,它能刺激关节软骨细胞产生正常的蛋白多糖,具有保护关节软骨、防止骨关节炎的发展、缓解关节疼痛等作用。③透明质酸(hyaluronate acid,HA):将透明质酸注射到关节腔内,提高关节腔内的透明质酸浓度,在关节软骨的表面形成保护层,重新恢复关节软骨的生理屏障。同时透明质酸可以增加关节内的润滑作用,减少关节活动产生的摩擦疼痛。临床上常选用透明质酸钠进行膝关节腔内注射,每周1次,连续4～5周为1个疗程,疗效一般可持续半年至1年。

5.矫形器的应用

对骨关节炎患者可利用各种矫形器进行辅助治疗,如关节支持用具、夹板、手杖、助行器、支架及轮椅等。矫形器的应用可预防、矫正由于骨关节炎引起的关节畸形,保持和补偿关节功能,减轻负重关节的应力负荷等,从而减慢关节畸形的发展。

6.手术治疗

骨关节炎的晚期出现畸形或持续性疼痛,影响生活自理时,可采用手术治疗。如膝内翻畸形可行胫骨上端高位截骨术,根据患者年龄、职业及生活习惯等选用膝关节置换术、髋关节置换术等。术后应积极进行关节功能恢复性康复训练。

(栗　亮)

第四节　类风湿关节炎

类风湿关节炎(rheumatoid arthritis,RA)是一种特异性炎症,表现为对称性、周围性多个关节慢性炎性病变,其特点是受累关节疼痛、肿胀、功能下降,病变呈持续、反复发作过程,逐渐导致关节破坏、强直和畸形,是全身结缔组织疾病的局部表现。本病呈全球性分布,我国的患病率为0.32%～0.36%,是造成我国人群丧失劳动力和致残的主要原因之一。

一、病因

病因尚不清楚,可能与以下因素有关。

(一)由自身免疫反应所致

与此病有关的人类白细胞相关抗原 HLA-DR4 与短链多肽结合,能激活 T 细胞,在某些环境因素作用下,产生自身免疫反应,导致滑膜增殖、血管翳形成、炎性细胞聚集和软骨退变。

(二)感染

尚无被证实有导致本病的直接感染因子,但一些病毒、支原体、细菌都可能通过某些途径影响 RA 的病情进展。多数人认为甲型链球菌感染是本病的诱因。

类风湿关节炎的主要病理变化为关节滑膜的慢性炎症,血管翳形成,软骨和软骨下骨破坏,最终造成关节畸形和强直,功能丧失。在急性期滑膜表现为渗出性和细胞浸润性,滑膜下层有小血管扩张,内皮细胞肿胀、细胞间隙增大,间质有水肿和嗜中性粒细胞浸润。病变进入慢性期,滑膜内皮细胞增生、肥厚,形成许多绒毛样突起,突向关节腔内或侵入到软骨和软骨下骨。绒毛具有很强的破坏性,是造成关节破坏、关节畸形、功能障碍的病理基础。滑膜边缘部分长出肉芽组织血管翳,逐渐延伸并覆盖于关节软骨表面。软骨下骨内也有肉芽组织血管翳伸向关节软骨,肉芽组织中的吞噬细胞和淋巴细胞吞噬丙种球蛋白和补体与类风湿因子形成复合体后,溶酶体破坏,释放出蛋白酶等酶,使关节软骨逐渐被破坏、吸收,仅有纤维组织覆盖。肉芽组织也可破坏软骨下骨,使骨小梁减少、骨质疏松,骨髓的造血组织被纤维脂肪组织所取代。后期,关节面间的肉芽组织相互连接逐渐纤维化,形成纤维性关节僵直,进一步发展,可转化为骨性僵直。除关节外,关节周围的肌腱、腱鞘也可发生类似的肉芽组织侵入,影响关节功能。由于肌萎缩,继而发生痉挛,使关节功能进一步丧失。在皮下常可形成典型的类风湿结节。

二、临床表现

本病可见于任何年龄,以 20～45 岁居多,女性患者约是男性的 3 倍。通常以缓慢而隐匿的方式起病,在出现明显关节症状之前,有数周的低热、乏力、全身不适、体重下降等症状,以后逐渐出现典型关节症状。早期表现为关节隐痛和晨僵,主动活动和被动活动均受限。最常出现的部位为掌指关节、腕关节、近端指间关节,其次是趾、膝、踝、肘、肩、髋等关节。多呈对称性、持续性,但时轻时重。疼痛的关节往往伴有压痛、肿胀,皮肤出现褐色色素沉着。病变持续发展,肌肉呈保护性痉挛,继发挛缩,最后关节僵直和畸形。常见的有手指鹅颈状畸形,掌指关节向尺侧半脱位,腕、肘、膝、髋等关节僵直于屈曲位,上颈椎也可受累。

实验室检查:血红蛋白减少,白细胞计数正常或降低,淋巴细胞计数增加。约70%。80%的病例类风湿因子阳性。病变活动期血沉加快,血清IgG、IgA、IgM增高。关节滑液较混浊,黏稠度差,含糖量降低,细菌培养阴性。

三、临床诊断

1987年美国风湿病协会(ARA)发表了修订的类风湿关节炎诊断标准(表14-4),该标准在国际上得到广泛应用。符合诊断标准7项中4项或4项以上者可诊断为类风湿关节炎。一直以来,我国临床医师以此为依据作出诊断。

表14-4　1987年ARA修订的类风湿关节炎诊断标准

定义	注释
1.晨僵	关节及其周围的僵硬感在获得最大改善前至少持续1小时(病程≥6周)
2.至少3个以上关节部位的关节炎	医师观察到至少3个以上关节部位(有14个可能累及部位:左侧或右侧的近端指间关节、掌指关节,腕、肘、膝、踝及跖趾关节)同时有软组织肿胀或积液(病程≥6周)
3.手关节的关节炎	腕、掌指或近端指间关节中,至少有一个关节肿胀(病程≥6周)
4.对称性关节炎	身体两侧相同关节同时受累(双侧近端指间关节、掌指关节及跖趾关节受累时,不一定绝对对称)(病程≥6周)
5.类风湿结节	医师观察到在骨突部位、伸肌表面或关节周围有皮下结节
6.类风湿因子阳性	任何方法证明血清类风湿因子含量异常,而所用方法在正常人群中的阳性率<5%
7.放射学改变	在手和腕的后前位相上有典型的类风湿关节炎放射学改变:必须包括骨质侵蚀或受累关节及其邻近部位有明确的骨质疏松

四、康复评定

(一)炎症活动性的评定

1.Lansbury全身指数法

为炎症活动性评定的常用方法,应用时,依据各个项目的检查值,从Lansbury活动性指数表内查出其百分比换算值,然后各项百分比数相加即是Lansbury全身指数。Lansbury活动性指数表的主要项目包括:晨僵(持续时间)、疲劳感(出现时间)、疼痛程度(按每天阿司匹林需要量计算)、握力(应用水银血压计测量,先将袖带折叠充气,维持至4.0 kPa(30 mmHg),让患者前臂悬空用力握充气袖带2～3次,取其平均值)、血沉(Westergren法)。

2.临床指标

(1)晨僵持续1小时以上。

(2)6个关节以上有压痛或活动时有疼痛。

(3)3个关节以上有肿胀。

(4)发热1周以上,体温高于37.5 ℃。

(5)握力:男性<25.6 kPa(192 mmHg),女性<19.5 kPa(146 mmHg)。

3.实验室指标

(1)血沉>27 mm/h。

(2)类风湿因子测定>1:40以上(免疫乳胶法)。

(二)类风湿关节炎的分期和功能障碍分级

可采用 Steinbrocker 的相应标准予以评定(表 14-5、表 14-6)。

表 14-5 类风湿关节炎的分期

分期	临床表现
Ⅰ期	1.X 线片无破坏性变化
	2.X 线片有骨质疏松
Ⅱ期	1.X 线片有骨质疏松,关节间隙因软骨的破坏而变窄
	2.有关节活动受限,无关节畸形
	3.关节周围肌肉萎缩
	4.有类风湿结节和腱鞘炎等关节外软组织病变
Ⅲ期	1.除骨质疏松外,X 线片有软骨和骨破坏性改变
	2.有关节半脱位、关节畸形改变,但无纤维性或骨性僵直
	3.有广泛性肌肉萎缩
	4.有类风湿结节和腱鞘炎等关节外软组织病变
Ⅳ期	1.具有第Ⅲ期的改变
	2.有纤维性或骨性僵直

表 14-6 类风湿关节炎功能障碍分级

分级	临床表现
Ⅰ级	功能基本正常,能无困难地进行各种普通工作
Ⅱ级	有单个或多个关节不适或功能受限,但可完成一般的日常生活活动和某种职业工作
Ⅲ级	功能受限,不能完成或部分完成正常工作,生活能部分自理
Ⅳ级	大部或全部功能丧失,卧床或限于轮椅活动,生活大部或全部需人协助

(三)关节活动范围的评定

患者关节功能常受限。早期 RA 因软组织的挛缩而关节活动范围减小,晚期关节活动范围的受限常因骨性或纤维性僵直所致。评定目的是为了解关节活动范围是否影响日常生活动作的完成,从而决定康复治疗的内容。

(四)肌力评定

由于本病累及指间、掌指、跖趾等关节较多,故肌力评定多采用握力计法。若手的小关节畸形,使用握力计困难,可采用血压计法。

除上述评定项目之外,根据具体情况,可采用相关量表或方法,对患者进行疼痛评定、ADL能力评定、生活质量评定及步态分析等。

五、康复治疗

目前临床上尚缺乏根治及预防本病的方法,因此,康复治疗与药物治疗、外科手术治疗等措施密切配合,在不同的病期,采用不同的康复治疗措施,对提高类风湿关节炎的治疗效果有重要意义。康复治疗的目的是减轻或消除关节肿胀、疼痛等症状;防止和减少关节骨的破坏,尽可能地保持受累关节的功能;预防及矫正畸形,提高患者的生活自理能力及生活质量。

(一)药物治疗

常用的改善症状的抗风湿药物有非类固醇抗炎药、慢作用抗风湿药和糖皮质激素等。

(1)非类固醇抗炎药(NSAIDs)常用 NSAIDs 类药物有布洛芬、萘普生、双氯芬酸、吲哚美辛等。上述各种药物至少需服用两周才能判断其疗效,效果不明显者可改用另一种 NSAIDs。不宜同时服用两种 NSAIDs。

(2)慢作用抗风湿药本类药物起效时间长于非类固醇抗炎药,临床诊断明确 RA 后,应尽早采用本类药物与非类固醇抗炎药联合应用的方案。本类药物常用的有甲氨蝶呤(MTX)、柳氮磺吡啶、金制剂、青霉胺、雷公藤总苷、硫唑嘌呤、环磷酰胺、环孢素等。

(3)糖皮质激素本药适用于有关节外症状者或关节炎明显而又不能为非类固醇抗炎药所控制者,或慢作用抗风湿药尚未起效时的患者。

(二)休息

活动期患者应该卧床休息并保证充足睡眠,一般夜间不少于 8 小时、白天不少于 1 小时的睡眠较为适宜。

(三)运动疗法

运动疗法旨在增加和保持肌力、耐力,维持关节活动范围,增加骨密度。通过运动可改善生物力学状态,使症状相应减轻。为了预防畸形发生,可采用肢体功能位姿势治疗与运动治疗交替,肢体功能位姿势治疗可应用枕垫或石膏、塑料等制成的固定夹板进行。已有关节活动范围受损时,宜采用低温热塑高分子材料制作的系列夹板固定。功能位固定应每 2 小时取下夹板,做该关节不负重、无疼痛范围内的主动运动,每个动作重复 2～3 次。一定量的关节保护运动,既可以防止因急性期关节固定而发生的肌力减弱,维持关节的稳定性,又可以预防关节畸形(图 14-1、图 14-2)。

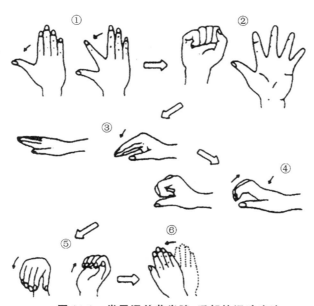

图 14-1　类风湿关节炎腕、手部的运动疗法

注:①手指向桡侧逐一展开;②手指屈伸练习;③指间关节伸直位掌指关节屈睢;④指间关节轻度屈曲位掌指关节伸展;⑤腕关节屈伸练习;⑥腕关节桡侧屈曲运动

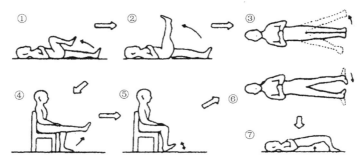

图 14-2 类风湿关节炎下肢的运动疗法

注:①髋、膝屈伸训练(左右交替);②直腿抬高训练(左右交替);③下肢外展训练(左右交替);④膝关节伸屈训练;⑤踏足训练;⑥下肢内一外旋训练;⑦仰卧位抬臀训练

关节运动时应注意动作要缓慢,运动次数要循序渐进。开始时每天 1 次,每个动作重复 2~3 次,一周后逐渐过渡到每天 2 次,每个动作重复 10 次。如果运动后 2 小时后仍感关节疼痛较运动前加重,则提示运动量过大,应该酌情减量。对于慢性期的患者,应进行关节活动范围的训练,预防或治疗关节挛缩。若关节活动受限(软组织结构紧张所致),开始可先用辅助或牵张运动,继之做主动关节活动范围运动;若关节活动不受限,则用保持关节活动范围的主动运动。为增加肌腱伸展、减少疼痛,运动前宜采用冷、热疗。对关节周围肌肉应选择等长、等张或等速肌肉抗阻训练,强化肌力,使肢体功能得到最大程度的恢复。

对于炎症性关节进行运动疗法的选择顺序,可参考图 14-3 的金字塔模式(由底至尖)。

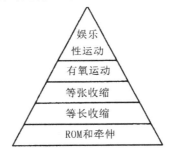

图 14-3 Hicks 运动疗法的金字塔式选择顺序

(四)物理治疗

(1)温热疗法有镇痛、消除肌痉挛、增强软组织的伸展性及提高毛细血管通透性的作用。在炎症的急性期不宜使用。全身治疗可采用温泉疗法、蒸汽浴、沙浴、泥疗等;局部治疗可采用热袋、蜡浴、红外线、高频电疗法等。

(2)冷疗法用于炎症的急性期。冷疗可使痛阈上升,从而缓解疼痛。常用的方法有冰袋、冰按摩、冰水浸浴等,每次治疗时间在 10 分钟左右。

(3)低中频电疗有防止肌肉挛缩和缓解局部疼痛的作用。

(五)作业疗法

通过功能性作业疗法达到增大关节活动范围、增强肌力、预防及矫正畸形的目的。为了达到生活自理,提高患者的生活质量,必要时需对患者居住环境进行改造,并根据患者的具体情况选择使用一些自助具、支具、矫形器等(图 14-4、图 14-5)。通过 ADL 指导,对患者进行梳洗、进餐、取物、更衣、人浴、如厕等日常生活活动训练,教会患者在日常生活活动中如何保护自己的关节(图 14-6)。

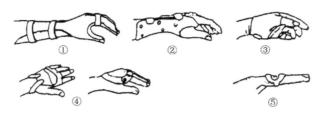

图 14-4　腕、手部关节常用矫形器

注:①固定性腕、手部矫形器:用于腕、手部关节制动,患部得以休息,使炎症及疼痛减轻。②功能性腕关节矫形器:腕关节部分或完全固定,掌指、指间关节可动。③腕掌关节(CMC)固定用矫形器:减轻关节疼痛。④掌指关节尺侧偏畸形矫形器:预防或矫正掌指关节尺侧偏畸形。⑤手指 3 点支持矫形器:用于近侧指间关节(PIP)鹅颈状及纽扣畸形等

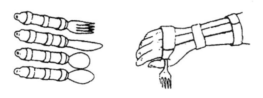

图 14-5　进食用自助具

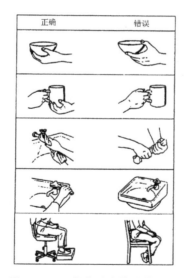

图 14-6　日常生活中的关节保护

(六)手术治疗

早期可行受累关节滑膜切除术,以减少关节液渗出,防止血管翳形成,保护软骨和软骨下骨组织,改善关节功能;也可在关节镜下行关节清理、冲洗及滑膜切除术;至后期,可行关节成形术或全关节置换术。手的尺偏畸形可行掌指关节成形术或用硅酮橡胶行人工手指关节置换术以矫正畸形、恢复功能。

（栗　亮）

第十五章　骨科疾病的护理

第一节　骨科常用护理技术

一、翻身

协助患者翻身是护士的基本功,因此,掌握正确的翻身方法至关重要。翻身总的原则是保证患者舒适、安全,被压迫的部位能得到减轻或改善,避免压疮的发生。如何在翻身时既可预防压疮发生又使患者感觉舒适、无痛或疼痛减轻,这是骨科护理的重点之一,也是最能体现人性化关怀的一面。

(一)翻身方法

(1)四肢骨折患者翻身。①协助患者翻身:一人站在患者翻身部位的对侧,一手扶住肩膀,一手扶住腰部,另一人站在床尾,抓住患肢稍作牵引,随着身体的翻转而同步转动患肢,并臀下垫软枕,每2小时1次。②指导患者翻身:指导患者如何利用肩膀、腹肌及健肢进行翻转身体和抬高臀部动作。首先,健肢屈曲,用力蹬床,一手扶住床栏,侧转身体。其次,指导其用两侧肩膀及健肢三点一线,辅以腹肌用力使腰背及臀部抬高,并用双手掌轻托髋部,手指平伸轻揉臀部及骶尾部,从而提高自护能力,避免臀部长期受压,促进血液循环。

(2)昏迷、瘫痪及各种原因不能起床的患者翻身。患者仰卧,一手放于腹部,另一手(侧卧方向的手)上臂平放外展与身体成45°角,前臂屈曲放于枕旁,护士站立于床旁一侧,轻轻将患者推向对侧,使患者背向护士。

(3)脊柱骨折患者的翻身方法。保持受伤的局部固定,不弯曲、不扭转。例如,给一个伤在胸腰椎的患者翻身时,要用手扶着患者的肩部和髋部同时翻动。如伤在颈椎,则须保持头部和肩部同时翻动,以保持颈部固定不动。患者自己翻身时,也要掌握这个原则。其方法是:挺直腰背部再翻动,以绷紧背肌,使形成天然的内固定夹板,不要上身和下身分别翻转。伤在颈椎的患者,也不可以随意低头、仰头或向左右扭转。对于脊柱骨折患者不可随便使用枕头。

(4)髋部人工假体置换术后翻身方法。患者术后1～3天最好采取两人翻身方法。护士分别站在患者患侧的床边,先将患者的双手放在胸前,让患者屈曲健侧膝关节。一人双手分别放至患者的肩和腰部,另一人将双手分别放至患者的臀部和患肢膝部,并让患者的健侧下肢配合用力,同时将身体抬起移向患侧床沿。然后让患者稍屈曲健侧膝关节,在两膝间放置2~3个枕头,高度以患者双侧髂前上棘之间距离再加5 cm,操作者一人双手再分别放至患者的肩和腰部,另一人双手分别放至臀部和患肢膝部,同时将患者翻向健侧,将患肢置于两膝间的枕头上。保持患肢呈外展15°~20°,屈髋10°~20°,屈膝45°,然后在患者的背部垫一软枕,胸前放一软枕置上肢,注意保持患者的舒适。

(二)护理注意事项

(1)心理护理:承认患者翻身的痛苦,耐心倾听,提出解决痛苦的方式。了解他们的心理动态,坦承翻身的痛苦,拉近与患者间的距离,增加亲切感。其次,让患者了解不翻身的危害,并告知如何翻身可避免疼痛,让其接受帮助,并掌握方法,待其感到接受帮助后确实能有效地减轻疼痛时,便能对护士产生信任感,从而消除敌视及恐惧心理。

(2)鼓励患者尽量自主活动,调动患者的主观能动性和潜在能力,配合患者的文化需求,调动患者的参与意识,使患者积极配合疾病的治疗、护理,做一些力所能及的自护。

(3)下肢牵引的患者在翻身时不可放松牵引,石膏固定术的患者翻身后应注意将该肢体放于适当功能位置,观察患肢的血运,避免石膏受压断裂。

(4)若患者身上带有多种导管,应先将各种导管安置妥当,翻身后注意检查各导管是否扭曲脱落,保持各引流管的通畅。

(5)若伤口敷料已脱落或已被分泌物浸湿,应先换药后再翻身。翻身时避免推、拉、拖等动作,以免皮肤受损。

(6)注意记录患者翻身前后各项生理指标的变化(血压、心率、呼吸次数、血氧饱和度等)及患者翻身过程中各项主观感觉指标的变化。

(7)在翻身工作中,正确应用人体力学原理,使患者身体各部分保持平衡,保证患者有舒适和稳定的卧位,预防拮抗的肌肉长期过度伸张或挛缩,提高患者的安全性。护士如能在工作中掌握身体平衡,使用最小的能量,发挥最大的效能,减轻疲劳,提高工作效率,则具有重大意义。

二、牵引术及牵引患者的护理

牵引是利用力学作用原理对组织或骨骼进行牵引,是治疗脱位的关节或错位的骨折及矫正畸形的医疗措施。牵引患者的护理工作是疾病得以治疗的重要手段。

(一)牵引的目的和作用

牵引在治疗骨与关节损伤中占有重要的地位,骨科临床应用广泛,牵引对脱位的关节或错位的骨折既有复位作用又有固定作用,可以稳定骨折断端,减轻关节面所承受的压力,缓解疼痛和促进骨折愈合,保持功能位,便于关节活动,防止肌肉萎缩,矫正畸形。

(二)牵引的种类

1.皮肤牵引

借助胶布贴于伤肢皮肤上或用泡沫塑料布包压伤肢皮肤上,利用肌肉在骨骼上的附着点,牵引力传递到骨骼,故又称间接牵引。

皮牵引的特点是操作简便,不需穿入骨组织,为无创性;缺点是不能承受过大拉力,重量一般不超过5 kg,否则容易把胶布拉脱而不能达到治疗的目的;应用较局限,适用于少儿或老年患者;牵引时间不能过久,一般为2~4周。

(1)胶布牵引:多用于四肢牵引。贴胶布前,皮肤要用肥皂、清水洗净。皮脂要用乙醚擦拭,因皮肤上有皮脂、汗水或污垢者,都能影响胶布的黏着力。目前,国内对成年人,一般都剃毛。对于小儿患者,则一般不剃毛。胶布的宽度以患肢最细部位周径的 1/2 为宜。胶布粘贴范围以下肢为例,大腿牵引起自大腿中上 1/3 的内外侧,小腿牵引起自胫骨结节下缘的内外侧,胶布下界绕行并距离足底约 10 cm,在足远端胶布中央贴一块比远端肢体稍宽,且有中央孔的扩张板(距足底 4~5 cm),从中央孔穿一牵引绳备用;将近侧胶布纵向撕开长达 2/3,粘贴时稍分开,使牵引力均匀分布于肢体。将胶布平行贴于肢体两侧,不可交叉缠绕,在骨隆突部位加纱布衬垫,以保护局部不受压迫。将胶布按压贴紧后,用绷带包扎肢体,以免胶布松脱,但缠绕时松紧必须合适,太松则绷带容易散开、脱落,太紧也会影响血循环。缠贴时,要从远心端开始向近心端,顺着静脉回流的方向进行。半小时后加牵引锤,进行牵引(图 15-1)。

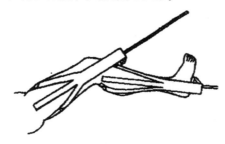

图 15-1　皮牵引示意图

(2)海绵带牵引:利用市售泡沫塑料布,包压于伤肢皮肤,远端也置有扩张板,从中央穿一牵引绳进行牵引。

2.兜带牵引

利用布带或海绵兜带托住身体突出部位施加牵引力。

(1)枕颌带牵引:用枕颌带托住下颌和枕骨粗隆部,向头顶方向牵引,牵引时使枕颌带两上端分开,保持比头稍宽的距离,重量 3~10 kg。适用于颈椎骨折、脱位,颈椎间盘突出症和神经根型颈椎病等(图 15-2)。

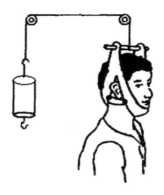

图 15-2　枕颌带牵引

(2)骨盆带牵引:用骨盆牵引带包托于骨盆,保证其宽度的 2/3 在髂嵴以上的腰部,两侧各一个牵引带,所牵重量相等,总重量为 10 kg,床脚抬高 20~25 cm,使人体重量作为对抗牵引(图 15-3)。适用于腰椎间盘突出症及腰神经根刺激症状者。

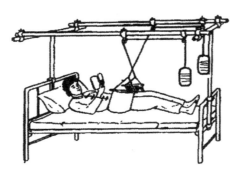

图 15-3　骨盆带牵引

（3）骨盆悬吊牵引：使用骨盆悬吊带通过滑轮及牵引支架进行牵引，同时可进行两下肢的皮肤或骨牵引。适用于骨盆骨折有明显分离移位或骨盆环骨折有向上移位和分离移位者。

3.骨牵引

骨牵引通过贯穿于骨端松质骨内的骨圆针或不锈钢针和牵引弓、牵引绳及滑轮装置，对骨折远侧端施加重量直接牵引骨骼，又称直接牵引。

骨牵引常用部位：颅骨骨板、尺骨鹰嘴、股骨髁上、胫骨结节、跟骨等。

骨牵引特点是牵引力大，而且时间持久，且能有效的调节，效果确实对青壮年人，肌力强大处，以及不稳定型骨折等，疗效很好。缺点是因需要在骨骼上穿针，对患者具有一定痛苦和感染机会。

（1）适应证：股骨颈囊内骨折手术前准备、肱骨粗隆间粉碎性骨折、股骨骨折、胫骨骨折及小腿开放性损伤、肱骨干骨折、肱骨髁上骨折伴有关节明显肿胀及肱骨髁部骨折、颈椎骨折脱位或伴有神经损伤症状的高位截瘫。

（2）操作方法：将穿刺部位的皮肤洗净、剃毛，消毒皮肤进行局麻，然后由医师于穿刺部位在无菌条件下，用手术刀刺破皮肤，将骨针固定在手摇钻上，通过皮肤切口，沿与骨干垂直方向横穿骨端或骨隆起处，到达对侧皮下时，再用手术刀刺破该处皮肤，使骨针穿出。穿针的针眼用酒精消毒，用无菌纱布包盖骨针两端，可插上无菌小瓶，以免骨针刺伤健肢或他人，然后安装牵引弓，将牵引绳连接在牵引弓上，通过滑车，在牵引绳末端系挂重量，即可对骨直接牵引（图 15-4）。

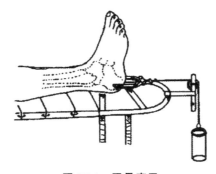

图 15-4　跟骨牵引

（三）牵引患者的护理

1.配合医师用物准备

（1）牵引器：牵引弓、马蹄铁、颅骨钳等。

(2)穿针用具:手摇钻或手钻、锤子等。

(3)牵引针:有克氏针和骨圆针两种。

(4)局麻、手术等用品。

2.患者准备

向患者及家属解释实施牵引的必要性、重要性及步骤,取得患者配合,并摆正体位,协助医师进行牵引。

3.牵引术后护理

(1)设置对抗牵引:一般将床头或床尾抬高15～30 cm,利用体重形成与牵引方向相反的对抗牵引力。

(2)保持有效牵引:皮牵引时,应注意防止胶布或绷带松散、脱落;颅骨牵引时,注意定期拧紧牵引弓的螺母,防止脱落;保持牵引锤悬空、滑车灵活;适当垫高患者的床头、床尾或床的一侧,牵引绳与患肢长轴平行;明确告知患者及其亲属不能擅自改变体位,以达到有效牵引;牵引重量不可随意增减,重量过小可影响畸形的矫正和骨折的复位;过大可因过度牵引造成骨折不愈合;定期测量患肢长度,并与健侧对比,以便及时调整。

(3)维持患肢有效血液循环:加强指(趾)端血液循环的观察,重视患者的主诉。如有肢端皮肤颜色变深、温度下降,说明发生了血液循环障碍,应及时查明原因,如是否包扎过紧、牵引重量过大等,须及时予以对症处理。

(4)并发症的预防如下。①皮肤水疱、溃疡和压疮:牵引重量不宜过大;胶布过敏或因粘贴不当出现水泡者应及时处理;胶布边缘溃疡,若面积大,须去除胶布暂停皮牵引,或改为骨牵引,嘱患者如有不适应及时报告而不能擅自撕下胶布,否则影响治疗效果;长期卧床者应在骨隆突部位,如肩背部、骶尾部、双侧髂嵴、膝踝关节、足后跟等处放置棉圈、气垫等,并定时按摩,每天温水擦浴,保持床单清洁、平整和干燥。②血管和神经损伤:骨牵引穿针时,如果进针部位定位不准、进针深浅、方向不合适及过度牵引均可导致相关血管、神经损伤,出现相应的临床征象。如颅骨牵引钻孔太深、钻透颅骨内板时,可损伤血管,甚至形成颅内血肿。故牵引期间应加强观察。③牵引针、弓滑落:四肢骨牵引针若仅通过骨前方密质,牵引后可撕脱密质;若颅骨牵引钻孔太浅,未钻通颅骨外板,螺母未拧紧可引起颅骨牵引弓脱落。故应每天检查并拧紧颅骨牵引弓螺母,防止其松脱。④牵引针眼感染:保持牵引针眼干燥、清洁,针眼处每天滴70%乙醇2次,无菌敷料覆盖。针眼处有分泌物或结痂时,应用棉签拭去,以免发生痂下积脓。避免牵引针滑动移位,骨牵引针两端套上木塞或胶盖小瓶,以防伤及他人及挂钩被褥。定期加强观察,发现牵引针偏移时,局部经消毒后再调整至对称位或及时通知医师,切不可随手将牵引针推回。继发感染时,积极引流;严重者,须拔去钢针,换位牵引。⑤关节僵硬:患肢长期处于被动体位、缺乏功能锻炼,关节内浆液性渗出物和纤维蛋白沉积,易致纤维性粘连和软骨变性;同时由于关节囊和周围肌肉的挛缩,关节活动可有不同程度的障碍。故牵引期间应鼓励和协助患者进行主动和被动活动,包括肌肉等长收缩,关节活动和按摩等,以促进血液循环,维持肌肉和关节的正常功能。⑥足下垂:膝关节外侧腓骨小头下方有腓总神经通过,因位置较浅,容易受压。若患者出现足背伸无力时,应高度警惕腓总神经损伤的可能。故下肢水平牵引时应注意:在膝外侧垫棉垫,防止压迫腓总神经;应用足底托板,将足底垫起,置踝关节于功能位;加强足部的主动和被动活动;经常检查局部有无受压,认真听取主诉。应及时去除致病因素。⑦坠积性肺炎:长期卧床及抵抗力差的老年人,易发生此并发症。应鼓励患者利用牵引床上的拉手做抬臀运动;练习深呼吸,用力咳嗽;

协助患者定期翻身,拍背促进痰液排出。⑧便秘:保证患者有足够的液体摄入量;鼓励多饮水,多摄入膳食纤维;按摩腹部,刺激肠蠕动;在不影响治疗的前提下,鼓励和协助患者变换体位;已发生便秘者,可遵医嘱口服润肠剂、缓泻剂、开塞露肛塞或肥皂水润肠等,以缓解症状,必要时协助排便。

三、石膏绷带固定术及患者的护理

随着科学的进步和工业的发展及对骨关节损伤机制研究的进展,陆续出现了一些新的固定方法、固定器材,但传统的石膏绷带外固定,由于价格便宜,使用方便,应用甚广,是骨科医师必须熟悉掌握的一项外固定技术。其优点是可透气及吸收分泌物,对皮肤无不良反应,适用于骨关节损伤及骨关节手术后的外固定,易于达到符合三点固定的治疗原则,固定效果较好,护理方便,且适合于长途运送骨关节损伤患者,缺点是无弹性,不能随意调节松紧度,也不利于肢体功能锻炼。

(一)石膏特性

(1)医用石膏:是生石膏煅制、研磨制成的熟石膏粉。当熟石膏遇到水分时,可重新结晶而硬化。利用此特性可达到固定骨折、制动肢体的目的。

(2)石膏粉从浸湿到硬固定型,需 10～20 分钟。石膏包扎后从初步硬固到完全干固需 24～72 小时。水中加入少量食盐或提高水温,可缩短硬化时间。包扎后石膏中水分的蒸发时间与空气的潮湿度、气温及空气流通程度有关。

(3)石膏粉应储存在密闭容器内,以防受潮吸水而硬化失效;也不能放在过热之处干烤以免石膏粉过分脱水,影响硬化效果。

(4)石膏的 X 线穿透性较差。

(二)常用的石膏固定类型

(1)固定躯干的石膏:石膏床、石膏背心、石膏围腰及石膏围领。

(2)固定肩部和髋部的肩人字石膏和髋人字石膏。

(3)上肢的长臂石膏管型及石膏托,短臂石膏管型及石膏托。

(4)固定下肢的长腿石膏管型及石膏托,短腿石膏管型及石膏托。

(三)石膏固定技术操作步骤

1.术前准备

(1)材料设备的准备:①预先将石膏绷带拣出放在托盘内,以便及时做石膏条带,供包制石膏用。②其他石膏用具,如石膏剪、石膏刀、剪刀、线织纱套、棉卷、绷带、纱布块及有色铅笔等准备齐全,在固定地方排放整齐,以便随用随拿,用后放回原处。

(2)局部准备:用肥皂水及水清洗石膏固定部位的皮肤,有伤口者应更换敷料,套上纱套,摆好肢体功能位或特殊位置,并由专人维持或置于石膏牵引架上;将拟行固定的肢体擦洗干净,如有伤口应更换敷料,胶布要纵形粘贴,便于日后石膏开窗时揭取和不影响血液循环。对骨隆突部位应加衬垫,衬垫物可用棉织套、棉纸或棉花,以免石膏绷带硬固后软组织受压。

2.石膏绷带包扎手法

用盆或桶盛 40 ℃左右的温水,桶内水面要高过石膏绷带。待气泡停止表明绷带已被浸湿,取出后用手握其两端向中间轻轻挤压,挤出多余的水分后即可使用。助手将患肢保持在功能位或治疗需要的特殊位置。包扎管形石膏时,术者将石膏绷带始端平铺在肢体上,自近端向远端环绕肢体包扎。包扎时动作要敏捷,用力均匀,不能拉紧,每圈应重叠 1/3,并随时用手将每层绷带安抚妥帖,才能使石膏绷带层层凝固成一个整体。助手托扶肢体时,不能在石膏绷带上留下手指压痕,以免干固后压迫肢体。包扎完毕应将边缘部分修齐并使表面光滑,用彩色笔在石膏表面做好包扎日期等标记。为了更换敷料方便,伤口的部位需在石膏未干固前开窗。处理完毕后,将肢体垫好软枕,10~20分钟保持不动,以防止石膏绷带变形或折裂(图15-5)。

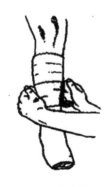

正确手法

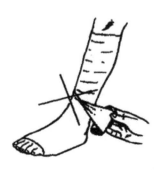

错误手法

图 15-5　石膏绷带包扎手法

四肢石膏包扎时要暴露手指、足趾,以便观察肢体的血运、感觉及活动功能。不在固定范围内的关节要充分暴露,以免影响功能。

(四)石膏绷带包扎的护理

(1)对刚刚完成石膏固定的患者应进行床头交接班。

(2)未干石膏的护理。①促进石膏干燥:石膏固定完成以后,需用两日左右时间才能完全干固。石膏完全干固前容易发生断裂或受压引起凹陷变形。为了促进石膏迅速干固,夏天可暴露在空气中,不加覆盖,冬天可用电灯烘烤。②保持石膏完整:不要按压石膏或将用石膏固定的患肢放置在硬物上,防止产生凹陷压迫皮肤。抬高患肢时,应托住主要关节以防关节活动引起石膏断裂。③抬高患肢:石膏固定后应让患肢高于心脏水平,有利于静脉血及淋巴液回流,减轻肢体肿胀。④观察肢端循环及神经功能:若患者主诉固定肢端疼痛或跳痛、麻木,检查时发现肢端出现发绀、温度降低、肿胀,可能预示着血液循环障碍应及时检查,必要时做减压处理或拆除石膏。石膏内有局限性疼痛时也应该及时开窗观察。并应经常检查石膏边缘及骨突处防止压伤。

(3)已干石膏的护理。①防止石膏折断:石膏完全干固后,应按其凹凸的形状垫好枕头。②保持石膏清洁:防止被水、尿、粪便浸渍和污染。③注意功能锻炼:没有被石膏完全固定的关节需加强活动。即使是包裹在石膏里的肢体也要遵照医嘱练习肌肉收缩运动。

四、骨科患者功能锻炼

功能锻炼是通过主动和被动活动,维持患肢的肌肉、关节活动功能,防止肌肉萎缩、关节僵直或因静脉回流缓慢而造成的肢体远端肿胀。功能锻炼应循序渐进,活动范围由小到大,次数由少渐多,时间由短至长,强度由弱至强。

(一)心理护理

功能锻炼是骨科护士的一项重要工作任务。为此,护士要善于观察患者的思想状态,做好患者的思想工作,还要指导、督促、检查患者能否进行正确、适量的功能锻炼以促进功能恢复。如患者有时怕痛或怕损坏了伤处而不敢活动,护士应以表扬、鼓励的形式调动患者的积极心理因素,提高情绪,主观能动地参与锻炼。通过指导患者的活动,促进康复。同时进一步掌握骨科患者的护理要点,提高护理水平。

(二)锻炼方式

(1)有助于主动锻炼的被动活动。①按摩:对损伤的部位以远的肢体进行按摩,为主动锻炼做准备。②关节的被动活动:如截瘫患者。③起动与加强:肌肉无力带动关节时,可在开始时给予被动力量作为起动,以弥补肌力不足。④挛缩肌腱的被动延长:主要是前臂的肌腱挛缩,既影响了该肌腱本身的作用,也限制了所支配关节的反向运动。通过逐渐增加不重复的、缓和的被动牵拉,可使之延长。⑤被动功能运动:CPM 器械的应用。

(2)主动活动,强调主动锻炼为主,被动锻炼为辅的原则。被动锻炼固然可以预防关节粘连僵硬,或使活动受限的关节增加其活动范围,但最终仍由神经支配下的肌肉群来运动关节的肢体。完全以被动代替主动锻炼的做法,必须禁止。强力牵拉时患者的拮抗肌更加紧张,反而达不到活动关节的效果。并非任何主动活动都是有利的,概括来说,凡是不增加或减弱骨折端压力的活动锻炼都是有利的,反之都是不利的。

(郭珊珊)

第二节　颈椎管狭窄症

一、概述

颈椎管狭窄症是指组成颈椎椎管的诸解剖结构因先天性或继发性因素引起一个或多个平面管腔狭窄,而导致脊髓或神经根受压并出现一系列的临床症状。其发病率仅次于腰椎管狭窄症。颈椎管狭窄症多见于 40 岁以上的中老年人,起病隐匿,发展较缓慢,很多在创伤后出现症状,以下颈椎为好发部位,$C_4 \sim C_6$ 最多见。本病常与颈椎病并存。

二、病因和分类

颈椎管狭窄症包括先天性椎管狭窄和继发性椎管狭窄两类,根据病因将颈椎管狭窄症分为4 类。

(一)发育性颈椎管狭窄症

发育性颈椎管狭窄症是指个体在发育过程中,椎弓发育障碍,颈椎椎管矢状径较正常发育狭小,致使椎管内容积缩小,而致脊髓或神经根受到刺激或压迫,并出现一系列的临床症状。发育性颈椎管狭窄具有家族遗传倾向,其确切病因尚不清楚。

早期或未受到外伤时,可不出现症状,但随着脊柱的退变或者在某些继发性因素作用下,例如头颈部的外伤、椎节不稳、骨刺形成、髓核突出或脱出、黄韧带肥厚等均可使椎管进一步狭窄,导致脊髓受压的一系列临床表现。矢状径愈小,症状越重。

(二)退变性颈椎管狭窄症

退变性颈椎管狭窄症是最常见的一种类型。退变发生的时间和程度与个体差异、职业、劳动强度、创伤等因素有关。颈椎活动较多,且活动范围大,因此中年以后容易发生颈椎劳损。此时如遭遇外伤,很容易破坏椎管内的骨性或纤维结构,迅速出现颈脊髓受压的表现,退行变的椎间盘更易受损而发生破裂。

(三)医源性颈椎管狭窄症

医源性颈椎管狭窄症主要由于手术所引起,在临床上有增多的趋势。其主要原因:①椎板切除过多或范围过大,未行融合固定,导致颈椎不稳,引起继发性创伤和纤维结构增生性改变;②手术创伤或出血,形成瘢痕组织与硬脊膜粘连,缩小了椎管容积,造成脊髓压迫;③颈椎前路减压植骨后,骨块突入椎管,使椎管容积迅速减小或直接压迫脊髓;颈后路手术后植骨块更易突入椎管内形成新的压迫源;④椎管成型失败,如椎管成形术时铰链处断裂,使回植的椎板对脊髓造成压迫。

(四)其他病变

如颈椎病、颈椎间盘突出症、颈椎后纵韧带骨化症、颈椎肿瘤和结核等因素,造成椎管容积的减小,可出现椎管狭窄的表现。

三、临床表现

(一)感觉障碍

出现较早,并比较明显,表现为四肢麻木、疼痛或过敏。大多数患者上肢为始发症状,临床亦可见一侧肢体先出现症状者。另外也有患者主诉胸部束带感,严重者可出现呼吸困难。感觉障碍出现后,一般持续时间较长,可有阵发性加剧。

(二)运动障碍

大多在感觉障碍后出现,表现为锥体束征,四肢无力,活动不便,僵硬,多数先有下肢无力,行走有踩棉花感,重者站立不稳,步态蹒跚,严重者可出现四肢瘫痪。

(三)大小便功能障碍

一般出现较晚,早期以尿频、尿急、便秘多见,晚期出现尿潴留、大小便失禁。

(四)其他表现

1.自主神经症状

约35%的患者可出现,以胃肠和心血管症状居多,包括心慌、失眠、头晕、耳鸣等,严重者可出现 Horner 征。

2.局部症状

患者颈部可有疼痛、僵硬感,颈部常保持自然仰伸位,惧怕后仰。因颈椎伸屈位椎管容积有相应变化,多数患者可前屈。椎节后缘有骨刺形成者,亦惧前屈。

四、护理

颈椎手术风险较大,术中术后可能发生各种意外,并且患者常因担心手术风险及效果而有很大心理压力。因此,护士应在充分评估患者的基础上,术前给予最佳的照顾和指导,提高手术耐受力,确保患者以最佳的身心状态接受手术;并在术后给予妥善的护理,预防和减少术后并发症,促进早日康复。所以,重视并加强围术期护理对颈椎手术成功的实施极为重要。

(一)术前护理

1.术前健康宣教

为使患者能有一个良好的状态,积极配合治疗并安全渡过围术期,护理人员须做好患者的术前健康教育,以配合手术治疗的顺利开展,内容应包括以下几点。

(1)首先护理人员要有一个认真的工作态度、良好的精神面貌和熟练的操作技术;在对待患者及家属时要热情和蔼,以取得他们的信任。

(2)对术前准备的具体内容,术后需要进行监测的设备、管道,以及术后可能出现的一些状况,例如:切口疼痛、渗血及因麻醉、插管造成的咽喉部疼痛、痰多、痰中带血,以及恶心、呕吐等情况仔细向患者和家属进行交代,消除因未知带来的恐惧、不安情绪,使在精神上、心理上都有所准备。

(3)护士应在医护观点一致的前提下进行健康教育。在进行术前健康教育时,不可将该手术的治疗效果绝对化,避免引起患者的误解,成为引发医疗纠纷的隐患。另外患者也经常通过护理人员来了解手术医师的情况,他们非常注重主刀医师的技术与经验,担心人为因素增加手术的危险性。提示在进行术前健康教育时,可将同病种术后效果好的患者介绍给术前患者,让其现身说法,增加患者对术者的信赖。

(4)心理护理:颈椎手术部位特殊,靠近脊髓,危险性大,患者顾虑大,思想负担重,对手术抱有恐惧心理。因此要通过细心观察,与患者及时沟通,缓解心理压力。

2.指导训练

(1)气管食管推移训练:主要用于颈前路手术,要求术前3~5天即开始进行。方法:患者自己或护理人员用手的2~4指插入一侧颈部的内脏鞘与血管鞘间隙,持续向对侧牵拉;或用手大拇指推移,循序渐进,开始时每次持续1~2分钟,逐渐增加至15~30分钟,要求每次推拉气管过中线,以适应手术时对气管的牵拉,减轻不适感,注意要保护皮肤,勿损伤。

(2)有效咳嗽排痰训练:方法是嘱患者先缓慢吸气,同时上身向前倾,咳嗽时将腹壁内收,一次吸气连续咳三声,停止咳嗽将余气尽量呼出,再缓慢吸气,或平静呼吸片刻后,再次咳嗽练习。时间一般控制在5分钟以内,避免餐后、饮水后进行,以免引起恶心。患者无力咳痰时,可用右手示指和中指按压气管,以刺激咳嗽,或用双手压迫患者上腹部或下腹部,增加膈肌反弹力,帮助患者咳嗽咳痰。同时要向患者解释通过有效咳嗽可预防肺部感染,并告知患者术后咳嗽可能会有些不舒服或疼痛,但不影响伤口愈合。

对于接受能力较弱的老年患者和儿童,可通过指导其进行吹气球的练习方法来达到增加肺活量的目的。具体方法:准备一些普通气球,练习时每次将气球吹得尽可能大,然后放松5~10秒,重复以上动作,每次10~15分钟,每天3次。

(3)体位训练:颈椎前路手术时患者的体位是仰卧时颈部稍稍地过伸,因此术前患者需要练习去枕平卧或颈部稍稍地处于过伸仰卧位,以坚持2~3小时为宜,以免术中长期处于这一固定体位而产生不适感;俯卧位的练习,主要用于颈后路手术患者,患者俯卧在床上,胸部用高枕头或叠好的被子垫高20~30 cm,额部垫一硬的东西例如书本等,以保持颈部屈曲的姿势,坚持时间应超过手术所需的时间,一般以能坚持3~4小时为宜;另外还有床上大小便训练等。必须反复向患者强调术前训练的重要性,并准确的教会患者和家属训练的方法、内容、要求和目标。

3.感染的预防

住院患者要保持口腔清洁,经常用含漱液含漱;有吸烟习惯的患者应在入院时即劝其停止吸烟,以减少呼吸道的刺激及分泌物,对痰多黏稠者应给以雾化吸入,或使用祛痰药。指导患者训练深呼吸运动,可增加肺通气量,也有利于排痰,避免发生坠积性肺炎。

4.手术前日准备

（1）药敏试验：包括抗生素试验、碘过敏试验（手术中拟行造影者）。如过敏试验呈阳性者，及时通知医师，并做好标记。

（2）交叉配血：及时抽取血标本，送血库，做好血型鉴定和交叉配血试验。

（3）皮肤准备：按照手术要求常规备皮，范围分别为颈椎前路包括下颌部、颈部、上胸部；颈椎后路要理光头，包括颈项部、肩胛区；若需要取自体移植，供骨区（多为髂骨区）同时准备。另外，还要修剪指甲、沐浴、更换清洁衣裤。

（4）选配颈托：为达到充分减压的目的术中需切除椎间盘组织及部分椎体骨质，并进行植骨，颈椎稳定性受到一定影响，因此术后需佩戴颈托进行保护。目前多采用前后两片式颈托，松紧可自由调节，根据患者个体选择不同的型号，术前试戴一段时间，达到既能控制颈部活动，又无特别不适为宜。让患者立、卧位试戴均合适，便于术后佩戴，预防术后并发症，因此要求护士应详细讲解颈托的佩戴、脱取、使用、保养等方法，并要求患者及家属能正确复述且能在护士指导下正确操作。佩戴颈托松紧适宜，维持颈椎的生理曲度，过松会影响制动效果，过紧颈托边缘易压伤枕骨处皮肤，并影响呼吸；颈托勿直接与患者皮肤接触，因其材料为优质泡沫，吸汗性能差，故颈托内应垫棉质软衬垫，有利于汗液吸收，每天更换内衬垫1～2次，确保颈部舒适、清洁；佩戴期间，保持颈托清洁，必要时用软刷蘸洗洁精清洗干净，毛巾擦干，置阴凉处晾干；加强颈部皮肤护理，向患者及家属详细讲解佩戴颈托期间皮肤护理的重要性，指导、协助并教会家属定时检查颈托边缘及枕部皮肤情况，并定时按摩。

（5）胃肠道准备：术前1天以半流质或流质为佳，对于择期手术患者、大便功能障碍导致便秘及排便困难的患者，为了防止麻醉后肛门松弛，不能控制粪便的排出，增加污染的机会或避免术后腹胀及术后排便的痛苦，易在术前晚及术日晨用0.1%～0.2%的肥皂水各清洁灌肠一次。

5.手术当日的护理

（1）观察：夜班护士要观察患者的情绪，精神状况、生命体征、禁食禁饮情况；若患者体温突然升高、女性患者月经来潮及其他异常情况要及时与医师联系，择期手术的患者应推迟手术日期。

（2）饮食：术日晨患者禁食禁水，术前禁食12小时以上，禁饮4～6小时，防止麻醉或手术过程中呕吐而致窒息或吸入性肺炎。但抗结核药、降糖药、降血压药应根据情况服用。

（3）用物准备：准备好带往手术室的各种用物，包括颈托、术中用药、影像学资料、病历等并全面检查术前各项准备工作是否完善，应确认所有术前医嘱、操作及医疗文书均已完成。

（4）着装准备：要求患者仅穿病员服，里面不穿任何内衣。告知患者不要化妆、涂口红、指甲油，以免影响术中对皮肤颜色的观察。请患者取下佩戴的饰物、义齿、手表、隐形眼镜等，贵重物品交由家属保管。

（5）交接患者：向接病员的手术室工作人员，交点术中用物、病历等，扶患者上平车，转运期间把患者的安全放在首位。并仔细核对确认患者为拟行手术的患者。

（6）病床准备：患者进入手术室后，病床更换清洁床单、被套等物，准备输液架、氧气装置、吸引器、气管切开包、监护仪、两个沙袋及其他必需用物。

（二）术后护理

1.术后搬运与体位

患者术后返回病房，搬运时要十分谨慎，至少有3人参与，当班护士应协助将患者抬上病床，此时手术医师负责头颈部的体位与搬动，搬运时必须保持脊柱水平位，头颈部置于自然中立位，局部不弯曲,不扭转,动作轻稳,步调一致,尽量减少震动,注意保护伤口,如有引流管、输液管要防止牵拉脱出。因术后均带有颈托,将患者放置适当体位后,需摘下颈托,头颈部两侧各放一沙袋以固定并制动,局部制动不仅可减少出血,还可以防止植骨块或内固定的移位。病房护士与手术室护士交接输血、输液及引流管情况,并迅速连接好血压、血氧饱和度等监测仪器,观察患者的一般情况,调整好输血输液的滴速。如有异常变化及时处理。

2.保持呼吸道通畅

术后可取去枕平卧位或垫枕侧卧位,保持颈椎平直及呼吸道通畅,低流量吸氧。如有呕吐及时吸出呕吐物,防止误吸;保持有效地分泌物引流,及时清除口腔、咽喉部的黏痰。若患者烦躁不安、发绀、呼吸困难、颈部增粗、四肢感觉运动障碍进行性加重,应考虑颈部血肿压迫气管、颈脊髓的可能,立即通知医师采取紧急措施,在床旁剪开缝线,清除积血,待呼吸改善后,急送手术室清创、消毒、寻找出血点。不伴有颈部肿胀的呼吸困难者,多系喉头水肿所致。主要是由于术中牵拉与刺激气管所致,此时应在吸氧的同时,静脉滴注醋酸地塞米松 5～10 mg。并做好气管切开的准备。

3.全身情况的观察

术后定时观察患者的生命体征、面色、表情、四肢运动和感觉及引流等情况。全麻未清醒前,每 15～30 分钟巡视一次,观察血压、脉搏、血氧饱和度等并作好记录,连续 6 小时。如病情稳定,可 2～4 小时一次。术后由于机体对手术损伤的反应,患者体温可略升高,一般不超过 38 ℃,临床上称为外科热,不需特殊处理。若体温持续不退,或 3 天后出现发热,应检查伤口有无感染或其他并发症。

4.翻身的护理

为防止压疮的发生,应每 2 小时翻身一次,并对受压的骨突处按摩 5～10 分钟,翻身时一般由 3 人共同完成,并准备 2 个翻身用的枕头。如果将患者由仰卧位翻身至左侧,其中 2 人分别站在病床的两侧,第 1 人站在右侧靠床头的位置,负责扶住患者的颈部与头部,位于床左侧的第 2 人用双手向自己一侧扒住患者的右侧肩背部及腰臀部,与第 1 人同步行动,将患者的躯干呈轴线向左侧翻转,并保持颈部与胸腰椎始终成一直线,不可使颈部左右偏斜、扭转。位于床右侧的第 3 人则迅速用枕头顶住患者的右侧肩部和腰臀部,同时垫高头颈部的枕头,使之适合于侧卧,侧卧时枕头高度同一侧肩宽,并在两侧置沙袋以制动。双下肢屈曲,两膝间放一软枕,增加舒适感。翻身时可用手掌拍打背部,力量要适中,不可过猛,可协助排痰,预防肺部并发症。同法翻至右侧。

5.饮食的护理

术后第一天给予流质或半流质,1 周后视病情改为普食,给高蛋白、高热量、高维生素、易消化食物,如鱼类、蛋类、蔬菜、水果等,促进康复。

6.引流管的护理

引流的目的是及时引出可能成为细菌生长温床的血液和渗液,在术后恢复过程中虽然出血的危险逐渐减少,但在引流部位则仍可能发生。因此应密切观察和记录引流液的量、色和性状,避免引流管打折;妥善固定,确保引流管有效引流;每天更换引流袋并严格无菌操作;注意引流管内有无血块、坏死组织填塞;一般 24～48 小时拔除引流管。遵医嘱给氧,提高血氧饱和度,观察给氧效果,给氧时间超过 24 小时应常规更换湿化瓶、给氧导管、鼻塞;准确记录尿量,随时调节输液速度。

（三）术后并发症的预防及护理

1.喉头痉挛水肿

喉头痉挛水肿表现为声音嘶哑或失声,吞咽困难。预防处理措施包括以下几点。

（1）术前向患者强调气管推移训练的重要性,并检查推移效果,根据情况给予指导。

（2）控制水肿。颈椎术后1周水肿期,应加强监护,遵医嘱常规使用醋酸地塞米松或甲泼尼龙和甘露醇静脉滴注,以脱水消炎。

（3）由于伤口疼痛引起吞咽困难,为防止呛咳和误吸,术后宜小口进食,少量多餐,并禁食生硬瓜果。

（4）遵医嘱给予缓解喉头痉挛的药物,并以醋酸地塞米松和庆大霉素雾化吸入。

2.神经损伤

神经损伤表现为双下肢无力并进行性加重;声音嘶哑,发音不清;饮水或进食时呛咳。预防处理措施如下。

（1）注意观察患者双下肢感觉、运动情况,让患者自主活动脚趾,如发现异常及时报告。

（2）及早鼓励并指导患者做抗阻力肌肉锻炼,及时给予按摩,促进局部血循环,防止失用性萎缩。

（3）嘱患者尽量少说话,使损伤的喉返神经及早恢复功能。

（4）给予饮食指导,进食半流饮食,必要时协助坐起,以免发生呛咳。

3.脑脊液漏

脑脊液漏表现为切口引流管中引流液持续增多,每小时引流量＞8 mL,呈淡红色或类似于血浆;患者有头痛、恶心、呕吐等低颅压症状。主要护理有以下几点。

（1）心理护理:向患者及家属说明外渗脑脊液身体每天可自行产生,少量漏出不会影响伤口愈合,也无后遗症。经医师妥善处理,伤口可以痊愈。

（2）体位护理:采取头低脚高位,床尾抬高15～20 cm,抬高床尾可减低脊髓腔内脑脊液压力,增加颅腔脑脊液压力,改善颅腔与脊髓腔之间的脑脊液压力上的动力学变化。该姿势有利于减少脑脊液漏出,促进裂口愈合。患者如不能耐受长时间俯卧者,可与侧卧位交替。脑脊液漏未愈前禁止患者下床活动。

（3）伤口护理:保持切口敷料清洁、干燥,敷料被污染后随时更换,严格遵守无菌操作规程。必要时伤口局部加压包扎或加密缝合。保持床单清洁、干燥,加强皮肤护理。同时保持病室空气通畅,温、湿度适宜。

（4）饮食护理:鼓励患者进食营养丰富易消化饮食,适量食用含纤维素多的食物,保持大便通畅,以降低腹内压,促进脑脊液漏的愈合。

4.呼吸道并发症

呼吸道并发症表现为咽干、咽痛、咽部异物感;呼吸困难、发绀、烦躁等,氧饱和度＜90％。随时可导致呼吸道阻塞引起窒息甚至死亡。主要护理措施如下。

（1）超声雾化吸入:地塞米松5 mg、庆大霉素8万单位、加入生理盐水雾化吸入每天2次,以减轻呼吸道水肿、炎症。可嘱患者多次少量饮水,减轻呼吸道干燥。

（2）保持呼吸道通畅:术后严密观察患者呼吸频率、节律及面色的变化,必要时及时吸出呼吸道分泌物,保持气道通畅,防止坠积性肺炎的发生。同时保证充分有效地供氧。

（3）密切观察:颈椎术后1周为水肿期,术后1～2天为水肿形成期,4～5天为水肿高峰期。在此期间密切观察患者呼吸情况。肥胖及打鼾者、应加强夜间观察,注意有无呼吸抑制或睡眠呼吸暂停综合征的发生。

（4）药物治疗：常规遵医嘱静脉滴注甘露醇、醋酸地塞米松等药物，防止喉头水肿及控制血肿对脊髓的压迫。

5.颈部血肿

术后用力咳嗽、呕吐、过度活动或谈话是出血的诱因。表现为颈部增粗、发音改变，严重时可出现呼吸困难，口唇发绀，鼻翼翕动等症状。护理上主要应注意以下几点。

（1）颈部血肿多发生在术后 24～48 小时。所以术后严密观察切口渗血情况，倾听患者主诉，经常询问患者有无憋气、呼吸困难等症状。如患者颈部明显增粗，进行性呼吸困难，考虑有血肿可能。一旦发生血肿压迫，立即拆开颈部缝线，清除血肿，必要时行气管切开。

（2）保持引流通畅，妥善固定。正常情况下，术后引流量 24 小时内应少于 100 mL，若引流液过多，色鲜红，应及时报告医师。

（四）出院指导

1.出院护送

防止颈部外伤，尤其汽车急刹车时的惯性原理致颈部前后剧烈活动，导致损伤，所以出院乘车回家需平卧为妥；如无法平卧，取侧坐位。

2.头颈的位置与制动

术后继续佩戴颈托 3 个月，保持颈托清洁，松紧适中，内垫小毛巾或软布确保舒适，防止皮肤压伤；始终保持颈置中立位，平视前方，卧位时去枕平卧或仅垫小薄枕，保持颈椎正常曲度；禁止做低头、仰头、旋转动作；避免长时间看电视、电脑、看书报、防颈部过度疲劳；避免用高枕，保持颈部功能位，有利于康复，特殊情况遵医嘱。

3.锻炼

循序渐进加强肢体及各关节的锻炼，保持正常肌力，加大关节活动度。术后 8 周开始在颈托保护下做项背肌的抗阻训练，每次用力 5 秒，休息 5 秒，每组做 20～30 次，每 2 小时做 1 组，持之以恒，促进颈部肌肉血液循环，防止颈背肌失用性萎缩。

4.复查

一般要求 3 个月内每个月复查 1 次，如伤口有红肿、疼痛、渗液等及时复诊，3 个月后每 6 个月复查 1 次。

5.注意事项

6 个月后可恢复工作，工作中注意不能长时间持续屈颈，保持颈椎正常曲度防复发；术后 3 个月内禁抬重物。

（郭珊珊）

第三节　关节脱位

一、概述

关节稳态结构受到损伤，使关节面失去正常的对合关系，称为关节脱位。除了骨端对合失常外,其病理表现还有相应的骨端骨折、关节周围软组织损伤、关节腔的血肿及后期关节粘连异位骨化,丧失功能,可并发神经、血管损伤。创伤性脱位最多见,上肢脱位较下肢脱位常见。发生脱位的部位以肩关节、肘关节、髋关节多见。

(一)护理评估

1.健康史

(1)一般情况:如年龄、出生时的情况、对运动的喜好等。

(2)外伤史:评估患者有无突发外伤史,受伤后的症状和疼痛的特点、受伤后的处理方法。

(3)既往史:患者以前有无类似外伤病史、有无关节脱位的习惯、既往脱位后的治疗和恢复情况等。

2.身体状况

(1)局部情况:患肢疼痛程度。有无血管和神经受压的表现、皮肤有无受损。

(2)全身情况:生命体征、躯体活动能力、生活自理能力等。

(3)辅助检查:X线检查有无阳性结果发现。

3.心理-社会状况

患者的心理状态,对本次治疗有无信心。患者所具有的疾病知识和对治疗、护理的期望。

(二)常见护理诊断/问题

(1)疼痛:与关节脱位引起局部组织损伤及神经受压有关。

(2)躯体功能障碍:与关节脱位、疼痛、制动有关。

(3)有皮肤完整受损的危险:与外固定压迫局部皮肤有关。

(4)潜在并发症:血管、神经受损。

(三)护理目标

(1)患者疼痛逐渐减轻直至消失,感觉舒适。

(2)患者关节活动能力和舒适度得到改善。

(3)患者皮肤完整,未出现压疮。

(4)患者未出现血管、神经损伤,若发生能被及时发现和处理。

(四)护理措施

1.体位

抬高患肢并保持患肢处于关节的功能位,以利于回流,减轻肿胀。

2.缓解疼痛

(1)局部冷热敷:受伤24小时内局部冷敷,达到消肿止痛目的;受伤24小时后,局部热敷以减轻肌肉痉挛引起的疼痛。

(2)镇痛:应用心理暗示、转移注意力或放松治疗法等非药物镇痛方法缓解疼痛,必要时遵医嘱给予镇痛剂。

3.病情观察

定时观察患肢远端血运,皮肤颜色、温度、感觉,活动情况等。若发现患肢苍白、发冷、疼痛加剧、感觉麻木等,及时通知医师。

4.保持皮肤完整性

使用石膏固定或牵引的患者,避免因固定物压迫而损伤皮肤。对皮肤感觉功能障碍的肢体,防止烫伤和冻伤。

5.心理护理

关节脱位多由意外事故造成,患者常焦虑、恐惧。在生活上给予帮助,加强沟通,使之心情舒畅,从而愉快地接受并配合治疗。

(五)护理评价

(1)疼痛得到有效控制。

(2)关节功能得以恢复,满足日常活动需要。

(3)皮肤完整,无压疮或感染发生。

(4)发生血管、神经损伤,若发生能被及时发现和处理。

二、肩关节脱位

肩关节脱位最为常见,约占全身关节脱位的1/2。肩胛盂关节面小而浅,关节囊和韧带松大薄弱,有利于肩关节活动,但缺乏稳定性,容易脱位。

(一)病因与发病机制

肩关节脱位分为前脱位、后脱位、下脱位、盂上脱位,前脱位又分为喙突下脱位、盂下脱位、锁骨下脱位(图15-6),由于肩关节前下方组织薄弱,以前脱位最为多见。

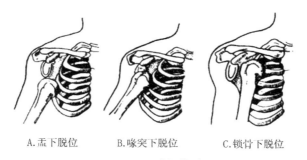

A.盂下脱位　　　　B.喙突下脱位　　　　C.锁骨下脱位

图15-6　脱位类型

导致肩关节脱位最常见的暴力形式为间接外力。摔倒时肘或手撑地,肩关节处于外展、外旋和后伸位,肱骨头滑出肩胛盂窝,位于喙突的下方,发生最常见的喙突下脱位。当肩关节极度外展、外旋和后伸,以肩峰作为支点通过上肢的杠杆作用发生盂下脱位。前脱位除了前关节囊损伤外,可有前缘的盂缘软骨撕脱,称Bankart损伤。也可造成肩胛下肌近止点处肌腱损伤,造成关节不稳定,成为脱位复发的潜在因素。肱骨头后上骨软骨塌陷骨折称Hill-Saehs损伤,肩关节脱位还常合并肱骨大结节撕脱骨折和肩袖损伤。

(二)临床表现

1.一般表现

外伤性肩关节前脱位主要表现为肩关节疼痛、周围软组织肿胀、关节活动受限。健侧手常用以扶持患肢前臂,头倾向患肩,以减少活动及肌牵拉,减轻疼痛。

2.局部特异体征

(1)弹性固定:上臂保持固定在轻度外展前屈位,任何方向上的活动都导致疼痛。

(2)Dugas征阳性:患肢肘部贴近胸壁,患手不能触及对侧肩部,反之,患手放到对侧肩,患肘不能贴近胸壁。

(3)畸形:从前方观察患者,患肩失去正常饱满圆钝的外形,呈"方肩"畸形,患肢较健侧长,是肱骨头脱出于喙突下所致。

(4)关节窝空虚:除方肩畸形外,触诊肩峰下有空虚感,可在肩关节盂外触到脱位肱骨头。

(三)诊断要点

结合外伤病史,如跌倒时手掌撑地,肩部出现外展外旋,或肩关节后方直接受到剧烈撞击,就诊时患者特有的体态和临床表现,以及 X 线检查可以确诊。

(四)实验室及其他检查

影像学检查 X 线检查可以了解脱位的类型,还能明确是否合并骨折。必要时行 MRI 检查,可进一步了解关节囊、韧带及肩袖损伤。

(五)治疗要点

治疗要点包括急性期的复位、固定和恢复期的功能锻炼。

1.复位

(1)手法复位:新鲜脱位应尽早进行复位,以便早期解除病痛。切忌暴力强行手法复位,以免损伤神经、血管、肌肉,甚至造成骨折。经典方法:①Hippocrates 法,医师站于患者的患侧,沿患肢畸形方向缓慢持续牵引的同时以足蹬于患侧腋窝,逐渐增加牵引力量,轻柔旋转上臂,借用足作为支点,内收上臂,完成复位(图 15-7)。②Stimson 法,患者俯卧于床,患肢垂于床旁,用布带将 2.3～4.5 kg 重物悬系患肢手腕自然牵拉10～15 分钟,肱骨头可在持续牵引中自动复位。该法安全、有效(图 15-8)。

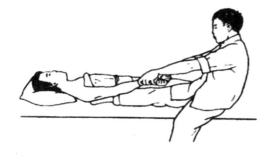

图 15-7 肩关节前脱位 Hippocrates 法复位

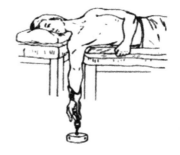

图 15-8 肩关节脱位 Stimson 法复位

(2)切开复位:如手法正确仍不能完成复位者,可采用切开复位。切开复位指征:软组织阻挡、肩胛盂骨折移位、合并大结节骨折、肱骨头移位明显,影响复位和稳定者。

2.固定

复位成功后,损伤的关节囊、韧带、肌腱、骨与软骨必须通过制动来修复。应使患肢内旋肘关节屈曲 90°于胸前,腋窝垫棉垫,以三角巾悬吊或将上肢以绷带与胸壁固定。关节囊破损明显或仍有肩关节半脱位者,将患侧手置于对侧肩上,上肢贴胸壁,腋窝垫棉垫,用绷带固定于胸壁前。40 岁以下患者宜制动 3～4 周;40 岁以上患者,制动时间可相应缩短,因为年长者复发性肩关节脱位发生率相对较低,而肩关节僵硬却常有发生。

3.功能锻炼

肩关节的活动锻炼应开始于制动解除以后,而且应循序渐进,切忌操之过急。固定期间,活动腕部和手指,症状缓解后指导患者用健手被动外展和内收患肢。3 周后指导患者锻炼患肢。方法:弯腰 90°,患肢自然下垂,以肩为顶点做圆锥环转,范围逐渐增大。4 周后,指导患者手指爬墙外展、举手摸头顶、借力臂上举等,使肩关节功能恢复。

（六）护理要点

1.心理护理

给予患者生活上的照顾，及时解决困难，精神安慰，缓解紧张心理。

2.病情观察

移位的骨端可压迫邻近的血管和神经，引起患肢缺血、感觉、运动障碍。对皮肤感觉功能障碍的肢体要防止烫伤。定时检查患肢末端的血液循环状况，若发现患肢苍白、发冷、大动脉搏动消失，提示有大动脉损伤的可能，应及时处理。动态观察患肢的感觉和运动，以了解患肢神经损伤的程度和恢复情况。

3.复位

做好复位前的身体与心理准备。复位前给予适当的麻醉，以减轻疼痛，同时使用肌肉松弛剂，利于复位。复位成功后被动活动。

4.固定

向患者及家属讲解复位后固定的目的、方法、意义、注意事项。使之充分了解关节脱位后复位固定的重要性。固定期间，要保持固定有效，经常观察患者肢体位置是否正确；固定时间不宜过长，固定时间过长易发生关节僵硬；固定时间过短，损伤得不到充分修复，易发生再脱位。一般固定3周左右，若合并骨折、陈旧性脱位、习惯性脱位，应适当延长固定的时间。由于肩关节脱位患肢固定于胸壁，注意腋窝下要垫棉垫以保护腋窝胸壁皮肤。40岁以上患者可适当缩短制动时间，注意肩关节僵硬的发生。

5.缓解疼痛

早期正确复位固定可使疼痛缓解或消失。移动患者时，帮患者托扶固定患肢，动作轻柔，避免因活动患肢加重疼痛。指导患者和家属应用心理暗示、松弛疗法等转移注意力而缓解疼痛。遵医嘱应用镇痛剂，促进患者舒适与睡眠。

6.健康指导

向患者及家属讲解关节脱位治疗和康复知识，讲述功能锻炼的重要性和必要性，指导并使患者能自觉地按计划进行正确的功能锻炼，减少盲目性。

三、肘关节脱位

全身大关节中，肘关节脱位的发生率相对低，约占总发病数的1/5。脱位后如不及时复位，容易导致前臂缺血性痉挛。

（一）病因与脱位机制

肘关节脱位可有后脱位、外侧方脱位、内侧方脱位和前脱位，其中后脱位最常见（见图15-9），多为间接暴力所致。摔倒时前臂旋后位手掌撑地，由于肱骨滑车横轴线向外倾斜，使所传达的暴力达到肘部时转成肘外翻及前臂旋后过伸的应力，尺骨鹰嘴突在鹰嘴窝内呈杠杆作用，导致尺桡骨近端同时被推向后外侧，产生后脱位。肘前关节囊及肱前肌撕裂，后关节囊及内侧副韧带损伤，可合并肱骨内上髁骨折、正中神经和尺神经损伤。晚期可发生骨化性肌炎。

（二）临床表现

1.一般表现

伤后局部疼痛、肿胀、功能和活动受限。

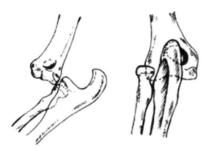

图 15-9　肘关节后脱位

2.特异体征

（1）畸形：肘后突，前臂短缩，肘后三角相互关系改变，鹰嘴突出内外髁，肘前皮下可触及肱骨下端。

（2）弹性固定：肘处于半屈近于伸直位，屈伸活动有阻力。

（3）关节窝空虚：肘后侧可触及鹰嘴的半月切迹。

3.并发症

脱位后，由于肿胀而压迫周围神经、血管。后脱位时可伤及正中神经、尺神经、肱动脉。

（1）正中神经损伤：成"猿手"畸形，拇指、示指、中指感觉迟钝或消失，不能屈曲，拇指不能外展和对掌。

（2）尺神经损伤：成"爪状手"畸形，表现为手部尺侧皮肤感觉消失，小鱼际及骨间肌萎缩，掌指关节过伸，拇指不能内收其他四指不能外展及内收。

（3）动脉受压：患肢血液循环障碍，表现为患肢苍白、发冷、大动脉搏动减弱或消失。

（三）实验室及其他检查

X 线检查用以证实脱位及发现合并的骨折。

（四）诊断要点

有外伤史，以跌倒手掌撑地最常见，根据临床表现和 X 线检查可明确诊断。

（五）治疗要点

1.复位

一般均能通过闭合方法完成复位。助手沿畸形关节方向对前臂和上臂作牵引和反牵引，术者从肘后用双手握住肘关节，以指推压尺骨鹰嘴向前下，同时矫正侧方移位，助手在复位过程中配合维持牵引并逐渐屈肘，出现弹跳感则表示复位成功。

2.固定

用长臂石膏或超关节夹板固定肘关节于功能位，3 周后去除固定。

3.功能锻炼

要求主动渐进活动关节，避免超限和被动牵拉关节。固定期间，可主动伸掌、握拳、屈伸手指等，去除固定后练习肘关节屈伸旋转以利功能恢复。

（六）护理要点

1.固定

注意观察固定的正确有效，固定期间保持肘关节的功能位，不可随意放松。

2.保持清洁、平整

肘关节周围皮肤保持清洁,石膏夹板内衬物保持平整。

3.指导活动

指导患者活动患侧掌指,按摩患肢,防止肌肉萎缩。

四、桡骨头半脱位

桡骨头半脱位是小儿多见的日常损伤,俗称牵拉肘。多发生在5岁以内,以2～3岁最常见。

(一)损伤机制与病理

患儿肘关节处于伸直位,前臂旋前时突然受到牵拉致伤。前臂旋前时,桡骨头容易从环状韧带的撕裂处脱出,使环状韧带嵌于肱桡关节间隙内。一般环状韧带滑脱不到桡骨头周径的一半,所以屈肘和前臂旋后容易复位。5岁以后,环状韧带增厚,附着力渐强,不易发生半脱位。

(二)临床表现

患儿被牵拉受伤后,因疼痛哭闹,不让触动患部,不肯使用患肢,特别是举起前臂。检查发现前臂多呈旋前位,半屈;桡骨头处可有压痛,但无肿胀和畸形;肘关节活动受限。

(三)辅助检查与诊断

X线检查无阳性发现。诊断主要依靠牵拉病史、症状和体征。

(四)治疗要点

1.复位

闭合复位多能成功。方法是一手握住患儿的前臂和腕部,另一手握住肘关节,拇指压住桡骨头,使前臂旋后多能获得复位。

2.固定

复位后无须特殊固定,用三角巾或布带悬吊患肢于功能位1周即可。

(五)护理要点

嘱患儿家属勿强力牵拉患儿手臂,复位后症状不能立即消除者,要密切观察一段时间来明确复位是否成功。

五、髋关节脱位

髋关节是身体最大的杵臼关节,结构稳固,周围有强大韧带和肌肉附着,只有高能暴力才能导致脱位,如车祸中高速暴力撞击。按股骨头的移位方向,髋关节脱位分为前脱位、后脱位和中心脱位,其中后脱位最多见,占85%～90%。以髋关节后脱位为例详细阐述。

(一)病因、病理与分类

1.脱位机制

髋关节后脱位一般发生于交通事故时,患者处于髋关节屈曲内收和屈膝体位,强力使大腿急剧内收、内旋时,迫使股骨颈前缘抵于髋臼前缘形成支点,因杠杆作用股骨头冲破后关节囊,滑向髋臼后方形成后脱位。如暴力自前方作用于屈曲的膝,沿股骨纵轴传达到髋,也可使股骨头向后方脱位。

2.分类

临床上按有无合并骨折分型。①Ⅰ型:无骨折伴发,复位后无临床不稳定。②Ⅱ型:闭合手法不可复位,无股骨头或髋臼骨折。③Ⅲ型:不稳定,合并关节面、软骨或骨碎片骨折。④Ⅳ型:

脱位合并髋臼骨折,须重建,恢复稳定和外形。⑤Ⅴ型:合并股骨头或股骨颈骨折。

(二)临床表现

脱位后出现髋部疼痛,髋关节活动受限。患肢呈屈曲、内收、内旋及短缩畸形,臀部可触及向后上突出移位的股骨头。可合并坐骨神经损伤,表现为大腿后侧、小腿后侧及外侧和足部全部感觉消失,膝关节屈曲,小腿和足部全部肌瘫痪,足部出现神经营养性瘫痪。

(三)实验室及其他检查

X线检查 X线正位、侧位和斜位像可明确诊断。应注意是否合并骨折,特别是容易漏诊的股骨干骨折。CT可清楚显示髋臼后缘及关节内骨折情况。

(四)诊断要点

根据明显暴力外伤史,临床表现有疼痛、髋关节不能活动等确定诊断。

(五)治疗要点

对于Ⅰ型损伤可采取24小时内闭合复位治疗。对于Ⅱ～Ⅴ型损伤,多主张早期切开复位和对并发的骨折进行内固定。

1.闭合复位方法

应充分麻醉,使肌肉松弛。

(1)Allis法(图15-10):患者仰卧于地面垫上,助手双手向下按压两侧髂前上棘以固定骨盆。术者一手握住患肢踝部,另一前臂置于小腿上端近腘窝处,使髋、膝关节屈曲90°,再向上用力提拉持续牵引。待肌松弛后,再缓慢内旋、外旋,当听到或感到弹响,表示股骨头滑入髋臼,然后伸直患肢。若局部畸形消失、关节活动恢复,表示复位成功。

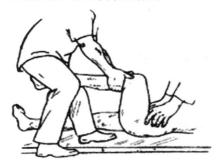

图 15-10 Allis 法复位

(2)Stimson法:患者俯卧于检查床上,患侧下肢悬空,髋及膝各屈曲90°。助手固定骨盆,术者一手握住患者的踝部,另一手置于小腿近侧,靠近腘窝部,沿股骨纵轴向下牵拉,即可复位(图15-11)。

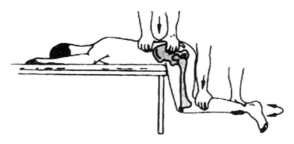

图 15-11 Stimson 法复位

2.切开复位术

当有梨状肌阻挡、关节囊嵌闭或骨软骨碎片卷入关节时,手法复位多失败。合并髋臼骨折片较大,影响关节稳定时,应手术切开复位,同时将骨折复位内固定。

3.固定

复位后患肢皮牵引3周。4周后可持腋杖下地活动,3个月后可负重活动。

4.功能锻炼

固定期间进行股四头肌收缩训练、未固定关节的活动。3周后活动关节,4周后皮牵引去除,指导患者拄双拐下地活动。3个月内患肢不负重,以防股骨头缺血坏死及受压变形。3个月后,经X线证实股骨头血供良好者,尝试去拐步行。

(六)护理要点

1.指导活动

髋关节脱位后常需皮牵引,牵引期间指导患者行股四头肌收缩训练,防止肌肉萎缩。

2.预防压疮

需长期卧床者注意做好皮肤护理预防压疮。

3.饮食护理

注意合理膳食,保持排便规律,预防便秘。

(郭珊珊)

第四节 四 肢 骨 折

一、概述

四肢骨折包括上肢骨折、下肢骨折,常见的有锁骨骨折、肱骨干骨折、肱骨髁上骨折、尺桡骨骨折、股骨颈骨折、股骨干骨折、胫腓骨骨折等。

(一)护理评估

1.术前评估

(1)健康史。①一般情况:患者的年龄、职业特点、运动爱好、日常饮食结构、有无酗酒等。②受伤情况:了解患者受伤的原因、部位和时间,受伤时的体位和环境,外力作用的方式、方向和性质,伤后患者功能障碍及伤情发展情况,急救处理经过等。③既往史:重点了解与骨折愈合有关的因素,如患者有无骨质疏松、骨折、骨肿瘤病史或手术史。④服药史:患者近期有无服用激素类药物及药物过敏史等。

(2)身体状况。①全身:评估患者有无威胁生命的严重并发症;观察意识和生命体征;观察有无低血容量性休克的症状。②局部:评估患者骨折部位活动及关节活动范围,有无骨折局部特有特征和一般表现;皮肤是否完整,开放性损伤的范围、程度和污染情况;有无其他并发症。

(3)心理-社会因素:患者的心理状态取决于损伤的范围和程度。多发性损伤患者多需住院和手术治疗,由此形成的压力影响患者和家庭成员的心理状态和相互关系。故应评估患者和家属的心理状态、家庭经济情况及社会支持系统。

(4)辅助检查:评估患者的影像学和实验室检查结果,以帮助判断病情和预后。

2.术后评估

(1)固定情况:评估切开复位固定术是否有效。

(2)并发症:评估术后是否出现并发症。

(3)康复程度:患者是否按照计划进行功能锻炼,功能恢复情况及有无活动功能障碍引起的并发症。

(4)心理状态和认知程度:评估患者对康复训练和早期活动是否配合,对出院后的继续治疗是否了解。

(二)常见护理诊断/问题

(1)有周围神经、血管功能障碍的危险:与骨和软组织创伤、石膏固定不当有关。

(2)疼痛:与骨折、软组织损伤、肌痉挛和水肿有关。

(3)有感染的危险:与组织损伤、开放性骨折、牵引或应用外固定架有关。

(4)潜在并发症:休克、肌萎缩、关节僵硬、骨筋膜室综合征、深静脉血栓形成等。

(三)护理目标

(1)维持正常的组织灌注,皮肤温度和颜色保持正常,末梢动脉搏动有力。

(2)患者疼痛逐渐减轻直至消失,感觉舒适。

(3)患者未发生骨或软组织感染等并发症。

(4)患者能独立行走或借助助行器行走,能自我护理并掌握功能锻炼和康复知识。

(四)护理措施

1.现场急救

(1)抢救生命:骨折患者,尤其是严重骨折者,往往合并其他组织和器官的损伤。应检查患者全身情况,首先处理休克、昏迷、呼吸困难、窒息或大出血等可能威胁患者生命的紧急情况。

(2)包扎止血:绝大多数伤口出血可用加压包扎止血。大出血时可用止血带止血,最好使用充气止血带,并应记录所用压力和时间。止血带应每40~60分钟放松1次,放松时间以局部血流恢复、组织略有新鲜渗血为宜。若骨折端已戳出伤口并已污染,又未压迫重要血管或神经,则不应现场复位,以免将污染物带到伤口深处。若在包扎时骨折端自行滑入上口内,应做好记录,以便入院后清创时进一步处理。

(3)妥善固定:凡疑有骨折者均应按骨折处理。对闭合性骨折者在急救时不必脱去患肢的衣裤和鞋袜,肿胀严重者可用剪刀剪开衣袖和裤脚。骨折有明显畸形,并有穿破软组织或损伤附近重要血管、神经的危险时,可适当牵引患肢,使之变直后再行固定。

(4)迅速转运:患者经初步处理后,应尽快转运至就近医院进行治疗。

2.一般护理

(1)疼痛护理:根据疼痛原因进行对症处理。因创伤骨折引起的疼痛,现场急救中给予临时固定可缓解疼痛。若因伤口感染引起,应及时清创并应用抗生素治疗。疼痛较轻时可鼓励患者听音乐或看电视转移注意力,疼痛严重时遵医嘱给予止痛药。

(2)患肢缺血护理:骨折局部内出血、包扎过紧、不正确使用止血带或患肢严重肿胀等原因均可导致患肢血液循环障碍。应严密观察肢端有无剧痛、麻木、皮温降低、皮肤苍白或青紫、脉搏减弱或消失等血液灌注不足的表现。一旦出现应对因对症处理。

(3)并发症的观察和预防:观察患者意识、生命体征、患肢远端感觉和末梢血液循环等,若发现骨折早期和晚期并发症,应及时报告医师,采取相应处理措施。

(4)心理护理:向患者及家属解释骨折的愈合是一个循序渐进的过程,充分固定能为骨折断端连接提供良好的条件,正确的功能锻炼可以促进断端生长愈合和患肢功能恢复。对骨折可能遗留残疾的患者,应鼓励患者表达自己的思想,减轻患者及家属的心理负担。

(5)生活护理:指导患者在患肢固定期间进行力所能及的活动,为其提供必要的帮助,如协助进食、进水和翻身等。

(6)加强营养:指导患者进食高蛋白、高维生素、高热量的食物,多饮水。

(五)健康教育

1.安全指导

指导患者及家属评估家庭环境的安全,妥善放置可能影响患者活动的障碍物,如散放的家具。指导患者安全使用步行辅助器械或轮椅。行走练习时需有人陪伴,以防跌倒。

2.功能锻炼

告知患者出院后坚持功能锻炼的意义和方法。指导家属如何协助患者完成各种活动。

3.复查

告知患者若骨折远端肢体肿胀或疼痛明显加重,肢体感觉麻木、肢端发凉,夹板、石膏或外固定器松动等,立即到医院复查并评估功能恢复情况。

(六)护理评价

(1)主诉骨折部位疼痛减轻或消失,感觉舒适。

(2)肢端维持正常的组织灌注,皮肤温度和颜色正常,末梢动脉搏动有力。

(3)出现并发症时被及时发现和处理。

二、锁骨骨折

锁骨是上肢与躯干的连接和支撑装置,呈 S 形。中外 1/3 是锁骨的力学薄弱部,骨折时容易受损。锁骨后方有锁骨下血管、臂丛神经,骨折可损伤这些血管、神经。

(一)病因与发病机制

锁骨骨折多数病例由间接暴力引起。多见于侧方摔倒时,肩、手或肘部着地。力传导至锁骨,发生斜形或横形骨折。直接暴力可由胸上方撞击锁骨,导致粉碎性骨折,较少见。骨折后若移位明显,可引起臂丛神经及锁骨下血管的损伤。

(二)临床表现

锁骨骨折后,出现肿胀、瘀斑和局部压痛,为减少肩部活动导致的疼痛,患者常用健手托住肘部,头部偏向患侧,以减轻胸锁乳突肌牵拉骨折近端而导致疼痛。查体时,常有局限性压痛和骨摩擦感。

(三)实验室及其他检查

上胸部的正位和 45°斜位 X 线检查可发现骨折移位情况。CT 扫描可查锁骨外端关节面。

(四)诊断要点

根据物理学检查和临床症状,可对锁骨骨折做出诊断。在无移位或儿童的青枝骨折时,单靠物理检查有时难以做出正确诊断,必须经 X 线或 CT 进一步检查。

(五)治疗要点

1.非手术治疗

儿童的青枝骨折及成人的无移位骨折可不做特殊治疗。采用三角巾悬吊患肢3～6周。成人有移位的中段骨折,采用手法复位后横形"8"字绷带固定6～8周。

2.手术治疗

当骨折移位明显,手法复位困难。有骨片刺入深部组织时,手法复位可能造成严重后果。手法复位失败,对肩部活动要求高者,多采取手术治疗。切开复位时,根据骨折部位、类型及移位情况选择钢板、螺钉或克氏针进行固定。

(六)护理要点

1.保持有效的护理

横形"8"字绷带或锁骨带同定者,宜睡硬板床,采取平卧或半卧位,使两肩外展后伸。同时要观察皮肤的颜色,如皮肤苍白发紫,温度降低,感觉麻木,提示绷带固定较紧。要尽量使双肩后伸外展,并双手叉腰,症状一般能缓解,若不缓解需调整绷带。

2.健康指导

(1)功能锻炼:骨折复位2～3天后可开始做掌指关节、腕肘关节的旋转舒缩等主动活动。受伤4周后,外固定被解除,此期功能锻炼的常用的方法有关节牵伸活动,肩的内外摆动,手握小杠铃做肩部的前上举、侧后举和体后上举。

(2)出院指导:告知患者有效固定的重要意义,横形"8"字绷带或锁骨带固定后,经常做挺胸、提肩、双手叉腰动作,缓解对腋下神经、血管的压迫。强调坚持功能锻炼的重要性,循序渐进地进行肩关节的锻炼。定期复查、监测骨折愈合情况。

三、肱骨干骨折

肱骨外科颈下1～2 cm至肱骨髁上2 cm段内的骨折称为肱骨干骨折,常见于青年和中年人。

(一)病因与发病机制

肱骨干骨折可由直接暴力或间接暴力所致。直接暴力指暴力从外侧肱骨干中段打击,至横形或粉碎性骨折,多为开放骨折。间接暴力多见于手或肘部着地,向上传导的力,加上身体倾倒时产生的剪式应力,可致肱骨中下 1/3 的斜形或螺旋形骨折。骨折后是否移位取决于外力作用的大小、方向,骨折的部位和肌肉牵拉方向等。可引起骨折端分离或旋转畸形。大多数有成角、短缩及旋转畸形。

(二)临床表现

骨折后,出现上臂疼痛、肿胀、畸形、皮下瘀斑和功能障碍。肱骨干可有假关节活动、骨摩擦感、骨传导音减弱或消失和患肢缩短。合并桡神经损伤时,可出现垂腕、拇指不能外展、手指掌指关节不能背伸、前臂不能旋后、手背桡侧皮肤感觉障碍等。

(三)实验室及其他检查

正、侧位 X 线片可确定骨折类型、移位方向。应包括骨折的近端及肩关节,或远端及肘关节。

(四)诊断要点

根据伤后患者的症状和体征,以及 X 线正侧位片可明确骨折的类型和移位方向。

（五）治疗要点

1.手法复位外固定

在局麻或臂丛神经阻滞麻醉的基础上,沿肱骨干纵轴持续牵引,按骨折移位的相反方向,行手法复位,X线摄片确认复位成功后,减少牵引力,小夹板或石膏固定维持复位。成人固定6～8周,儿童固定4～6周。

2.切开复位内固定

手术可以在臂丛阻滞麻醉或高位硬膜外麻醉下进行。在直视下达到解剖对位后,并用加压钢板螺钉内固定。也可用带锁髓内针或 Ender 针固定。

3.康复治疗

复位后均应早期进行功能锻炼。术后抬高患肢,进行手指主动屈伸活动。2～3周后,即可做腕、肘、肩关节的主动活动。

（六）护理要点

1.固定的患者护理

可平卧,要保持固定不移位,悬垂石膏固定患者取坐位或半卧位,以保证下垂牵引作用。内固定术后宜取半卧位,患肢下垫枕,减轻肿胀。伴有桡神经损伤者,注意观察神经恢复情况。石膏或夹板固定者,密切观察患肢血运。术后观察伤口渗血情况。

2.功能锻炼

骨折1周内,做患侧上臂肌肉的主动舒缩活动,握拳、伸曲腕关节、小幅度的耸肩运动。伴桡神经损伤者,可被动进行手指的屈曲活动。2～3周后可做肩关节内收外展活动。4周后可做肩部外展、外旋、内旋、后伸,手爬墙等运动以恢复患肢功能。

3.健康指导

向患者解释,肱骨干骨折复位后可遗留 20°以内向前成角,30°以内向外成角,不影响功能。伴桡神经损伤者伸指伸腕功能障碍,要鼓励坚持功能锻炼。嘱其分别在术后第1、3、6个月复查X线,伴桡神经损伤者,应定期复查肌电图。

四、肱骨髁上骨折

肱骨髁上骨折指在肱骨干与肱骨髁交界处发生的骨折。多发生于10岁以下儿童。易损伤神经和血管,导致前臂缺血性肌挛缩,引起爪形手畸形。

（一）病因与发病机制

1.伸直型骨折

肘关节处于过伸位跌倒时,手掌着地,暴力经前臂向上,加上身体前倾,向下产生剪式应力,尺骨鹰嘴向前的杠杆力,使肱骨干与肱骨髁交界处发生骨折。骨折远端向后上移位,近折端向前下移位,尺神经、桡神经可因肱骨髁上骨折的侧方移位受伤。

2.屈曲型骨折

此型较少见,由间接暴力引起。跌倒时,肘关节屈曲,肘后方着地,暴力向上传导至肱骨下端,导致髁上屈曲型骨折。较少合并血管和神经损伤。

（二）临床表现

肘部明显疼痛、肿胀、皮下瘀斑和功能障碍,伸直型骨折肘部向后突出,近折端向前移,并处于半屈位。局部明显压痛,有骨摩擦音及假关节活动,与肘关节脱位相比较肘后三角关系正常。

如果合并有正中神经、尺神经、桡神经、肱动脉损伤,则出现前臂和手相应的神经支配区的感觉减弱或消失及相应的功能障碍。如复位不当可致肘内翻畸形。

（三）实验室及其他检查

肘部正、侧位 X 线片可以明确骨折部位、类型、移位方向,为选择治疗方法提供依据。

（四）诊断要点

根据 X 线片和受伤病史可以明确诊断。

（五）治疗要点

1.手法复位外固定

若受伤时间短,血循环良好,局部肿胀不明显者,可行手法复位后外固定。给予局部麻醉或臂丛神经阻滞麻醉。在持续牵引下,行手法复位,使患肢肘关节屈曲 60°～90°给予后侧石膏托固定 4～5 周,X 线片证实骨折愈合良好,即可拆除石膏。

2.持续牵引

对于手法复位不成功,受伤时间较长,肢体肿胀明显者,可行尺骨鹰嘴牵引,牵引重量 1～2 kg,牵引时间控制在 4～6 周。

3.手术复位

对于骨折移位严重,手法复位失败,有神经、血管损伤者,采取手术复位。复位方法有经皮穿针内固定、切开复位内固定。

（六）护理要点

1.保持有效的固定

观察固定的屈曲角度,离床活动时要用三角巾悬吊患肢于胸前。发现固定体位改变时,要及时给予纠正。

2.严密观察

重点观察患肢的血液循环、感觉、活动情况,以利于及时发现外伤后肱动脉、正中神经、尺桡神经的损伤。

3.康复锻炼

复位固定后当天可做握拳、屈伸手指练习,1 周后可做肩部主动活动,并逐渐加大运动幅度。3 周后去除外固定,可进行腕、肘、肩部的屈伸练习。伸直型骨折注意恢复屈曲活动,屈曲型骨折注意恢复伸展活动。

五、尺桡骨干双骨折

尺、桡骨干骨折可由直接暴力、间接暴力、扭转暴力引起,青少年多见,占各类骨折的 6%。

（一）病因与发病机制

1.直接暴力

由重物打击、机器或车轮的直接碾压,导致同一平面的横形或粉碎性骨折。

2.间接暴力

跌倒时手掌着地,暴力通过腕关节向上传导,暴力作用首先使桡骨骨折。若暴力较强,则通过骨间膜向内下方传导,可引起低位尺骨斜形骨折。

3.扭转暴力

跌倒时前臂旋转、手掌着地,或手遭受机器扭转暴力,导致不同平面的尺桡骨螺旋形骨折或斜形骨折。可并发软组织撕裂、神经、血管损伤,或合并他处骨折。

(二)临床表现

伤侧前臂出现疼痛、肿胀、成角畸形及功能障碍,主要不能进行旋转活动。局部明显压痛,严重者出现剧痛、患肢肿胀、手指屈曲。可扪及骨折端、骨摩擦感及假关节活动。听诊骨传导音减弱或消失。严重者可发生骨筋膜室综合征。

(三)实验室及其他检查

正位及侧位 X 线片可见骨折的部位、类型及移位方向,以及是否合并有桡骨头脱位或尺骨小头脱位。

(四)诊断要点

可依据临床检查、X 线正侧位片确诊。

(五)治疗要点

1.手法复位外固定

手法复位外固定可在局部麻醉或臂丛神经阻滞麻醉下进行,重点是矫正旋转移位,恢复骨膜紧张度,紧张的骨间膜牵动骨折端复位。复位成功后,用小夹板或石膏托固定。

2.切开复位内固定

不稳定型骨折或手法复位失败者倾向于切开复位,螺钉钢板或髓内针内固定术治疗。

(六)护理要点

1.保持有效的固定

注意观察石膏或夹板是否有松动和移位。

2.维持患肢良好血液循环

术后抬高患肢,观察患肢皮肤的颜色、温度、有无肿胀及桡动脉搏动情况。如出现剧痛,手部皮肤苍白、发凉、麻木,被动伸指疼痛,桡动脉搏动减弱或消失等表现时,提示骨筋膜室综合征的发生。如有缺血表现,立即通知医师处理。

3.康复锻炼

术后 2 周开始练习手指屈伸活动和腕关节活动。4 周后开始练习肘、肩关节活动。8～10 周后 X 线片证实骨折愈合后,可进行前臂旋转活动。

六、桡骨远端骨折

桡骨远端骨折(Colles 骨折)指距桡骨远端关节面 3 cm 内的骨折,占全身骨折的6.7%～11.0%,多见于有骨质疏松的中老年人。

(一)病因与发病机制

桡骨远端骨折多由间接暴力引起,通常跌倒时腕关节处于背伸位、手掌着地、前臂旋前,应力由手掌传导到桡骨下端而发生骨折。骨折远端向背侧及桡侧移位。

(二)临床表现

骨折部疼痛、肿胀,可出现典型畸形,由于骨折远端向背侧移位,侧面看呈"银叉"畸形,骨折远端向桡侧移位,并有缩短桡骨茎突上移畸形,正面看呈"枪刺刀样"畸形(见图 15-12)。检查局部压痛明显,腕关节活动障碍,皮下出现瘀斑。

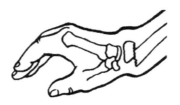

图 15-12　骨折后典型移位

（三）实验室及其他检查

X 线片可见骨折端移位表现：桡骨远骨折端向背侧移位，远端向桡侧移位，骨折端向掌侧成角。可同时有下尺桡关节脱位及尺骨茎突撕脱骨折。

（四）诊断要点

根据 X 线检查结果和受伤史可明确诊断。

（五）治疗要点

1.手法复位外固定

局部麻醉下手法复位后，用超过腕关节的小夹板固定或石膏夹板在屈腕、尺偏位固定 2 周，消肿后，腕关节中立位继续用小夹板或改用前臂管型石膏固定。

2.切开复位内固定

严重粉碎性骨折有明显移位者，桡骨下端关节面破坏；手法复位失败，或复位后不能维持固定者，应切开复位，用松质骨螺钉或钢针固定。

（六）护理要点

1.保持有效的固定

骨折复位固定后不可随意移动位置，注意维持骨折远端旋前、掌曲、尺偏位。避免腕关节旋后或旋前。肿胀消除后要及时调整石膏或夹板的松紧度。

2.密切观察患肢血液循环情况

如有无腕部肿胀、疼痛、颜色异常、皮温降低等。

3.康复锻炼

复位当天或手术后次日可做肩部的前后摆动练习，2～3 天后可做肩肘部的主动活动。2～3 周后可进行手和腕部的抗阻力练习。后期做腕部的主动屈伸练习和前臂的旋前、旋后牵引练习。

七、股骨颈骨折

股骨颈骨折指由股骨头下到股骨颈基底的骨折，多见于中、老年人，女性多于男性。由于局部血供特点，骨折治疗中易发生骨折不愈合，并且常出现股骨头坏死，老年易发生严重的全身并发症。

（一）病因与发病机制

股骨颈骨折是在站立或行走时跌倒发生，属间接暴力、低能损伤，老年人多有骨质疏松，轻微扭转暴力即可造成骨折。青壮年在受到高能暴力时可发生股骨颈骨折。

1.按骨折线走行和部位分类

按骨折线走行和部位分类分为股骨头下骨折、股骨颈骨折、股骨颈基底骨折。

2.按骨折线的倾斜角分类

按骨折线的倾斜角分类分为外展骨折、中间型骨折、内收型骨折。

3.按骨折移位程度分类

按骨折移位程度分类分为不完全骨折和完全骨折。不完全骨折是指骨的完整性有部分中断,股骨颈部分出现裂纹。完全骨折是指骨折线贯穿股骨颈,骨结构完全破坏,包括无移位的完全骨折,部分移位的完全骨折,完全移位的完全骨折,最后一型的关节囊和滑膜破坏严重。

(二)临床表现

患侧髋部疼痛,内收型疼痛更明显,不能站立。患肢成典型的外展、外旋、缩短畸形,大转子明显突出。嵌插骨折患者,有时仍能行走或骑自行车,易漏诊。

(三)实验室及其他检查

1.X 线检查

髋部正侧位 X 线摄片显示骨折的部位、类型和方向。

2.CT 或 MRI 检查

骨折线不清楚或隐匿时进行,或卧床休息 2 周后再行 X 线检查。

(四)诊断要点

有移位的股骨颈骨折诊断不难。外伤史不明显,仅有局部微痛或不适,而且髋关节可屈伸,甚至可以步行,X 线检查不易发现骨折线,应进一步进行 CT 或 MRI 检查,以明确诊断。

(五)治疗要点

1.非手术治疗

非手术治疗适用于年老体弱或外展、嵌插稳定型骨折。①持续皮牵引、骨牵引或石膏固定患肢于轻度外展位,牵引治疗后卧硬板床 6～8 周。②手法复位。

2.手术治疗

对于内收型骨折和有移位的骨折在给予皮牵引或骨牵引复位后,经皮行多枚骨圆针或加压螺纹钉内固定术。内收型有移位的骨折,手法、牵引难以复位的,应采取切开复位内固定治疗。青少年股骨颈骨折应尽量达到解剖复位,采用切开复位内固定治疗。

3.人工股骨头或全髋关节置换术

人工股骨头或全髋关节置换术适用于 60 岁以上老年人,全身情况较好,有明显移位或股骨头旋转,陈旧性骨折股骨头缺血坏死者。

(六)护理要点

1.维持正确的体位

正确的体位是治疗股骨颈骨折的重要措施,应解释清楚,取得配合。平卧硬板床,保持患肢外展 30°中立位,并用牵引维持,防止外旋、内收。尽量避免搬动髋部。

2.保持确实有效的牵引

患肢做皮牵引或骨牵引时,应保持患肢和牵引力在同一轴线上。不能随意加减重量。牵引时间一般为 8～12 周。

3.密切观察病情变化

股骨头骨折患者多为老年人,要密切观察病情变化。

4.预防并发症

股骨头骨折患者行非手术治疗时需长期卧床,易发生坠积性肺炎、泌尿系统感染、压疮等。因此要鼓励患者深呼吸、有效咳嗽,嘱患者多喝水,骨隆突处垫软垫。

5.功能锻炼

非手术者早期可在床上做股四头肌的静力收缩,去掉牵引后,可做直腿抬高运动。3个月后可依拐杖行走,6个月后可不依靠拐杖行走。对于术后内固定者,2天后可扶患者床上坐起,3～4周后可扶拐行走,3个月后可稍负重行走,6个月后可负重行走。

八、股骨干骨折

股骨干骨折是指由小转子下至股骨髁上部位骨干的骨折。

(一)病因与发病机制

股骨干骨折由强大的直接暴力或间接暴力所致,多见于30岁以下的男性。直接暴力可引起横形或粉碎形骨折;间接暴力多为坠落伤,可引起斜形骨折或螺旋形骨折。

(二)临床表现

股骨干骨折后出血多,当高能损伤时,软组织破坏,出血和液体外渗,肢体明显肿胀。常导致低血容量性休克。患侧肢体短缩、成角、旋转和功能障碍,可有骨摩擦感。如果损伤腘窝血管和神经,可出现远端肢体的血液循环、感觉、运动功能障碍。常见的并发症有低血容量性休克、脂肪栓塞综合征、深静脉血栓、创伤性关节炎等。

(三)实验室及其他检查

X线正侧位摄片应包括其近端的髋关节和远端的膝关节。骨折早期进行血气监测,可监测脂肪栓塞的发生。

(四)诊断要点

根据受伤史及受伤后患肢缩短、外旋畸形,X线正侧位片可明确骨折的部位和类型。

(五)治疗要点

1.儿童股骨干骨折的治疗

3岁以下儿童股骨干骨折常用Bryant架行双下肢垂直悬吊牵引。牵引重量以臀部稍悬空为宜。牵引时间为3～4周。由于儿童骨骼愈合塑形能力强,骨折断端即使重叠1～2 cm,轻度向前、外成角是可以自行纠正的。但不能有旋转畸形。

2.成人股骨干骨折的治疗

一般采用骨牵引,持续股骨髁上或胫骨结节骨牵引,直到骨折临床愈合,一般需6～8周。牵引过程中要复查X线,了解复位情况。非手术治疗失败或合并有神经、血管损伤或伴有多发性损伤不宜卧床过久的老年人可采用切开复位内固定,钢板、螺钉、带锁髓内针固定。

(六)护理要点

1.牵引的护理

小儿垂直悬吊牵引时,经常触摸患儿足部温度、颜色及足背动脉的搏动情况,以防血液循环障碍及皮肤破损。为有效产生反牵引力,注意牵引时臀部要离开床面,两腿牵引重量要相等。成人牵引时要抬高床尾,保持牵引力方向与股骨干纵轴成直线。定期测量下肢长度和力线以保持有效牵引。骨牵引针处每天消毒,严禁去除血痂。注意检查足背伸肌功能。腓骨头处加垫软垫,以防腓总神经受损伤。防止发生压疮。

2.功能锻炼

(1)小儿骨折:炎性期卧床进行股四头肌的静力收缩。骨痂形成期,患儿从不负重行走过渡到负重行走。骨痂成熟期,由部分负重行走过渡到完全负重行走。

（2）成人骨折：除疼痛减轻后进行股四头肌等长收缩外，还要练习踝关节、足关节等小关节的活动。去除外固定后，可进行行走训练，适应下床行走后，逐渐进行负重走。

九、胫腓骨干骨折

胫腓骨干骨折指胫骨平台以下到踝上的部分发生的骨折。在长骨骨折中最多见，双骨折、粉碎性骨折及开放性骨折居多。

(一)病因与发病机制

1.直接暴力

主要的致病因素，如重物撞击、直接暴力打击、车轮碾轧等，胫腓骨骨折线在同一平面，呈横形、短斜形，高能损伤有严重肢体软组织损伤，骨高度粉碎。常见开放性骨折。

2.间接暴力

间接暴力常为弯曲和扭转暴力，如高处坠落足着地、滑倒等。局部软组织损伤轻，可发生长斜形、螺旋形骨折，双骨折时腓骨的骨折线高于胫骨骨折线，亦可造成开放性骨折。

3.胫骨骨折分类

胫骨骨折可分为三类，胫骨上 1/3 骨折，骨折远端向上移位，腘动脉分叉处受压，可造成小腿缺血或坏疽，易损伤腓总神经。胫骨中 1/3 骨折可导致骨筋膜室综合征。胫骨下 1/3 骨折由于血运差，软组织覆盖少，影响骨折愈合。

(二)临床表现

疼痛、肿胀、畸形和功能障碍。伴有腓总神经、胫神经损伤时，出现足下垂。如果继发有骨筋膜室综合征，远端肢体出现疼痛、肿胀、麻木、肢体苍白、感觉消失。但儿童青枝骨折及成人腓骨骨折后可负重行走。

(三)实验室及其他检查

正侧位的 X 线检查可明确骨折的部位、类型、移位情况。

(四)诊断要点

根据受伤史，膝、踝关节和胫腓骨 X 线片，对小腿肿胀明显者，警惕有无骨筋膜室综合征。

(五)治疗要点

1.非手术治疗

非手术治疗适用于稳定性骨折。熟悉骨折软组织损伤情况，包括可能的重要血管、神经损伤，可按逆创伤机制实施手法复位，复位后长腿石膏外固定，利用石膏塑形维持骨折的对位、对线。对于骨折手法复位失败，软组织损伤严重，合并骨筋膜室综合征者，可行跟骨骨牵引。

2.手术治疗

切开复位内固定适用于不稳定型骨折，多段骨折及污染不重、受伤时间较短的开放性骨折。切开复位后，螺丝钉或加压钢板、带锁髓内钉内固定。

(六)护理要点

1.牵引和固定的护理

石膏固定要密切观察患肢的疼痛程度和足趾背伸和跖屈及末梢循环情况。如怀疑神经受压，应立即减压。保持有效的牵引，做好皮肤护理，预防压疮。外固定后要把小腿抬高置于中立位。每天 2 次消毒固定针针眼周围皮肤，预防固定针感染。内固定时要观察伤口渗血渗液，以防感染。采用螺丝钉或钢板固定后，要注意预防关节僵硬。

2.功能锻炼

早期进行股四头肌的等长收缩,足趾和髌骨的被动及主动活动。跟骨牵引者,要进行髌骨被动活动和抬臀运动,以防跟腱挛缩。内固定早期做膝关节屈曲活动。除去外固定后,逐渐负重活动。

(郭珊珊)

第五节 前交叉韧带损伤

近年来伴随参加体育运动人数的增加,运动系统损伤逐年增加,而膝关节前交叉韧带损伤是最常见的运动损伤之一。前交叉韧带是人体膝关节中重要的稳定性结构,前内侧束主要生理功能是维持膝关节屈曲位的前直向稳定性,后外侧束主要生理功能是维持膝关节的旋转稳定性和伸直位的前直向稳定性。因膝关节交叉韧带损伤后自愈能力较差,缺乏自我愈合的能力,且继发可出现胫骨前移、膝关节不稳,导致关节软骨及半月板的损害,所以如果损伤后治疗不及时可致骨性关节炎。目前主要的治疗方案包括保守治疗(即以石膏固定膝关节为主),传统切开韧带断端直接缝合修补术及关节镜下前交叉韧带重建术。因关节镜下重建前交叉韧带具有创伤小、操作视野清晰、术后康复快等优点,得到了广泛的认可和应用,目前已成为前交叉韧带损伤后主要的治疗方法。

一、护理评估

(一)术前评估

1.健康史

(1)个人情况:患者的年龄、性别、受伤经过及引起损伤的原因,损伤后的处理。

(2)既往史:既往有无外伤、长期卧床病史;有无冠心病、高血压、糖尿病等全身疾病。

2.身体状况

(1)膝关节局部皮肤的色泽、皮温,患肢毛细血管充盈度及动脉的搏动情况,有无血管危象发生。

(2)急性损伤有合并无重要脏器的损伤。

(3)疼痛部位、程度及性质。

(4)患肢感觉、活动及反射情况。

3.心理-社会状况

(1)患者及家属是否了解前交叉韧带损伤的特点及治疗康复的目的和重要性。

(2)患者的心理状态、家庭及社会支持情况如何。

(二)术后评估

(1)患肢伤口渗血、渗液。

(2)患肢肢端血液循环情况、肿胀程度、组织张力等。

(3)有无深静脉血栓、肢体失用性综合征等并发症发生。

二、常见护理诊断

(一)疼痛

疼痛与炎症、损伤及平滑肌痉挛有关。

(二)潜在并发症

潜在并发症如深静脉血栓、肢体失用性综合征。

(三)知识缺乏

缺乏疾病治疗与康复的相关知识。

三、护理目标

(1)患者的疼痛程度减轻。

(2)患者未发生并发症,或并发症发生后得到及时发现与处理。

(3)患者知晓疾病治疗与康复的相关知识。

四、护理措施

(一)非手术治疗患者的护理

1.用药护理

(1)消炎止痛药物的不良反应主要有胃痛、腹胀、恶心、食欲缺乏等。如患者反应强烈,可遵医嘱更换药物或辅以护胃治疗。

(2)定期查肝功能、血常规。如检查结果改变明显,应停止服用,改用其他治疗方法。

(3)注意观察患者局部疼痛情况有无减轻。

2.冷敷、理疗护理

严密观察局部皮肤有无冻伤和疼痛加重情况。

3.石膏固定护理

(1)病情观察:①肢体血液循环,如皮肤颜色苍白、发绀、剧烈疼痛、麻木时,应立即报告医师。②伤口渗血渗液,当血液渗出石膏表面时,可将每次在石膏表面观察到的血迹画线并记录时间,根据血迹扩大范围判定出血量及是否继续出血;若石膏表面无渗血时,应观察石膏低位处,如长臂石膏的腋窝下,髋人字石膏的腰背部是否有血液流出;注意不能翻身的患者石膏出血量的观察。

(2)安置正确体位:四肢石膏固定者患肢应高于心脏水平面并放置稳妥,避免旋转、扭曲;躯干部石膏固定应将躯体凹部用垫枕支起,并注意将骨突部悬空,使患肢舒适。在翻身或搬动时必须保持固定位置不变,防止石膏断裂、变形等意外情况发生。

(3)生活护理:定时翻身,保持床单位清洁、平整;避免石膏污染,保持石膏清洁、干燥、边缘整齐;穿人字石膏及石膏短裤的患者,须保持会阴部清洁;石膏远端暴露的肢体,应注意保暖,防止受凉。

(4)功能锻炼:向患者交代石膏固定的时间,指导、鼓励患者多活动未固定的关节及肌肉,以免造成关节僵直和肌肉萎缩。

(二)手术治疗患者的护理

1.术前护理

(1)术前常规准备:包括交叉配血、麻醉前用药及有关检查等。

(2)病情观察:随时观察患肢血液循环、感觉运动情况及有无皮肤温度、颜色的改变。

2.术后护理

(1)病情观察:①患肢血液循环,观察有无皮肤苍白、皮温降低、毛细血管充盈时间延长、肢端动脉搏动减弱及消失的血管危象表现。一旦发生血管危象,应立即松开绷带敷料;若1～2小时未见好转,立即行手术探查。②切口渗血情况,观察切口敷料处有无渗血渗液,如有渗出大量鲜红血液,应立即通知医师并协助处理。

(2)预防感染:切口敷料污染时,应及时更换。

(3)包扎与抬高患肢:术后患肢膝关节加压包扎,用软枕抬高3天,用支具将膝关节活动固定于0°伸直位1周。检查肢体有无受压,及时松解过紧的包扎,观察有无水疱、血肿等现象。

(4)活动锻炼:①术后麻醉清醒鼓励患者行踝泵运动,术后第1天行下肢肌肉的等长收缩锻炼。②术后1周,将膝关节活动支具调至0°～30°,活动固定膝关节,同时指导患者行膝关节主动及被动屈曲活动锻炼。③术后4周内,患者屈曲≤90°,并训练患肢部分负重逐渐过渡至完全负重。④术后4～6周,主要进行跨步训练、平衡训练、下蹲锻炼。⑤术后6周后,可行去除支具的活动锻炼,但行半月板缝合术后患者需佩戴支具8周。

五、健康教育

应向患者讲解石膏固定的目的及注意事项,注意勿折断或浸湿石膏;同时锻炼远端关节,预防关节畸形或挛缩;嘱患者不要随意取下或拆除支具,避免缝合的韧带在愈合前发生再断裂。

六、护理评价

(1)患者的疼痛程度是否减轻。

(2)患者是否出现并发症,若并发症发生是否得到及时发现和处理。

(3)患者是否知晓疾病治疗与康复的相关知识。

(郭珊珊)

参 考 文 献

[1] 李旻.临床骨科疾病与手术技巧[M].南昌:江西科学技术出版社,2021.

[2] 李同生,郭涛,孙忠武.骨科与矫形外科疾病诊治[M].天津:天津科学技术出版社,2021.

[3] 宋磊.临床常用骨科基础及骨科创伤诊疗[M].北京:中国纺织出版社,2022.

[4] 张继党,张久超,解琛.骨科疾病临床诊疗技术与方案[M].北京:科学技术文献出版社,2021.

[5] 周青,薛恩兴,赵喆.现代骨科疾病临床诊治与研究进展[M].上海:上海交通大学出版社,2021.

[6] 王久夏.实用骨科诊疗技术[M].兰州:兰州大学出版社,2022.

[7] 陈世益,冯华.现代骨科运动医学[M].上海:复旦大学出版社,2020.

[8] 吕浩.临床骨科疾病诊断技巧与治疗方案[M].北京:科学技术文献出版社,2021.

[9] 唐绪军.现代骨科与关节外科诊疗技术[M].北京:科学技术文献出版社,2021.

[10] 张宝峰,孙晓娜,胡敬暖.骨科常见疾病治疗与康复手册[M].北京:中国纺织出版社,2021.

[11] 王建.现代临床骨科疾病诊治技术[M].北京:科学技术文献出版社,2021.

[12] 王勇.临床骨科疾病诊疗研究[M].长春:吉林科学技术出版社,2020.

[13] 邓雄伟,程明,曹富江.骨科疾病诊疗与护理[M].北京:华龄出版社,2022.

[14] 吴修辉,孙绪宝,陈元凯.实用骨科疾病治疗精粹[M].北京:中国纺织出版社,2020.

[15] 卞泗善.临床骨科常见病诊疗技术[M].北京:科学技术文献出版社,2021.

[16] 孟凡龙.骨科疾病诊疗要点[M].长春:吉林科学技术出版社,2022.

[17] 张拥涛.现代骨科诊疗技术[M].北京:科学技术文献出版社,2020.

[18] 魏昌海,赵同艳,李同春.现代骨科疾病诊断与治疗[M].长春:吉林科学技术出版社,2021.

[19] 于学海.现代骨科创伤与疾病[M].长春:吉林科学技术出版社,2020.

[20] 王海滨,贾代良,赵益峰,等.创伤骨科典型病例[M].上海:上海科学技术文献出版社,2022.

[21] 朱文龙.骨科疾病诊治与康复训练[M].北京:中国纺织出版社,2020.

[22] 李新志,周游,黄卫.骨科临床案例分析[M].北京:科学出版社,2022.

[23] 朱定川.实用临床骨科疾病诊疗学[M].沈阳:沈阳出版社,2020.

[24] 魏海鹏.骨科疾病诊疗思维[M].长春:吉林科学技术出版社,2022.

[25] 王文革.现代骨科诊疗学[M].济南:山东大学出版社,2021.

[26] 岳建立.临床骨科诊疗与康复[M].上海:上海交通大学出版社,2020.

［27］杨树凯.临床骨科手术学［M］.天津：天津科学技术出版社,2021.

［28］赵强,杨帆,刘伟.简明骨科诊疗学［M］.北京：中国纺织出版社,2022.

［29］孟涛.临床骨科诊疗学［M］.天津：天津科学技术出版社,2020.

［30］张岩.骨科疾病临床处置［M］.天津：天津科学技术出版社,2021.

［31］张宏伟.骨科疾病外科处置方法［M］.北京：中国纺织出版社,2022.

［32］周华江.实用骨科诊疗学［M］.天津：天津科学技术出版社,2020.

［33］张建.现代骨科疾病诊治要点［M］.北京：中国纺织出版社,2021.

［34］高远,黄天雯,郑晓缺,等.骨科专科疾病典型案例［M］.北京：清华大学出版社,2021.

［35］詹子睿,张云帆,刘桂华.骨科关键技术研究［M］.天津：天津科学技术出版社,2021.

［36］郭雲,谢增如.微创技术治疗肱骨干骨折进展［J］.创伤外科杂志,2023,25(2):147-153.

［37］刘恒宇,马东宝,李林,等.双小钢板固定尺桡骨干骨折［J］.中国矫形外科杂志,2023,31(1):81-83.

［38］成凯,聂博渊,杨朝晖.微创手术治疗骨盆前环骨折的研究进展［J］.临床骨科杂志,2023,26(1):146-150.

［39］杜斌,陈本华.人工全髋关节置换术和股骨头置换术治疗老年股骨颈骨折的疗效及并发症观察［J］.贵州医药,2023,47(1):81-82.

［40］童绪军,丁文斌,金绍林.双钢板内固定治疗锁骨中段粉碎性骨折［J］.临床骨科杂志,2023,26(1):65-68.